Traumatic Brain and Spinal Cord Injury
Challenges and Developments

颅脑创伤与脊髓损伤
——新进展及面临的挑战

〔澳〕克里斯蒂娜·莫尔甘蒂-库斯曼

〔美〕拉米什·拉格帕蒂　　主编

〔比〕安德鲁·马斯

田增民　尹　丰　　主译

天津出版传媒集团

 天津科技翻译出版有限公司

著作权合同登记号：图字：02-2014-423

图书在版编目（CIP）数据

颅脑创伤与脊髓损伤：新进展及面临的挑战 / (澳) 莫尔甘蒂-库斯曼 (Morganti-Kossmann,C.)，(美) 拉格帕
蒂 (Raghupathi, R.)，(比) 马斯 (Maas, A.) 主编；田增民等译. 天津：天津科技翻译出版有限公司，2014.10
书名原文：Traumatic Brain and Spinal Cord Injury: Challenges and Developments
ISBN 978-7-5433-3390-1

Ⅰ.①颅… Ⅱ.①莫… ②拉… ③马… ④田… Ⅲ.①颅脑损伤-诊疗 ②脊髓疾病-损伤-诊疗
Ⅳ.①R651.1 ②R744

中国版本图书馆 CIP 数据核字 (2014) 第 106302 号

授权单位：Cambridge University Press
出　　版：天津科技翻译出版有限公司
出 版 人：刘 庆
地　　址：天津市南开区白堤路 244 号
邮政编码：300192
电　　话：(022)87894896
传　　真：(022)87895650
网　　址：www.tsttpc.com
印　　刷：山东鸿杰印务集团有限公司
发　　行：全国新华书店
版本记录：889×1194　16 开本　17.75 印张　400 千字
　　　　　2014 年 10 月第 1 版　2014 年 10 月第 1 次印刷
　　　　　定价：120.00 元

（如发现印装问题，可与出版社调换）

译者名单

主　译　田增民　尹　丰

副主译　冷历歌　钮　竹　赵思源

译　者(按姓氏笔画排序)

于　新　马献昆　王亚明　王洪伟　尹　丰　卢旺盛

田增民　朱　凯　任文庆　刘　清　刘　锐　刘美静

刘钰鹏　孙君昭　孙艳杰　杜亚楠　李红玉　李志超

李建华　吴朝晖　冷历歌　张剑宁　陈　涛　周　敏

郑　虎　赵全军　赵虎林　赵思源　钮　竹　贾　博

倪伟刚　常洪波　惠　瑞

秘　书　于雪齐岩

Michael F. Azari
Monash Immunology and Stem Cell Laboratories, Monash University, Clayton, Australia

Michael S. Beattie
Brain and Spinal Injury Center, Department of Neurological Surgery, University of California, San Francisco CA, USA

Michael J. Bell
Department of Critical Care Medicine and Safar Center for Resuscitation Research, University of Pittsburgh School of Medicine; Department of Pediatric Neurocritical Care, Children's Hospital of Pittsburgh of UPMC, Pittsburgh PA, USA

David M. Benglis, Jr.
Department of Neurological Surgery, University of Miami Miller School of Medicine, Miami, FL, USA

Anat Biegon
Medical Department, Brookhaven National Lab, Upton NY, USA

Jacqueline C. Bresnahan
Brain and Spinal Injury Center, Department of Neurological Surgery, University of California, San Francisco CA, USA

A. Ross Bullock
Department of Neurological Surgery, University of Miami Miller School of Medicine, Miami, FL, USA

D. James Cooper
Australian and New Zealand Intensive Care Research Centre, School of Public Health and Preventive Medicine, Monash University, Alfred Hospital Campus; Department of Intensive Care, The Alfred Hospital, Melbourne, Australia

Frances Corrigan
Adelaide Centre for Neuroscience Research, School of Medical Sciences, The University of Adelaide, South Australia, Australia

Kallol K. Dey
Autonomic Function Lab, Calcutta Medical Research Institute (CMRI), Kolkata, India

W. Dalton Dietrich
Department of Neurological Surgery, Miami Project to Cure Paralysis, University of Miami Miller School of Medicine, Miami, FL, USA

Volker Dietz
Spinal Cord Injury Center, University Hospital Balgrist, Zürich, Switzerland

Per Enblad
Department of Neuroscience, Division of Neurosurgery, Uppsala University and Uppsala University Hospital, Uppsala, Sweden

Michael G. Fehlings
Division of Neurosurgery and Spinal Program, University of Toronto, Ontario, Canada

Julio C. Furlan
Division of Genetics and Development, Toronto Western Research Institute and Krembil Neuroscience Centre, University Health Network; Lyndhurst Centre, Toronto Rehabilitation Institute; Department of Medicine, Division of Neurology, University of Toronto, Ontario, Canada

John C. Gensel
Center for Brain and Spinal Cord Repair, Department of Neuroscience, Wexner Medical Center at The Ohio State University, Columbus OH, USA

Gerald A. Grant
Division of Neurosurgery, Department of Surgery,
Duke University Medical Center, Durham NC, USA

Gopalakrishna Gururaj
Department of Epidemiology, WHO Collaborating
Centre for Injury Prevention & Safety Promotion,
National Institute of Mental Health & Neurosciences,
Bengaluru, India

Ronald L. Hayes
Center of Innovative Research, Clinical Department,
Banyan Biomarkers, Inc, Alachua; Department of
Anesthesiology, University of Florida; Department of
Emergency Medicine, Gainesville FL, USA

Lars T. Hillered
Department of Neuroscience, Division of
Neurosurgery, Uppsala University and Uppsala
University Hospital, Uppsala, Sweden

John Houle
Department of Neurobiology and Anatomy, Drexel
University College of Medicine, Philadelphia
PA, USA

Jimmy W. Huh
Department of Anesthesiology, Critical Care and
Pediatrics, Children's Hospital of Philadelphia,
University of Pennsylvania Perelman School of
Medicine, Philadelphia PA, USA

Pavla Jendelová
Institute of Experimental Medicine, Academy of
Sciences of the Czech Republic; Department of
Neuroscience and Center for Cell Therapy and
Tissue Repair, Charles University, Prague,
Czech Republic

Theresa A. Jones
University of Texas at Austin, Austin TX, USA

Patrick M. Kochanek
Department of Critical Care Medicine, Safar Center
for Resuscitation Research, and Department of
Anesthesiology Pediatrics and Clinical and
Translational Science, University of Pittsburgh School
of Medicine, Pittsburgh PA, USA

Thomas Kossmann
Knox Private Hospital, Wantirna, and Mildura Base
Hospital, Mildura, Australia

Dorothy A. Kozlowski
Department of Biology, DePaul University, Chicago
IL, USA

Laura Krisa
Department of Neurobiology and Anatomy,
Drexel University College of Medicine, Philadelphia
PA, USA

Andrew Maas
Department of Neurosurgery, University of Antwerp,
Antwerp, Belgium

Lawrence F. Marshall
Department of Neurological Surgery, University of
California, San Diego CA, USA

Ankit I. Mehta
Division of Neurosurgery, Department of Surgery,
Duke University Medical Center, Durham
NC, USA

David K. Menon
Division of Anaesthesia, University of Cambridge,
Addenbrooke's Hospital, Cambridge, UK

Cristina Morganti-Kossmann
National Trauma Research Institute, The Alfred
Hospital, Melbourne; Department of Surgery,
Monash University, Melbourne VIC, Australia

Marion Murray
Department of Neurobiology and Anatomy, Drexel
University College of Medicine, Philadelphia
PA, USA

Virginia F.J. Newcombe
Division of Anaesthesia, University of Cambridge,
Addenbrooke's Hospital, Cambridge, UK

Alistair D. Nichol
Australian and New Zealand Intensive Care Research
Centre, School of Public Health and Preventive
Medicine, Monash University, Alfred Hospital
Campus, Department of Intensive Care, The Alfred
Hospital, Melbourne, Australia

Linda Papa
University of Florida, Department of Emergency
Medicine, Gainesville; Department of Emergency
Medicine, Orlando Regional Medical Center, Orlando
FL, USA

Steven Petratos
Monash Immunology and Stem Cell Laboratories, Monash University, Clayton; Molecular Neuropathology and Experimental Neurology Laboratory, School of Medical Sciences, and Health Innovations Research Institute, Royal Melbourne Institute of Technology University, Bundoora, Australia

Jennie Ponsford
Department of Neuropsychology, School of Psychology and Psychiatry, Monash University; Monash-Epworth Rehabilitation Research Centre, Epworth Hospital; National Trauma Research Institute, The Alfred Hospital, Melbourne, Australia

Phillip G. Popovich
Department of Neuroscience and Center for Brain and Spinal Cord Repair, Wexner Medical Center at the Ohio State University, Columbus OH, USA

Gourikumar K. Prusty
Department of Neurosurgery and Clinical Neurosciences, The Calcutta Medical Research Institute, India

Ramesh Raghupathi
Department of Neurobiology and Anatomy, Drexel University College of Medicine, Philadelphia PA, USA

Ricky Rasschaert
Department of Neurosurgery, University Hospital Antwerp, Edegem and University of Antwerp, Antwerp, Belgium

Peter L. Reilly
Department of Neurosurgery, Royal Adelaide Hospital, Adelaide, Australia

Nataliya Romanyuk
Institute of Experimental Medicine, Academy of Sciences of the Czech Republic; Department of Neuroscience and Center for Cell Therapy and Tissue Repair, Charles University, Prague, Czech Republic

Bob Roozenbeek
Department of Neurosurgery, University Hospital Antwerp, Edegem, Belgium

Jeffrey V. Rosenfeld
Department of Neurosurgery, The Alfred Hospital; Department of Surgery, Monash University, Alfred Hospital Campus, Melbourne, Australia

Kathryn E. Saatman
Departments of Physiology and Neurosurgery, Spinal Cord and Brain Injury Research Center, University of Kentucky, Lexington KY, USA

Bridgette D. Semple
Department of Neurological Surgery, University of California, San Francisco CA, USA

Esther Shohami
Department of Pharmacology, Institute for Drug Research, The Hebrew University, Jerusalem, Israel

Eva Syková
Institute of Experimental Medicine, Academy of Sciences of the Czech Republic; Department of Neuroscience and Center for Cell Therapy and Tissue Repair, Charles University, Prague, Czech Republic

Charles H. Tator
Division of Genetics and Development, Toronto Western Research Institute and Krembil Neuroscience Centre, University Health Network; Toronto Western Hospital, University Health Network; Department of Surgery, Division of Neurosurgery, University of Toronto, Canada

Brett Trimble
Integra LifeSciences Corporation, Plainsboro NJ, USA

Robert Vink
Adelaide Centre for Neuroscience Research, School of Medical Sciences, The University of Adelaide, South Australia, Australia

Kevin K.W. Wang
Center of Neuroproteomics and Biomarkers Research, Departments of Psychiatry and Neuroscience, McKnight Brain Institute, University of Florida, Gainesville FL, USA

Jefferson R. Wilson
Division of Neurosurgery and Spinal Program, University of Toronto, Ontario, Canada

Wise Young
W. M. Keck Center for Collaborative Neuroscience,
Rutgers, State University of New Jersey, Piscataway
NJ, USA

Jenna M. Ziebell
Adelaide Centre for Neuroscience Research, School of
Medical Sciences, The University of Adelaide, South
Australia, Australia

　　神经创伤在全球的发生率逐年增高，由此带来的颅脑、脊髓损伤对患者个人、家庭和社会造成了巨大的负担。神经创伤的救治已成为全球医疗卫生事业的焦点和难点。十分庆幸，本书的三位主编以饱满的热情，汇集了当今国际神经创伤领域的主要研究成果，出版了这本非常精彩的专著，为神经创伤患者的救治带来了新的希望。

　　本书分为创伤性脑损伤和创伤性脊髓损伤两个部分论述。作者以神经创伤的流行病学、经济学和病理变化为基础，从新的诊断方法、治疗措施、实验研究及预后展望等多个方面对颅脑、脊髓损伤进行了阐述。本书鲜明特色在于：对相关最新进展进行了全面统揽，对最新发现进行了广泛讨论。本书内容丰富，既注重理论的科学性和延续性，又注重临床的先进性和实用性，全面、准确、客观地反映了当今国际上有关神经创伤的基础研究和临床诊治的新概念、新技术和新疗法，具有很高的学术价值和很好的实用意义。

　　本书主要由中国人民解放军海军总医院全军神经外科中心学习及工作的部分年轻医师分章翻译。在翻译的过程中，我们反复阅读原文，深感阅读此书是一种愉悦的享受，不仅了解了许多新的信息，而且开拓了思路，为今后的临床工作和科学研究打下了基础。我们认为这是一本广泛适合从事神经创伤基础研究及临床应用专业人员的指南工具书；无论是相关的研究员、医科学生，还是临床医师、理疗康复师都会在此优秀参考书中获益。

　　由于我们翻译水平有限，加之对其中基础研究内容理解不深，在中文的表达方面难免有不足之处，诚挚希望广大读者批评指正。

神经创伤领域的快速发展令人兴奋。基金募集机构已然意识到神经创伤救治发展的巨大需要，并建立了全球的基金募集。在这种全球化需求中，为了展示当今研究状态、着重强调新发展，Andrew Maas（比利时），Ramesh Raghupathi（美国）和本人（澳大利亚）满腔热情集成这本神经创伤专著。我们认为，这种努力是及时和必要的。本书的内容受到了国际神经创伤领域（脑与脊髓损伤）主要研究成果的极大启发。我们非常荣幸地得到了全球极具声望的临床科研引领者的研究成果，这些成果针对脑与脊髓损伤这两种可怕的、治疗方法依然有限、长期致残给社会带来巨大负担的疾病。神经创伤在全球，特别是低收入国家，发生率逐渐升高，因此关注最新的临床治疗和基础研究进展是十分重要的。我们希望这些最新进展能在不久的将来给患者康复带来更好的转变。

全书是一套关于颅脑创伤和脊髓损伤相关医疗和神经生物学变化的复杂蓝图。本书不仅对临床和基础研究关注，还对最新进展进行了全面统揽，对最新发现进行了广泛讨论。

本书分为两个部分：创伤性脑损伤与创伤性脊髓损伤，共28章。两部分论述都遵循同一个路径，即开始是流行病学变化及其造成的经济影响，因为神经损伤是一项很庞大的社会支出。许多神经外科医生和ICU医生关切的内容，如最新实验检测技术和组织损伤标志物的潜在作用，在本书中得到了广泛讨论。本书对战区颅脑爆炸伤等神经创伤研究的发展变化也进行了描述。

本书综述了如下内容：神经系统损伤的主要病理变化，神经创伤实验动物模型的优缺点及研究进展，伤者年龄与性别对损伤病理的影响，新的诊断方法和预后展望，临床试验的最新进展，细胞移植的进展，脑损伤和脊髓损伤的康复以及对神经系统可塑性影响。此外，本书还展示了过去、现在和未来治疗这两种可怕疾病的治疗策略，包括低体温治疗、减压手术和综合治疗。

我们首先感谢欣然同意撰写这本书的同事。Nicholas Dunton等代表剑桥大学出版团队，最先通过了出版此书方案；Lucy Edwards不辞辛苦地帮助组织成书。最后，最诚挚的谢意献给Andrew和Ramesh，感谢大家数月来与我共同工作所带来的快乐。

Cristina Morganti-Kossmann

目　录

第一部分　创伤性脑损伤(TBI)

第1章　老龄化社会 TBI 发生现状及预防进展 ……………………………………… 1
第2章　神经创伤:低、中等收入国家新出现的流行病 …………………………… 14
第3章　爆炸引起的 TBI 和创伤后应激障碍 ……………………………………… 24
第4章　轻度 TBI 的心理影响:性质及治疗 ……………………………………… 34
第5章　诊断和识别白质损害的神经影像技术进展 ……………………………… 42
第6章　创伤后脑代谢监测的新进展 ……………………………………………… 52
第7章　微透析监测 TBI 神经化学改变的潜在应用和局限性 …………………… 64
第8章　儿童和成人 TBI 的代谢和治疗差异:临床护理和亚低温治疗意义 …… 72
第9章　应用生物标志物诊断和评估 TBI …………………………………………… 80
第10章　轻、重度 TBI 动物模型:过去 30 年研究结果 …………………………… 89
第11章　小儿脑损伤机制:动物模型带来的年龄相关性启示 …………………… 97
第12章　创伤性轴索损伤的复杂性 ……………………………………………… 107
第13章　脑外伤后脑内炎症:继发性损害与修复过程 ………………………… 120
第14章　TBI 中 NMDA 受体作用的争议 ………………………………………… 131
第15章　脑损伤的可塑性及恢复能力 …………………………………………… 139
第16章　TBI 临床试验的设计与分析 …………………………………………… 148
第17章　未来 TBI 的治疗前景:去骨瓣减压术、低温和促红细胞生成素 …… 158

第二部分　创伤性脊髓损伤

第18章　创伤性脊髓损伤的全球流行病学 ……………………………………… 166
第19章　脊柱损伤的分类和固定手术 …………………………………………… 177
第20章　脊髓损伤:减压手术治疗的病理生理学和前景 ……………………… 187
第21章　建立与人类状况相匹配的脊髓损伤模型 ……………………………… 195
第22章　脊髓损伤后神经突生长的髓鞘抑制因素 ……………………………… 204
第23章　炎症在脊髓损伤中的作用 ……………………………………………… 211
第24章　细胞移植治疗脊髓损伤 ………………………………………………… 217
第25章　移植和药物结合行为训练对慢性脊髓损伤恢复的作用 ……………… 226
第26章　中枢神经系统损伤患者进行运动训练的机会与限制 ………………… 236
第27章　脊髓损伤治疗中的体温管理和低温疗法 ……………………………… 243
第28章　脊髓损伤的临床试验 …………………………………………………… 250

索引 ………………………………………………………………………………… 261

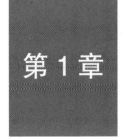

第1章 老龄化社会 TBI 发生现状及预防进展

Peter L. Reilly

引言

过去 10 多年来,创伤性脑损伤(Traumatic Brain Injury,TBI)患者的预后已有显著改善,这得益于更好地实施了入院前救护、快速 CT 检查和高标准的重症护理措施[1]。与此同时,TBI 生物学研究也在不断推进,衍生出更加有效的治疗方法。

然而,全世界范围的 TBI 发生率仍然继续上升,与上述科学技术的发展形成了鲜明的反差。

实际上,很多 TBI 的悲剧结果是可避免的,因为这些恶性结果常出自于人为失误、判断不当、过于冒险以及社会经济状况窘迫。为了有效减少 TBI 的发生,进行高质量的流行病学调查实属必要。调查资料应包括 TBI 的发生原因、分布状况、发展趋势以及相应的预防策略。

这些资料将构成如何处理事故方案的基础,从而恰当地安排临床团队和急救设备,应对现实需求和未来挑战。

为了评估预防措施的有效性,首先需要准确的长期数据,这些数据包括人口统计、创伤类型以及老龄化影响等情况。

据报道,全世界 TBI 平均发生率为 2‰(200/10 万),平均死亡率为 0.2‰(20/10 万)。各个国家 TBI 的发生情况不同,发生率为(91~430)/10 万,死亡率为(9~89)/10 万[2]。造成这些显著差异的原因当然也包括收集数据不确切、统计方法不一致。毫无疑问,产生 TBI 的原因不同、受伤年龄和预后各异,导致各个国家和地区之间具有明显的差异[3]。归纳起来,低、中等收入国家 TBI 影响更为严重,因为这些国家 TBI 的发生率高、死亡率高[4]。

即使在高收入国家,TBI 发生率也有明显的不同。根据人口统计学资料,美国每年 TBI 的发生率为(180~250)/10 万[5]。

一项系统调查报告表明,欧洲国家 TBI 平均发生率为(150~300)/10 万,总死亡率为 15/10 万。由于创伤原因和地域不同,欧洲国家之间也存在着差异[6]。北欧国家中,芬兰 TBI 死亡率最高(21.2/10 万),而瑞典死亡率最低(9.5/10 万)。近些年来,高收入国家 TBI 的死亡率已经下降[7]。对各个国家统计数据进行分析时,需要认真考虑造成 TBI 发生率不同的因素,如年龄、性别、社会经济状况和交通工具等。

定义与分类

TBI 的流行病学研究结果颇令人费解,因为相关统计资料来源太广泛、定义不统一[8]。在不同的统计研究中,有关项目如"头部损伤"、"头部外伤"和"脑损伤"等,可能并不完全包括 TBI。有别于 TBI,头部损伤或头部外伤可能也包括颅外部损伤和颌面部损伤,这些情况不一定伴随有脑损伤[5]。TBI 只是头部损伤的一部分。通常根据国际疾病分类系统中的 ICD-9 或 ICD-10 标准,医院及公共卫生部门来确定"脑损伤"范围。这本身就可能造成研究对象的不一致。Deb1999 年报告,ICD-10 编码仅包含了入院脑损伤患者的一部分[9]。

公共卫生学研究试图在一定的群体中调查出所有脑损伤人员,以便得出真实的 TBI 发生率。然而,真正困难在于伤情较轻的 TBI 患者或许不去医院。许多流行病学报告基于国家公共卫生数据,这些数据系回顾性调查或来源于死亡报告。头部损伤研究数据往往基于住院患者或医院留观者的病历[2,10]。死亡数据来源于事故急救中心收治者或医院留观者,但未包括入院前死亡者;据估算,后者约占交通死亡人数的 50%[11]。因此,相关研究应当增加验尸报告或死亡数据,以便包括那些没有入院的伤亡者。

流行病学调查模式及住院标准可能影响基于医院体系的公共卫生数据分析。许多流行病学调查资料往往没有包括那些未住院的轻度头部损伤者。

由于致伤原因不同,受伤人群分类各异,结果造成各项研究间的对比困难。

判断 TBI 严重程度,通常采用格拉斯哥昏迷评分(Glasgow Coma Scale,GCS)。通过三个检查项目的总和进行 GCS 评分。GCS < 9,为重度 TBI;GCS 9~12,为中度 TBI;GCS 13~15,为轻度 TBI。

判断损伤严重程度时,应考虑到加剧 TBI 的致死伤情和累和其他脏器的复合伤,所以应当进行综合损伤评分(Abbreviated Injury Scale,AIS)。

在对照性研究中,应当详细注明概念及定义、调查人群及分组、资料来源等情况[6]。

人类代价

死亡虽然是最容易看到的 TBI 恶果,但仅是 TBI 对社会影响的一部分。据英国公路伤亡报告,每发生一例严重头部损伤,就会伴有 17 例轻度或中度头部损伤[12]。欧洲一项 23 家医院联合调查研究报告,每收治一例严重头部损伤者,就伴有 22 例轻度、15 例中度头部损伤者[6]。由于很难获得完整的资料,人们常常忽略了轻度和中度头部损伤的重要性。

群体调查从另一方面揭示了 TBI 的发生情况。澳大利亚的一项调查显示,约 6% 人群在头部损伤时,失去意识大于 15 分钟[13]。芬兰一项人口成长调查研究发现,在 35 岁之前,3.8% 人群至少因 TBI 住院一次以上。新西兰人口成长调查研究发现,25 岁之前,31.6% 人群至少有一次因 TBI 进行过医学观察(限定为住院、急诊室留观和卫生诊所观察)[14]。

世界卫生组织(WHO)调查发现,在接受治疗的全部颅脑损伤患者中,70%~90% 为轻度损伤。住院治疗的轻度颅脑损伤患者发生率为(100~300)/10 万;然而,人群的实际发生率可能大于该数值的 2 倍[15]。

大量脑损伤幸存者对人类社会的影响可从两方面估算出。一方面,幸存者本身遭受认知、生理及经济的损失;另一方面,受伤者家庭及社会蒙受的厄运。有许多轻至重度的脑损伤患者,伤后持续存在身心功能障碍症状。一组 45 例重度 TBI 调查研究显示,伤后 3 年仅有 3 例患者没有神经、精神及行为功能障碍[16]。据统计,美国 1.1% 人口遭受 TBI 导致的长期功能障碍痛苦[17]。尽管影像学检查没有发现脑损伤结构性改变,但许多轻、中度 TBI 受害者仍然长期感受功能障碍的痛苦。德国一项研究表明,90% 急诊入院的 TBI 为轻度,但半数患者一年后仍需治疗[18]。

2000 年,Thornhill 等报道了轻度头部损伤(GCS 13~15)1 年后随访结果,47% 伤者存在中至重度的功能障碍,79% 持续头痛,59% 记忆障碍,34% 失业[19]。在医院救护下生存的 TBI 受害者,发生长期功能障碍的比例更高[20,21]。明确轻、中度 TBI 的实际发生情况,可指导相关的康复工作,因为这些受害者的康复需求明显与重度 TBI 者不同。

Millar 等发现,晚期发生的认知功能障碍与载脂蛋白(APO)E 基因型无关[22]。另一项研究发现,不能自理的 TBI 患者死亡率较高,死亡的双峰曲线揭示出早期死亡与晚期死亡的发生机制不同[23]。

显而易见,如果要获得 TBI 对社会影响的完整轮廓,那就需要掌握轻至重度 TBI 的所有受伤者信息,并进行长期随访。

经济负担

降临于 TBI 家庭的沉重经济负担包括受伤者失去收入、长期医疗和社会支持费用。从监护室救护到残疾长期照顾,伤员依赖良好的设备支持、需要完善的康复体系以及多方位援助,这些构成了 TBI 导致的直接经济支出。

TBI 导致的间接支出在于伤员丧失生产力。这些伤员往往是青年男性,他们失去了未来的物质生产能力,导致社会经济损失。儿童头部损伤可能造成短期的培养教育丧失和长期的经济损失,包括物质生产能力丧失。

2004 年,WHO 评估全球道路交通损伤耗费相当于 2% 的 GDP[24]。英国交通研究院报告,1998 年全球道路交通损伤造成的耗费高达 5000 亿美元[25]。

美国密苏里州一项报告显示,2001~2005 年,TBI 受伤者平均年龄为 44 岁,相关生产力丧失导致的经济损失大约为 1880 万美元,医疗花费折合每 10 万该州人要负担 160 万美元[26]。2008 年澳大利亚经济报告指出,当年 TBI 导致 700 人死亡,1700 多人残疾,这些残疾者需要长期照料的费用大约为 86 亿美元。

发生原因、趋势与预防

发生原因

全世界 TBI 常见的发生原因相似:交通事故、摔伤、暴力(被袭或自伤)和运动伤,其中交通事故为主要原因。

在许多发展中国家,道路交通事故导致死亡人数呈上升趋势[27]。据估计,到 2020 年,道路交通事故将成为全球第三大死因[28]。

瑞典人口调查数据分析中,采用前瞻和回顾性方法,发现 TBI 年发生率为 546/10 万;发生主要原因为摔伤58%、交通事故16%、物体击伤15%[29]。澳大利亚南部各医院综合数据显示,TBI 发生率为 322/10 万,受伤者多为驾车的青年男性[30]。美国公布的卫生统计数据显示,1989~1998 年 TBI 死亡的主要原因为火器伤(40%)、车祸(34%)和摔伤(10%)[31]。

许多研究表明,TBI 多发于男性,并且发生的高峰与年龄相关。瑞典发生的所有外伤中,男性为女性的 2 倍[32]。美国 TBI 死亡的主要原因与年龄密切相关:车祸伤多为 0~19 岁,火器伤多发于 20~74 岁,摔伤多见 75 岁以上人群[31]。

发生趋势

几十年来,TBI 的发生率和致伤原因有了明显变化。在发达国家,最显著的变化系交通事故伤的人数下降,导致 TBI 死亡数字下降。在其他国家,与交通事故相关的 TBI 死亡数字却继续上升(图 1.1,1.2)。

为了准确地分析 TBI 趋向,需要许多对比数据,至少应包括发生率 (每 10 万人口)、TBI 导致死亡情况、发生原因和年龄相关变化以及经济、职业分组情况。

美国 1989~1998 年统计资料报告,TBI 的死亡因素发生如下变化:车祸伤下降了 22%,火器伤下降了 14%,而摔伤却增加了 25%(图 1.1)[31]。这些趋向同样也发生在许多其他发达国家。明确 TBI 的发展趋向,对于制定有效的预防措施、分配救护资源十分必要。

预防措施

发达国家的 TBI 死亡率降低得益于综合措施的实施,这些措施包括减少损伤发生、重视创伤处理以及更为良好的救治。

由于许多外伤起源于人们行为失误,因此培养安全行为无疑是最重要的预防手段。立法支持的安全宣传运动成为推动公众预防的主要形式。作为一个很好的范例,美国神经外科学会倡导了"三思而后行"(Think First)行动;这一行动提倡教育安全行为要从小抓起,目前已经在全世界推广。

交通事故损伤

从 19 世纪后期至 1997 年,机动车作为运载工具发生事故导致 2500 万人死亡[27]。据统计,2002 年全世界道路交通事故死亡 120 万;每年受伤致残人数高达2000 万~5000 万[24,33]。WHO 全球疾病控制中心预计,2020 年道路交通事故将成为世界第三大杀手和致残罪魁祸首[28]。

交通事故导致的死亡人数中,1/3~1/2 为脑损伤。很明显,TBI 与国家的经济状况和机动车种类密切相关。从经济状况分析,90%道路交通事故死亡者来自低收入和中等收入的国家,发生率为高收入国家的 2 倍[34]。2000 年,非洲的道路交通死亡率为 28.4/10 万,而英国的死亡率为 5.9/10 万[24]。在机动车使用中,摩托车驾驶依然是最危险的方式。根据英国交通部统计,1998 年英国摩托车驾驶者占所有机动车驾驶者的比例不足 1%,但却占交通事故致死、致残者的 15%。驾驶摩托车造成损伤的概率高于驾驶轿车,风险增加了 50 倍,致死危险增加 14 倍[35,36]。在低收入和中等收入国家,特别盛行摩托车驾驶,从而造成道路交通事故中 TBI 居高不下。年龄和性别也与危险因素相关,车祸伤多发生于年轻男性。此外,农村发生的车祸致死率要高于城市[30,37]。

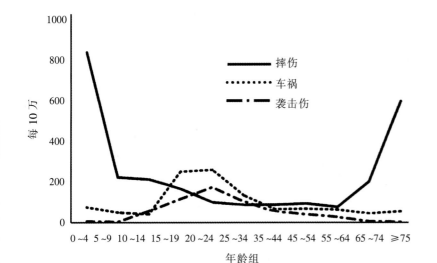

图 1.1　2002~2006 年,美国 TBI 发生原因与年龄因素关系。摔伤为 TBI 主要因素,高峰期发生于 0~4 岁、大于 75 岁两个年龄段。车祸导致颅脑损伤多发生于 14~34 岁的年轻人。袭击伤为 20 岁左右年龄段最常见的原因。引自 2010 年美国卫生与公众服务疾病预防中心报告:2002~2006 年,美国创伤性颅脑外伤,急诊、住院及死亡病例统计。

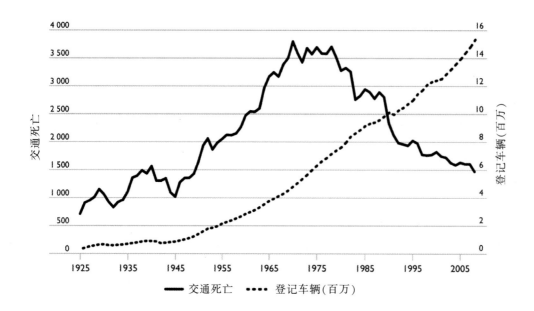

图 1.2 澳大利亚历年(1925~2008 年)道路交通死亡及注册机动车数量变化。1925 年至今,道路机动车数量一直在持续增长。与此同时,道路交通死亡数量也在增长,直至 20 世纪 70 年代中期。此后,尽管注册的机动车数量仍在逐年增加,但随着综合预防策略的实施,道路交通死亡数量逐步降低。引自 2010 年澳大利亚基础交通和地区经济报告:1925~2008 年澳大利亚道路交通死亡统计。

随着机动车交通的快速发展,低、中等收入国家的交通事故、TBI 死亡数量也在增加;与此相反,近些年来,高收入国家的车祸伤害却在减少。Soderlund 和 Zwi 根据车祸伤的统计数据发现,越贫穷的国家交通事故中的死亡率越高[34]。每千辆注册机动车导致的车祸死亡率与国民生产总值(GNP)并不相关。许多工业化国家随着 GNP 上升,卫生健康事业投入也增加,导致车祸死亡率不断下降。因此证明了干预措施对于减少交通事故伤亡、改善受伤者生存状况十分重要[34]。

骑自行车作为中低收入国家的多年传统交通方式,正逐渐被机动车所替代;随之而来的是 TBI 发生率及死亡率的增加。相反,在发达国家,骑自行车方便且休闲,故变得更为普遍。骑自行车者主要损伤危险系头部损伤,3/4 的自行车事故死亡者为头部损伤所致。自行车和电动车(mopeds)导致的低速性事故伤已成为头部硬膜外血肿的高发因素[38]。

交通事故伤发展趋势

1970 年之后, 高收入国家在机动车和人口数量不断增长的情况下,交通事故性 TBI 却明显下降成为最令人瞩目的趋势(图 1.2)。Kopits 和 Cropper 详细分析了交通致死危险与经济发展的关系发现,当经济发展达到一定高度时,尽管人均占有机动车数量仍在上升[39],但交通事故中的死亡率开始下降。

1968~1983 年,欧洲的道路机动车事故伤害减少了 20% 以上;与此同时,亚洲机动车事故伤害却上升了 150%,而非洲则上升了 200%[34]。

澳大利亚平均每年 TBI 减少 5%, 主要得益于每年车祸伤减少 8%[40]。1970~1995 年,澳大利亚交通车祸死亡人数下降了 47%;尽管同期人口增加了 40%,机动车数量增加了 120%。在此期间,平均每辆注册机动车的致死率从 8.05% 降至 1.84%,每 10 亿千米交通死亡率也在下降[41]。2010 年,车祸死亡人数只相当于 20 世纪 60 年代的 1/10(图 1.3)[42]。

1972~2000 年,德国虽然机动车驾驶人数增加,但 TBI 死亡率却从 27.2/10 万降至 9.0/10 万。另一项研究表明, 老年人致死性 TBI 增加, 发生原因多为摔伤[43]。

随着经济的发展, 交通工具也发生着变化, 从低速的脚踏车向高速的机动车转变。交通工具的变化影响着 TBI 的发生趋势。中国台湾地区 TBI 高发状况与机动车快速增长有关[44]。与发达国家主要采用机动车交通不同,印度交通事故受伤者中,5%~15% 为骑自行车者,15%~35% 为行人,20%~40% 为骑摩托车者[45]。

来自中国东部的报告,TBI 发生率从 1980 年 32% 上升至 2004 年的 62%。有别于发达国家,交通事故伤中 9% 为机动车驾乘者,20% 为骑摩托车者,19% 为行人,13% 为骑自行车者。骑摩托车受伤者多为男性,受

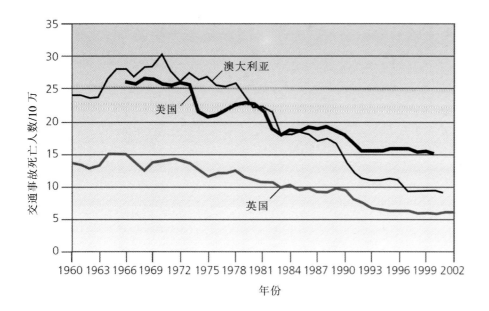

图 1.3　1960~2002 年, 高收入国家 (澳大利亚、英国、美国) 交通事故死亡数量及变化趋势。

注意：这些国家死亡数目都在明显下降, 原因在于事故预防的法制化和措施化。数据来源：澳大利亚交通安全局、英国交通部和美国死亡分析报告体系。引自：2004 年 WHO 关于预防世界道路交通伤的日内瓦报告。

伤行人则多为女性。同时也注意到, 老年人因摔伤致死的数目在增加[46]。

美国国家健康数据统计中心 (NCHS) 报告, 1989~1998 年, TBI 发生率从 21.9/10 万降至 19.4/10 万, TBI 死亡率降低了 11.4%；同一时期, 机动车致死率减少了 22%, 火器伤死亡率降低了 14%, 但摔伤致死率却增加了 25% (表 1.1)[31]。此后, 有证据表明, TBI 受伤者的预后得到改善。美国一项回顾性分析报告, 严重 TBI 的死亡率稳步下降, 已经从 1984 年的 39% 降至 1996 年的 27%[1]。西欧进行了一项为期 10 年的研究发现, 严重 TBI 年发生率为 7.3/10 万, 死亡率却高达 45.8%, 还有 39.2% 受伤者长期残疾[47]。Masson 等报告, 与 10 年前相比, 交通事故减少导致相应的 TBI 减少；但摔伤导致的 TBI 增加, 中年人的 TBI 也在增加[48]。欧洲开展了一项对中、重度颅脑损伤的临床调查研究发现, 欧洲南部 TBI 发生的主要原因为机动车事故, 而欧洲北部 TBI 发生的主要原因为摔伤[3]。

在澳大利亚, 因 TBI 收入创伤中心 ICU 的平均年龄为 41.6 岁, 男性占 74.2%；致伤原因中, 车祸伤占 61.4%, 老年人摔伤占 24.9%[49]。

一项超过 20 年的研究发现, 骑自行车摔倒及碰撞导致严重 TBI 的数量增加；75% 受伤者没有戴头盔, 10% 受伤者血液酒精检测为阳性[50]。

交通事故伤的预防

减少交通性伤害的总策略为预防事故发生和保护乘车者安全。

采用如下措施可降低事故的发生率：建立良好的

路况, 设计安全的机动车, 摒弃危险的驾驶行为 (通过强制限速、随机检测驾驶员血液酒精含量)。现代车辆设计已经融合了许多预防损伤措施, 如设立减震区、加强侧面冲击防护、装备防滑刹车系统等。骑自行车和摩托车者穿着安全标志服、行驶于专用车道, 也可减少发生事故的危险[51]。

为弄清驾驶速度与受伤危险之间的关系, 有学者对城市和乡村道路行驶的机动车进行了相关研究。发现车速超过 60km/h 之后, 每增加 5km/h, 车祸伤就会成倍增加[52]。

在乡村公路, 超过平均速度的机动车所面临的车祸风险呈指数上升；降低驾车速度, 即使低于平均速度的幅度很小, 也会大幅减少撞车受伤的危险[53]。

众所周知, 在许多致命车祸伤的事故中, 醉酒驾车为重要危险因素[54]。当驾驶者的血液酒精浓度大于 0.05mg/dL, 发生车祸事故危险急剧上升[55]。一项系统研究显示, 严格限制驾驶者的血液酒精浓度 (小于 0.08 mg/dL), 可降低整个社会机动车事故的发生率[56]。

座椅安全带

座椅安全带是目前减少车祸伤 (包括 TBI) 最为有效的措施之一。安全带降低了驾乘者从机动车被抛出的风险, 从而明显降低了受伤概率, 减少了驾乘者额部撞击车前部结构及头部相互撞击的恶果[57]。

前排座椅安全带问世于 20 世纪 50 年代, 1970 年澳大利亚的维多利亚省首先立法实施。如今, 安全带已经广泛应用于前、后排座椅和婴幼儿安全座椅, 并且许多国家立法强制执行。1988 年美国疾病控制中心

表 1.1 不同国家和地域的 TBI 发生率及主要原因

	年发生率(10 万人)	年致死率(10 万人)	交通相关(%)	跌倒(%)	自杀/自我伤害(%)	来源
瑞典 2003[29]	546	N/A	16	58	15	入院,急诊,死亡人数
澳大利亚 1997[30]	323	N/A	72	4	14 GSW 0.25	医院分诊
美国 1989~1998[31]		21.9 19.4	34↓22	10↑25	40↓14	国家健康数据中心
欧洲 2006[6]	235	15	11~60	12~62	<1~28	入院和死亡人数

本表显示瑞典、澳大利亚、美国和欧洲的 TBI 发生率、死亡率及事发原因的差异。来自美国的资料表明,1989 年与 1998 年比较,TBI 主要原因发生了变迁。

报告,未系安全带者与系安全带者比较,发生颅脑损伤风险增加 8.4 倍[58]。一项 1973~1981 年调查显示,驾驶员应用座椅安全带时,严重损伤减少了 51%~53%,死亡减少了 63%~67%;前排乘坐者系用安全带,严重损伤减少 43%~44%,死亡减少 53%~55%[59]。

安全气囊

20 世纪 70 年代,美国开始在汽车内安装驾驶员安全气囊,将其作为安全带的辅助装置。安全气囊可防范驾驶员正面的冲撞伤,但不能保护来自侧面的撞击或被抛出机动车外,因此单独使用安全气囊的效果远不及安全带。

美国国家高速公路安全管理局(NHTSA)2001 年报告,通过分析所有车祸伤资料,发现安全气囊的防护作用明显。对于那些系安全带者,可降低死亡率 11%;对于未系安全带者,可降低死亡率 14%;如果联合用肩腰安全带,有效率高达 51%[61]。安全气囊与座椅安全带联合应用,可减少驾驶员颅脑、面部、颈部和胸廓的损伤;这种联合应用还可降低伤者住院期间感染并发症及死亡率[62]。

前排安全气囊应用后不久,就有许多报告称,车祸时乘坐在前排座位的儿童可遭受致命创伤;即使其中一些儿童坐在面朝后的专用安全座椅,情况也是如此。调查结果引出如下建议:儿童乘车时,一定要坐在后排的专用安全座椅内。

最近,汽车安全保护装置加用了侧方气囊,防止车祸时乘坐者头部和颈部遭受侧方撞击。发生侧方撞击虽然较前方撞击的机会少,但其死亡率和伤残率均较高。汽车冲撞试验显示,侧方气囊具有良好的防护作用[63]。

头盔

摩托车头盔

1941 年,Cairns 倡导摩托车军事通信兵佩戴防护头盔,结果发现这些人因头外伤致死的数量减少[64]。

在摩托车竞赛运动中,必须佩戴防护头盔的制度已实行多年,明显减少了头部撞击伤。一项回顾调查表明,佩戴防护头盔可减少死亡 42%,减少颅脑损伤 69%。

美国 NHTSA 报告,佩戴防护头盔有效减少了死亡 37%,减少了颅脑损伤 65%[66]。与佩戴防护头盔的摩托车驾驶者相比,不戴头盔者的头部损伤发生率要高 2 倍,严重颅脑损伤发生率高达 600 倍[35]。

美国强制实行骑摩托车戴头盔法令的一些州府,骑摩托车者死亡率较低[67]。中国台湾地区实行佩戴头盔制度以来,TBI 的发生数量逐年下降;此前由于骑摩托车人数不断增加,TBI 的发生率呈上升趋势[68]。毫无疑问,对于所有地域的骑摩托车者而言,防护头盔无疑会起到减少头部、面部损伤的作用[69]。

自行车头盔

许多研究证明,自行车头盔防范 TBI 发生的效果明显[70]。一项基于 5 个病例对照研究的回归调查显示,自行车防护头盔可降低严重 TBI 发生率 63%~88%[71]。英国一项住院伤员调查发现,自行车头盔相应可减少 60% 的 TBI[72]。美国加利福尼亚州一项医院资料统计显示,17 岁以下佩戴头盔骑摩托车者的 TBI 发生率下降 18.2%,但 17 岁以上者未见此现象[73]。1990 年,澳大利亚的维多利亚省在国际上率先颁布法令,强制使用自行车头盔,使相应损伤的风险降低了 39%[18]。

儿童安全座椅

发生车祸时,如果儿童在汽车前排座位,容易遭受严重致死性损伤,因此应当推荐儿童坐在汽车后排,且在与其年龄相符、松紧适度的安全座椅内[75,76]。对于小于 6 个月的婴儿,一些国家还制定相应法令,要求其固定于面部朝后、有固定带的安全座椅或安全袋内。一项系统调查结果表明,制定儿童座椅安全法规与公众教育相结合,对于减少儿童车祸伤是行之有效的方法[77]。

摔伤

跌倒摔伤是幼儿及老年人两个年龄段发生 TBI

的主要原因。摔伤发生 TBI 数目通常超过了车祸伤所致(图 1.1)。老年人摔伤常常由动作迟缓或药物性共济失调所造成。老年人(≥65 岁)摔伤入院者呈指数上升,并且通常伴有长骨或骨盆骨折。在发达国家,尽管摔伤引起的 TBI 显著上升,但由于交通事故所致的 TBI 明显减少,抵消了 TBI 总数的增加(见儿童、老龄社会与 TBI 章节)。

体育运动及娱乐损伤

运动损伤的类型与发生率各异,取决于各种体育运动形式的不同。通常每种运动各有其特殊风险:滑雪者或滑雪板玩儿家可因头部受伤致死,特别常见于年轻男性[78]。滑板运动常具有 TBI 高发风险,佩戴保护头盔可明显降低其损伤[79]。

虽然在一些新型体育项目中,如滑板和滚轴鞋的运动,TBI 有少许增加;但 TBI 主要发生于身体对抗性的运动,如橄榄球、拳击等。在职业橄榄球比赛中,按照运动员每千小时计算,轻度 TBI 发生率为 4.1‰,佩戴专用头盔降低了这种冲撞性损伤的危险[80]。非职业橄榄球运动员按每千运动小时计算,轻度 TBI 的发生率为 7.97‰,危险因素是未佩戴头盔以及刚发生过轻度 TBI[81]。

体育运动及娱乐损伤的 TBI 趋势

美国自 2000 年以来,"汽车浪潮"成为最危险的伤亡因素,车祸引起的 TBI 死亡数字不断攀升[82]。为了应对高校橄榄球运动造成的脑和脊髓损伤,美国制定了相关法规,包括体育运动规则、场地设施标准以及 TBI 现场处理等,从而减少了神经系统(脑和脊髓)严重损伤事件[83]。所有运动项目造成的轻度 TBI 发生率从 1983 年的 19%降至 1999 年的 4%[84]。

体育运动及娱乐损伤的 TBI 预防

马术运动中,绝大多数骑乘者强制性佩戴头盔,减少了发生 TBI 的风险[85]。高山滑雪和滑雪板运动中,运动员佩戴头盔降低 TBI 发生率 22%~60%[78]。头盔保护运动员枕部,可减少滑雪板运动常造成的后头部跌伤[86]。在学校和全美职业橄榄球运动中,防范指南明确强调,头部外伤可造成轻度 TBI,而且反复 TBI 损伤会导致严重后果。

斗殴和自伤

暴力性 TBI 来源于斗殴或自伤,每个国家的发生率都不相同。加拿大一项研究表明,斗殴伤害可因双方交火或持物击伤引起,自伤则多由于火器伤所致[87]。生活贫困、社会不公和滥用毒品为发生此类伤害的危险因素[88]。

无论是枪击还是打击造成的头部暴力伤,通常为社会失控的结果,在许多国家的弱势群体中,更易出现这种情况。澳大利亚的土著居民之间,相互暴力导致的头部损伤数目惊人,常常系头部击伤所致。澳大利亚的暴力性 TBI 发生率为 40.7/10 万,而土著居民的发生率为 854.8/10 万,高达 21 倍。发生暴力性头部损伤的概率,土著女性为非土著女性的 70 倍[89]。

在高收入国家中,美国的头部枪伤致死率最高。1990 年,美国火器伤导致 TBI 死亡数量首次超过了交通致死数[90]后续报告指出,火器伤 TBI 死亡数目中包含一些摔伤者,并且各州情况不同。

伊拉克和阿富汗遭遇的爆炸袭击以及文明社会面临的恐怖袭击,造成了新的脑损伤、爆震伤类型,这些神经损伤病理机制复杂。有关国家的冲突区域内,出现了大量的外伤后生理及精神改变人群。

暴力及自伤发展趋势

美国一项研究表明,90%颅脑火器伤为致命性的。20 世纪 90 年代早期,火器伤导致的 TBI 死亡数量增加;1993~1998 年,这一数字已然下降[31]。

在澳大利亚,火器伤所致 TBI 数量稳定下降,发生率从 1980 年的 4.8/10 万降至 1995 年的 2.6/10 万;自杀伤害占 70%以上[91]。

预防暴力与自伤的枪支管理法

为了减少火器性 TBI,必须明确社会的暴力原因和自伤缘故,这些内容不在本章讨论中。关于火器伤 TBI 发生率的一项研究表明,社区之间具有明显的差异。严格控制枪支使用以及对持枪者的法律制约,可以有效执法、有力防范。

1996 年,澳大利亚发布统一枪支管理法,禁止拥有自动和半自动武器。枪支管理法颁布之前,火器伤发生率已然很低,并且每年降低 3%;此法颁布后,每年降低 6%。2002~2003 年,火器伤致死率低至 0.27/10 万[92]。

职业伤

大多数工业化国家具有严格的职业安全法规,特别是对那些危险作业领域,如矿山、建筑和交通等行业。澳大利亚一项工业相关创伤的调查表明,每 10 万工人中,作业地点死亡率为 8.6%。死亡因素分析,TBI 占 23.3%,多发伤(常合并 TBI)占 18.2%[93]。在建筑行业,TBI 主要发生于坠落伤和砸伤[94]。相应设计的建筑工地安全帽,主要目的是为减少垂直击伤,而对于侧方打击防护甚少。

儿童 TBI

儿童发生的头部损伤大多较轻,许多受伤者甚至未去医院。最常见的轻微头部外伤原因系摔伤,常发生在家里,为 14 岁以下儿童最常见的入院原因[95]。儿童 59% 的摔伤发生于游乐设施上,其中 2.6% 伴有TBI,需要入院处理[96]。

严重的 TBI 最常见于交通事故,无论受伤者是行人还是乘车者[75,97]。婴幼儿的主要致死原因并非交通事故伤,非事故伤预后常较事故伤更差[98]。

通常认为儿童 TBI 恢复较成人更快,但头部损伤可能造成长期不可预料的影响,因此对于儿童脑损伤的后果,需要长期随诊方能定论[99]。

据美国 1991~2005 年住院病历统计,0~19 岁人群的 TBI 住院率降低了 39%,即从 119.4/10 万降至 72.7/10 万;死亡率从 1991~1993 年的 3.5/10 万降至 2003~2005 年的 2.8/10 万。造成轻度脑损伤的主要原因为摔伤[100]。

预防儿童头部外伤要有针对性策略,以便减少非事故性损伤。应当教育父母及看护者关注孩子可能摔伤的危险,保证娱乐运动器材的安全标准,适当限制儿童在机动车内活动以及重视社会、经济环境的影响。

立法预防

不少国家发起并开展宣传活动,支持立法保护安全,立法的重要性已经彰显。许多研究表明,立法支持了公众防护,而后者又推进了个体化自身防护[41]。

意大利出台了摩托车驾驶法,使驾驶者佩戴头盔率从不足 20% 升至 96% 以上,从而使入院的 TBI 人员减少、硬膜外血肿的发生减少[38]。

美国阿肯色州的摩托车头盔佩戴法一度废止,结果导致驾乘者佩戴头盔率不断减少,死亡率增加了18%[54],政府不得不再次颁布此法[101]。加利福尼亚州发布摩托车头盔法后,佩戴头盔率从 38.2% 升至 85%,从而使头部外伤发生率下降[102]。马里兰州实施了摩托车头盔法,死亡率从实施前的 10.3/10 万降至实施后的 4.5/10 万[103]。

在美国各州,摩托车驾驶者使用头盔而减少头部外伤致死率的情况不同,因而很难制定统一的法规[66]。

显而易见,头盔立法带来的另一个好处是医疗费用支出减少[104]。

面对迅猛增长的摩托车致伤事故,中国台湾地区制定了头盔法,使摩托车导致的头部伤降低了 33%[68]。

自行车头盔法有着相似的经历。澳大利亚的维多利亚州,通过立法及相应的宣传教育,使头盔佩戴率从 36% 升至 83%;立法后的 4 年期间,骑车者头部外伤入院的数量减少了 40%[105]。Nolen 和 Lindqvis 注意到,瑞典城市没有立法佩戴头盔,也就未获得相关益处[106]。骑自行车者常不佩戴头盔,特别是青少年,他们常常随心所欲,立法会对其产生有效的约束力[107]。

预防策略效果评价

为了确定预防策略的有效性,很明显要对 TBI 的每个原因进行流行病学调查。目前研究报告主要集中在交通性 TBI 方面,而且主要观察个体或公众在研究前后的变化,并不是随机对照性观察。研究结果应当通过生物学机制和模拟数据分析加以补充。

个体评估的目标在于按照公共宣传改变其行为,而随机进行酒精呼吸测试和限速摄像实际难以办到。

美国 NHTSA 2010 年报告,自 1966 年以来,美国每 10 万英里交通事故死亡人数不断下降,相应的各种不良行为也在减少,汽车发展进入了里程碑式的新时期[108]。

澳大利亚交通安全部通过回归法分析证实,20 世纪 60 年代后期开始,交通死亡率降低,原因在于实施了乘车系安全带、随机对驾驶者进行酒精呼吸检测和限速摄像监控[42]。

老龄社会 TBI 的发生率

联合国 2006 年世界人口状况调查报告如下:

1. 在较发达国家地区,60 岁以上老年人占 20%,预测至 2050 年,这一比例将升至 33%(图 1.4);

2. 在发达国家,老年人(≥60 岁)数目已经超过了儿童(＜15 岁);

3. 在发展中国家,老年人口所占比例虽然较小,但多数国家将进入老龄化快速增长期;

4. 对发展中国家整体而言,目前老年人口占8%,至 2050 年这一比例将升至 20%;

5. 预计至 2050 年,全球老年人数量将翻三番,从 2005 年 6.73 亿增至 20 亿人。与此同时,发展中国家老年人,将从 2005 年占全球老年人的 64% 升至 2050年的 80%;

6. 老龄社会的一个特征是老年人口增长越快老龄的上限也越高,如此变化,当≥60 岁的老年人数目增加 3 倍时,≥80 岁的老年人数目将翻五番,即从 2005

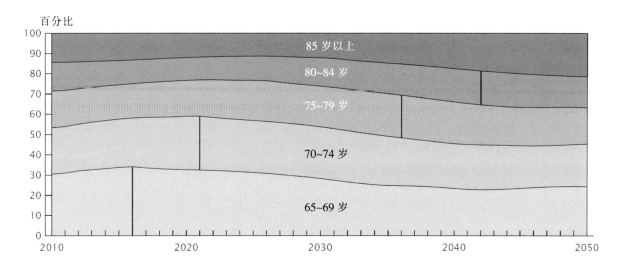

图 1.4 2050 年美国 65 岁以上年龄人口分布。纵轴显示每一组老年人口中比例最大的年龄。再版引自"未来 40 年美国老年人口：2010~2050 人口评估和预测"，美国人口普查局，商业、经济统计管理部，2010 年 5 月。

年的 0.88 亿人增至 2050 年的 4.02 亿人[109]。

老龄化社会将在如下方面影响 TBI 的现状。

1.受伤者的平均年龄增加。

2.由于外伤本身加之受伤者原有残疾和长期依赖照料，老龄组整体死亡及伤残数量增加。

3.由于老龄者主要致死原因发生变化，需要采取有针对性预防措施。老年人下述受伤比例增大：跌倒摔伤、行走被撞、驾车失控等[48,110]。

4.医疗及住院费用增加。

荷兰一项研究分析了 1985~1990 年和 2002~2005 年两个时期住院病例，结果发现严重受伤的病例按年度计算增加了 76%，其中家庭意外伤害超过了 14%。15 年里，这些病例的平均年龄增加了近 10 岁[111]。

澳大利亚报告，5 年期间（至 2004/2005 年），因头部外伤住院的老年人（≥60 岁）数量增加了 1.4 倍。分析年龄与 TBI 发生的关系，高龄组（≥85 岁）要比对照组（60~64 岁）高 10.8 倍[112]。

在高收入国家，TBI 发生原因最重要的变化是摔伤比例增加，这是老龄化社会的直接结果。众多研究表明，摔伤是导致老年人（≥65 岁）TBI 的最主要原因。在美国，摔伤占 TBI 的 51%，车祸伤仅占 9%[113]。另一项研究显示，摔伤性 TBI 占意外伤死亡的 50% 以上，占非致死伤入院者 8%[114]。据美国俄克拉荷马州统计，1992~2003 年老年人（≥65 岁）TBI 发生率增加了 79%，而死亡率从 32% 降至 18%；摔伤性 TBI 增加了 126%，而车祸伤 TBI 仅增加 17%。研究报告指出，很多受伤幸存的老年者致残[115]。

高龄是影响外伤预后的一个普遍危险因素，对于 TBI 更是如此[116]。一项 Meta 分析显示，年龄对 TBI 预后的影响为持续性而非阶段性。年龄每增加 10 岁，不良预后可能性即增加 40%~50%。与 35 岁年龄组相比，≥55 岁年龄组的死亡率从 21% 升至 52%[117]。

慢性硬膜下血肿是老年人减速性脑损伤常见的一种类型，通常预后良好。急性硬膜下血肿可因伤者站立时摔倒所致，对老年人危害严重。急性硬膜下血肿手术清除的死亡率与年龄密切相关，> 70 岁年龄组为 50%，< 40 岁年龄组只有 26%。整体而言，预后不良在 > 70 岁年龄组高达 74.1%，而在 < 40 岁年龄组仅为 30%。

一些研究指出，拥有 ApoE 4 等位基因的人群更易遭受 TBI 伤害，并且更容易发展成为阿尔茨海默病。一项研究对 ≥70 岁人群进行了 9 年随访观察，发现 TBI 更容易发生早期痴呆，特别是拥有 ApoE 等位基因的人群[118]。

老年人摔伤性 TBI 的高发率提醒人们采用针对性预防措施。首先分析找出摔伤的危险因素，继而在医院、家庭和交通站点，广泛实施辅助老年人行动的方案。

老年人 TBI 对社会负担影响可能很复杂。很明显，退休人员的头部外伤虽不会影响自身收入，但要伴随医院治疗和长期护理所需要的巨大开支。

小结

1.高收入国家 TBI 的发生率下降，主要原因系交通事故损伤降低。

2.在所有相关领域（包括运动、娱乐和特殊职业），预防 TBI 的重视程度正在加强。减少交通性 TBI 的措施十分有效，如驾车系安全带、骑车运动戴头盔。在立法支持下，安全措施得以在全社会稳定持久地实施。减少道路交通事故的具体措施往往难以实施，提醒公共注意改变人们不良行为方式是基础。

3.老龄化人口将使 TBI 类型发生重要变化。摔伤所占比例加大，而交通伤所占比例缩小，这种变化加大了卫生健康费用的开销。

4.社会特殊人群需要区别对待，采取针对性预防措施。这些人群包括青年男性驾车者、特殊团队、老人和儿童。

5.流行病学调查是开展下述工作的基础：安排医疗资源、提供现实需求、预测未来趋势。老龄化社会和 TBI 类型的变化，将改变创伤救治中心的组建和部署，也将改变临床医疗队伍的构成及培训。

6. 高质量流行病学调查资料是有效预防的基础。需要较大范围的标准化资料收集与对比。通过颅脑外伤监测或外伤登记系统可获取相关资料。

（田增民 译）

参考文献

1. Lu J, Marmarou A, Choi S, Maas A, Murray G, Steyerberg EW. Mortality from traumatic brain injury. *Acta Neurochir Suppl* 2005;95:281–5.

2. Fearnside MR SD. Epidemiology. In: Reilly PL BR, ed. *Head Injury Pathophysiology and Management*, 2nd ed. London: Hodder Arnold; 2005. pp. 3–25.

3. Hukkelhoven CW, Steyerberg EW, Farace E, *et al*. Regional differences in patient characteristics, case management, and outcomes in traumatic brain injury: experience from the tirilazad trials. *J Neurosurg* 2002;97(3):549–57.

4. De Silva MJ, Roberts I, Perel P, *et al*. Patient outcome after traumatic brain injury in high-, middle- and low-income countries: analysis of data on 8927 patients in 46 countries. *Int J Epidemiol* 2009;38(2): 452–8.

5. Bruns J, Jr., Hauser WA. The epidemiology of traumatic brain injury: a review. *Epilepsia* 2003;44 (Suppl 10):2–10.

6. Tagliaferri F, Compagnone C, Korsic M, Servadei F, Kraus J. A systematic review of brain injury epidemiology in Europe. *Acta Neurochir (Wien)* 2006;148(3):255–68; discussion 268.

7. Sundstrom T, Sollid S, Wentzel-Larsen T, Wester K. Head injury mortality in the Nordic countries. *J Neurotrauma* 2007;24(1):147–53.

8. Maas AI. Standardisation of data collection in traumatic brain injury: key to the future? *Crit Care* 2009;13(6):1016.

9. Deb S. ICD-10 codes detect only a proportion of all head injury admissions. *Brain Injury* 1999;13(5): 369–73.

10. Helps Y, Henley G, Harrison J. *Hospital Separations Due to Traumatic Brain Injury, Australia 2004–2005*. Canberra: Australian Institute of Health and Welfare; 2008. Contract No.: Cat no:INJCAT 116.

11. Daly KE, Thomas PR. Trauma deaths in the south west Thames region. *Injury* 1992;23(6):393–6.

12. Kay A, Teasdale G. Head injury in the United Kingdom. *World J Surg* 2001;25(9):1210–20.

13. Butterworth P, Anstey K, Jorm AF, Rodgers B. A community survey demonstrated cohort differences in the lifetime prevalence of self-reported head injury. *J Clin Epidemiol* 2004;57(7):742–8.

14. Corrigan JD, Selassie AW, Orman JA. The epidemiology of traumatic brain injury. *J Head Trauma Rehabil* 2010;25(2):72–80.

15. Cassidy JD, Carroll LJ, Peloso PM, *et al*. Incidence, risk factors and prevention of mild traumatic brain injury: results of the WHO Collaborating Centre Task Force on Mild Traumatic Brain Injury. *J Rehabil Med* 2004;43(Suppl):28–60.

16. Zaloshnja E, Miller T, Langlois JA, Selassie AW. Prevalence of long-term disability from traumatic brain injury in the civilian population of the United States, 2005. *J Head Trauma Rehabil* 2008;23(6): 394–400.

17. Annoni JM, Beer S, Kesselring J. Severe traumatic brain injury-epidemiology and outcome after 3 years. *Disabil Rehabil* 1992;14(1):23–6.

18. Rickels E, von Wild K, Wenzlaff P. Head injury in Germany: a population-based prospective study on epidemiology, causes, treatment and outcome of all degrees of head-injury severity in two distinct areas. *Brain Injury* 2010;24(12):1491–504.

19. Thornhill S, Teasdale GM, Murray GD, *et al*. Disability in young people and adults one year after head injury: prospective cohort study. *BMJ* 2000;320(7250):1631–5.

20. Cameron CM, Purdie DM, Kliewer EV, McClure RJ. Ten-year outcomes following traumatic brain injury: a population-based cohort. *Brain Injury* 2008;22(6): 437–49.

21. Hawthorne G, Gruen RL, Kaye AH. Traumatic brain injury and long-term quality of life: findings from an Australian study. *J Neurotrauma* 2009;26(10):1623–33.

22. Millar K, Nicoll JA, Thornhill S, Murray GD, Teasdale GM. Long-term neuropsychological outcome after head injury: relation to APOE genotype. *J Neurol Neurosurg Psychiatry* 2003;74(8):1047–52.

23. Baguley IJ, Nott MT, Slewa-Younan S. Long-term mortality trends in functionally-dependent adults

following severe traumatic-brain injury. *Brain Injury* 2008;22(12):919–25.

24. WHO. *World Report on Road Traffic Injury Prevention.* www.who.int. Geneva: World Health Organization; 2004.

25. Jacobs G, Aeron-Thomas A, Astrop A. *Estimating Global Road Fatalities.* London: Transport Research Laboratory; 2000.

26. Kayani NA, Homan S, Yun S, Zhu BP. Health and economic burden of traumatic brain injury: Missouri, 2001–2005. *Public Health Rep* 2009;124(4):551–60.

27. Odero W, Garner P, Zwi A. Road traffic injuries in developing countries: a comprehensive review of epidemiological studies. *Trop Med Int Health* 1997;2(5):445–60.

28. Murray CJL, Lopez AD, ed. *The Global Burden of Disease: a comprehensive assessment of mortality and disability from diseases, injuries and risk factors in 1990 and projected to 2020.* Cambridge: Harvard University Press; 1996.

29. Andersson EH, Bjorklund R, Emanuelson I, Stalhammar D. Epidemiology of traumatic brain injury: a population based study in western Sweden. *Acta Neurol Scand* 2003;107(4):256–9.

30. Hillier SL, Hiller JE, Metzer J. Epidemiology of traumatic brain injury in South Australia. *Brain Injury* 1997;11(9):649–59.

31. Adekoya N, Thurman DJ, White DD, Webb KW. Surveillance for traumatic brain injury deaths–United States, 1989–1998. *MMWR Surveill Summ* 2002; 51(10):1–14.

32. Kleiven S, Peloso PM, von Holst H. The epidemiology of head injuries in Sweden from 1987 to 2000. *Inj Control Saf Promot* 2003;10(3):173–80.

33. WHO. *Injury: Leading cause of the global burden of disease.* www.who.int. Geneva: World Health Organization; 2000.

34. Soderlund N, Zwi AB. Traffic-related mortality in industrialized and less developed countries. *Bull World Health Organ* 1995;73(2):175–82.

35. Bachulis BL, Sangster W, Gorrell GW, Long WB. Patterns of injury in helmeted and nonhelmeted motorcyclists. *Am J Surg* 1988;155(5):708–11.

36. Wagle VG, Perkins C, Vallera A. Is helmet use beneficial to motorcyclists? *J Trauma* 1993;34(1): 120–2.

37. Chiu WT, Yeh KH, Li YC, *et al.* Traumatic brain injury registry in Taiwan. *Neurol Res* 1997;19(3): 261–4.

38. Servadei F, Begliomini C, Gardini E, *et al.* Effect of Italy's motorcycle helmet law on traumatic brain injuries. *Inj Prev* 2003;9(3):257–60.

39. Kopits E, Cropper M. Traffic fatalities and economic growth. *Accid Anal Prev* 2005;37(1):169–78.

40. O'Connor PJ, Cripps RA. *Traumatic Brain Injury (TBI) Surveillance Issues.* Adelaide: AIHW National Injury Surveillance Unit, Flinders University Research Centre for Injury Studies; 1999.

41. Atkinson L, Merry G. Advances in neurotrauma in Australia 1970–2000. *World J Surg* 2001;25(9):1224–9.

42. Bureau of Infrastructure TaRE. *Effectiveness of Measures to Reduce Road Fatality Rates.* Canberra: BITRE; 2010.

43. Steudel WI, Cortbus F, Schwerdtfeger K. Epidemiology and prevention of fatal head injuries in Germany – trends and the impact of the reunification. *Acta Neurochir (Wien)* 2005;147(3):231–42; discussion 242.

44. Chiu WT, Hung CC, Shih CJ. Epidemiology of head injury in rural Taiwan -a four year survey. *J Clin Neurosci* 1995;2(3):210–5.

45. Gururaj G. Epidemiology of traumatic brain injuries: Indian scenario. *Neurol Res* 2002;24(1):24–8.

46. Wu X, Hu J, Zhuo L, *et al.* Epidemiology of traumatic brain injury in eastern China, 2004: a prospective large case study. *J Trauma* 2008;64(5):1313–9.

47. Maegele M, Engel D, Bouillon B, *et al.* Incidence and outcome of traumatic brain injury in an urban area in Western Europe over 10 years. *Eur Surg Res* 2007;39(6):372–9.

48. Masson F, Thicoipe M, Aye P, *et al.* Epidemiology of severe brain injuries: a prospective population-based study. *J Trauma* 2001;51(3):481–9.

49. Myburgh JA, Cooper DJ, Finfer SR, *et al.* Epidemiology and 12-month outcomes from traumatic brain injury in Australia and New Zealand. *J Trauma* 2008;64(4):854–62.

50. Rosenkranz KM, Sheridan RL. Trauma to adult bicyclists: a growing problem in the urban environment. *Injury* 2003;34(11):825–9.

51. Thornley SJ, Woodward A, Langley JD, Ameratunga SN, Rodgers A. Conspicuity and bicycle crashes: preliminary findings of the Taupo Bicycle Study. *Inj Prev* 2008;14(1):11–8.

52. Kloeden CN, McLean AJ, Moore VM, Ponte G. *Travelling Speed and the Risk of Crash Involvement.* Adelaide: NHMRC Road Accident Research Unit; 1997.

53. Kloeden CN, Ponte G, McLean AJ. *Travelling Speed and the Risk of Crash Involvement on Rural Roads.* Adelaide: Adelaide University, Unit RAR; 2001.

54. Evans, L. *Traffic Safety and the Driver.* New York: Nan Nostrand-Reinhold; 1991.

55. Borkenstein RF, Crowther RF, Shumate RP, Ziel WB, Zylman R. *The Role of the Drinking Driver in Traffic Accidents: Department of Police Administration*: Indiana University; 1964.

56. Shults RA, Elder RW, Sleet DA, *et al.* Reviews of evidence regarding interventions to reduce alcohol-impaired driving. *Am J Prev Med* 2001;21 (4 Suppl): 66–88.

57. MacLennan PA, McGwin G, Jr., Metzger J, Moran SG, Rue LW, 3rd. Risk of injury for occupants of motor vehicle collisions from unbelted occupants. *Inj Prev* 2004;10(6):363-7.

58. CDC. From the Center for Disease Control. Safety-restraint assessment–Iowa, 1987-1988. *JAMA* 1989;262(20):2804-5.

59. Campbell BJ. Safety belt injury reduction related to crash severity and front seated position. *J Trauma* 1987;27(7):733-9.

60. Kiryabwire J, Chaseling R, Lang EW. Extensive in utero traumatic subarachnoid haemorrhage and abruptio placentae. *J Trauma* 2005;59(1): 236-8.

61. NHTSA. *Effectiveness of Occupant Protection Systems and Their Use*. Washington: National Highway Traffic Safety Administration; 2001.

62. Williams RF, Fabian TC, Fischer PE, *et al*. Impact of airbags on a Level I trauma center: injury patterns, infectious morbidity, and hospital costs. *J Am Coll Surg* 2008;206(5):962-8; 968-9.

63. Stuke LE, Nirula R, Gentilello LM, Shafi S. Protection against head injuries should not be optional: a case for mandatory installation of side-curtain air bags. *Am J Surg* 2010;200(4):496-9.

64. Cairns H. Crash helmets. *Brit Med J* 1946;2:322.

65. Liu BC, Ivers R, Norton R, *et al*. Helmets for preventing injury in motorcycle riders. *Cochrane Database Syst Rev* 2008;1:CD004333.

66. Mayrose J. The effects of a mandatory motorcycle helmet law on helmet use and injury patterns among motorcyclist fatalities. *J Safety Res* 2008;39(4):429-32.

67. Coben JH, Steiner CA, Miller TR. Characteristics of motorcycle-related hospitalizations: comparing states with different helmet laws. *Accid Anal Prev* 2007;39(1):190-6.

68. Chiu WT, Kuo CY, Hung CC, Chen M. The effect of the Taiwan motorcycle helmet use law on head injuries. *Am J Public Health* 2000;90(5):793-6.

69. Bowman SM, Aitken ME, Helmkamp JC, Maham SA, Graham CJ. Impact of helmets on injuries to riders of all-terrain vehicles. *Inj Prev* 2009;15(1):3-7.

70. Attewell RG, Glase K, McFadden M. Bicycle helmet efficacy: a meta-analysis. *Accid Anal Prev* 2001; 33(3):345-52.

71. Thompson DC, Rivara FP, Thompson R. Helmets for preventing head and facial injuries in bicyclists. *Cochrane Database Syst Rev* 2000;2:CD001855.

72. Cook A, Sheikh A. Trends in serious head injuries among English cyclists and pedestrians. *Inj Prev* 2003;9(3):266-7.

73. Lee BH, Schofer JL, Koppelman FS. Bicycle safety helmet legislation and bicycle-related non-fatal injuries in California. *Accid Anal Prev* 2005;37(1):93-102.

74. McDermott FT, Lane JC, Brazenor GA, Debney EA. The effectiveness of bicyclist helmets: a study of 1710 casualties. *J Trauma* 1993;34(6):834-44; discussion 844-5.

75. Simpson DA, Blumbergs PC, McLean AJ, Scott G. Head injuries in infants and children: measures to reduce mortality and morbidity in road accidents. *World J Surg* 1992;16(3):403-9.

76. Muszynski CA, Yoganandan N, Pintar FA, Gennarelli TA. Risk of pediatric head injury after motor vehicle accidents. *J Neurosurg* 2005;102(4 Suppl):374-9.

77. Zaza S, Sleet DA, Thompson RS, Sosin DM, Bolen JC. Reviews of evidence regarding interventions to increase use of child safety seats. *Am J Prev Med* 2001;21(4 Suppl):31-47.

78. Ackery A, Hagel BE, Provvidenza C, Tator CH. An international review of head and spinal cord injuries in alpine skiing and snowboarding. *Inj Prev* 2007; 13(6):368-75.

79. Lustenberger T, Talving P, Barmparas G, *et al*. Skateboard-related injuries: not to be taken lightly. A National Trauma Databank Analysis. *J Trauma* 2010;69(4):924-7.

80. Kemp SP, Hudson Z, Brooks JH, Fuller CW. The epidemiology of head injuries in English professional rugby union. *Clin J Sport Med* 2008;18(3):227-34.

81. Hollis SJ, Stevenson MR, McIntosh AS, *et al*. Incidence, risk, and protective factors of mild traumatic brain injury in a cohort of Australian nonprofessional male rugby players. *Am J Sports Med* 2009;37(12): 2328-33.

82. Wang A, Cohen AR, Robinson S. Neurological injuries from car surfing. *J Neurosurg Pediatr* 2009;4(5): 408-13.

83. Cantu RC. Athletic concussion: current understanding as of 2007. *Neurosurgery* 2007;60(6):963-4.

84. Maroon JC, Lovell MR, Norwig J, *et al*. Cerebral concussion in athletes: evaluation and neuropsychological testing. *Neurosurgery* 2000; 47(3):659-69; discussion 669-72.

85. Moss PS, Wan A, Whitlock MR. A changing pattern of injuries to horse riders. *Emerg Med J* 2002;19(5):412-4.

86. Fukuda O, Takaba M, Saito T, Endo S. Head injuries in snowboarders compared with head injuries in skiers. A prospective analysis of 1076 patients from 1994 to 1999 in Niigata, Japan. *Am J Sports Med* 2001;29(4): 437-40.

87. Kim H, Colantonio A. Intentional traumatic brain injury in Ontario, Canada. *J Trauma* 2008;65(6): 1287-92.

88. Wagner AK, Sasser HC, Hammond FM, Wiercisiewski D, Alexander J. Intentional traumatic brain injury: epidemiology, risk factors, and associations with injury severity and mortality. *J Trauma* 2000;49(3): 404-10.

89. Jamieson LM, Harrison JE, Berry JG. Hospitalisation for head injury due to assault among Indigenous and

non-Indigenous Australians, July 1999–June 2005. *Med J Aust* 2008;188(10):576–9.

90. Sosin DM, Sniezek JE, Waxweiler RJ. Trends in death associated with traumatic brain injury, 1979 through 1992. Success and failure. *JAMA* 1995;273(22): 1778–80.

91. Australian Bureau of Statistics. *Firearm Deaths Australia, 1980 to 1995*: 1997.

92. Chapman S, Alpers P, Agho K, Jones M. Australia's 1996 gun law reforms: faster falls in firearm deaths, firearm suicides, and a decade without mass shootings. *Inj Prev* 2006;12(6):365–72.

93. Harrison JE, Frommer MS, Ruck EA, Blyth FM. Deaths as a result of work-related injury in Australia, 1982–1984. *Med J Aust* 1989;150(3):118–25.

94. Colantonio A, McVittie D, Lewko J, Yin J. Traumatic brain injuries in the construction industry. *Brain Injury* 2009;23(11):873–8.

95. Fernandez ML, Mejias L, Ortiz N, Garcia-Fragoso L. Minor head injury in children younger than two years of age: description, prevalence and management in the emergency room of the pediatric university hospital. *Bol Assoc Med P R* 2010;102(1):26–8.

96. Helps YLM, Pointer SC. *Child Injury Due to Falls from Playground Equipment, Australia 2002–04*. Adelaide: Australian Institute of Health and Welfare; 2006.

97. Sharples PM, Storey A, Aynsley-Green A, Eyre JA. Causes of fatal childhood accidents involving head injury in northern region, 1979–86. *BMJ* 1990;301(6762):1193–7.

98. Adamo MA, Drazin D, Smith C, Waldman JB. Comparison of accidental and nonaccidental traumatic brain injuries in infants and toddlers: demographics, neurosurgical interventions, and outcomes. *J Neurosurg Pediatr* 2009;4(5):414–9.

99. Anderson V, Catroppa C, Morse S, Haritou F, Rosenfeld J. Functional plasticity or vulnerability after early brain injury? *Pediatrics* 2005;116(6):1374–82.

100. Bowman SM, Bird TM, Aitken ME, Tilford JM. Trends in hospitalizations associated with pediatric traumatic brain injuries. *Pediatrics* 2008;122(5):988–93.

101. Bledsoe GH. Arkansas and the motorcyle helmet law. *J Ark Med Soc* 2004;100(12):430–3.

102. Kraus JF, Peek C. The impact of two related prevention strategies on head injury reduction among nonfatally injured motorcycle riders, California, 1991–1993. *J Neurotrauma* 1995;12(5):873–81.

103. Auman KM, Kufera JA, Ballesteros MF, Smialek JE, Dischinger PC. Autopsy study of motorcyclist fatalities: the effect of the 1992 Maryland motorcycle helmet use law. *Am J Public Health* 2002;92(8):1352–5.

104. McSwain NE, Jr., Belles A. Motorcycle helmets-medical costs and the law. *J Trauma* 1990;30(10):1189–97; discussion 1197–9.

105. Carr D, Dyte D, Cameron MH. *Evaluation of Bicycle Helmet Wearing Law in Victoria During the First Four Years*. Monash University Accident Research Centre; 1995.

106. Nolen S, Lindqvist K. A local bicycle helmet 'law' in a Swedish municipality - the effects on helmet use. *Inj Control Saf Promot* 2004;11(1):39–46.

107. Lang IA. Demographic, socioeconomic, and attitudinal associations with children's cycle-helmet use in the absence of legislation. *Inj Prev* 2007;13(5):355–8.

108. Longthorne A, Subramanian J. *An Analysis of the Significant Decline in Motor Vehicle Traffic Crashes in 2008*. Washington DC: National Highway Traffic Safety Administration; 2010.

109. *UN. World Population Prospects. The 2006 Revision*. United Nations, Affairs DoEaS, Division P; 2007.

110. Nagurney JT, Borczuk P, Thomas SH. Elder patients with closed head trauma: a comparison with nonelder patients. *Acad Emerg Med* 1998;5(7):678–84.

111. Nijboer JM, van der Sluis CK, van der Naalt J, Nijsten MW, Ten Duis HJ. Two cohorts of severely injured trauma patients, nearly two decades apart: unchanged mortality but improved quality of life despite higher age. *J Trauma* 2007;63(3):670–5.

112. Jamieson LM, Roberts-Thomson KF. Hospitalized head injuries among older people in Australia, 1998/1999 to 2004/2005. *Inj Prev* 2007;13(4): 243–7.

113. Thompson HJ, McCormick WC, Kagan SH. Traumatic brain injury in older adults: epidemiology, outcomes, and future implications. *J Am Geriatr Soc* 2006;54(10):1590–5.

114. Thomas KE, Stevens JA, Sarmiento K, Wald MM. Fall-related traumatic brain injury deaths and hospitalizations among older adults–United States, 2005. *J Safety Res* 2008;39(3):269–72.

115. Fletcher AE, Khalid S, Mallonee S. The epidemiology of severe traumatic brain injury among persons 65 years of age and older in Oklahoma, 1992–2003. *Brain Injury* 2007;21(7):691–9.

116. Kuhne CA, Ruchholtz S, Kaiser GM, Nast-Kolb D. Mortality in severely injured elderly trauma patients–when does age become a risk factor? *World J Surg* 2005;29(11):1476–82.

117. Hukkelhoven CW, Steyerberg EW, Rampen AJ, *et al.* Patient age and outcome following severe traumatic brain injury: an analysis of 5600 patients. *J Neurosurg* 2003;99(4):666–73.

118. Luukinen H, Viramo P, Herala M, *et al.* Fall-related brain injuries and the risk of dementia in elderly people: a population-based study. *Eur J Neurol* 2005;12(2):86–92.

第2章　神经创伤：低、中等收入国家新出现的流行病

Gourikumar K.Prusty，Gopalakrishna Gururaj，Kallol K.Dey

在人们遭受的所有不可避免的疼痛和痛苦中,头部损伤似乎是最具灾难性的一种。通常来讲,头部损伤不仅威胁着患者的生命, 也会对患者的家庭和社会造成极大的影响, 带来巨大的经济负担。在全世界范围内,神经创伤的发生率正在逐渐升高,已成为一个全球性公众健康关注的问题。有人形容神经创伤为一种"沉默的流行病",影响着发达国家和发展中国家[1]。

引言

在社会人口和流行病学转变趋势调研中发现,不论是在高收入国家还是在低、中等收入国家,创伤已经严重威胁着人们的健康,成为人们所关注的主要话题之一。随着全球化、城镇化和工业化的转变,人们所处的环境和日常生活方式也相应地进行着转变。目前,感染性和传染性疾病的发生率降低,但另一种流行病——创伤正在世界上所有的低、中等收入国家(Low-and Middle-Income Countries,LMIC)流行,其中车祸伤是造成创伤的主要原因。创伤的影响是多方面的, 在官方的报道中主要提到了创伤所导致的死亡,这仅是其影响的一小部分。在全世界,每个死亡的病例均要在医院进行30~50天的救治,这些患者入院前还需要更多的急诊救治。而那些伤者中,相当一部分会遗留有身心方面的障碍,需要持续的治疗,使伤者及其家庭要面对随后的社会经济方面的影响。

据WHO的全球疾病负担(Global Burden of Disease,GBD)研究估计,全球每年约有500万人死于创伤[2]。其中,在2004年,有390万人死于意外伤害,占总死亡率的7%,占伤残调整寿命年(Disability-adjusted Life-years,DALY)的9%。对于15~44岁年龄段的人来说,创伤是首要的死亡原因。这其中道路交通事故损伤(Road Traffic Injuries,RIT)、摔伤、机械伤(工作场所)和运动损伤等意外伤害是主要原因。在低、中等收入国家, 创伤所带来的负担是比较重的。根据

WHO的数据显示,2004年中, 约有90%的意外创伤所导致的死亡和94%的伤残调整寿命年是发生在低、中等收入国家。由交通事故和摔伤引起的伤残调整寿命年分别为17.5%和12.2%。

WHO的GBD研究数据显示,在2004年,全球意外创伤的发生率为61/10万。其中,东南亚最高(80/10万),美洲地区最低。由道路交通事故致死占总死亡率的33%,摔伤致死占11%,淹溺致死占10%,三者占总死亡率的一半[2]。道路交通事故是导致创伤的主要原因,每年因交通事故死亡的人数将近130万,死亡率为20/10万[3]。在低、中等收入国家,创伤导致死亡人数是高收入国家的近2倍〔(65:35)/10万〕,伤残调整寿命年是高收入国家的3倍〔(2398:774)/10万〕。上述数据表明,在低、中等收入国家,有更多的人会受到创伤,同样也有更多的人因创伤而导致残疾。

创伤性脑损伤(TBI)

在所有的创伤中,脑和脊髓损伤是导致死亡和功能障碍的主要原因。TBI可导致严重的损伤,具有较高的死亡率,造成巨大的社会经济损失,目前已成为一个重要的公众健康问题。由于创伤发生的都比较急,而且影响机体最重要的部分,所以预后至关重要。目前包括科学界在内,大家已经形成共识,TBI需要早期治疗和一段时间的康复。尽管如此,我们必须注意到,一些不可逆的神经病理性损伤将伴随TBI患者终身,这就意味着康复、支持和帮助照料也将伴随患者终身。TBI可导致高的死亡率和预期寿命的缩短。TBI的并发症和后遗症包括头痛、癫痫、神经内分泌的问题、性功能障碍、排尿和排便问题及一些其他问题[4]。

全面了解TBI的发生率、死亡率、病死率、患病率、伤残率和预后等数据将有助于我们的工作。由于很难在全球范围内进行相关评测, 因此上述的数据并不完整, 这就导致我们对TBI具体的流行病特征

并不清楚，尤其是在低、中等收入国家。所以 TBI 被认为是悄悄的、隐匿传播的、尚未被认识的流行病。在低、中等收入国家，由于人口众多，健康服务不足，而且缺乏安全政策和计划，故面临着 TBI 的流行并承担着由此带来的后果。

神经创伤流行病学研究中存在的问题

在神经创伤的研究中存在一个主要的问题，就是在基于人群的评估中，对疾病的命名缺乏一个统一的标准。比如头损伤、脑损伤、TBI 和获得性脑损伤等诊断均被使用过。目前，疾病控制中心主张在流行病学研究和公众健康监测中使用 TBI 这一诊断[5]。

对于利用来自临床记录的数据的各种监测系统，TBI 是指有医疗记录的头部损伤事件，而且有一项或多项下列致伤因素：观察到或患者主诉意识水平下降、记忆缺失、颅骨骨折、客观性神经病学或神经心理学异常或确诊的颅内病变；或者是指创伤导致的死亡事件，并在死亡证明、尸检报告或医疗检验人员报告上按照致死病因顺序列出有头部损伤。

头部损伤可由钝性伤或穿透伤引起，或者由加速–减速外力引起。意识水平降低是反映意识的部分或全部丧失，其中包括感觉迟钝、木僵或昏迷。记忆缺失包括对伤后近期事件的记忆丧失（近事遗忘症）、对创伤事件本身的记忆丧失以及对创伤后发生的事件的记忆表达障碍（创伤后遗忘症）。

神经系统检查可发现神经功能异常。其中包括运动功能异常、感觉功能异常、反射异常、语言功能异常（失语或言语功能障碍）、损伤后即刻发生的癫痫等。通过患者的精神状态和神经心理学检查，可发现神经心理异常，包括精神状态方面的异常（如定向障碍、躁动、混沌状态）和其他认知、行为和人格方面的改变。确诊的颅内损伤包括创伤性颅内出血或血肿（硬膜外、硬膜下、蛛网膜下或颅内）、脑挫伤、脑裂伤或颅脑贯通伤（如枪伤）。这些诊断通常可通过 CT 和 MRI 或其他检查过程证实。

临床上诊断 TBI 应除外以下情况：

- 仅有颜面部、眼、耳或头皮挫伤或裂伤，而不具备上述标准；
- 仅有颜面骨骨折，而不具备上述标准；
- 产伤；
- 由于脑缺氧、炎症、感染、中毒或代谢异常所导致的原发性脑病，而非脑创伤并发症；
- 肿瘤；
- 与外伤无关的脑梗死（缺血性卒中）和颅内出血（出血性卒中）。

在 LMIC，对 TBI 的损伤程度和特点进行界定时会遇到一些困难和挑战。即使在高收入国家（High-income Centers，HIC），由于评判方法的不统一，也很难对 TBI 的类型、预后和所造成的负担进行标准化界定。在许多国家，由于没有系统化的医院登记和报告系统，对 TBI 所造成负担的评估很难建立，尤其是LMIC。在医院的出院诊断中，没有准确、充分地描述 TBI 的类型和性质，在大多数 LMIC 中，连这些诊断也是缺乏的。目前，一些国家已经注意到这一点，并开始着手建立与一些 HIC 国家类似的创伤监督程序或神经创伤登记制度。由医院管理局颁发的死亡证明中，并没有提及 TBI 是导致死亡的原因，特别是对于那些伤后在医院经过长时间治疗后死亡的患者。另外，ICD-10 分类系统并没有广泛应用，导致医院的 TBI 的比例并不是很清楚。在 LMIC，还面临着训练有素人员的严重短缺，诊断、影像设备的短缺。因此，一些就诊时较轻的 TBI 患者会漏诊，直到创伤引发的并发症显现时方能发现。另外，一些 TBI 患者存在其他多个器官的损伤，导致漏报或划分于其他分类中。而最关键的一点：在 LMIC，不同国家的从业者遵循着各自国家的标准，对 TBI 患者进行诊断、对损伤的严重程度进行评估、评判残障和并发症缺乏统一的标准，因此导致数据很难进行比较。

TBI 的负担

由于缺乏系统化的数据，在很多国家很难获得精确的 TBI 数据。尽管如此，现有的预测数据显示，TBI 导致超过 1000 万人需住院治疗或死亡[6]。WHO 的一份报告预测，到 2020 年，TBI 有可能成为全球第一位的死亡原因[7]。早在 1990 年，一项预测显示，全球有 950 万人因 TBI 住院治疗或死亡[8]。这在当时是一个相对保守的预估，一些轻度的 TBI 患者还未计算在内。下面，通过对一些 LMIC 和 HIC 得来的数据进行分析，举例说明 TBI 所带来负担的影响。

即使在 HIC，TBI 也是主要公众健康问题（表 2.1）。一份来自美国早期报告显示，美国每年有将近 5 万人死于 TBI，占创伤死亡人数的 1/3。有 23 万非致死性 TBI 患者需要住院治疗，其中有 8 万导致长时间的残障[9]。

LMIC 的 TBI

Hyder 等最近利用 GBD 研究的数据对 TBI 导致的全球负担进行了预测。研究中所用的数据是已报告的"颅骨骨折和颅脑创伤"[10]。综述中指出，在拉丁美洲

表 2.1 高收入国家 TBI 的发生率

	作者	地点	年发生率 (10万人)	年死亡率 (10万人)	病死率(%)
1	Kraus 等	美国	180	30.0	5.9
2	Nestvold 等	挪威	236	5.5	3.3
3	Annegers 等	美国	193	20.0	–
4	Tiret 等	法国	281	–	2.2
5	Gururaj 等	印度	160	18.0	9.6
6	Chiu 等	中国台湾	182	19.0	10.6
7	Jennett B	英国	270	9.0	
8	Anderson 等		546		
9	Kleiven 等	瑞典	259		
10	Santos 等	葡萄牙	137		
11	Servadei 等	意大利	205		
12	Steudel 等	德国	337		

和撒哈拉以南的非洲国家,与 TBI 相关的 RTI 显著增高。亚洲国家之一的印度,同样面临着所带来的严重问题,其 TBI 发生率为 160/10 万。巴西圣保罗每年 TBI 的发生率为 360/10 万[11]。而来自中国香港地区基于医院研究的数据显示,TBI 的发生率为 924/10 万[12]。在南非的约翰内斯堡报道的 TBI 发生率为 316/10 万。在也门的一项为期 2 年的研究中显示,TBI 的发生率为 219/10 万。对于一些具体国家的有关 TBI 的细节问题将在本文后面的部分重点讨论。

尼日利亚和其他非洲国家的 TBI

在非洲,人们面临着两种不同的但却有相似死亡率的情况:道路交通事故损伤和城市战争。根据一项调查问卷研究结果显示,在创伤发生地死亡率为 20%~30%,在运输途中死亡率为 7%~20%,入院后死亡率为 2%~10%[13]。从上述结果我们可看到,超过 50% 的死亡发生在入院前。报告还重点关注了在 RTI 过程中导致死亡率增高的原因,包括道路使用者的态度、较差的交通管理、道路的设计和状态以及较差的院前服务。

在尼日利亚,被人们称作"冈田"的摩托车,是非洲最流行的商用交通工具。驾驶者可较好地应对交通拥堵和较差的路况。在一项最近的研究中,研究者聚焦在 2004 年 8 月至 2005 年 7 月期间,因机动车创伤(Motorcycle Injuries,MCI)而进入尼日利亚伊洛林大学教学医院外科急诊室的患者(眼部受伤的患者除外)[14]。在研究期间,因交通意外就诊的患者有 412 人,其中 MCI 伤者有 112 人,占 27.2%。这其中学生占的比例最大,为 20.5%,事故发生时,他们通常作为乘客或行人奔波在上、下学的路上;而商人(17.9%)、技工(17%)和商务运输者(11.6%)则多为驾驶者。值得

注意的是,所有的骑行者在事故发生时都没有佩戴头盔。在多发伤中,63% 的 MCI 患者存在头部损伤,70.5% 有四肢伤。早先的报告指出,在该区域 MCI 的发生率为 10.3%~14.1%[15,16]。而在本报告中,这一数据已上升到 27.2%,在过去的 10 年间,MCI 的发生率已经上升了 2 倍。

在肯尼亚,一项典型性研究显示,道路交通事故逐年上升,绝大多数都发生在年轻人和贫困家庭身上[17]。这一研究还关注到,肯尼亚的大多数医疗中心对 RTI 的治疗准备并不充分,只有 40.8% 的收治机构可处置 RTI。大约有 51% 的伤者在事故发生后 30 分钟内可到达治疗机构,但只有 66.2% 的伤者能够得到医疗救助。

巴基斯坦的神经创伤情况

Ali Raja 及其同事在一项流行病学研究中描述了巴基斯坦神经创伤的情况[18]。这项研究收集了 1995 年 7 月至 1999 年 6 月期间巴基斯坦各神经外科收治的头部损伤患者的数据。在 4 年期间,共收治 26 万头部损伤的患者。导致头部损伤最常见的原因是 RTI(52.8%)。RTI 非常普遍,可分为车撞人、车车相撞、从运行中的汽车或摩托车上摔下。高空坠落也常见,坠落的地点常见于屋顶、阳台、楼梯或树上。锐器或钝器袭击伤也常见。在巴基斯坦,职业和运动损伤同样常见。

印度的神经创伤情况

印度在过去的 50 年中,登记的摩托车已经增加了 237 倍,其中两轮摩托增长更是将近 2000 倍。这种指数级增长的现象反映了印度所经历的城镇化、工业化发展,经济扩张和摩托车购买能力的增长。据估

计，每年约有 100 万人死于创伤，3000 万人需住院治疗。在死亡的病例中，将近一半是由脑部创伤导致[19]。

早在 1992~1993 年，Gururaj 及其同事在印度班加罗尔的国家心理健康和神经科学研究所(NIMHANS)就对神经创伤进行了一项流行病学研究[20]。在这项研究中，研究者估计创伤的发生率每年为 160/10 万（表 2.1），而死亡率为 18/10 万。这项研究入组的患者只是那些在选定医院接受治疗的患者。总体来讲，TBI 占所有创伤的 21%。这项研究中还指出，RTI 是导致 TBI 的主要原因(62%)，其他原因还有摔伤(22%)、袭击伤(10%) 和砸伤 (4%)。在死亡的 262 个病例中，RTI 占 68%，摔伤占 22%，受袭击占 5.5%，砸伤占 3%。在更早期的一项研究中指出，TBI 中 RTI 所占比例为 49%，由此可见，RTI 的发生率逐渐增高。

在 Odero 等人对 RTI 的研究中发现，在发展中国家，行人、摩托车驾驶员和骑自行车者是头部损伤的高风险人群[21]。与早期的研究相比，创伤的发生率显著增加[22]。2005 年，在班加罗尔，研究者对 1784 例 RTI 患者进行了分析，认为行人、摩托车骑手和后座乘客以及骑自行车者最易受到伤害。行人看似是在事故中最容易受伤的，特别是被重型车撞伤，如卡车和公共汽车。人车相撞导致 29.5% 的患者头部损伤，而车车相撞导致 27% 的患者头部损伤[19,20]。这项研究中指出，印度与西方国家不同的是，前者危险人群是摩托车和自行车驾驶员，后者为汽车驾驶员。

导致 RTI 增高的原因有很多，其中有一些原因是值得重视的，比如不安全的道路条件、国家和州际公路设计不合理、未使用防护头盔和安全带、饮酒、能见度问题、超速和其他一些交通违章[19,23]。虽然官方报道人的因素是引起交通事故的主要原因，但对 RTI 危险因素数据的分析，使其他一些因素浮现出来。一项研究指出了下列一些行为容易导致事故：行人未进行观察、无预感地突然横穿马路(35.5%)、超速(21%)和危险驾驶(18%)[20]。一些与道路相关的因素也被指出：道路上的一些坑沟、公路缺乏维护、不恰当的减速隆起带和较差的照明。总而言之，因道路环境因素所导致的道路交通损伤的比例为 10%~15%。在本研究中，因机动车辆本身导致的头部损伤占 44%。在印度另外一个导致摩托车事故率上升的主要原因是驾驶时使用手机。

在印度，摔伤也是 TBI 的一个常见原因，特别是儿童和老年人。据统计，在因摔伤而导致死亡和住院的人群中，儿童和老人占了 25%[19]。另外，对于印度的部分地区来讲，与战争相关的暴力也在逐渐增加，

比如克什米尔地区。自从 1990 年发生州内乱后，在该地区因弹伤、弹道伤、爆震伤和刺伤导致的创伤发生率逐步上升[24]。最近的一项在克什米尔地区进行的研究显示，TBI 患者的数量稳步上升。1996 年，该地区 TBI 患者总数为 1629 人，而这一数据在 2003 年上升到 3105 人[25]。这项研究中显示，受攻击导致的 TBI 占 18.8%、枪炮伤为 0.8%、爆震伤为 3.8%。上述数据重点强调了政治暴力导致创伤的增加。但即使这样，在该地区道路交通事故仍然是引起 TBI 的最常见原因，占创伤病例的 44.4%[25]。

巴布亚新几内亚的神经创伤情况

在巴布亚新几内亚，因神经创伤导致的死亡人数占创伤死亡总人数 60%，其中死亡者中的 2/3 发生在到达医院前[26]。流行病学研究发现导致头部创伤的最常见原因为袭击、机动车事故和摔伤[27]。在城市内，机动车交通事故较常见，而且交通事故发生时乘客多位于敞篷车的后边，缺乏保护和安全措施。在郊区，从树上摔下是导致 TBI 的一个重要原因。树上的椰子落下砸到头部是 TBI 的另一个有地区特色的原因[28]。

越南的神经创伤情况

在越南，交通事故正以每年 300% 的速度增长[29]。近年来，越南的机动车保有量有了巨大的增长，而相应的配套道路运输网并没有得到相应的改进。道路多由鹅卵石铺装而成，狭小、弯曲，且道路上满是小贩。骑自行车和摩托车时不佩戴头盔导致头部外伤发生率和死亡率增高[30]。最近越南政府的一项报告中显示，在统计的 6 万起道路交通事故中，有 85% 是人为因素所致，这其中 32% 是由于超速，29% 由于不正确的拐弯和穿越马路，还有 11.3% 是由于酒后驾驶所致。在首都河内，由于停车位缺乏，进一步加重了这一情况[29]。而随着国家建立了"佩戴头盔"等相关法案，严重的头部创伤和 TBI 的例数明显降低，这也是一个经典案例，证明有效的防护措施可产生积极的作用。

中国内地的神经创伤情况

中国是个拥有 13 亿人口的大国，近些年来机动化程度大幅提高。尽管汽车的拥有量大幅增加，但自行车仍然是一种重要的交通工具。一项研究显示，包括自行车事故在内的 TBI 导致死亡的发生率是 2.2/10 万，是美国的 7 倍[31]；其中 60% 发生在警方报道的自行车事故中，17% 发生在急诊室的救治过程中。在 79% 的 TBI 中，头部撞到混凝土或沥青路面上是导致损伤的主要

原因。在事故发生时,受伤者没有佩戴头盔保护头部。早在 2001 年,Zhao 和 Wang 就对中国的 TBI 发生率进行了报告。在 6 个大城市中,TBI 的发生率为 55.4/10 万,死亡率为 6.3/10 万(男女比例为 1.7:1)。而在 21 个农村地区,TBI 的发生率为 64.1/10 万,死亡率为 9.7/10 万(男女比例为 2.5:1)[32]。造成脑损伤的主要原因是车祸伤(31.7%),其次是受到攻击(23.8%)、摔伤(21.8%)、绊倒(15.4%)和其他。作者得出的结论是在过去的 10 年间,随着汽车和摩托车数量的增长,车祸伤也相应地增长。文章估计每年因车祸伤死亡的人数为 5 万~6 万,其中脑外伤占 39%~57%,脊髓损伤约 10%。在最近的一项调研中, 对中国东部地区的 77 家医院进行了为期超过 1 年的标准化结构式问卷调查,结果提示 TBI 是导致死亡和住院治疗的首要原因[33]。青年男性是受伤的主体。交通事故 (60.9%)、头部的冲撞伤(13.4%)和摔伤(13.1%)是造成 TBI 的前三位原因。交通事故造成的 TBI 中,33%是骑摩托车者,31%是行人,20%是骑自行车者。

中国台湾地区的神经创伤情况

中国台湾地区的神经创伤发生率呈上升的趋势。最近的一项台北市的研究中,预估神经创伤的发生率为 218/10 万[34]。另一项研究对城市和农村地区的青少年的神经创伤类型进行了描述。交通事故损伤是导致头部创伤的最主要原因。不论是在城市还是农村,机动车相关的损伤都是最常见的损伤[35]。Chiu 等在1997 年收集了台湾地区 114 家医院在 1988 年 7 月 1 日至 1994 年 6 月 30 日期间收治的 58 563 例 TBI 患者的数据。数据显示交通事故是引起 TBI 的主要原因(69.4%),其次是摔伤和暴力伤[36]。摩托车骑手是TBI 患者中最常见的一组。在这项研究中还显示佩戴头盔立法并强制使用,可显著地减少因 TBI 导致的住院,减轻损伤的严重性和降低损伤导致的死亡率。

小儿的神经创伤情况

各国都非常关注发生在儿童身上的 TBI。有一项国际多中心研究将发生在阿根廷、巴西、法国、西班牙以及中国香港地区的儿童脑损伤患者纳入研究对象,这些患者的年龄在 0~15 岁之间,均为急诊室或住院治疗的患者[37]。数据显示严重创伤的比例为 5%,中度损伤为 39%,轻度损伤为 56%。超过 67%的患者为男孩且属于低年龄组。在尼泊尔进行了一项回顾性研究,该研究将 2005 年 4 月至 2006 年 3 月期间发生的所有小于 16 岁的儿童颅脑创伤的患者纳入研究对象[38]。高处摔伤是导致损伤的最常见原因, 入组的 43 个患者中有 28 个患者因此原因受伤(65.11%)。因 RTI 受伤的有 11 人(25.6%)。GCS 评分为 13~15 分的轻度颅脑损伤最常见,占 65.11%。在尼泊尔的城镇地区,汽车相撞、摩托车事故和汽车撞人是导致颅脑创伤的最主要原因。而在农村地区,高处坠落伤为最常见原因。

在中国台湾地区进行的一项为期超过 8 年的研究显示,导致小儿神经创伤最常见的原因是交通损伤(47.3%),其次是摔伤(40.3%)[39]。在所有的交通损伤中,与机动车相关的最常见,其次是与行人和自行车相关的。

在一些南亚和非洲国家,板球是一项较流行的运动。在斯里兰卡和印度进行的一项前瞻性研究中显示, 由于板球击打头部引起的小儿 TBI 后果非常严重, 即使是替代正式球的塑料球。在这项研究中,CT 扫描发现,27 个孩子中有 21 个存在损伤,其中 6 个孩子需要手术治疗(3 例为硬膜外血肿,1 例为硬膜下血肿,1 例脑挫伤,1 例复杂的凹陷性骨折)。公众的关注和恰当的防护措施可有效防止该类事件的发生。

TBI 的患病率

目前还缺乏有关 TBI 患病率的数据,这主要是由于来源于医疗机构的数据和基于人口学的调查数据缺乏所造成的。但是一项来源于拥有 10.25 万人口的班加罗尔的城镇–农村的神经流行病学调研的数据显示,TBI 的患病率为 97/10 万[41]。这项研究还显示农村地区的患病率更高。来源于美国和欧洲的数据显示,TBI 所导致的残疾和后遗症是显著和惊人的, 相应地在急性期和后期长时间的康复治疗期间,也将产生巨大的医疗服务负担[42]。

年龄和性别

一项包括 WHO 全球道路交通损伤防护的报道(2004 年)和全球暴力和健康的报道(2002 年)在内的全球有关损伤的文献调研显示,男性远较女性易受到创伤,特别是在道路碰撞和一定类型的暴力打击中。在每一个 GBD 数据中, 将近 250 万的死亡和超过 8700 万的伤残调整寿命年是发生在男性当中[43]。在男性损伤患者中,将近一半的意外死亡(47%)发生在 15~47 岁之间,这与 DALY 的观察是一致的。

TBI 是年轻人中的主要问题,尤其是在 15~44 岁这个年龄段更常见。印度进行的两个关于 TBI 的研究显示,绝大多数患者处在 15~44 岁这个年龄段[19]。其他的一些研究也得出了相似的结论。而儿童和老年人则是摔伤的主体，危险因素在不同的年龄段是不同的。人们之间的暴力冲突在年轻人之间更常见。上述研究报告有超过一半的患者是在 15~44 岁。

由于男女之间社会角色的不同，男性更容易受到创伤，两者之间的比例是 3:1。而例外的是家庭暴力所导致的 TBI，年轻女性受累的更多，这也表明了这些女性的生活艰辛。

TBI 的外部因素

全球范围内导致 TBI 最常见的原因有 RTI、坠落、暴力、职业及运动相关的损伤。全球许多研究数据表明，TBI 中 60% 为 RTI 所致，20%~30% 为摔伤，10% 为暴力等导致的蓄意损伤，还有 10% 为与工作和运动相关的损伤[44]。

在 LMIC，随着机动化程度的增强，RTI 的数量也在日益增加，相应地由 RTI 引发的 TBI 也随之增加。根据当前数据推算，到 2020 年，RTI 导致的死亡预计排在全球死亡原因的第三位[43]。最近在一个有关 TBI 影响的评论中指出，由 RTI 导致 TBI 发生率最高的地区是拉丁美洲和加勒比海地区，紧随其后的是撒哈拉沙漠以南的非洲地区[10]。而像印度和中国这些国家则是 TBI 发生率最高的国家。根据一些 LMIC 进行的有关 RTI 的研究结果和 WHO 的数据，我们发现道路使用者中最容易受到伤害的是行人、两轮车驾驶员和后座乘客以及骑自行车者。与之形成鲜明对比的是，在高收入国家，驾驶员发生 TBI 只是非常少的一部分。我们将印度来源的有效数据进行了合并（表 2.2，2.3）。最近来源于印度班加罗尔道路安全和损伤防治项目的数据显示，将近 80% 的 RTI 患者为上述易受伤群体，其中与重型车辆相撞的预后较差[19]。

位于 TBI 第二位原因的摔伤，有将近 20% 的死亡率。在统计上，我们可观察到老人和儿童是两个高发年龄段[10,16]。在 LMIC，从高处、建筑物、树顶和道路旁运动区域坠落或摔倒是导致伤害的主要原因。随着全球老年人数的增加，也产生了许多从楼梯上摔下或在家中摔倒导致 TBI 的老人。

在大多数 LMIC，暴力伤是隐匿的、不为大家注意的流行病。这一问题具体的严重程度还不为人知。但据估计，有 10%~15% 的 TBI 是由于暴力所致[43]。在这些国家中，比如印度，暴力的类型通常为常规的锐器或钝器伤，通常发生在个人之间的冲突和对妇女、儿童和老人施暴。而与之形成鲜明对比的是，在高收入国家，暴力的类型通常为武器和枪械冲突。

酒精和 TBI

在发展中国家，饮酒后驾车的情况处在上升中。酒后驾驶（Driving While Impaired,DWI 或 Driving Under the Influence,DUI）已经成为导致 RTI 的一个重要因素。在新德里的一项研究中发现，32% 的行人意外死亡、40% 两轮摩托车驾驶员和 30% 的骑自行车者的死亡发生在下午 6 点至次日早晨 6 点，其中醉酒是一个重要因素[23]。随着两轮摩托车使用人数的增加，受到创伤的两轮车驾驶员中约有 29% 受到酒精的影响[45]。据报道，有 40% 的卡车和 Matador 司机、60% 的轿车司机和 65% 的两轮摩托车司机在夜间有酒后驾车行为。据 WHO 损伤防护和安全推广合作中心的一系列研究显示，因饮酒引发的道路交通事故的发生率为 18%~32%，明显高于导致夜间事故的其他原因。Gururaj 观察到，在饮酒组与其他组相比，存在以下特点：脑组织损伤严重、躯体损伤广泛、致死率和残疾率高、住院时间延长[46]。

TBI 的危险因素

除了年龄和性别，一些其他的社会人口和环境因素也影响着 TBI 的发生。受教育程度低、收入低的人

表 2.2　印度神经创伤发生的原因（%）

年代	作者	交通事故	摔伤	攻击	不明原因	其他
1977	Kalyanaraman	45.4	35.6	11.8	1.5	5.7
1987	Natarajan 等	44.0	19.0	30.0	–	9.0
1993	Bharathi 等	49.1	23.6	23.4	–	3.9
1993	Gururaj 等	61.6	22.5	10.6	1	4.3
1993	Sidhu 等	45.1	11.5	9.6	–	37.5
2004	Thiruppathy SP 和 Muthukumar N	最常见损伤类型				
2008	Gururaj 等 a	46.0	9.0	17.0		2.0
2008	Yatto 和 Tabish	44.4	32.2	18.8		
2010	Gururaj 等 a	51.5	5.0	19.4		3.2

a：来源于损伤监控计划。

表 2.3　印度地区 TBI 中所使用的交通工具(%)

作者	行人	两轮摩托车	自行车	四轮汽车	其他	不详
Mohan 和 Bawa,1985	33	16	21	3	10	
Colohan ART 等,1989	20	22	1	25	–	32
Maheshwari,1989	26	39	12	–	9	5
Gururaj 等,1993	31	35	10	20	–	4
Sidhu 等,1993	15	30	13	43	–	–
Sahdev P 等,1994	33	40	6	4	–	17
Gururaj 等,1999	20	34	4	14	–	23
Jha 等,2003	23	23	23	10	7	–
Varghese,2003	35	18	25	1	–	–
Gururaj,2004	26	43	8	7		
Verma 和 Tiwari,2004	25	46	14	4	3	–
Dandona 等,2008	6.4/100 人/年	6.3/100 人/年	5.1/100 人/年			
Gururaj G 等,2008	52	37	3	5	3	
Gururaj G 等,2010	24	58	4		2	

群,外来移居家庭和在不安全环境中工作的工人被认为易发生 TBI。一些环境因素比如光滑的地板、不安全的楼梯和运动场所导致大量与摔伤相关的 TBI。

特别是对 RTI 而言,一些人为因素、环境因素和车辆因素被认为与之相关联。在世界道路交通损伤防护报告中列出了四类危险因素,这些因素均与 RTI 的暴露、撞击的严重程度、危险因素和结局相关联[44]。除了饮酒外,不使用头盔、安全带和儿童限制装置,不遵守交通规则,超速和超车都是已经确定的危险因素,即使在 LMIC 也存在这样的问题。道路设计不合理、道路施工和步行设施的缺乏导致大量 RTI 的发生。汽车的高速行驶能力和不安全的环境也导致了大量的 TBI 的发生。同样,在全球有关暴力和健康的报告中,总结了导致暴力的倾向和发生因素,特别是对 LMIC 的情况进行了分析。

创伤后在入院前和入院后缺乏适当有效的治疗也是导致预后差的公认因素[47,48]。其他一些导致 TBI 预后差的因素还包括急救措施缺乏、转诊时机不当、诊断和研究设备缺乏、不安全转运方式等。

TBI 的严重程度和自然转归

脑组织的损伤程度和自然转归主要取决于撞击物的自然属性和受到撞击后受受脑组织的移动速度。这一数据在 LMIC 是缺乏的。使用损伤严重程度评分和格拉斯哥评分等标准的评估程序对创伤进行评估的价值也是有限的。来自欧洲的合并数据显示大部分脑损伤是轻度的,中等程度和严重的脑损伤不超过10%[49]。尽管在 LMIC,创伤的机制和类型不同,但就损伤的严重程度也有相似的趋势。可检索到的研究文献显示,大部分脑损伤 (50%~60%)GCS 评分为轻度损伤。严重的脑损伤占所有 TBI 的 15%~20%,在这组中死亡率也明显增高[19]。Wu 等对中国 77 家医院进行的调查,数据显示 62% 的脑损伤患者经 GCS 评分为轻度损伤,18.1% 为中度损伤,12% 为重度损伤[33]。交通事故导致的严重脑损伤的比例可达到 70.4%。Chiu 等[36]对中国台湾地区的 58 563 例 TBI 患者进行了分析,依照 GCS 评分,大部分患者 (79.5%) 为轻度损伤,8.9% 为中度损伤,11.6% 为重度损伤。在该研究中,颅骨 X 线片显示 14.6% 的患者存在颅骨骨折,CT 扫描显示 28.6% 的患者存在颅内血肿。由于缺乏影像设备、ICD 编码系统和经过训练的编码员,在很多 LMIC 对不同类型的 TBI 的诊断存在着严重的缺陷。另外,合并 TBI 的多发伤患者的死亡率较高。

TBI 的预后

在 LMIC,由于缺乏相关的设备和训练有素的人员,脑损伤患者的伤后康复未得到足够的重视。在今后几年内,随着传染性或感染性疾病发病率的降低,因 TBI 导致的功能障碍的发生率必然会上升。在美国,预计有43.3%的 TBI 患者,在经过 1 年的医院治疗后仍残留有功能障碍。在最近的一项预测中显示,约有 320 万的 TBI 患者经过医院的治疗后仍遗留有功能障碍[42]。在欧洲,尽管缺乏相关的数据,但研究显示,TBI 伤后的功能障碍持续存在,需要长时间的医院治疗,这是困扰伤者终生的问题[49]。

在该领域由于缺乏良好的基于人群的流行病学

研究方案,因此数据是有限和缺乏的。在印度班加罗尔,有两项有关 TBI 患者长期研究,发现脑损伤后有15%~20%的患者在伤后 1 年未能恢复[19]。其中大部分患者存在日常生活能力不足、记忆力障碍、信息处理和语言功能障碍以及一些其他部位的功能障碍。相当数量的人在伤后24 个月仍需要照顾和护理,所有的患者都需要得到家人的支持。Chiu 等在中国台湾地区对TBI 患者的预后进行了观察, 根据 GOS 评分,TBI 患者的预后可分为以下几种情况:死亡(5.4%)、植物生存(0.9%)、严重残疾(2.6%)、中度残疾(3.9%)和恢复良好(87.2%)[36]。在中国东部地区,Wu 等根据 GOS 评分对 TBI 患者的预后进行了评估,其中10.8%患者死亡、2.6%植物生存状态、2.2%严重残疾、7.2%中度残疾、77.3% 恢复良好[33]。在这些研究中,作者还对年龄、损伤机制和伤后 GCS 评分对预后的影响进行了观察。我们在西方国家看到的康复设备在 LMIC 还是缺乏的,这一点是迫切需要关注的。

经济影响

事实上,在 LMIC 的经济发展中,脑损伤对资源的消耗是非常巨大的, 而决策者对这一点还没有意识到。尽管仍然缺乏来源于发展中国家的数据,但在已进行的有限研究中指出,对于年轻、有生产力的人,脑创伤所带来的巨额负担令人关注。神经创伤产生的费用有直接的,也有间接的。直接的费用包括转运、院前救护、急诊院内救护、康复和丧葬花费所需的费用。间接费用包括劳动力和收入的丧失,家庭成员收入的损失,无法衡量花在康复、诉讼上的时间和赔偿的费用,而这些费用在没有保险或几乎没有保险的时候又事关重要。

在发展中国家, 仅 RTI 预计就会花费国家生产总值的 1%,经济转型国家为 1.5%,高收入国家为 2%。全球范围内,RTI 消耗超过 5180 亿美元,其中 LMIC 花费超过 650 亿美元[50]。一些研究作出估算,救治一个脑损伤患者一天, 平均每小时的花费为2000~3000 印度卢比。一项基于人群的调查,就道路交通损伤对社会经济影响进行了研究,指出根据受伤的严重程度和医疗模式的不同,每个 RTI 患者住院期间的消费总额波动在7300~29 000 印度卢比不等[51]。一项关于脑损伤患者的两年随访研究关注到, 伤者的家属不得不花费大量的资源,甚至变卖财产来设法渡过危机。据估算,印度每年花费在脑损伤上的资源换算成印度卢比约为 5.5亿,占 GDP 的 3%[52]。

预防和控制

尽管脑损伤的人数大量增长, 但仍没有引起 LMIC 对防护的足够重视,进而缺乏在此方面的努力。最近全球经验显示,如果人们拥有防护知识,可显著减少 RTI 甚至摔伤的发生。William Haddon 是美国国家交通安全署首位主管,他提议建立一种交通损伤防护模型,可反映事故前、事故中和事故后三个连续阶段的人、车和环境三种变量的动态交互作用[53],这一模型见图 2.1。Haddon 模型已经在高收入国家应用到所有创伤中,并取得了一定的效果,为今后的应用奠定了基础。考虑到人行动能力的有限性,现在在全球范围内推荐达成一个安全的人、道路、环境的系统模式,这对控制 RTI 是至关重要的。全世界的医生应该齐心协力增加神经创伤研究的经费,同样也应该增强普通人对神经创伤防护的意识[54]。

成本效益分析显示,一些干预措施,比如增加头盔的应用、减少酒后驾车、使用安全带和儿童限制装置、加强现场和急诊救治的训练、提高行人的安全意识和道路工程勘察等,能够显著降低因 RTI 导致的 TBI 所带来的负担。不需要重新开始设计,只需要将这些干预措施进行整合和协调即可应用。

摔伤也是导致 TBI 的主要因素之一。虽然在设备

		人	车辆和装备	环境
碰撞前	防止碰撞的措施	信息 态度 损伤 警方强制	车辆性能 光线 制动性能 操控 速度控制	道路设计与布局 限速 人行设施
碰撞时	碰撞损伤的防护	使用损伤防护措施	车内人员防护 其他安全设施 防碰撞设计	碰撞防护 路边物体
碰撞后	生命支持	现场急救技能 得到专业救治	容易获取 着火风险	急救设备 堵塞

图 2.1　Haddon 模型

资源匮乏的情况下,需要进行深入的研究以便理解防护的具体机制,但是对一些我们了解的环境和工程措施加以改进,将有助于降低摔伤所带来的负担。比如加强家庭、玩乐场所和办公场所的安全性,提高父母和看管者的监管力度,将有助于降低因摔伤所导致的 TBI 的数量。同样,在 LMIC 也应对暴力防护措施给予足够的重视,以应对逐渐增加的暴力行为。

　　良好的创伤救治训练有助于降低 TBI 后的死亡率和负面效应。这些训练包括缩短由受伤现场到指定医院进行救治的时间、现场急救、正确的伤员分类和转诊服务;经过训练的医生和护士给予急诊救治,提高各级医院的相关设备,建立安全的伤后转运和高质量的创伤救治体系[44,55]。对比印度和美国,二者在急诊救治方面存在着很大的不同,成本效益策略是要求对脑损伤的患者进行及时、有效地救治[56]。

　　在 LMIC,为了有效地实施成本效益策略和保证通过 4E(即教育、强制实施、管理和急诊救治)进行外伤救治的干预,制定一个政策框架和策略实施路径是至关重要的。预防方案中的一些关键点,比如国际行业规划、流行病学监测、安全转运技术、宣传经费开支和战略干预,对降低神经创伤的负担至关重要。在这些国家,政府高度重视是绝对必要的。基于多部门协作的公众健康政策为有效干预构建了强有力的支柱。

致谢

　　作者真诚地向加尔各答林地多专科医院医疗服务部主任 Chattopadhyay 博士致谢,感谢他在本章写作中给予的支持和指导。

(尹　丰译)

参考文献

1. Traumatic brain injury: time to end the silence. *Lancet Neurol* 2010;9:331.

2. Mukhida K, Sharma MR, Shilpakar SK. Pediatric neurotrauma in Kathmandu, Nepal: implications for injury management and control. *Childs Nerv Syst* 2006;22:352–62.

3. Peden M, Surfield D, Sleet D, Mohan D. *World Report on Road Traffic Injury Prevention*. Geneva: World Health Organization; 2004.

4. Masel BE, Dewitt DS. Traumatic brain injury: a disease process, not an event. *J Neurotrauma* 2010;27: 1529–40.

5. Lin JW, *et al.* Neurotrauma research in Taiwan. *Acta Neurochir Suppl* 2008;101:113–17.

6. Chandran A, Hyder AA, Peek Asa C. The global burden of unintentional injuries and an agenda for progress. *Epidemiol Rev* 2010;32:110–20.

7. Srinivasan V. Melatonin oxidative stress and neurodegenerative diseases. *Indian J Exp Biol* 2002;40:668–79.

8. Murray CJ, Lopez AD. *Global Health Statistics: A compendium of incidence, prevalence and mortality estimates for over 200 conditions*. World Health Organization, World Bank, Harvard School of Public Health, 1996.

9. *Injury Monthly Report 2001 United States*. National Center for Injury Prevention and Control, WISQARS. www.edc.gov/ncipc/wisqars.

10. Hyder AA, Wunderlich CA, Puvanachandra P, Gururaj G, Kobusingye OC. The impact of traumatic brain injuries: a global perspective. *NeuroRehabilitation* 2007;22:341–53.

11. De Andrade R, Marino O, Ciquini O. Guidelines for neurosurgical trauma in Brazil. *World J Surg* 2001;25:1186–201.

12. Goh KY, Poon WS. Children's head injuries in the Vietanmese refugee populaion in Hong Kong. *Injury* 1995;26:533–6.

13. El-Gindi S, Mahdy, M, Abdel Azeem A. Traumatic brain injuries in developing countries. Road wars in Africa. *Rev Esoanola Neuropsicol* 2001;3:3–11.

14. Solagberu BA, *et al.* Motorcycle injuries in a developing country and the vulnerability of riders, passengers, and pedestrians. *Inj Prev* 2006;12: 266–8.

15. Umedese PFA, Okukpo SU. Motorcycle accidents in a Nigerian university campus: a one year study of the pattern of trauma sustained in University of Benin campus. *Nig J Clin Pract* 2001;4:3–36.

16. Odelowo EOO. Pattern of trauma resulting from motorcycle accidents in Nigerians: a two-year prospective study. *Afr J Med Med Sci* 1994;23: 109–12.

17. Macharia WM, Njeru EK, Muli-Musiime F, Nantulya V. Severe road traffic injuries in Kenya, quality of care and access. *Afr Health Sci* 2009;9:118–24.

18. Raja IA, Vohra AH, Ahmed M. Neurotrauma in Pakistan. *World J Surg* 2001;25:1230–7.

19. Gururaj G, Kolluri S, Chandramouli BA, Subbakrishna DK. *Traumatic Brain Injury. Publication No 16*. Bangalore: National Institute of Mental Health and Neurosciences; 2005.

20. Gururaj, G, Kolluri S. Problems and determinants of traumatic brain inuries in India. *NIMHANS J* 1999;17:407–22.

21. Odero W, Garner P, Zwi A. Road traffic injuries in developing countries: a comprehensive review of epidemiological studies. *Trop Med Int Health* 1997;2:445–60.

22. Sambasivan M. Survey of the problems of head injuries in India. *Neurol India* 1997;25:51–9.

23. Mohan D, Bawa PS. An analysis of road traffic fatalities in Delhi, India. *Accid Anal Prev* 1985;17:33–45.

24. Tabish SA, Shah S, Bhat FA, Shoukat H, Mir MY. Clinical profile and mortality pattern in patients of ballistic trauma. *JIMSA* 2004;13:247–50.

25. Yattoo GH, Tabish A. The profile of head injuries and traumatic brain injury deaths in Kashmir. *J Trauma Manag Outcomes* 2008;2:2–5.

26. Watters DAK. Managing severe head injuries in Papua New Guinea. *PNG Med J* 2001;44:63–5.

27. Liko O, Chalau P, Rosefeld JV, Watters DAK. Head injuries in Papua New Guinea. *PNG Med J* 1996;39:222–8.

28. Barss P. Injuries due to falling coconuts. *J Trauma* 1984;24:990–1.

29. Head injury in Vietnam. *The Vietnam Business Journal* August, 1997.

30. Rosenfeld JV, Watters DA, Jacob OJ. Neurosurgery in Papua New Guinea. *Aust N Z J Surg* 1996;66:78–84.

31. Li G, Baker SP. Injuries to bicyclists in Wuhan, People's Republic of China. *Am J Public Health* 1997;87:1049–52.

32. Zhao YD, Wang W. Neurosurgical trauma in People's Republic of China. *World J Surg* 2001;25:1202–4.

33. Wu X, Hu J, Zhuo L, Fu C, Hui G. Epidemiology of traumatic brain injury in eastern China. *J Trauma* 2008;64:1313–19.

34. Chiu W, *et al*. The impact of time, legislation and geography on the epidemiology of traumatic brain injury. *J Clin Neurosci* 2007;14:930–5.

35. Chiang MF, *et al*. Head injuries in adolescents in Taiwan: a comparison between urban and rural groups. *Surg Neurol* 2006;66(Suppl 2):S14–9.

36. Chiu WT, Yeh KH, Li YC, Gan YH. Traumatic brain injury registry in Taiwan. *Neurol Res* 1997;19:261–4.

37. Murgio FAA, Sanchez Munoz MA, Boetto S, Leung KM. International multicentre study of head injury in children. ISHIP Group. *Childs Nerv Syst* 1999;15:318–21.

38. Agrawal A, Agrawal CS, Kumar A, Lewis O, Malla G. Epidemiology and management of paediatric head injury in eastern Nepal. *Afr J Paediatr Surg* 2008;5:15–18.

39. Tsai WC, *et al*. Pediatric traumatic brain injuries in Taiwan: an 8-year study. *J Clin Neurosci* 2004;11:126–9.

40. Wani AA, Ramzan AU, Tariq R, Kirmani AR, Bhat AR. Head injury in children due to cricket ball scenario in developing countries. *Pediatr Neurosurg* 2008;44:204–7.

41. Gourie-Devi M, Gururaj G, Satischandra P, Subbakrishna DK. *Final Report of the ICMR Project Neuroepidemiological Survey in Urban-Rural Bangalore*. 1995.

42. Corrigan JD, Sealssie A, Orman JA. The epidemiology of traumatic brain injury. *J Head Trauma Rehabil* 2010;25:72–80.

43. World Health Organization. *Violence, Injuries, and Disability: Biennial 2006–2007 report*. Geneva: WHO; 2008.

44. Neurotrauma WHOCC. *Prevention, Critical Care and Rehabilitation of Neurotrauma – Perspectives and future strategies*. Geneva: WHO; 2010.

45. Mishra BK, Banerjee AK, Mohan D. Two-wheeler injuries in Delhi, India: a study of crash victims admitted in a neurosurgery ward. *Accid Anal Prev* 1984;16:407–16.

46. Gururaj G. The effect of alcohol on incidence, pattern, severity and outcome from traumatic brain injuries. *J Indian Med Assoc* 2004;3:157–61.

47. Joshipura MK, Shah HS, Patel PR, Divatia PA, Desai PM. Trauma care systems in India. *Injury* 2003;34(9):686–92.

48. Mock C, Quansah R, Krishnan R, Arreola-Risa C, Rivara F. Strengthening the prevention and care of injuries worldwide. *Lancet* 2004;363(9427):2172–9.

49. Tagliaferri F, Compagnone C, Korsic M. A systematic review of brain injury epidemiology in Europe. *Acta Neurochir* 2006;148:255–68.

50. Jacobs G, Aeron-Thomas A, Astrop A. *Estimating Global Road Fatalities*. Crowthorne, UK: Transport Research Laboratory (TRL Report 445); 2000.

51. Aeron-Thomas A, Jacobs G, Sexton B, Gururaj G, Rahman F. *The Involvement and Impact of Road Crashes on the Poor: Bangladesh and India case studies*. Crowthorne, UK: TRL; 2004.

52. Mohan D. *The Road Ahead: Traffic injuries and fatalities in India. Accident, analysis and prevention*. New Delhi: Indian Institute of Technology; 2004.

53. Haddon WJ. A logical framework for categorising highway safety phenomena and activity. *J Trauma* 1972;12:193–207.

54. Zitnay GA. Lessons from National and International TBI Societies and Funds like NBIRTT. *Acta Neurochir Suppl* 2005;93:131–3.

55. World Health Organization. *Strengthening Care for the Injured: Success stories and lessons from around the world*. Geneva: WHO; 2010.

56. Colohan ART, Alves WM, Gross R, Torner JC, Mehta VS. Head injury mortality in two centres with different emergency medical services and intensive care. *J Neurosurg* 1989;71:202–7.

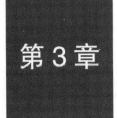

第3章

爆炸引起的 TBI 和创伤后应激障碍

Ankit I. Mehta, Gerald A. Grant, Lawrence F. Marshall

引言

"只有死者才能看到战争的结束"。——柏拉图

随着导致爆炸伤的即触爆炸装置(Improvised Explosive Devices, IED)广泛应用,现代战争已经改变。针对此医学界已经开始采用新的治疗策略。尽管通过盔甲使用和医疗运输方式改善,使战场上的死亡率有所下降,但是在面临创伤性脑损伤(TBI)时,士兵们所受到的创伤则延展到战场外。

随着近些年伊拉克和阿富汗战争的发生,TBI 的病理生理基础再度受到关注,并引发了很多关于爆炸伤症状产生原因的讨论[1]。因为 TBI 的神经认知症状和创伤后应激障碍 (Post-traumatic Stress Disorder, PTSD)有明显的重叠,所以这两种情况很难区分[2,3]。这两种情况常发生混淆与重叠的症状包括抑郁、失眠、疲劳、易怒、注意力难以集中、回避和过度反应。

PTSD 同 TBI 之间的重叠,仍然是一个重大的辩论主题,主要基于两个主要因素:①从最近冲突现场返回的部队伤员,爆炸伤的发生率明显增加;②无明确的士兵受伤分类筛选标准。回顾分析表明,两个不同的医疗专家组共同处理这类疾病。在外伤后 3~6 个月,如处在紧张的环境下,记忆障碍仍反复出现,PTSD 才能被确诊,并得到精神卫生专业人员的治疗[3]。相比之下,轻度爆炸性 TBI 的特征是在受伤后 30 分钟内发生意识水平的改变或意识丧失,主要由神经外科医生和神经科专家治疗[4]。临床管理上的归类,是 TBI 和急性应激障碍未能紧密结合的原因,而这两种疾病或其中的一种将导致 PTSD 的发生和发展。

然而,在最近的许多文献回顾中,都把 PTSD 和轻度 TBI 二者联系起来。在一项研究中发现,44%患有轻度 TBI 的伊战返回士兵符合 PTSD 的诊断标准[5]。另一项研究发现,轻度 TBI 可使 PTSD 进展的风险增

加一倍[6]。在退伍军人中进行轻度 TBI 的检查时发现,那些诊断为 TBI 的患者,PTSD 的患病率为 85%[7]。对 2525 位美国退伍老兵检查时发现, 出现意识丧失(Loss of Consciousness, LOC)者占 4.9%,精神状态改变者占 10.3%,其他伤害占 17.2%[5]。对出现意识丧失者进一步检查发现,43.9%的患者符合 PTSD,27.3%有精神状态改变,16.2%有其他伤害,9.2%没有任何损伤。此研究发现,过去区分轻度 TBI 和 PTSD 的差异因素,事实上并不能严格区分它们。

爆炸伤的历史概述

处理爆炸伤的许多挑战都来自于第一次世界大战 (WWI)。据报道, 英国陆军的医生 Frde Mott 和 Gordon Holmes 以区分器质性脑损伤和爆炸性心理创伤[8]。在第二次世界大战期间,心理创伤的组织学基础一直存在争议。一些临床医生认为,在爆炸伤发生过程中没有物理损伤发生, 并将这种单纯的神经心理障碍描述为"炮弹休克"。而另一组研究人员在这些爆炸伤患者中发现了与闭合性颅脑损伤患者非常相似的脑电图改变[9],因此得出爆炸伤发生后脑组织的机械性损伤与相关症状关联。有趣的是,尽管我们对爆炸伤、TBI、PTSD 的了解是逐渐加深的, 但随着神经影像学检查工具, 如计算机断层扫描(CT)、磁共振成像(MRI)、弥散张量成像(DTI)和脑磁图(MEG)等的发展,爆炸伤中的神经心理学作用仍继续受到质疑。

油气炸弹在越南和朝鲜战争中开始被引入战场。随着武器的改进和防护措施的发展,受伤的形式也已经从越战模式演变为现在的阿富汗和伊拉克战争模式[10]。与越战时期的子弹伤相比,碎片相关的爆炸伤患病率有明显的增长。越战中的碎片伤与子弹伤的比率为 5:3,而 1991 年伊拉克战争中,其比率是 19:1[11]和 8:1[12]。在评估碎片和子弹导致的头颈部受伤时发现,

由于防弹衣的改进和头部保护措施的应用，受伤率有所下降。在越战期间，头颈部受伤率为 43%，而在 2003 年的阿富汗和伊拉克战争期间头颈部受伤率下降到 16%~21%[13,14]。据推测，头颈部受伤率的下降主要因为装甲车辆和士兵的防弹衣改进。在伊拉克战争中死亡的美国士兵 1/3 与 LED 的应用有关。正因为 LED 造成爆炸伤的发病率增加，美国军方在 2005 年投入了 33 亿美元，通过改进装甲装备和防御措施，来对付 IED。

爆炸伤的发生机制

一次爆炸发生时会在爆炸装置的引爆声过后，通过水和空气等媒介，产生一瞬间的压力波。压力波在超高压和真空之间变换，表现为波峰和波谷，并将膨胀的空气通过热能、机械能、电能和辐射能的形式转移到周围环境中。受爆炸伤的士兵所承受的压力不仅取决于压力峰值，也取决于受伤持续时间长度。超压的峰值和长度范围决定了在爆炸中是否能够生存[16]。

为保护士兵而研发的防弹衣可减轻弹道伤的穿透力，减少继发爆炸伤。然而，装甲可能不会对造成原发爆炸伤的爆炸超压提供相应的保护。压力差对密度差最大的空腔脏器和空液界面的影响最为显著。然而，临床经验表明，对爆炸伤大脑较肠组织和肺组织更敏感。这一发现是令人震惊的，同时易损性背后的机制仍然未知。脑组织受到爆炸伤的持续作用更容易造成轴索肿胀和水肿，而不是出血。在平时的 TBI 中，尽管脑外伤患者大都处于 I 或 II 级创伤中心，会影响脑外伤患者的 CT 影像阳性率，但 CT 扫描可发现脑出血占 3%~10%[16]。

爆炸伤的另一个特点是，在动物模型中，由于神经元和神经胶质细胞可重新进入细胞周期而形成瘢痕组织。神经元可通过细胞凋亡蛋白酶，依赖凋亡途径而死亡；而星形胶质细胞通过重新进入细胞周期，导致胶质增生[17]。爆炸伤动物模型显示，脑组织的细胞周期调节蛋白的基因表达发生了改变[18,19]。

TBI 的患病率

阿富汗和伊拉克战争中，士兵 TBI 的患病率明显增长。总体上看，伊拉克和阿富汗战争中约 1/4 的士兵遭受了头部和颈部外伤，其中包括严重的脑外伤[7,14,24]。TBI 的发生原因与 LED 的使用增多相关，也与临床医生在诊断和筛查方面的改进相关。2006 年来沃尔特·里德陆军医疗中心就诊的战区撤离人员，2/3 有爆炸伤[20]。在阿富汗的持久自由行动（Opera-tion Enduring Freedom，OEF）和伊拉克自由行动（Operation Iraqi Freedom，OIF）中，60% 的伤亡由爆炸伤导致[21]。一项研究发现，在伊拉克的埃施朗 II 医疗中心接受治疗的 88% 军事创伤由 IED 引起，其中 47% 涉及头部受伤[22]。另一项研究发现一个持续的趋势，在伊拉克的海军陆战队单元中 97% 的受伤原因为爆炸（32% 为地雷，65% 为 IED），其中 53% 涉及头部和颈部伤[23]。根据美国国会康复医学轻度 TBI 标准，对在伊拉克服役的一支陆军部队（n=3973）进行脑外伤研究，发现一个旅部队中有 22.8% 的服役士兵被临床确诊 TBI[24]。

TBI 的定义

TBI 在很大程度上是一个广义的术语，是指从轻度的脑震荡到严重 TBI 的一个疾病范围。发病机制对 TBI 的定义有重要意义。TBI 常被分为穿透性脑损伤（penetrating TBI，pTBI）和闭合性脑损伤（closed TBI，cTBI）。但是随着 IED 的应用，第三类爆炸性脑损伤（blast TBI，bTBI）开始出现。pTBI 指一种异物穿透颅骨，穿过脑实质，造成空腔损伤。cTBI 是因为脑组织的异常运动和整个脑实质的自由基释放造成神经功能障碍。

虽然 bTBI 的发生与压力波相关的物理外力有关，但它同时也包含有 pTBI 和 cTBI（图 3.1，3.2）[21]。疾病控制中心将爆炸伤定义为 1~5 级（图 3.3）[25]。第一级爆炸伤由爆炸产生的物理力产生，爆炸中冲击波可造成高压至真空的巨大压力变化。与一级爆炸伤相关联的气压伤可致血管、神经和鼓膜穿孔的损害[26]。第二级爆炸伤是指弹片的运动造成穿透性和钝性脑损伤，第二级伤取决于爆炸现场的周围环境，炮弹碎片和武器外壳变成了投射物。第三级爆炸伤多发生于运动中的士兵和伤者，因为脑组织与固定颅骨之间发生作用与反作用而产生损伤。产生第三级伤的这些惯性力可使脑组织与颅骨之间的碰撞点附近产生硬膜下血肿。第四级爆炸伤包括化学性烧伤和热烧伤。第五级爆炸伤是由爆炸产生的毒性产物所引起的，其中包括射线、细菌、重金属和气体。

bTBI 的临床特征包括从谵妄到严重昏迷（表 3.1）。轻度 bTBI 的特征是短暂性（<5 分钟）意识丧失，这些患者的格拉斯哥昏迷量表评分（GCS）为 13~15。轻度 TBI 可致头痛、谵妄、健忘、注意力不集中、情绪改变、睡眠障碍和焦虑等症状[27-28]。这些症状是短时间的，通常在几个小时或几天内恢复。然而，约 15% 患者会出现脑震荡后综合症状，可随后数天出

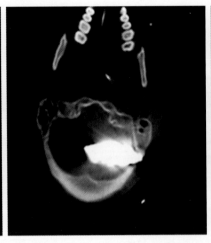
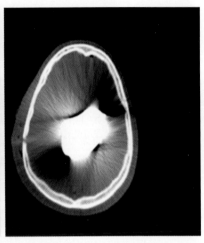

图 3.1 爆炸引起的 TBI,可导致穿透颅骨的各种大小碎片的刺入。CT 轴位像显示三个不同的病例中,爆炸引起的穿透性脑损伤。

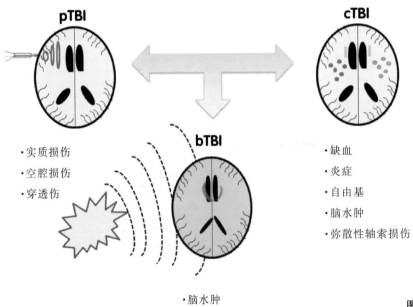

图 3.2 TBI 经典定义为穿透性脑损伤(pTBI)和闭合性脑损伤(cTBI)。原发性爆炸性脑损伤(bTBI)是第三种,除压力波造成的创伤之外,包含有 pTBI 和 cTBI 的成分。(见彩图)

现,后期只有轻度的改善[27,28]。轻度 bTBI 的治疗方法包括安慰治疗和对症处理。因此,头痛患者可给予抗偏头痛药物及非麻醉性镇痛药,抑郁症患者可给予抗抑郁药物。中度 bTBI 的 GCS 评分为 9~12 分,这类患者均有长时间的意识丧失和神经功能缺损[29],他们应该被转移到战地医院,并需要连续的神经外科专科护理。他们与轻度 bTBI 的患者一样也可能出现脑震荡后综合症状。

重度 bTBI 常伴有患者昏迷或反应迟钝,GCS 评分为 8 或更低。病理上往往存在弥散性脑水肿和伴随脑血管自动调节功能丧失的充血,常有明显的神经系

统损伤和显著影像学改变,其中包括颅骨骨折、脑出血、早期弥散性脑水肿和蛛网膜下隙出血(Subarachnoid Hemorrhage,SAH)[29]。治疗包括神经外科重症监护、气管插管后的呼吸道维护以及颅内压(Intracranial Pressure,ICP)监测。重度 bTBI 出现蛛网膜下隙出血常提示有严重的脑损伤和脑血管痉挛[30]。军队神经外科医生更倾向应用去骨瓣减压术来治疗重度 bTBI[10,16],而不是处理 cTBI 或 pTBI。对重度 bTBI 行去骨瓣减压术可迅速降低颅内压,同时可减少需转运至有神经外科重症监护室的三级医疗中心的伤病人数。重度 TBI 的恢复时间较长,而且康复不完全,相当数量的患者生

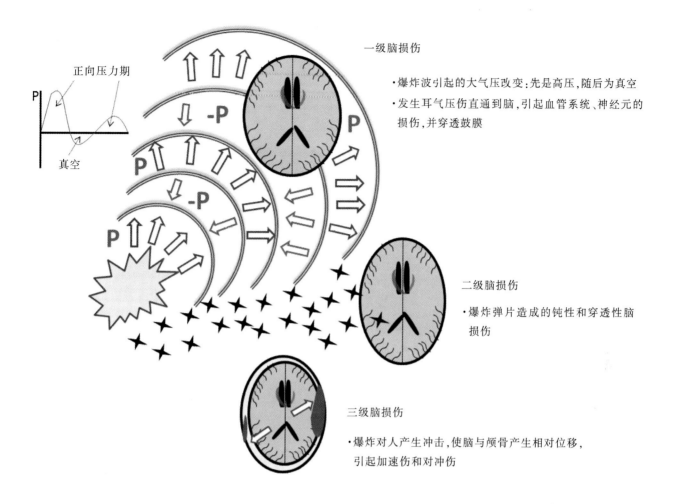

图 3.3 bTBI 可通过爆炸波之后高压和真空改变造成原发性脑损伤,并可导致气压伤和鼓膜穿孔。二级 bTBI 来自于弹片刺入颅腔。三级 bTBI 产生的钝器伤,战士进入爆炸波区时可发生硬膜下血肿。四级 bTBI 可诱导化学和热烧伤。五级 bTBI 是因为爆炸伤产生的毒性产物,如射线、细菌、金属和有害气体。(见彩图)

表 3.1 爆炸性 TBI 受伤程度与症状的关系

bTBI	GCS	症状	治疗
轻度	13~15	意识丧失少于 5 分钟	安慰
		头痛、昏睡、注意力不集中、情感改变、焦虑、睡眠障碍	抗偏头痛药物
		症状在几小时或几天内缓解	非麻醉止痛剂
		发展为脑震荡后症状	
中度	9~12	迟发性意识丧失和(或)神经功能障碍	在战地医院行支持治疗
		脑震荡后症状	可能需要神经监护
重度	≤8	反应迟钝或昏迷	气道插管保护
		显著神经损伤	神经重症/神经外科监护
		放射学异常的损伤、颅骨骨折、颅内血肿、早期弥散性脑水肿、蛛网膜下隙出血	颅内压监测

对轻度 bTBI 的治疗策略是对症治疗。神经外科医生治疗中、重度 bTBI。颅内压监护对于神经重症是必需的。

存期不超过 1 年[10]。

军人中 TBI 的筛查

确定是否存在 TBI 的困难，可出现对轻度 TBI 的诊断筛查过程中。对 TBI 的判断难度主要来源于患者主诉的主观性和片面性，即只报告最严重或近期的经历[25]。此外，通过结构化面试和问卷调查的自我报告 TBI 模式，有其内在的缺陷，因为患者必须自己承认受伤。在一项针对遭受 TBI 伤者的问卷调查显示，只有 19% 的 TBI 患者被结构化面试确定[26]。军方已经开始应用士兵回顾性危险评估工具(Warrior Administered Retrospective Casualty Assessment Tool, WARCAT)来评估患有 TBI 的士兵。主要内容包括外伤史、外伤后意识改变以及伴随的躯体症状(头痛、头晕)和神经精神症状(记忆、易怒性)[24]。军队医务人员应用急性军事脑震荡评价标准(Military Acute Concussion Evalution, MACE)对震荡伤进行标准化的评估，它由三部分组成[27]。用于它对受伤和未受伤运动员进行初步评估，结果显示敏感性和特异性分别为 94% 和 76%。高敏感性和低特异性使这种评估系统成为一个在现场实用价值较高的筛选工具。不过因为士兵们由于担心失去参加军事任务的资格，都不愿报告自己患有的症状，这种军事文化的存在是一种弊端[28]。退伍军人管理局进行筛查时认为，个人存在与事件发生一致的脑震荡症状，就被认定为 TBI。部署后健康评估(Post Deployment Health Assessments, PDHA)询问关于 TBI 的症状时，不要求士兵具有持久存在的症状；与之相比，国防部退伍军人 TBI 中心的脑外伤筛选工具将会询问与可能的头部外伤史或脑震荡相关的现有症状。由于被认为筛选时缺乏可靠性以及验证追溯困难，现在有一个跨学科的团队合作项目来管理结构化面试，追溯性综合考虑对创伤事件、创伤后的征象、症状及神经系统改变的可靠性评估，以便更好地诊断 TBI。不论是军用还是民间的轻度 TBI 筛查检测系统，对轻度 TBI 的核心元素都有一致的见解，就是不到 30 分钟的意识丧失、意识混乱、定向障碍改变，甚至是受伤 24 小时之内对当时事件的失忆表现出来的意识改变或紊乱。

PTSD 的定义

PTSD 可表现为自主神经亢进、逃避和恶景再现，这些症状均起源于可造成恐惧和无助感的威胁性创伤事件[31]。DSM Ⅳ 的具体诊断标准为在社会、职业或其他功能领域中引起困扰或损伤的症状持续 4 周或更长时间[31]。从最近伊拉克和阿富汗战争行动中回国的士兵中统计，PTSD 的患病率为 5%~20%[32]。

PTSD 的病理生理机制一直被认为是一个急性和慢性的应激反应，最后导致杏仁核的活化增加[33]。杏仁核调整记忆的方式是整合海马回的空间学习和情绪反应。导致较小的刺激能引起恐惧反应的 PTSD，降低了杏仁核的正常阈值[1]。

TBI 的后果

死亡率

越来越多的证据表明，TBI 会缩短寿命。爆炸伤诱导产生的病理生理过程，贯穿于患者的一生。2004 年一项研究显示，中或重度 TBI 后一年，2178 例患者的预期寿命减少 7 年[34]。

2006 年的一项随访研究发现，生活期超过一年的 TBI 患者死亡与以下原因有关：癫痫的相对危险性为 37，发展成败血症的相对危险性为 12，发展成呼吸系统疾病的为 3，发展成肺炎的为 4[35]。另一项对 TBI 患者死亡原因的回顾性分析显示：吸入性肺炎的相对危险性为 49，癫痫发作为 22，自杀为 3，消化系统紊乱为 2.5[34]。轻度 TBI 也可缩短寿命，但是这种可能性要比中和重度 TBI 小。在一个对 1448 例 TBI 患者的回顾性研究中发现，与普通人群相比，中和重度 TBI 一年后的死亡风险率为 5.29，轻度 TBI 的为 1.33。这项研究的另一发现是轻度 TBI 的患者，癫痫、睡眠障碍、神经退行性疾病、神经内分泌失调和精神疾病的发病率升高。由于轻度 TBI 患者的数量比中和重度明显得多，死亡率也出现相应的增长[36]。

癫痫

TBI 占癫痫病因的 5%[37]。由于爆炸伤造成多种形式的 TBI，癫痫的患病率普遍有所增加。具体来讲，pTBI 患者较 cTBI 患者有更高的癫痫发病率。在一项对 309 例中至重度 TBI 患者的 24 年随访研究中发现，9% 的患者需要治疗癫痫[38]。首次 GCS 评分与 24 个月后晚期外伤性癫痫发生比较，GCS 3~8 分者为 16.8%，9~12 分者为 24.3%，13~15 分者为 8.0%。有文献报道，首次癫痫可能发生于创伤性事件后 12 年以上[39]。有关创伤的文献显示，当硬脑膜被骨片或弹片穿透，合并顶叶挫裂伤、硬膜下血肿或中线移位时，外伤后癫痫发病率较高。最近有一份关于 1221 名越南战争退伍军人的穿透性颅脑损伤后随访的报告，发现

87 例癫痫患者中的 12.6% 是在创伤 14 年后才出现癫痫的。因此,战争创伤患者在伤后有一个长达数十年的延迟性和高风险的癫痫发作[40]。

睡眠障碍

从主观症状进行分析,PTSD 和 TBI 可导致睡眠紊乱,但对症状的原因进行分类却是困难的。在 TBI 患者中,70% 的患者主观上声称有睡眠障碍[41]。有趣的是,客观分析显示,在外伤后 3 年的 71 例患者中 45% 有睡眠紊乱[42]。对睡眠紊乱的病因分析表明,TBI 患者的睡眠呼吸暂停发病率明显增加[43],但具体的病因尚不明确,可能伴有脑干超微结构的变化[44]。

药物滥用

药物滥用在 TBI 和 PTSD 的患者中发病率较高。在一组创伤后随访 30 年的 60 例病例研究显示,11.7% 出现酒精滥用或酒精依赖[45]。这一发现与另一研究结果相一致,该研究中,361 名 TBI 患者中 14% 有酒精滥用或酒精依赖,10.9% 有药物依赖[46]。有趣的是,伤后 5 年较伤后 2 年更容易发展为药物滥用,这提示药物滥用表现为慢性发展[47]。所有这些研究都表明药物滥用的风险增加,但问题在于出现 TBI 症状的患者亚群是否在受伤前就有预先存在的药物滥用问题。由于上述报告都是回顾性观察研究,所以很难回答这些疾病间的因果关系。

应激

应激反应是 TBI 和 PTSD 的共同症状。有证据表明,重复性低水平应激的预处理和预防作用可减少 PTSD 的发生[48]。当动物经受到重复间隔的热应激后,在原发性爆炸伤后有更快的功能恢复,这显示出预处理的好处。

抑郁症

抑郁症是 PTSD 和 TBI 的一种常见共患病（图 3.4）。重度抑郁症的特点包括食欲减退、睡眠模式的变化、自杀的念头、注意力不集中和疲劳[31]。TBI 患者患抑郁症的风险增加。重度抑郁症与脑外伤有密不可分的联系,相对危险度比值为 1.63[5]。从伊拉克战争返回的轻度 TBI 军队人员,曾被诊断为意识丧失者,相比其他伴有意识丧失的外伤患者患抑郁症的风险明显增加（22.9% vs.6.6%,$P < 0.001$）,但相比不伴有意识丧失的患者患抑郁症的风险率无明显增加（8.4% vs.6.6%,$P < 0.39$）。

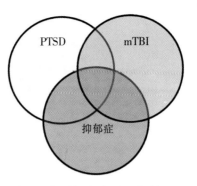

图 3.4　PTSD、mTBI 和抑郁症的部分症状重叠。因此在患者中作出相应诊断是困难的。

爆炸伤的生物标志物

既然 PTSD 和 TBI 在临床表现上存在如此多的相似之处,那么确定一种能够区别二者的生物标记物就成为该领域的一个重要问题。理想的生物标志物应是高度敏感的,能够通过常规检查筛查出患者,并具有高特异性,以防止假阳性产生。此外,该标志物在战地医院应易于获取,以便战士能够得到适当的治疗。

因为大多数轻、中度 TBI 病例的检查成像是阴性的,当前的 CT 等影像工具都不能给出相应的诊断[49]。在战场上,对爆炸伤患者进行更先进的神经影像学检查几乎不可能,因此人们开始深入研究取自血清的特定蛋白标志物。目前一种血清标志物——S100β,在普通脑外伤人群中被研究。S100β 可在施万细胞中表达,呈非特异性。S100β 蛋白半衰期相对较短,约 30 分钟至 1 小时,因此可作为 TBI 的一个早期标志物[50]。已有研究通过 Marshall CT 分级方法,证实 S100β 和脑外伤严重程度之间的相关性[51-53]。尽管 S100β 与 TBI 的严重程度相关,但并不能很好地预测预后,尤其是对轻度 TBI 患者[54]。

最近,另一个走出人们视野的生物标志物为神经元特异性烯醇化酶（Neuron-specific Enolase,NSE）。NSE 特异性不高,在一些非神经细胞,如血小板和红细胞中也有表达。另外,其半衰期长达 20 小时,这使它作为急性神经损伤诊断标志物的价值不高[55]。有研究表明,NSE 和 S100β 的组合与死亡率相关;观测损伤后 1 小时的 NSE 和 S100β 水平,预后差的患者较预后好的患者明显升高[50,56]。

神经胶质纤维酸蛋白（Glial Fibrillary Acidic Protein,GFAP）在中枢神经系统中更具特异性。研究发现 GFAP 可作为 TBI 的死亡率预测因素[53,57]。GFAP 是星形胶质细胞的中间丝蛋白单体。对 85 例重度 TBI 病例的三种标志物（S100β、NSE、GFAP）进行分析,发现三者对预后不良者有很强的预测作用,相对危险度为 5.12（S100β）、8.82（GFAP）和 3.95

（NSE）。这三种生物标志物在重度 TBI 中明显升高，但在轻、中度 TBI 中表达有限，甚至不表达。目前正在研究中的蛋白还有 c-Tau 蛋白、Ⅱ-血影蛋白分解产物和天冬氨酸片段。它们对轻度 TBI 的预测结果并不乐观。已证实，c-Tau 蛋白并不是轻度 TBI 后 3 个月预后良好的预测因素[54]。因为迄今为止临床还没有既敏感又特异的可靠生物标志物，因此对轻度 TBI 诊断评估还需进一步研究。

临床症状也可能成为爆炸伤的标志，一项有趣的研究评估了爆炸伤的其他临床表现。如前所述，一级爆炸伤引起气压变化，进而损伤空腔器官和如鼓膜样的易损组织。因为较低的压力差即可破坏鼓膜，这表明鼓膜容易在爆炸中受损。一项研究对 210 名美军士兵意识丧失率和鼓膜穿孔率进行了评估，结果表明意识丧失和鼓膜穿孔有密切联系，相对危险度为 2.76[58]。此外，作者得出结论，双侧鼓膜穿孔的患者神经损伤的概率很高，而鼓膜穿孔在战场很易诊断。需要说明的是，从以往文献上得知脑震荡患者不一定失去知觉，因此爆炸引起的 TBI 可能被低估。

爆炸伤的神经影像学

头部 CT 扫描是评估爆炸伤患者的标准神经影像学工具。CT 扫描可诊断出一些爆炸伤的表现，包括弹片嵌入颅骨、硬膜下出血、硬膜外出血、颅骨骨折和蛛网膜下隙出血。军事人员和平民都易于进行 CT 扫描。尽管 85% 的 TBI 患者 CT 扫描显示正常，但这些人群中的 15% 会出现爆炸伤的临床症状，这种症状持续受伤后数月到数年[59]，并且其中一部分人会出现永久性的神经心理后遗症。

普通 TBI 患者在 CT 扫描阴性时，磁共振成像（MRI）可作为选择之一来评估进展性临床症状。与单独使用 CT 扫描相比，MRI 能识别的病理损害超过 50%，尤其是应用液体衰减反转恢复序列（Fluid-attenuation Inversion Recovery，FLAIR）和证明非出血性损伤、弥散性轴索损伤（Diffuse Axonal Injury，DAI）的 T2 加权序列[60]。然而，尽管 MRI 能够很好显示病害，但不能提示 TBI 的神经功能预后[61]。

更多先进的成像方式主要用于研究目的。正电子发射断层扫描（PET）和单光子发射计算机断层扫描（SPECT）分别检测脑葡萄糖代谢和脑血流，从而了解 TBI 的病理生理过程。

磁共振波谱（MRS）已确定 TBI 后乳酸浓度会增加，而乳酸浓度的增加与临床预后不良和神经生理学

症状相关[62]。MRS 研究显示，MRI 和 CT 扫描为正常的区域，N-乙酰天门氨酸（NAA）和胆碱增加，提示细胞损伤[63]。MRS 对细胞损伤的敏感性，从研究角度提供了令人鼓舞的数据。

已证实有特定的影像生物标志物能够显示病变的差异，比如脑功能成像。在 PTSD 患者，杏仁核和岛叶皮质的活化增加[64]，相反 TBI 患者的眶额叶皮层和皮层下白质更易于充血。伤后立即以这种方式确定疾病是不可行的，尤其是在战地医院，同时这种检查仍在研究之中。

弥散张量成像（DTI）主要用来评估白质纤维束，并能显示与认知能力下降速度相关的病变[65]。DTI 利用水通过组织的布朗运动，用扩散系数来分辨细微结构[66]。通过理解与白质纤维束损伤相关的认知功能，临床医生可判断爆炸伤患者会遭遇什么样的功能缺失。DTI 可显示出爆炸性 TBI 患者，与 TBI 患者和正常对照组相比，丘脑白质出现不同的变化[67]。

重度 TBI 后蛛网膜下隙出血可诱发血管痉挛。在美国海军医疗中心，2003~2005 年从战场上转运下来并进行脑血管造影术的士兵中，有 47% 发生血管痉挛[30]。在进行 CT 检查的同时也可进行脑 CTA 血管成像。对于重度 TBI 患者，CTA 血管成像可为潜在的血管痉挛患者提供治疗处理依据。

检测轻度 TBI 患者的变化，CT 和 MRI 成像方式并不足够敏感。初步结果表明，脑磁图（MEG）扫描结果是令人鼓舞的，它可了解轻度 TBI 患者的症状。MEG 是一种测量基于神经元活化的磁信号成像方式，具有准确的定位和分辨率。TBI 或其他原因引起的脑组织损伤可产生 δ 波（1~4Hz），该波可与神经细胞活动的 8Hz 波区分开来[68]。在一个小样本含量（$n=10$）的患者组中，MEG 扫描结果已被证实在检测脑外伤方面较 DTI 更敏感，可更好地呈现 TBI 的症状变化[69]。对轻度 TBI 并发脑震荡后遗症患者的一项研究表明，45% 的患者 MEG 显示异常，20% 脑电图显示异常，20% MRI 扫描显示异常。MEG 和 MRI 结合使用后，65% 脑震荡后遗症患者能被检测出来[70]。这些数据是乐观的，但要应用于爆炸伤军队进行诊断时，仍需要更大规模的研究。

最近的一项研究证实了 DTI 如何检测爆炸性 TBI 患者的创伤性轴索损伤[71]。伤后 90 天，对 63 例爆炸性伤后轻度 TBI 的患者进行 DTI 成像，其中 18 人显示异常。爆炸伤后 DTI 异常与如下因素明显相关：大脑脚异常（$P<0.001$）、扣带束异常（$P=0.002$）和右眶额白质异常（$P=0.007$）[71]。这些数据是振奋人心的，并可能

最终成为 TBI 的一种生物标志诊断,同时作者也强调 TBI 的诊断需结合临床,因为并不是所有爆炸伤患者的 DTI 都异常。

TBI 的个人防护装备

TBI 的个人防护设备 (Personal Protective Equipment,PPE)已有所改进,并在以往的冲突中证实可明显提高生存率[21,72]。先进战斗头盔(Advanced Combat Helmet,ACH)随同改进的战场医疗救护,被认为显著提高了当前战场上士兵的生存率。尽管深入的调研显示,ACH 的设计理念基于抵抗钝器伤和穿透伤,但还是缺乏有效的证据证实 ACH 能够减轻爆炸震荡伤[73]。如上所述,爆炸伤引起的压力差还没有在使用 ACH 的情况下得到有效的测试。最近一个令人震惊的消息提示,与不戴头盔相比,戴头盔的头部因为波聚焦效应在头和头盔之间产生更大的压力差[73-74]。这个结果是在缺乏填充物的头盔中进行计算机模拟试验得来的,也缺乏实际的几何构型[73]。

美国麻省理工学院和国防部退伍军人脑损伤中心的研究人员,曾利用全脑模型来确定暴露于冲击波的脑组织中的压力波强度[75]。作者通过 10 个大气压的超压冲击波的有限元模型,设计无头盔防护、有头盔防护和有面罩支持的头盔防护三组,比较头部所受的压力波大小。与以前的模拟相比,该模型表明与无头盔防护相比,有头盔防护组头部的压力有轻微的降低。令人感兴趣的是,有面罩支持的头盔防护组能够阻碍压力直接向颅内传输,从而降低颅内压[73]。这种计算模型表明,头盔加一个面罩对于减轻爆炸伤后脑震荡,可能是一个可行策略。

PPE 的未来改进,将需要更先进的计算模型测试,用来解释在爆炸伤中的压力传播方式。随着降低冲击波压力材料的相继研发,它们可在部队中投入使用之前,先在这些模型上进行充分的测试。

未来的研究方向

在最近的阿富汗和伊拉克冲突中,爆炸伤在疾病致残率和死亡率中占了很大的比重。爆炸性 TBI 在部队遭受的损伤类型中是最普遍的。主要的问题和焦点凸显在对爆炸伤的管理方面,包括如何诊断、损伤的生物标志物、神经影像学改变、防护措施和爆炸伤的转归。诊断的关键问题在于区分爆炸性 TBI 和 PTSD,因为它们的症状有相当一部分是重叠的,并发症也进一步减弱了我们区别这些损伤的能力。随着神经影像学和生物标志物在判断神经元损伤能力方面的加强,

爆炸性 TBI 的诊断依据是逐渐增加的。爆炸伤的未来转归在于我们的诊断依据能力以及对认知和行为后遗症的治疗。

其次,利用诊断中发现的信息和防护措施加强可预防伤害的发生。我们希望通过先进的计算机模拟试验和预防爆炸伤的材料改进,受伤军人的死亡率和致残率能够得到明显改善。

(卢旺盛　尹　丰译)

参考文献

1. McAllister TW, Stein MB. Effects of psychological and biomechanical trauma on brain and behavior. *Ann NY Acad Sci* 2010;1208:46–57.

2. Stein MB, McAllister TW. Exploring the convergence of posttraumatic stress disorder and mild traumatic brain injury. *Am J Psychiatry* 2009;166(7):768–76.

3. Boals A, Schuettler D. PTSD symptoms in response to traumatic and non-traumatic events: the role of respondent perception and A2 criterion. *J Anxiety Disord* 2009;23(4):458–62.

4. Warden DL, French L. Traumatic brain injury in the war zone. *New Engl J Med* 2005;353(6):633–4.

5. Hoge CW, *et al.* Mild traumatic brain injury in U.S. soldiers returning from Iraq. *New Engl J Med* 2008;358(5):453–63.

6. Schneiderman AI, Braver ER, Kang HK. Understanding sequelae of injury mechanisms and mild traumatic brain injury incurred during the conflicts in Iraq and Afghanistan: persistent postconcussive symptoms and posttraumatic stress disorder. *Am J Epidemiol* 2008;167(12):1446–52.

7. Hill JJ, 3rd, Mobo BH, Jr., Cullen MR. Separating deployment-related traumatic brain injury and posttraumatic stress disorder in veterans: preliminary findings from the Veterans Affairs traumatic brain injury screening program. *Am J Phys Med Rehab/Association of Academic Physiatrists* 2009;88(8):605–14.

8. Mott FW. The Chadwick Lecture on mental hygiene and shell shock during and after the war. *BMJ* 1917;2(2950):39–42.

9. Kocsis JD, Tessler A. Pathology of blast-related brain injury. *J Rehab Res Dev* 2009;46(6):667–72.

10. Rustemeyer J, Kranz V, Bremerich A. Injuries in combat from 1982–2005 with particular reference to those to the head and neck: a review. *Brit J Oral Maxillofacial Surg* 2007;45(7):556–60.

11. Carey ME. Analysis of wounds incurred by U.S. Army Seventh Corps personnel treated in Corps hospitals during Operation Desert Storm, February 20 to March 10, 1991. *J Trauma* 1996;40(3 Suppl):S165–9.

12. Burkle FM, Jr., *et al.* Emergency medicine in the Persian Gulf War–Part 3: battlefield casualties. *Ann Emerg Med* 1994;23(4):755–60.

13. Montgomery SP, Swiecki CW, Shriver CD. The evaluation of casualties from Operation Iraqi Freedom on return to the continental United States from March to June 2003. *J Am Coll Surgeons* 2005;201(1):7–12; discussion 12–3.

14. Xydakis MS, *et al.* Analysis of battlefield head and neck injuries in Iraq and Afghanistan. *J Am Acad Otolaryngology-Head Neck Surgery* 2005;133(4): 497–504.

15. Stuhmiller JH, Stuhmiller LM. A mathematical model of ventilation response to inhaled carbon monoxide. *J Appl Physiol* 2005;98(6):2033–44.

16. Youmans JR, Winn HR. *Youmans Neurological Surgery*, 6th ed. Philadelphia, PA: Saunders/Elsevier; 2011.

17. Cernak I, *et al.* Role of the cell cycle in the pathobiology of central nervous system trauma. *Cell Cycle* 2005;4(9):1286–93.

18. Cernak I. Animal models of head trauma. *NeuroRx J Am Soc Exp NeuroTherapeut* 2005;2(3):410–22.

19. Natale JE, *et al.* Gene expression profile changes are commonly modulated across models and species after traumatic brain injury. *J Neurotrauma* 2003;20(10): 907–27.

20. Warden D. Military TBI during the Iraq and Afghanistan wars. *J Head Trauma Rehab* 2006; 21(5):398–402.

21. Ling G., *et al.* Explosive blast neurotrauma. *J Neurotrauma* 2009;26(6):815–25.

22. Murray CK, *et al.* Spectrum of care provided at an echelon II Medical Unit during Operation Iraqi Freedom. *Military Med* 2005;170(6):516–20.

23. Gondusky JS, Reiter MP. Protecting military convoys in Iraq: an examination of battle injuries sustained by a mechanized battalion during Operation Iraqi Freedom II. *Military Med* 2005;170(6):546–9.

24. Terrio H, *et al.* Traumatic brain injury screening: preliminary findings in a US Army Brigade Combat Team. *J Head Trauma Rehab* 2009;24(1): 14–23.

25. Centers for Disease Control and Prevention. *Explosions and Blast Injuries: A primer for clinicians.* Atlanta, GA: CDC; 2006.

26. DePalma RG, *et al.* Blast injuries. *New Engl J Med* 2005;352(13):1335–42.

27. Ling G, Maher C. U.S. neurologists in Iraq: personal perspective. *Neurology* 2006;67(1):14–7.

28. Ryan LM, Warden DL. Post concussion syndrome. *Int Rev Psychiatry* 2003;15(4):310–6.

29. Ling GS, Marshall SA. Management of traumatic brain injury in the intensive care unit. *Neurol Clin* 2008;26(2):409–26, viii.

30. Armonda RA, *et al.* Wartime traumatic cerebral vasospasm: recent review of combat casualties. *Neurosurgery* 2006;59(6):1215–25; discussion 1225.

31. American Psychiatric Association Task Force on DSM-IV. *Diagnostic and Statistical Manual of Mental Disorders: DSM-IV-TR*, 4th ed. Washington DC: American Psychiatric Association; 2000.

32. Ramchand R, *et al.* Disparate prevalence estimates of PTSD among service members who served in Iraq and Afghanistan: possible explanations. *J Traumatic Stress* 2010;23(1):59–68.

33. Bremner JD. Neuroimaging in posttraumatic stress disorder and other stress-related disorders. *Neuroimag Clin North Am* 2007;17(4):523–38, ix.

34. Harrison-Felix CL, *et al.* Mortality over four decades after traumatic brain injury rehabilitation: a retrospective cohort study. *Arch Phys Med Rehab* 2009;90(9):1506–13.

35. Harrison-Felix C, *et al.* Causes of death following 1 year postinjury among individuals with traumatic brain injury. *J Head Trauma Rehab* 2006;21(1): 22–33.

36. Masel BE, DeWitt DS. Traumatic brain injury: a disease process, not an event. *J Neurotrauma* 2010;27(8):1529–40.

37. Hauser WA, Annegers JF, Kurland LT. Prevalence of epilepsy in Rochester, Minnesota: 1940–1980. *Epilepsia* 1991;32(4):429–45.

38. Yasseen B, Colantonio A, Ratcliff G. Prescription medication use in persons many years following traumatic brain injury. *Brain Injury* 2008;22(10): 752–7.

39. Aarabi B, *et al.* Prognostic factors in the occurrence of posttraumatic epilepsy after penetrating head injury suffered during military service. *Neurosurg Focus* 2000;8(1):e1.

40. Raymont V, *et al.* Correlates of posttraumatic epilepsy 35 years following combat brain injury. *Neurology* 2010;75(3):224–9.

41. McLean A, Jr., *et al.* Psychosocial functioning at 1 month after head injury. *Neurosurgery* 1984;14(4):393–9.

42. Masel BE, *et al.* Excessive daytime sleepiness in adults with brain injuries. *Arch Phys Med Rehab* 2001;82(11):1526–32.

43. Castriotta RJ, *et al.* Prevalence and consequences of sleep disorders in traumatic brain injury. *J Clin Sleep Med* 2007;3(4):349–56.

44. Wilde MC, *et al.* Cognitive impairment in patients with traumatic brain injury and obstructive sleep apnea. *Arch Phys Med Rehab* 2007;88(10):1284–8.

45. Koponen S, *et al.* Axis I and II psychiatric disorders after traumatic brain injury: a 30-year follow-up study. *Am J Psychiatry* 2002;159(8):1315–21.

46. Silver JM, et al. The association between head injuries and psychiatric disorders: findings from the New Haven NIMH Epidemiologic Catchment Area Study. *Brain Injury* 2001;15(11):935–45.

47. Olver JH, Ponsford JL, Curran CA. Outcome following traumatic brain injury: a comparison between 2 and 5 years after injury. *Brain Injury* 1996;10(11): 841–8.

48. Shein NA, Horowitz M, Shohami E. Heat acclimation: a unique model of physiologically mediated global preconditioning against traumatic brain injury. *Prog Brain Res* 2007;161:353–63.

49. Svetlov SI, et al. Biomarkers of blast-induced neurotrauma: profiling molecular and cellular mechanisms of blast brain injury. *J Neurotrauma* 2009;26(6):913–21.

50. Herrmann M, et al. Temporal profile of release of neurobiochemical markers of brain damage after traumatic brain injury is associated with intracranial pathology as demonstrated in cranial computerized tomography. *J Neurotrauma* 2000;17(2):113–22.

51. Marshall LF, et al. The diagnosis of head injury requires a classification based on computed axial tomography. *J Neurotrauma* 1992;9(Suppl 1): S287–92.

52. Berger RP, et al. Serum neuron-specific enolase, S100B, and myelin basic protein concentrations after inflicted and noninflicted traumatic brain injury in children. *J Neurosurgery* 2005;103(1 Suppl): 61–8.

53. Pelinka LE, et al. GFAP versus S100B in serum after traumatic brain injury: relationship to brain damage and outcome. *J Neurotrauma* 2004;21(11):1553–61.

54. Bazarian JJ, et al. Serum S-100B and cleaved-tau are poor predictors of long-term outcome after mild traumatic brain injury. *Brain Injury* 2006;20(7):759–65.

55. Johnsson P, et al. Neuron-specific enolase increases in plasma during and immediately after extracorporeal circulation. *Ann Thorac Surg* 2000;69(3):750–4.

56. Ergun R, et al. Prognostic value of serum neuron-specific enolase levels after head injury. *Neurol Res* 1998;20(5):418–20.

57. Nylen K, et al. Increased serum-GFAP in patients with severe traumatic brain injury is related to outcome. *J Neurol Sci* 2006;240(1–2):85–91.

58. Xydakis MS, et al. Tympanic-membrane perforation as a marker of concussive brain injury in Iraq. *New Engl J Med* 2007;357(8):830–1.

59. Alexander MP, et al. Impaired concentration due to frontal lobe damage from two distinct lesion sites. *Neurology* 2005;65(4):572–9.

60. Lee, H, et al. Focal lesions in acute mild traumatic brain injury and neurocognitive outcome: CT versus 3T MRI. *J Neurotrauma* 2008;25(9):1049–56.

61. Hughes DG, et al. Abnormalities on magnetic resonance imaging seen acutely following mild traumatic brain injury: correlation with neuropsychological tests and delayed recovery. *Neuroradiology* 2004;46(7):550–8.

62. Condon, B, et al. Early 1H magnetic resonance spectroscopy of acute head injury: four cases. *J Neurotrauma* 1998;15(8):563–71.

63. Garnett MR, et al. Early proton magnetic resonance spectroscopy in normal-appearing brain correlates with outcome in patients following traumatic brain injury. *Brain* 2000;123(Pt 10):2046–54.

64. Rauch SL, Shin LM, Phelps EA. Neurocircuitry models of posttraumatic stress disorder and extinction: human neuroimaging research–past, present, and future. *Biol Psychiatry* 2006;60(4):376–82.

65. Niogi SN, et al. Extent of microstructural white matter injury in postconcussive syndrome correlates with impaired cognitive reaction time: a 3T diffusion tensor imaging study of mild traumatic brain injury. *AJNR* 2008;29(5):967–73.

66. Basser PJ, Pierpaoli C Microstructural and physiological features of tissues elucidated by quantitative-diffusion-tensor MRI. *J Magn Reson Ser B* 1996;111(3):209–19.

67. Benzinger TL, et al. Blast-related brain injury: imaging for clinical and research applications: report of the 2008 St. Louis workshop. *J Neurotrauma* 2009;26(12):2127–44.

68. Lewine JD, et al. Neuromagnetic assessment of pathophysiologic brain activity induced by minor head trauma. *AJNR* 1999;20(5):857–66.

69. Huang MX, et al. Integrated imaging approach with MEG and DTI to detect mild traumatic brain injury in military and civilian patients. *J Neurotrauma* 2009;26(8):1213–26.

70. Gaetz M, Bernstein DM. The current status of electrophysiologic procedures for the assessment of mild traumatic brain injury. *J Head Trauma Rehab* 2001;16(4):386–405.

71. MacDonald CL, et al. Detection of blast-related traumatic brain injury in U.S. military personnel. *New Engl J Med* 2011;364(22):2091–100.

72. Gawande A. Casualties of war–military care for the wounded from Iraq and Afghanistan. *New Engl J Med*, 2004;351(24):2471–5.

73. Nyein MK, et al. In silico investigation of intracranial blast mitigation with relevance to military traumatic brain injury. *Proc Natl Acad Sci USA* 2010;107(48):20703–8.

74. Moss WC, King MJ, Blackman EG. Skull flexure from blast waves: a mechanism for brain injury with implications for helmet design. *Phys Rev Lett* 2009;103(10):108702.

75. Moore DF, et al. Computational biology - modeling of primary blast effects on the central nervous system. *Neuroimage* 2009;47(Suppl 2):T10–20.

第4章　轻度 TBI 的心理影响：性质及治疗

Jennie Ponsford

引言

尽管事实上，轻度创伤性脑损伤(Mild Traumatic Brain Injury, mTBI)是 TBI 最常见的形式，但是人们对此却一直知之甚少，有关诊断和治疗问题始终争论不休。本章将讨论 mTBI 的诊断和治疗及心理学影响，重点回顾 mTBI 定义、流行病学、症状学、康复方式、后遗症评估及治疗，包括由此产生的焦虑和抑郁等问题。

什么是 mTBI?

据 Carroll 等描述，mTBI 是指："由物理外力产生的机械能作用头部所致一种急性脑损伤"。临床鉴别标准如下：①有下列情况之一者：精神错乱或定向障碍，意识丧失≤30 分钟，创伤后失忆缺失不足 24 小时或其他神经功能异常，如局灶性体征、癫痫和无需手术的颅内病变。②伤后 30 分钟或至医院后格拉斯哥昏迷评分(GCS)为 13~15 分。这些表现必须排除因吸毒、酗酒、药物治疗造成的，除外其他损伤及其治疗所致的症状（如系统性损伤、面部受伤或气管插管），除外其他问题（如心理创伤、言语障碍或合并的内科基础状态），以及穿透创伤性脑损伤造成[1]。这个定义强调的事实是，各种因素可使 mTBI 的诊断变得复杂。

mTBI 最常发生于青年男性，其次是老年人。最常见的原因是摔伤和机动车辆交通事故，其次是运动损伤（尤其是足球、橄榄球、英式足球、曲棍球和拳击）和人身攻击[2]。mTBI 的受伤机制和预后之间有一定的相关性，机动车事故和袭击中的受害人显示出较差的预后[3,4]，这可能与高速机动车辆事故造成的伤者出现更严重的头部损伤和其他身体部分损伤或伤者所经历的心理创伤有关。此外，这些事故更易累及那些有个人滥用药物史和其他社会心理问题人员；在发生脑外伤后，这些患者可能预后较差。

初步筛选

在经过医院急诊科 (Emergency Department, ED) 或外科医生初步筛选过程中，建立一个准确的 mTBI 诊断标准是非常重要的。确认意识丧失持续时间及创伤后意识混乱阶段，从伤者或陪伴者处所获取的症状是非常重要的。筛选过程中的一个重要方面是，应确定伤者是否仍处于创伤后遗忘症(Post-traumatic Amnesia, PTA)阶段。Ponsford 等[5]修正了 Westmead PTA 量表，用于每隔 1 小时评估 mTBI 患者病情，以确定他们是否有新的记忆，据此判断是否还处于 PTA。对于 PTA 患者应留院观察，持续 PTA 存在可能预示有更严重的头部损伤。PTA 持续时间对中至重度 TBI 幸存者的长期预后是一个重要的预警指标[6]。mTBI 患者往往合并酗酒或吸毒因素的影响，可能还需要治疗其他创伤并镇静。所有的这些因素都可能人为延长病程，需要仔细观察病情及记录。

脑震荡后症状

mTBI 患者通常在受伤之后的数小时、数天或数周出现一系列的认知、行为和躯体症状，称为脑震荡后症状(Post-concussional Symptoms, PCS)。这些症状包括头痛、恶心、头晕、疲劳、对噪声和(或)灯光敏感、耳鸣、视力模糊或复视、思维减缓、注意力和(或)记忆障碍、易怒、烦躁不安、失眠、平衡障碍、焦虑和抑郁症[1,7]。

神经心理学评估可能揭示受试者在测试过程中注意力、信息处理速度和记忆力受损的表现，尤其是在受伤后的第一周[1,4,7-10]。注意力和信息处理速度受损通过多种方式进行记录，包括时间反应任务、同步听觉系列叠加测验 (PASAT)、WAIS 数字符号编码测验和阅读理解速度测试。最近的一项研究发现，在 mTBI 患者中，ImPACT 视觉记忆评分降低与创伤抑制有关[7]。许多神经心理学的研究表明，认知障碍多在 1~3 个月内康复[1,4,8]。

尽管神经心理学测试表现与 PCS 的存在及其严重程度没有紧密联系[7,9,11]，多数资料显示 PCS 的症状在伤后 1~3 个月内消失[4,8]，也有报告显示 15%~25% 的患者症状持续，这可能会导致持久的重度残疾[1,4]。根据患者的特点和伤后时间，采取比例抽样方法分组，各项研究分组的样本量各不相同，那些涉及司法程序的患者，往往出现较长时间的功能恶化[8]。

与持续脑震荡后症状相关的因素

有关脑震荡后这些症状持续存在原因的争论一直存在。传统的损伤程度评估方法（例如 GCS 和 PTA）并不是有说服力的 mTBI 预测指标[1,4]。有人已经指出，一些持续症状可能会导致患者返回日常生活后应对信息处理能力的降低，常无法预测症状是否持续[12]。这种结果得到了 Ziino 和 Ponsford[13] 的研究支持，他们将 TBI 患者在一项警戒任务中的表现与未受伤的对照组相比较，TBI 人群产生更大的心理生理变化（舒张压增加）；即使在任务中表现正常的人，这些人也伴有更大的主观疲劳。支持这一假设的报道认为持续的 PCS 与 mTBI 患者个体疲劳、压力和焦虑水平之间有显著关联[4,7,12]。

虽然一般很少有证据来显示 mTBI 的影像结构异常，但更精密的方法，比如弥散张量成像、磁共振（MR）光谱、磁共振（MRI）容量分析、梯度回旋和弥散加权磁共振（MR）扫描序列方法，都能对计算机断层扫描阴性的部分 mTBI 病例的脑结构变化进行识别[14,15]。在复杂的 mTBI 患者中，更重要的持续神经心理问题已证实。表现的影像学异常可提示 mTBI 持续发生的严重程度[16,17]。Viano 及其同事[18] 证明在足球运动员身上所表现的认知和躯体症状，与海马、尾状核、杏仁核、前连合和中脑结构的变化有关。在讨论 mTBI 的病理生理学特点时，Bigler[14] 已表明，这些结构中与胼胝体和前连合伴行的突触长神经纤维轴突在 mTBI 发生时特别容易受到损伤，其损伤的程度以及相关血管和脑膜的刺激，取决于作用力的方向和大小。在发生 mTBI 后，机体的细胞骨架崩解可能短暂或永久影响细胞功能。Giza 和 Hovda 的结果表明，在 25~50 毫秒内，这种冲击能引起短暂的生物化学性离子功能障碍和上调细胞糖酵解过程以及随后葡萄糖代谢下调[19]。

受损个体的神经元易感性可能受到其他相关因素影响，包括遗传因素。例如，McAllister 及其同事[20] 已确定了遗传多态性调节中枢多巴胺神经元活性。在发生的轻或中度 TBI 中，它似乎影响了信息处理速度、注意力和记忆力。

一些人口学因素也已确定与 mTBI 预后较差相关。一些研究报告已表明，女性患 PCS 较多[4,11,21]。一项研究表明，年龄超过 40 岁，预后较差[22]。虽然年龄是中和重度 TBI 患者重要的预后预测因素之一，但大多数研究没有证明年龄对 mTBI 的预后产生负面影响[23]。Stulemaijer 等在一项研究中表明，受教育程度越低，损伤后 6 个月内认知障碍越明显[24]。社会支持和社会融合越低，PCS 越高[3]。

虽然广泛假设多发脑损伤有更多的破坏性影响，但有关多发脑震荡头部受伤的影响与研究证据并不一致。Spiegel 和 Vanderploeg 通过一项荟萃分析发现，多项报告的脑震荡患者测试中的延迟记忆和执行功能的表现与预后较差有关[25]。然而，这些差异在临床表现上并不明显。总体而言，多发损伤的预后很可能取决于每次外伤的严重程度。

但是，与 mTBI 相关的预后因素远较损伤因素或人口学因素复杂得多。正如已指出的那样，认知功能障碍的严重程度和 PCS 之间关系并不紧密[4,9,11]。个人陈述的症状是与主观痛苦紧密联系的[4,7,26]。Ponsford 及其同事[4] 研究发现，预先存在的神经或精神问题，作为一个个体和其他并存的生活压力因素，是 mTBI 伴随持续 PCS 最明显的预测因素。研究发现，研究对象的困难突出表现在对环境或职业的需求上，而这些固有的顺应性、良好的认知功能，在决定是否成为 PCS 的影响因素时是有疑问的。个人如何对待这种情况也可能是一个决定性因素。Kay[27] 指出，个体事前病态的个性风格（以自我膨胀、依赖、不切实际和边缘人格为特征），更容易受到长期心理影响。职业要求迫切、辛勤劳动的个体也易受到伤害。

由于越来越多的研究已将遭受外伤者作为对照组，人们越来越清醒地认识到，PCS 明显与其他受伤时发生的疼痛症状有关；药物效果，尤其是麻醉药物，创伤后应激可能会伴随着所有的外伤发生有关的焦虑和抑郁症。一些研究也强调了事故前的心理调节、个人的应对方式和其他压力存在的意义[1,1,28-32]。Meares 等[11,29] 在一项住院的重度 TBI 患者研究中发现，诊断为 PCS 平均住院 4.9 天，与 mTBI 患者中诊断为创伤后抑制的时间是一样的。PCS 可通过以往的情感或焦虑障碍、女性、智商、信息处理速度和急性创伤后应激症状预测，但却不出现 mTBI。Meares 及其同事[11] 提出了质疑：mTBI 是否归因以上任何症状或因素。然而，麻醉和镇痛效果可能影响研究的结果。

Ponsford 及其同事[26]最近进行的研究,在一组简单的 mTBI 中,没有应用麻醉药,大多没有住院;与创伤对照组对比,mTBI 仅在伤后第一周对 PCS 的发生起着重要作用,尤其女性和受伤前有精神病史者更明显。然而,如果损伤后 3 个月出现严重的生理心理问题的患者,mTBI 并不是病因。在伤前具有身体或精神问题反过来成为 PCS 最强烈的预测因素。伤后 3 个月持续 PCS 的并存指标,包括焦虑和创伤后应激障碍(Post-traumatic Stress Disorder,PTSD)症状、其他的生活压力和痛苦。当 PCS 预测因素在各组单独被检查时,焦虑症状和年龄因素在 mTBI 组中能预测 PCS,而 PTSD 的症状和其他生活压力与创伤对照组相比是最有意义的。在伤后一周已出现的焦虑症状和一周自我报告 PCS 与 3 个月持续 PCS 密切相关。出现在一周时的焦虑症状反过来又与伤前的精神障碍史密切相关。PCS 的经历可能加剧有精神病史个体的焦虑,这类个体可能有更强的焦虑敏感性和较弱的自适应机制。反过来,他们的焦虑可能进一步加剧并延续 PCS 症状。支持这个论点的证据在于伤后一周存在更多的焦虑症状,并与伤后 3 个月持续存在 PCS 有关[26]。

由 Dischinger[21]、Stulemeijer 及其同事[33]进行的其他研究,也明确了早期存在的焦虑症状可预测伤后 3 个月和 6 个月报告的 PCS。在 Dischinger 等[21]的研究中,早期焦虑症状以及噪声过敏和思维障碍可预测伤后 3 个月的 PCS。伤后早期焦虑的女性最有可能发展成持续性 PCS。Stulemeijer 及其同事[33]研究发现,情绪抑郁以及教育程度较低、自我为中心和体质较差,尤其是疲劳,也可预测伤后 6 个月持续认知障碍。

PCS 的增加也与诉讼或寻求补偿有关[34-36]。然而,这种影响力比以前认为的要小。寻求补偿的影响只取决于损伤的原因和评估的背景[8]。在一项针对涉及诉讼或补偿 mTBI 个体的研究中,Mooney、Speed 和 Sheppard[37]发现与预后不良最密切相关的因素是抑郁、疼痛和症状处理措施无效。

综上所述,仅在早期 mTBI 后的数小时或数天,一般经历的诸多因素可能影响这些持续的症状。这些因素可能涉及伤者,如遗传构成、性别、年龄、教育程度、受伤前的生理和心理状况;涉及创伤本身的强度、方向和部位、受伤的原因或周围情况以及继发的其他伤害;涉及伤后因素包括疼痛、创伤后应激、环境的需求和期望、其他的压力和诉讼补偿问题。

mTBI 的管理

这些发现提供了适当干预方法的线索,以最大限

度减少或减轻 mTBI 后的 PCS。令人吃惊的是,只有很少的研究评估干预措施降低 mTBI 后的 PCS。大多数干预研究已评估过给 mTBI 患者提供相关教育信息所产生的影响,这些信息包括他们很可能为应对症状时的解决方法和建议、鼓励采取渐进的方法返回日常活动。基于这样的假设,一些 mTBI 患者由于缺乏对症状的了解,会引起焦虑,并且又反过来使症状恶化。Ponsford 等人[26]的研究发现支持这一论点。来自现有一些研究的证据表明,提供这样的信息将减少伤后 3~6 个月出现的症状[38-40]。Ponsford 等[40]研究发现,收到教育小册子的人群与没有收到的人群相比,除了陈述的症状较少外,焦虑发生的比例也更低。

尽管有证据支持给 mTBI 患者提供教育信息的报告,在使用这种干预时几乎不存在一致性,且向患者提供的信息上存在着很大差异。在许多情况下,只要他们遇到意识状况恶化,就会建议患者返回医院。来自新西兰 Moore 和 Leathem[41]的研究显示,虽然有 93.4% 的急诊科医生给患者提供指导信息,但只有 42.8% 的全科医生这样做。mTBI 管理指南中已纳入早期教育的内容,可能会促使更多的人重视这一点。

一些研究还包括提供或准备更详细的评估。Paniak 等[42,43]表明,单独对话和提供的教育手册与做一个完整的评估以及提供选择性的额外治疗一样有效。在一项随机对照实验中,Relander 等人[44]鼓励住院的 mTBI 患者早期下床活动,并提供教育信息、理疗、医生随访和鼓励恢复正常活动。接受这种治疗的小组对比只接受常规治疗、没有明确的鼓励起床、只有当患者问起时才给予信息的对照组而言,可在更短的时间恢复工作。然而,有报告在伤后 12 个月,症状变化没有组间差异。Wade 等[45]对躯体、认知和创伤后应激症状提供了处理信息和保证策略,鼓励伤后 7~10 天逐渐回归日常生活,并提供改善症状所需的进一步帮助。这导致伤后 6 个月 PCS 的发生率和严重程度降低,较少中断社会活动。由 Bell 等[46]在另一个随机对照试验表明,在 mTBI 前 3 个月期间,包括 5 次电话随访预约咨询,引起患者的关注,并提供"教育、保证和康复"的指导,能使伤后 6 个月的 PCS 发生减少,也减轻了症状对日常活动,如工作或娱乐等的负面影响。

更密集的干预措施已在两个更深层的研究中评估。Ghaffar 等[47]在伤后一周提供医疗评估,并建议职业治疗师提供信息和应对策略。患者被指定的康复医师和神经精神科医生来评估和治疗躯体症状(如疼痛、头痛、头晕)或精神问题(抑郁、焦虑、睡眠障碍),并提供必要的药物治疗、心理治疗、物理治疗和职业

治疗。Ghaftar 这组报告的症状、心理困扰或心理功能，与没有随访或治疗的对照组相比，这一组并没有表现出更好的预后。但是，对于之前伴有精神病史者确实能更多地从干预治疗中受益。在此基础上，作者提出，识别患者中预先有的精神疾病，并针对性干预可能会取得疗效最大化的结果。这一结论支持持续 PCS 与伤前的精神疾病之间存在已知的关联[11,26]。

Elgmark 等[48]为伤后 2~8 周有症状者提供了相似的管理，包括每周通过电话随访的医疗和联合健康干预措施，但不包含任何预先存在神经或精神科的疾病者。相对常规治疗对照组，结果显示本组无显著差异，并且需要干预治疗者比早期症状缓解不需要干预治疗者预后要差。这项研究表明持久 PCS 的复杂性。遗憾的是，由于众多因素的特点，不可能确定这些相互干预措施的哪些部分可能更为有效。对这种现象的原因需要做进一步研究。

躯体和神经症状的治疗

鉴于 PCS 疼痛和其他创伤明显关联，Rose[31]强调：为了尽量减少症状性误诊，伤后尽早进行评估和治疗神经系统症状及伴随损伤，这看起来特别重要。包括进行影像扫描或 X 线检查，对疼痛、睡眠障碍、视觉障碍、听力损失、耳鸣和平衡问题评估，对眩晕或头晕等予以物理或药物治疗。前庭康复和调整治疗方案可能会对患者有所帮助。外伤后头痛需要彻底检查和采取适当的处置措施。

药物干预和顺势疗法

许多不同的治疗方法可用于尝试缓解 PCS。没有明确的证据支持采用任何单一的药物干预。虽然一项研究表明，SSRI 中的舍曲林可缓解抑郁症状[49]，但最近的随机对照试验显示，服药组比未服药对照组抑郁症状并没有显著减少[50,51]。

Chapman 等[52]在伤后平均 2.9 年，采用了 1 个月以上的系列顺势疗法，以改善 mTBI 和持久 PCS 者的功能预后。然而，每个参与者的治疗方法都不相同，因此不能被复制。这些调查结果表明，在这个领域需要更多的对照研究。

认知问题管理

在大多数 mTBI 病例中，一个完整的神经心理学评估是没有必要和不可行的[53]。然而，对于有一定潜在的"危险"人群，可能值得密切关注，如学生、特别要求的职业从业人员或有一定风险问题的人群[4]。如果

损伤后几周持续出现 PCS，大多数这类患者应该被告知需要进行评估。评估中应包括详细询问伤者事故发生前后的记忆，所发生症状的性质和时间过程及其他损伤（包括疼痛、药物使用），以及外伤的心理影响（包括幻觉、噩梦或 PTSD 的回避暗示症状及焦虑或抑郁等）。学习困难史、其他神经病学问题、精神疾病和其他生活压力，这些都视为对症状的描述有所帮助。Levin 等[54]表明，mTBI 存在抑郁症时，认知表现较差。任何这些因素的存在都需要考虑，如果可能的话应在治疗过程中解决。寻求补偿的可能性也需要评估。

如果考虑到所有这些因素后，伤者遗留的认知损害表现在注意力、信息处理速度、记忆力或任何其他的认知功能，提供一些康复策略以避免这些问题是非常重要的。大量研究表明，利用 Sohlberg 及其同事[55]开发的注意力过程培训程序，进行计算机辅助的注意力再训练计划并反复练习，可能对认知损害的恢复有效。然而，这种培训推广对日常生活影响的证据非常有限。如果在日常生活中，对伤者应用培训和任务开发策略，更持久和有效的成果是有可能实现的[56]。可给予 mTBI 者鼓励，调节自己的生活方式，避免出现问题，如减少工作时间或避免嘈杂的环境，注意当他们变得紧张时，要减少压力。使用日记、笔记本或个人数据助手（PDA），可能有助于克服记忆困难。不断变化的工作任务或工作环境，可减轻他们对于信息处理能力的压力。

Cicerone[57]用"工作关注"补救治疗法来评估，将 mTBI 分为四种个体。他们协助开发和实施治疗方法，在面对背景噪声时能更有效地集中和维持注意力、分配注意力资源、检查错误和执行日常生活的相关复杂任务的同时管理信息节奏。然而，这些人也接受专注于他们症状心理管理的同时完成的干预治疗，以及物理和职业治疗，这可能无法确定哪些干预治疗部分促使他们获益，但结果显著优于四个未处理的对照组。这个评论也适用于 Tiersky 等学者[58]的研究，这一研究结合每周认知辅导培训，包括注意力训练和鼓励使用笔记本帮助记忆，开发出更好的应对行为进行认知行为治疗，从而治疗患有轻至中度 TBI 的持续 PCS 患者。通过治疗能减少焦虑和抑郁症状及改善分离注意任务的表现，但并没有显著影响功能预后。很有必要进行对照研究，以评估应对 mTBI 后所发生的认知困难补偿策略的影响。

解决心理问题

虽然治疗身体和认知症状对发生 mTBI 者而言

是重要的，解决心理问题可说是持久 PCS 管理的最重要方面。鉴于前面引用的证据，PCS 与焦虑紧密联系在一起；反过来，焦虑更可能发生在受伤前有精神病史的个人。Mittenberg 及其同事[59]很清楚地表明，伤者的鉴定或伴随症状可能在持续发挥作用。Mittenberg 等[59]主张在此基础上，应采取认知行为的方法，鼓励 mTBI 者改变自己的内心对话，培养患者控制症状，用更积极的想法替换消极的想法，并改变他们的生活方式。他们通过施行单个会话开发和评估人为的干预措施，参与者知识手册的内容被进行评估和训练。据报道，那些接受干预的患者显著缩短了整个症状持续时间，较少出现症状并能降低症状的严重程度[59]。认知行为策略的应用与其他疗法结合也被 Cicerone[57] 及 Tiersky 等[58]研究报告证实是成功的。尽管该研究对参与者只随访了 1 个月，但 Hodgson 等[60]进行的一项小型随机对照试验表明，认知行为疗法（Cognitive Behavioral Therapy，CBT）用于轻和中度 TBI 者，可减少其社交焦虑。使用各种认知策略来规避认知缺陷，包括使用外部辅助工具、治疗方法的重复和更短的周期。根据 Ghaffar 及其同事先前的报告，筛选伤前有精神障碍的患者是恰当的，将这些更深入的心理和精神科干预措施针对那些被认为敏感的目标人群。

在应激情况下伤情持续，应始终视之为 PTSD 发生的可能。几项研究表明，与持续性 PCS 有关的 PTSD 是常见病和多发病[3,7,29]，尽管 Ponsford 等[7]研究指出，PTSD 的诊断频率并不高。PTSD 发展的一个重要因素是个人的认知发生了变化。患者不仅仅是回顾事故本身及事件之后发生的事，他们通常还有一些事故发生前事件的回忆和即将发生的灾难感。基于此原因，可假设患有 TBI 的个体不能发展为 PTSD。然而，Bryant 及其同事已证实，在轻至重度 TBI 中，PTSD 的发生率不高，约 20% mTBI 者发生[61]。他们甚至认为与无脑损伤者相比，mTBI 者的 PTSD 率较高，因为有可能与前额叶网络损害有关，限制了其调节杏仁核的功能[62]。Bryant 等[63]评价 24 位 mTBI 患者参加 5 周团队 CBT 方案治疗急性应激障碍的效果。与没有接受的参与者相比，治疗使符合 PTSD 诊断标准的患者比例明显减少，在 6 个月的随访中，治疗的积极效果仍很明显。

抑郁症常与持续的 PCS 伴随，并往往与焦虑共同发生[3]。mTBI 者的抑郁症发生率将取决于患者看到的内容。在以 mTBI 病例（> 80%）为主的前瞻性研究中，招募的病例来自急诊室，9%~17% 的严重抑郁症发生在伤后的最初几个月[7,54,64-66]。作为焦虑，伤后抑郁常与伤前精神病史相关，包括药物滥用和非生产性重复工作，并与疼痛、失业和功能预后较差相伴随[54,64-68]。

没有研究明确评估心理疗法治疗 mTBI 后的抑郁症。少数研究已在中至重度 TBI 的个体中进行。Montgomery[69]报告了 CBT 如何专注于认知功能重塑，介绍了活动计划、时间管理和与治疗中重度 TBI 抑郁症有关的放松技能训练。Topolovec-Vranic 及其同事[70]评估一项基于网络的 CBT 项目，在治疗完成后，随访 12 个月，发现显著减少抑郁症状。然而，只有 62% 的参与者完成整个计划，因而对 TBI 人群中进行临床试验提出了挑战。Anson 和 Ponsford[71]进行了基于 CBT 组干预，旨在增强适应技巧，适应应对显著增加随后的治疗计划比例。虽然有些人表现出抑郁水平降低，然而，作为一个整体，自我报告的抑郁症组中没有明显变化。进一步分析揭示了更强的自我意识、更高的智商、不太严重的伤害与较大的焦虑和较大的情绪改进有关；治疗前抑郁症更严重的人在随后的情绪干预中改善较少。作者建议，个别 CBT 可能更有效。这种干预很有必要设对照组进行进一步研究评估。

个体的 CBT 已成功用于治疗与 mTBI 有关的睡眠障碍[72]。该疗法聚焦于睡眠问题，使用刺激控制技术，限制白天睡眠时间，进行认知重建、睡眠卫生教育和疲劳管理。

个别的 mTBI 有重要的创伤前经历影响较大的现象。尽管在 mTBI 干预中的一些案例研究没有进行对照评估，这些人很可能需要更深入的心理治疗[32]。

运动相关的 mTBI

人们普遍认为，脑震荡运动员不能重新回到自己的运动，直到解决所有 PCS 症状。然而，Peloso 等[53]发现，这些指南是缺乏证据和基础的。遭受多发脑震荡者可能更易受到损伤[25]。运动员在发生脑震荡后似乎不太可能发展成心理问题，因为运动创伤情况及他们想返回运动场的动机相对不足。然而，由于个人的表现或其他方面的压力，有些运动员可能会变得非常紧张，拒绝或否认持续存在的症状，而他们在还没有完全恢复时返回运动场。因为他们在受伤的背景下，很少考虑他们心理方面的恢复。社会援助组织对脑震荡运动员的干预被证明可改善情绪和降低愤怒、困惑、挫折、焦虑、抑郁症和孤独感[73]。Johnston 等人[74]强调，运动员直到症状完全缓解前不能返回运动场，他们需要足够的休息，从事更少的身体压力活动，接受咨询或认知管理的治疗，处理前庭功能、平衡问题和头痛以及出现的任何心理问题，保持参与团队或运动组活动的重要性。然而，评估运动相关脑震荡患者中的管理方法是迫切需要的。

小结

mTBI 导致 PCS 在早期损伤后的几天或几周内，多数症状可缓解。然而，个别亚组经历有持续性症状和心理问题，给患者造成显著的持续性困扰。虽然这些症状直接与 mTBI 相关，至少在最初阶段，似乎有许多因素影响这些症状的持续出现。这些因素可能涉及伤者，如遗传、性别、年龄、教育程度、受伤前的生理和心理状况；伤情本身，包括受力、方向和部位、受伤的原因或环境和存在其他损伤；损伤后的因素，如疼痛、创伤后应激、环境需求和期望、其他压力和诉讼/补偿问题的存在。管理这些症状需要基于这些因素的仔细评估，并据此设计。在大多数情况下，认知和精神症状的治疗是必要的。早期干预是必需的，由于某些个体的敏感性存在持续的 PCS，尤其是那些预先有精神障碍的，在伤后第一周表现出高度的焦虑或抑郁症状的个体，针对这些个体的治疗是有益的。有必要进一步对照评估 mTBI 的心理和药物干预措施，制定包括运动相关损伤在内的更普遍的 mTBI 管理指南。

（李志超　郑　虎 译）

参考文献

1. Carroll LJ, Cassidy JD, Peloso PM, *et al.* Prognosis for mild traumatic brain injury: results of the WHO Collaborating Centre Task Force on Mild Traumatic Brain Injury. *J Rehabil Med* 2004;43(Suppl):84–105.

2. Cassidy JD, Carroll LJ, Peloso PM, *et al.* Incidence, risk factors and prevention of mild traumatic brain injury: Results of the WHO Collaborative Centre Task Force on Mild Traumatic Brain Injury. *J Rehabil Med* 2004;43(Suppl):28–60.

3. McCauley SR, Boake C, Levin HS, Contant CF, Song JX. Postconcussional disorder following mild to moderate traumatic brain injury: anxiety, depression, and social support as risk factors and comorbidities. *J Clin Exp Neuropsychol* 2001;23(6):792–808.

4. Ponsford J, Willmott C, Rothwell A, *et al.* Factors influencing outcome following mild traumatic brain injury in adults. *J Int Neuropsychol Soc* 2000;6(5):568–79.

5. Ponsford J, Cameron P, Willmott C, *et al.* Use of the Westmead PTA Scale to monitor recovery of memory after mild head injury. *Brain Injury* 2004;18(6):603–14.

6. Sherer M, Struchen MA, Yablon SA. Comparison of indices of traumatic brain injury severity: Glasgow Coma Scale, length of coma and post-traumatic amnesia. *J Neurol Neurosurg Psychiatry* 2008;79(10):678–85.

7. Ponsford J, Cameron P, Fitzgerald M, Grant M, Mickocka-Walus A. Long term outcomes after uncomplicated mild traumatic brain injury: a comparison with trauma controls. *J Neurotrauma* 2011;28(6):937–46.

8. Belanger HG, Curtiss G, Demery JA, Lebowitz BK, Vanderploeg RD. Factors moderating neuropsychological outcomes following mild traumatic brain injury: a meta-analysis. *J Int Neuropsychol Soc* 2005;11(3):215–27.

9. Landre N, Poppe CJ, Davis N, Schmaus B, Hobbs SE. Cognitive functioning and postconcussive symptoms in trauma patients with and without mild TBI. *Arch Clin Neuropsychol* 2006;21(4):255–73.

10. Vanderploeg RD, Curtiss G, Belanger HG. Long-term neuropsychological outcomes following mild traumatic brain injury. *J Int Neuropsychol Soc* 2005;11(3):228–36.

11. Meares S, Shores E, Taylor A, *et al.* Mild traumatic brain injury does not predict acute postconcussion syndrome. *J Neurol Neurosurg Psychiatry* 2008;79(3):300–6.

12. Gouvier WD, Cubic B, Jones G, Brantley P, Cutlip Q. Postconcussion symptoms and daily stress in normal and head-injured college populations. *Arch Clin Neuropsychol* 1992;7:193–211.

13. Ziino C, Ponsford J. Vigilance and fatigue following traumatic brain injury. *J Int Neuropsychol Soc* 2006;12:100–10.

14. Bigler ED. Neuropsychology and clinical neuroscience of persistent post-concussive syndrome. *J Int Neuropsychol Soc* 2008;14:1–22.

15. Wilde EA, McCauley SR, Hunter JV, *et al.* Diffusion tensor imaging of acute mild traumatic brain injury in adolescents. *Neurology* 2008;70(12):948–55.

16. Lange RT, Iverson GL, Franzen MD. Neuropsychological functioning following complicated vs. uncomplicated mild traumatic brain injury. *Brain Injury* 2009;23(2):83–91.

17. McAllister TW, Sparling MB, Flashman LA, Saykin AJ. Neuroimaging findings in mild traumatic brain injury. *J Clin Exp Neuropsychol* 2001;23:775–91.

18. Viano DL, Casson IR, Pellman EJ, *et al.* Concussion in professional football: brain responses by finite element analysis. Part 9. *Neurosurgery* 2005;57:891–916.

19. Giza CC, Hovda D. Pathophysiology of traumatic brain injury. In Lovell M, Echemendia RJ, Barth JT, Collins MW, eds. *Traumatic Brain Injury in Sports: An international and neuropsychological perspective.* Lisse, The Netherlands: Swets & Zeitlinger; 2004. pp. 45–70.

20. McAllister TW, Flashman LA, McDonald BC, Saykin

AJ. Mechanisms of working memory dysfunction after mild and moderate TBI: evidence for functional MRI and neurogenetics. *J Neurotrauma* 2006;23: 1450–67.

21. Dischinger PC, Ryb GE, Kufera JA, Auman KM. Early predictors of postconcussive syndrome in a population of trauma patients with mild traumatic brain injury. *J Trauma* 2009;66(2):289–96; discussion 296–7.

22. Thornhill S, Teasdale GM, Murray GD, *et al.* Disability in young people and adults one year after head injury: prospective cohort. Study. *Brit Med J* 2000;320:1631–5.

23. Hukkelhoven CW, Steyerberg EW, Rampen AJ, *et al.* Patient age and outcome following severe traumatic brain injury: an analysis of 5600 patients. *J Neurosurg* 2003;99(4):666–73.

24. Stulemeijer M, Vos PE, Bleijenberg G, van der Werf SP. Cognitive complaints after mild traumatic brain injury: things are not always what they seem. *J Psychosom Res* 2007;63(6):637–45.

25. Belanger HG, Spiegel E, Vanderploeg RD. Neuropsychological performance following a history of multiple self-reported concussions. *J Int Neuropsychol Soc* 2010;16:262–7.

26. Ponsford J, Cameron P, Fitzgerald M, *et al.* Predictors of post-concussive symptoms three months after mild TBI. *Neuropsychology*, in press.

27. Kay T. Neuropsychological diagnosis: disentangling the multiple determinants of functional disability after mild traumatic brain injury In Horn L, Zasler N, eds. *Rehabilitation of Post-Concussive Disorders.* Philadelphia: Hanley & Belfus; 1992. pp. 109–28.

28. Hoge CW, McGurk D, Thomas JL, *et al.* Mild traumatic brain injury in U.S. soldiers returning from Iraq. *New Engl J Med* 2008;358(5):453–63.

29. Meares S, Shores E, Batchelor J, *et al.* The relationship of psychological and cognitive factors and opioids in the development of the postconcussion syndrome in general trauma patients with mild traumatic brain injury. *J Int Neuropsychol Soc* 2006;12(6):792–801.

30. Ponsford J. Rehabilitation interventions after mild head injury. *Curr Opin Neurol* 2005;18(6):692–7.

31. Rose JM. Comtinuum of care model for managing mild traumatic brain injury in a workers' compensation context: a description of the model and its development. *Brain Injury* 2005;19(1):29–39.

32. Ruff R. Two decades of advances in understanding of mild traumatic brain injury. *J Head Trauma Rehab* 2005;20(1):5–18.

33. Stulemeijer M, van der Werf S, Borm G, Vos P. Early prediction of favourable recovery 6 months after mild traumatic brain injury. *J Neurol Neurosurg Psychiatry* 2008;79(8):936–42.

34. Binder LM, Rohling ML. Money matters: a meta-analytic review of the effects of financial incentives on recovery after closed-head injury. *Am J Psychiatry* 1996;153:7–10.

35. Kashluba S, Paniak C, Casey JE. Persistent symptoms associated with factors identified by the WHO Task Force on mild traumatic brain injury. *Clin Neuropsychol* 2008; 22(2):195–208.

36. Paniak C, Reynolds S, Toller-Lobe G, *et al.* A longitudinal study of the relationship between financial compensation and symptoms after treated mild traumatic brain injury *J Clin Exp Neuropsychol* 2002;24:187–93.

37. Mooney G, Speed J, Sheppard S. Factors related to recovery after mild traumatic brain injury. *Brain Injury* 2005;19(12):975–87.

38. Gronwall D. Rehabilitation programs for patients with mild head injury: components, problems and evaluation. *J Head Trauma Rehab* 1986;1:53–63.

39. Minderhoud JM, Boelens ME, Huizenga J, Saan RJ. Treatment of minor head injuries. *Clin Neurol Neurosurg* 1980;82:127–40.

40. Ponsford J, Willmott C, Rothwell A, *et al.* Impact of early intervention on outcome following mild head injury in adults. *J Neurol Neurosurg Psychiatry* 2002;73(3):330–2.

41. Moore C, Leathem J. Information provision after mild traumatic brain injury. *N Z Med J* 2004;10(117):1201.

42. Paniak C, Toller-Lobe G, Durand A, Nagy J. A randomized trial of two treatments for mild traumatic brain injury. *Brain Injury* 1998;12:1011–23.

43. Paniak C, Toller-Lobe G, Reynolds S, Melnyk A, Nagy JA. A randomized trial of two treatments for mild traumatic brain injury. 1 year follow-up. *Brain Injury* 2000;14:219–26.

44. Relander M, Troupp HA, Bjorkesten G. Controlled trial of treatment for cerebral concussion. *Brit Med J* 1972;4(5843):777–9.

45. Wade DT, King NS, Wenden FJ, Crawford S, Caldwell FE. Routine follow up after head injury: a second randomised controlled trial. *J Neurol Neurosurg Psychiatry* 1998;65(2):177–83.

46. Bell K, Hoffman J, Temkin N, *et al.* The effect of telephone counselling on reducing posttraumatic symptoms after mild traumatic brain injury: a randomised trial. *J Neurol Neurosurg Psychiatry* 2008;79(11):1275–81.

47. Ghaffar O, McCullagh S, Ouchterlony D, Feinstein A. Randomized treatment trial in mild traumatic brain injury. *J Psychosom Res* 2006;61(2):153–60.

48. Elgmark Andersson E, Emanuelson I, Bjorklund R, Stalhammar DA. Mild traumatic brain injuries: the impact of early intervention on late sequelae. A randomized controlled trial. *Acta Neurochir (Wien)* 2007;149(2):151–9; discussion 160.

49. Fann JR, Uomoto J, Katon WJ. Cognitive improvement with treatment of depression following mild traumatic brain injury. *Psychosomatics* 2001;42:48–54.

50. Ashman TA, Cantor JB, Gordon WA, *et al.* A randomized controlled trial of sertraline for the

treatment of depression in persons with traumatic brain injury. *Arch Phys Med Rehab* 2009;90(5): 733–40.

51. Rapoport M, Chan F, Lanctot K, *et al.* An open-label study of citalopram for major depression following traumatic brain injury. *J Psychopharmacol (Oxf)* 2008;22:860–4.

52. Chapman EH, Weintraub RJ, Milburn MA, Pirozzi TO, Woo E. Homeopathic treatment of mild traumatic brain injury: a randomized double-blind, placebo-controlled clinical trial. *J Head Trauma Rehab* 1999;14:521–42.

53. Peloso PM, Carroll LJ, Cassidy JD, *et al.* Critical evaluation of the existing guidelines on mild traumatic brain injury. *J Rehabil Med* 2004;43(Suppl): 106–12.

54. Levin HS, Brown SA, Song JX, *et al.* Depression and posttraumatic stress disorder at three months after mild to moderate traumatic brain injury. *J Clin Exp Neuropsychol* 2001;23(6):754–69.

55. Sohlberg MM, McLaughliin KA, Pavese A, Heidrich A, Posner AI. Evaluation of attention process training and brain injury education in persons with acquired brain injury. *J Clin Exp Neuropsychol* 2000;22:656–76.

56. Ponsford J, Willmott C. Rehabilitation of non-spatial attention. In Ponsford J, ed. *Cognitive and Behavioural Rehabilitation: From neurobiology to clinical practice.* New York, NY: The Guilford Press; 2004. pp. 299–342.

57. Cicerone KD. Remediation of 'working attention' in mild traumatic brain injury. *Brain Injury* 2002;16(3): 185–95.

58. Tiersky LA, Anselmi V, Johnston MV, *et al.* A trial of neuropsychologic rehabilitation in mild-spectrum traumatic brain injury. *Arch Phys Med Rehab* 2005;86:1565–74.

59. Mittenberg W, Tremont G, Zeilinski RE, Fichera S, Rayles KR. Cognitive-behavioural prevention of postconcussion syndrome. *Arch Clin Neuropsychol* 1996;11:139–45.

60. Hodgson J, McDonald S, Tate R, Gertler P. A randomised controlled trial of a cognitive behavioural therapy program for managing social anxiety after acquired brain injury. *Brain Impairment* 2005;6: 169–80.

61. Bryant RA, Harvey AG. Postconcussive symptoms and posttraumatic stress disorder after mild traumatic brain injury. *J Nerv Ment Dis* 1999;187: 302–5.

62. Bryant RA, Creamer M, O'Donnell M, *et al.* Post-traumatic amnesia and the nature of post-traumtic stress disorder after mild traumatic brain injury. *J Int Neuropsychol Soc* 2009;15:862–7.

63. Bryant RA, Moulds M, Guthrie R, Nixon RDV. Treating acture stress disorder following mild traumatic brain injury. *Am J Psychiatry* 2003;160:585–7.

64. Deb S, Lyons I, Koutzoukis C, Ali I, McCarthy G. Rate of psychiatric illness 1 year after traumatic brain injury. *Am J Psychiatry* 1999;156(3): 374–8.

65. Rapoport MJ, McCullagh S, Streiner D, Feinstein A. Age and major depression after mild traumatic brain injury. *Am J Psychiatry* 2003;11(3):365–9.

66. Rapoport MJ, McCullagh S, Streiner D, Feinstein A. The clinical significance of major depression following mild traumatic brain injury. *Psychosomatics* 2003;44(1):31–7.

67. Anson K, Ponsford J. Coping style and emotional adjustment following traumatic brain injury. *J Head Trauma Rehab* 2006;21(3):248–59.

68. Whelan-Goodinson R, Ponsford J, Schönberger M, Johnston L. Predictors of psychiatric disorders following traumatic brain injury. *J Head Trauma Rehab* 2010;25(5):320–9.

69. Montgomery GK. A multi-factor account of disability after brain injury: implications for neuropsychological counseling. *Brain Injury* 1995;9(5):453–69.

70. Topolovec-Vranic J, Cullen N, Michalak A, *et al.* Evaluation of an online cognitive behavioural therapy program by patients with traumatic brain injury and depression. *Brain Injury* 2010;24(5):762–72.

71. Anson K, Ponsford J. Who benefits? Outcome following a coping skills group intervention for traumatically brain injured individuals. *Brain Injury* 2006;20(1):1–13.

72. Ouellet MC, Morin CM. Efficacy of cognitive-behavioural therapy for insomnia associated with traumatic brain injury: a single case experimental design. *Arch Phys Med Rehab* 2007;88(12):1581–92.

73. Horton AS, Bloom GA, Johnston KM. The impact of support groups on the psychological state of athletes experiencing concussion. *Med Sci Sports Exerc* 2002;34:99.

74. Johnston KM, Bloom GA, Ramsay J, *et al.* Current concepts in concussion rehabilitation. *Current Sports Med Rep* 2004;3:316–23.

第5章

诊断和识别白质损害的神经影像技术进展

Virginia F. J. Newcombe, David K. Menon

引言

创伤性脑损伤(TBI)在病理上表现为不同的过程,可导致局灶性损伤(挫伤、梗死)、硬膜外和硬膜下血肿或更广泛的损伤:创伤性轴索损伤(Traumatic Axonal Injury,TAI)。而且,TBI后除了这些结构上的损害外,还伴有代谢和生理的紊乱,包括低氧/缺血损伤和线粒体功能障碍。最常用的急性TBI后影像学方式是计算机断层X线扫描(CT)。CT在应用中有很多优点,比如速度快,在患者病情严重的情况下操作技术简单,对颅骨骨折和需要神经外科紧急处理的病灶非常敏感。但是CT也有不足,比如对进一步发现TBI后更广泛的、微小的病变不够灵敏,尤其是TAI。

随着影像学技术的发展,特别是MRI的出现,为TBI的诊断和预后评估提供了重要的客观依据。临床使用的常规序列包括T1和T2加权像、液体衰减反转恢复序列成像(FLAIR像,该序列能够较好地发现水肿)和阶梯回波序列成像(GRE像,能够处理与血液相关的信号)。TAI在常规MRI上的表现不仅与使用的序列有关,而且还受很多其他因素的影响,包括损伤的严重程度、受伤时间及水肿和出血的影响。虽然常规MRI比CT的敏感性高很多,但是MR的表现与功能结果之间的相关性的研究还是很少[1]。因此,尽管常规MRI序列扫描在对DAI的诊断上比CT更敏感,但在量化疾病的整体损伤程度方面仍然不够。许多患者的CT和常规MRI看起来是正常的,但仍然有严重的TBI后神经认知后遗症。

本章将会讨论神经影像新技术的用途,包括磁化系数加权成像(SWI)、弥散张量成像(DTI)、功能MRI(fMRI)、正电子发射断层扫描(PET)和特别针对白质损伤的磁共振波谱(MRS)。所有这些序列和模型都有可能帮助发现TBI在组织结构（SWI、DTI）和功能(fMRI、PET)以及代谢(PET、MRS)方面的变化。

TBI的病理生理改变

TBI后脑组织损伤的范围和程度取决于冲击的类型和严重性。撞击后可引发脑组织的加速-减速运动导致轴索损伤、脑组织挫伤和轴内外血肿。事实上,一个患者可存在多种类型的损伤。除了这些肉眼可见的损伤外,还伴随着一系列微结构的改变,包括缺血性细胞毒性水肿、星形细胞肿胀、小胶质细胞活化和聚集、血脑屏障破坏后导致的血管源性水肿和炎症细胞聚集[2]。疾病的复杂性导致了TBI病理生理的复杂性,并导致影像技术显示的复杂性(图5.1)。关于病理生理过程的详细讨论不是本章的主要内容,详细信息可参见本书的第6、10、13章。

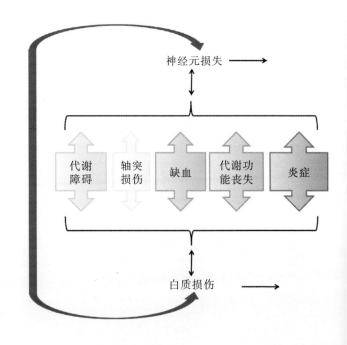

图5.1 TBI造成灰质、白质损伤机制。可在损伤发生后多年出现。（见彩图）

创伤性轴索损伤

创伤性轴索损伤也称弥散性轴索损伤(Diffuse Axonal Injury, DAI),在 TBI 的病理生理改变中扮演着重要的角色,影响着 TBI 的发病率和死亡率[2]。据统计,在多达 40% 的 TBI 导致死亡的患者中,TAI 是最主要的病理改变[3]。目前认为,TAI 存在于轻到重度 TBI 的所有类型中。旋转加速度(旋转力量)产生导致脑组织损伤,从而引发轴索转运过程中的代谢紊乱。尽管这点非常重要,但常规的方法并不能准确判断损伤的程度。因此,很难估计 TAI 的真实发生率,从目前的情况分析,特别是 TAI 的发生率,尤其在轻和中度脑损伤中,被严重低估了。同样,我们对损伤发展的短暂过程中的情况以及病理学的异常与行为学结果的关系等方面的信息了解得也非常少。

轴索损伤从小的局灶性损伤到广泛损伤有多种形式。它倾向于发生在特定的解剖结构:胼胝体(特别是体部的后部和压部)、邻近小脑上角的脑桥-中脑结合部以及矢状窦旁的大脑皮层的白质纤维。除了常见的损伤部位外,灰白质交界和皮层下白质还可能存在微小的病灶。这些微小病灶非常不容易发现,可影响最终的诊断。

TAI 是一种进展性的损伤,发生在外伤后的数小时到数天,伴有大量轴索失联系(或称为"继发性轴索断裂")。组织病理学研究发现,在损伤初期轴索损伤是局灶性的,其余大部分显微结构基本正常[2]。随后很快出现膜结构和细胞骨架结构的破坏,启动包括轴浆运输功能紊乱、细胞器堆积、神经丝组合错误和线粒体失能在内的瀑布式效应。损伤后轴索的钙内流和钙蛋白酶介导的蛋白水解在神经损伤后[2]起重要的作用。损伤后的数小时到数天[2],大部分轴索可见到轴索肿胀和轴索断裂。TAI 这种逐渐进展的特点和损伤后代谢的改变,提示可能存在治疗的"时间窗"。

外伤后几周,损伤轴索的许多区域可见到小胶质细胞聚集。曾有报道,这种聚集出现于外伤后数年,并且最终被胶质增生替代[4]。瓦勒变性见于断裂的轴索远端节段[5]。一些损伤较轻的轴索不发生变性,但可能在几周后才逐步出现[5]。在大部分严重轴索损伤的病例中,白质的萎缩可引起脑室扩大。

血液及血液成分的成像:磁化敏感加权成像

CT 能够发现较大的、需要外科介入的出血病变,但对小的出血病变和轴索损伤不如 MRI 敏感。常规的梯度回波(GRE)成像能够发现挫伤和较大的出血,

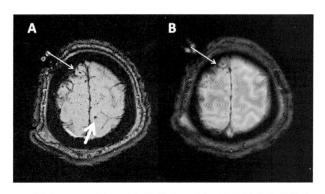

图 5.2 SWI(左,A)和序贯 GRE(右,B)检测到的微量出血灶。窄箭头指示两者共同检测到的患处,宽箭头指示 SWI 检测到在 GRE 上未发现的患处。

但可能漏掉小的出血灶和后期的含铁血黄素沉着。磁敏感加权像(SWI)能够明确发现这些损伤。

SWI 能够发现不同组织间对磁敏感程度的差异,使含有顺磁性的去氧血液产物(去氧血红蛋白、细胞内的高铁血红蛋白和含铁血黄素)和周围组织产生不同的相位。这种技术同时在磁矩和相位数据上采用了高分辨率、完全流量补偿的三维长回波的梯度回波技术。磁矩和相位数据的结合产生了更强的对比,使 MR 对静脉血、出血和铁沉积更敏感[6]。有关该序列背后所隐藏的物理原理和具体的应用可见 Haacke 的综述[6]。SWI 对发现 TAI 对白质纤维束的剪切力和随之而来的微血管破裂(产生微血肿)有重要价值,因此可作为白质损伤的生物学标记。

现已证明,SWI 对发现儿童[7]和成人[8]的可疑出血病灶比常规的 GRE 序列更敏感(图 5.2)。一项 20 例患者的小型临床研究也证明,对外伤后蛛网膜下隙出血(除了基底池出血外),SWI 比 CT 敏感[9]。儿童和青少年外伤后(4±6)天进行 SWI 扫描,出现出血灶数目以及出血量与长期的神经心理功能障碍相关[7]。虽然 SWI 能显示更多的病灶,但在小儿群体中,与外伤结果相关性上,SWI 并不比 FLAIR 像和 T2 加权像显示得更好[10]。在一项成人的研究中,虽然 SWI 确实发现了更多的病灶[11],但不能如 T2 加权像和 FLAIR 像那样预测患者的结果。尽管如此,SWI 确实为我们提供了有关血流动力学改变的信息。在 TBI 的啮齿类动物模型上,SWI 异常与大脑血流的减少相关[12]。这些研究清楚地表明,SWI 确实能够更好地显示病灶,并且为进一步研究 TBI 后脑血流的病理生理学提供参考。但是 SWI 在临床实践中的应用价值仍不清楚。

弥散张量成像

弥散张量成像技术是一种能够帮助人们在解剖

层面上判断神经创伤程度的技术。这项技术通过水分子在组织中的弥散来成像。水分子的运动会受组织微结构和细胞构成的影响,因此这项技术可提供独特的有关白质和灰质的病理生理改变的信息。DTI 被用来描述水弥散的磁矩[通过表现弥散系数(Apparent Diffusion Coefficient, ADC)来量化];无论该弥散是非均一的(各向异性)或者是定向的(特征向量/特征值)(图5.3)。这些特征使 DTI 成为在体外评价白质和灰质损伤的理想工具,可解释出 TBI 后的神经病理和功能损失的部分原因。

有关白质中水分子弥散各向异性的准确机制还不是很清楚。然而,现已清楚地知道包括髓鞘在内的很多因素在其中起到了很重要的作用。Shiverer 鼠是一种免疫缺陷小鼠,它的髓-基质蛋白存在常染色体隐性突变。在它们的中枢神经系统中髓鞘的发育是不完全的,甚至在很多情况下是完全缺失的[14]。人们注意到,在这些小鼠的 CNS 内,水的弥散在径向上增加,在轴向上没有变化,仍然表现出很强的方向性[14]。在婴儿的发育过程中,有两个阶段的白质各向异性表现为增强:第一阶段是在髓鞘形成前,白质各向异性增强的原因归结于(至少部分)轴突的并行结构[15];第二阶段与髓鞘的形成有关。轴突纤维的并行包裹、微管的减少、轴突转运等都可能导致观察到白质各向异性增强。相关膜的水分子通透性、水分子细胞外的运动以及周围的纤维都影响着白质内的弥散活动[16]。

越来越多的资料阐述了 TBI 中 DTI 的作用,了解这项技术的缺点同了解优点一样重要。在已发表的研究中,由于在研究方法、研究时间点、患者人数统计方法和损伤程度等方面存在着很大的差异,使它们之间很难进行比较。此外,这项研究经常检测不同的兴趣区,采用不同的方法来定义感兴趣区和进行影像分析。最后,检查过程中所选用的神经病理学检查方法也是多变的,且每个研究的样本量很小。由于各向异性分数(Fractional Anisotropy, FA)和 ADC 值在正常的组织内存在多变的可能,这就使这些与患者相关的因素变得更加复杂。血液及其降解成分由于磁化率的影响也可引起信号的衰减,导致该区测量不准。尤其在早期研究,应用 DWI 代替 DTI,由于增加了 T2 的"透过效应",使一些损伤可见。

在许多有关 TBI 的研究中均发现,在易受 TAI 影响的区域,FA 呈持续减少,而此时常规的 MRI 检查并不能发现损伤。这些区域包括额叶和颞叶的皮层下白质、胼胝体压部、内囊后肢、大脑脚和整个脑白质。这些区域往往大体结构看起来是正常的,但是 DTI 显示是异常的,并与转归相关。在一项包含损伤慢性阶段在内的全程预后研究中,分析了从植物状态到很小或无功能障碍的各种类型患者的 DTI 影像资料,结果显示 DTI 异常与临床转归相关[17]。在较宽的 ROI 范围里,转归差的患者 FA 低、ADC 高(图 5.4)。这些差异甚至可在传统的核磁结果正常的、转归好的患者身上见到。上述结果表明,DTI 可敏感检测到其他技术所不能发现的细微损伤。

DTI 已成功应用到 TBI 后的神经认知功能的研究上,现已发现特定的认知区域(执行功能、记忆和注意力)、心理活动表现或诱发的运动反应,与白质损伤有关[18-20]。Sidaros 等观察了 DTI 在特定区域的异常与很

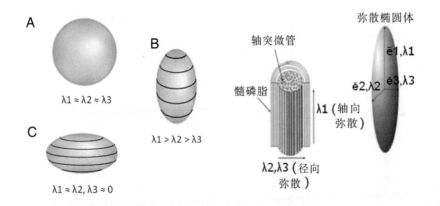

图 5.3　左侧图像显示弥散可能的分布。(A)等向弥散,即各个方向的可能性相等。不等向的弥散显示方向性,呈现出椭圆形,可呈纵向的椭圆形(B)和水平向的椭圆形(C)(图像经 Newcombe 等修改,2007[13])。右侧显示的是弥散的方向性,可能与轴向的微结构相关。轴向的微结构包括髓鞘和微管,可导致水分子在垂直轴的弥散受限(自由弥散)。弥散张量根据其特征值的比例呈椭圆形分布。ē1、ē2、ē3 表示方向,λ1、λ2、λ3 表示大小。

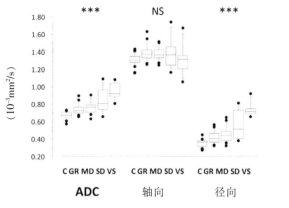
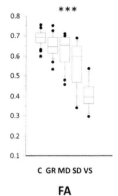

图 5.4 ADC 的趋势(左图)。前胼胝体的轴向、径向弥散和 FA(右图)。图中的中线代表平均值,上下边为 75% 和 25%。90% 和 10% 范围也标出了,并用圆点排除了这以外的数据。***:P<0.0001; NS:非显著性;C:对照;GR:恢复良好; MD:中度残疾;SD:重度残疾;VS:植物状态。(引自 Newcombe 等,2011[17])

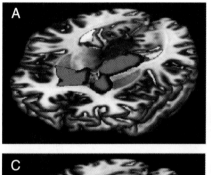
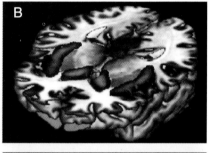
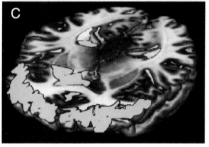
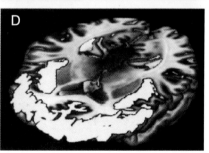

图 5.5 剑桥投注任务组件(CGTS)中患者 ADC 区神经解剖和行为的关系(引自 Newcombe 等,2011[23])。多个部位的损伤可见。(A)危险规避;(B)冲动系数;(C)理性选择;(D)深思时间。(见彩图)

多种类的转归相关(格拉斯哥预后评分的好坏、功能独立性测量)[21]。这些结果增加了 DTI 作为测量TAI 的工具和评测 TBI 严重程度的可能性。While Kraus 及其同事的研究显示,多个脑区域的 TAI 异常范围与特殊区域的认知表现有关[18]。Niogi 及其同事的研究显示,左放射冠的 DTI 异常与注意力相关,而钩状束的 DTI 异常与记忆力表现相关[22]。关键的是,反向相关是不显著的。上述结果(有时定义为双重分离)给区域性 DTI 异常的特征提供了证据。在另一个研究中,在完成一个决策任务——剑桥投注任务时,特定区域的表现与涉及这个认知过程相关区域 DTI 损伤的严重程度呈负相关,而与其他区域的 DTI 损伤程度无相关性(图 5.5)[23]。这增加了 DTI 可检测微结构完整性的证据,成为 TBI 后很重要的一项功能检测。能在体检测到这些损伤,对于患者的治疗和试验患者的选择很重要,也为理解复杂神经认识通路提供了帮助。

序贯性评估,弥散张量成像和功能 MRI

标准的感兴趣区(Region of Interest,ROI)分析给了人们许多关于特定部位结构完整性的信息,但它对不同区域间的连通性及其随时间改变发生的变化反应甚少。示踪成像可显示白质纤维束的损伤,能够发现解剖结构的完整性与功能性预后之间的关系。由于还存在许多诸如方法学的困难、量的改变、对多种方向纤维束的分辨率、对异常传导通路的判断、传导束终点的伪影以及对小的白质通路的敏感性差等问题,对于结果的解释目前还不是非常明确。

大多数早期的示踪研究仅对纤维束结构的完整性作出了定性的评估。但是也有一部分研究试图通过计算示踪成像上 ROI 的 FA 和 (或)ADC 来量化这些纤维束的损伤。TBI 后示踪成像和定性分析显示了纤维束变得稀疏或提早终结(与对照组比较)(图5.6)。在

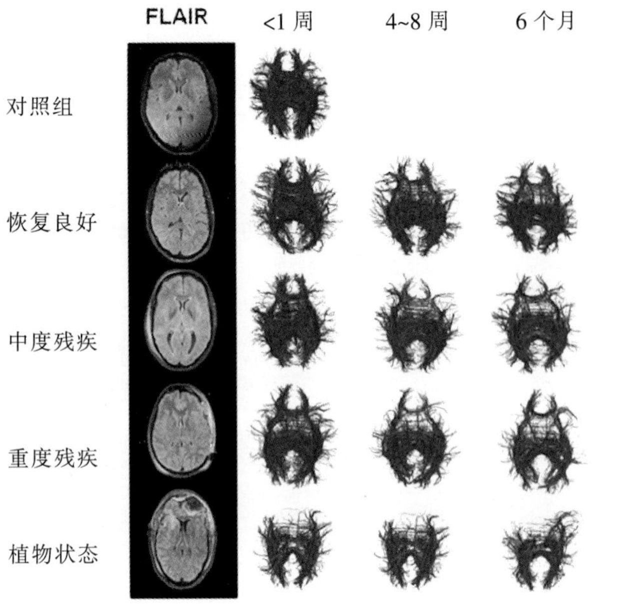

图 5.6 对照组和其他各组 (GOS 类 2~5) 的 FLAIR 和 "球" 状流线。可以很清楚地看到，患者的流线比对照组少很多，对照组与常规影像学在外形上很相似。为了易于观察，长度小于 3cm 的神经束没有显示。

一项个案研究中，对一名患者分别进行了急性期扫描和慢性期扫描，在第二次扫描时发现了胼胝体压部的纤维束破坏的情况得到改善。这很可能代表了对急性过程（如水肿）的反应，而不是传导通路的再生[24]。在 12 例严重 TBI 的成人患者研究中，Wang 等计算了纤维束的各个变量[FA、ADC、纤维计数、平均长度、纤维体积和纤维密度指数（Fiber Density Index，FDI）]，发现 GOSE（格拉斯哥预后评分，扩展）与胼胝体压部和前部的 FA、整个胼胝体的纤维量和平均长度以及胼胝体的 FDI 相关[25]；而与大脑脚到枕叶皮层、顶叶或额叶腹侧皮层的投射无关。一项探索丘脑皮质投射纤维结构完整性的重要研究发现，丘脑 FA 的变化可解释一些与执行功能、注意和记忆相关的变化[26]。

对观察到的神经认知和功能障碍的完整理解不仅需要结构的信息，而且需要对功能表现的评估。fMRI 能够测量与神经活动相关的血流动力学变化。fMRI 使人们可更深入地研究损伤发生的基础。到目前为止，包括运动[27]和工作记忆任务[28]在内的许多模式可改变脑组织兴奋的模式。很少有联合应用 DTI 和 fMRI 进行研究。在一项包含两个病例的小样本研究中，通过运动作业轻敲手指时 fMRI 的改变来追踪运动传导通路的重建[29]；发现其 fMRI 与正常人有很大不同。近期的一项研究对 15 例运动相关的轻度 TBI

患者进行了结合 fMRI 的示踪成像，发现患者完成空间追踪任务时的表现与扩散率参数没有持续的相关性[28]。这可能反映了运动员对损伤的耐受，也可能是样本量较小或技术因素造成的。联合 DTI 与 fMRI 是否可行，从这些小样本研究中很难得出结论。这些工作给我们提供机会，使我们不但探索 TBI 本身，而且还能检测和评估对治疗的反应以及潜在的神经可塑性。

fMRI 的应用给予人们特殊的手段来评估植物状态和最小意识状态的患者。fMRI 有能力发现一些看起来没有反应的患者其实是存在意识的[30]。在这些患者中，他们的意识网络连接处在缺省或静息状态，兴奋性降低的程度与意识损伤的程度相关[31]。在大多数研究中，这些患者都依据其临床状态被分为植物状态或者最小意识状态，而不是依据损伤的病因学分类。一项研究比较了继发于 TBI 和继发于缺氧性脑病的植物状态患者，他们在幕上的表现相似，而脑干的 DTI 异常只局限在 TBI 组[32]。

代谢的影像学评估

与本章介绍过的其他 MR 成像技术不同，磁共振波谱成像（MRSI）和正电子发射断层扫描（PET）为无创检查 TBI 后细胞代谢状态提供了可能。虽然有些研究直接应用这些技术来研究白质的代谢，但多数研究都不只局限于追踪白质代谢的异常。区分白质和灰质代谢异常对于理解白质损伤的病理生理变化非常重要，因为它们有不同的生理学和代谢基础。有可能是相似的代谢压力和过程同时发生于白质和灰质，神经元损伤和丢失本身即可引起白质纤维束的变性。

MR 波谱学

质子磁共振波谱学基于"化学移位"现象。代谢产生的 ^1H 在特定的化学环境中表现出共振频率的轻微变化。它能够发现许多代谢物的共振，包括乳酸、N–乙酰基转移酶、肌酸酐、二氧磷基转移酶、胆碱、肌醇和谷氨酸盐。

最常用的技术包括单体素光谱学、二维或三维 MR 光谱学成像，也被称为化学移位成像（CSI）。CSI 技术可同时从大脑一个或者多个部位相邻的体素获取多光谱，因此 CSI 能够比单个体素光谱更好地评估局部的神经化学改变。但是来自灰质和白质的代谢信号混合在一起，同时脑脊液参与对体素的影响，使检测代谢信号和解释结果都非常困难。脂质介入可能是另一个问题，特别是回波时间很短、成像接近头皮或儿童成像时。代谢率(并非代谢浓度)的使用可能避免使所有代谢物的一致性减少。因为有这些局限性，新的技术在不断发展，这些新技术包括体积MRSI，它具有接近 1cm³ 的空间分辨率(比波谱更小)。它能够覆盖全脑范围，并且评估代谢物的绝对水平。这项技术为 Maudsley 及其同事[33]开发并已被应用于亚急性轻度 TBI 患者，表现为广泛的 N−乙酰基转移酶(NAA)降低、N−乙酰基转移酶/二氧磷基转移酶(Cr)比值的减小，以及所有脑区的胆碱(Cho)和 Cho/NAA 酶比值的增加，而且白质区域的表现差别最大[34]。前额叶的 Cho/NAA 比值与认知功能相关。

因为获取技术的差异、小的样本量、扫描时间的不同以及患者之间的差异导致波谱学研究之间的比较非常困难。许多研究都发现了 NAA、NAA/Cho 及 NAA/Cr 的减少，可出现在外伤后早期、亚急性期，甚至多年以后。白质内 NAA 可能在伤后 4 周到 2 个月之间降低，在 6 个月前可恢复[35-37]。一项研究证实，NAA/Cr 比值的持续降低与较差的预后相关[37]。扫描时间可能是影响 TBI 后 NAA 水平的关键因素。例如，一项研究发现 NAA 在 12 天即开始下降，一直持续 6 个月以上[38]。近期的一项研究发现，NAA、Cho 与损伤后昏迷时间长短有关，NAA 与 GCS 相关[38]。白质的 MRSI 可能对判定损伤的范围和预测脑外伤的结局非常有用。在一项长期研究中发现，胼胝体的 NAA/Cr 对预测长期的预后非常重要[39]。NAA 水平的恢复通常与较好的预后相关[38]。

TBI 后 NAA 水平变化的准确意义还未能准确全面地阐明，但这种变化可能意味着神经元死亡、膜结构修复和可逆的神经元代谢紊乱，或者三者同时存在。NAA 是一种线粒体代谢产物，仅存在于成熟神经元内。它在大脑发育过程中对髓鞘形成有重要作用，并且参与脂质修复。可逆性 NAA 减少可能提示线粒体功能障碍，比如线粒体内氧化−磷酸化被阻断后，NAA 的水平降低[40]。另外，在 FDG-PET 检查中发现糖代谢的水平与 NAA 水平相关，已证实了上述观点。NAA 水平的变化与糖代谢的变化是一致的，在损伤后 6 个月内可被急性抑制或增加[41]。持续的 NAA 减少被认为代表着神经元丢失。

在缺血、缺氧和线粒体功能障碍的情况下，可能会出现无氧代谢的增加。使用微透析技术(一种有创脑代谢检测技术)检测到乳酸盐/丙酮酸盐比值增加，提示预后不良。事实上，伤后 96 小时的高乳酸盐/丙酮酸盐比值与 6 个月时的额叶萎缩密切相关[42]。很少有研究应用 MRSI 技术研究乳酸盐水平[43]。研究发现，

受伤后 1 个月[44]挫伤周围组织的乳酸盐增加。在儿童中[45]，乳酸盐增加与死亡和严重失能相关，包括非意外 TBI[46]。

近来，对伤后 48~72 小时的成年人进行了研究，发现主要的白质感兴趣区的乳酸盐和 NAA 水平都与结果相关[47]。10 个患者中有 5 个人看似表现正常的组织中可发现广泛的乳酸二联体高信号，提示早期波谱检查可能对观察患者的能量代谢情况非常有用。

胆碱水平的变化更为多样化。在一项 36 例儿童的研究中，发现伤后 34 天时，灰质和白质混合感兴趣区的 NAA/Cr 比值和 Cho/Cr 比值增加[48]。这些比值可用来预测神经心理方面的表现。伤后 3~21 周，这一比值的恢复提示神经代谢的恢复[48]。

以上研究都提示 MRSI 对 TBI 的无创评估有很大帮助。现有的证据表明，这种方法可能提供预后相关信息。但是扫描的适宜时间及最佳解剖定位，仍需要进一步的研究并阐明。同时采集大量体素的 MRSI 技术，并且进行长期随访研究，有助于回答以上这些问题。

正电子发射断层扫描(PET)

正电子发射断层扫描通过测量脑内发射正电子的放射性同位素聚集来采集信号。发射的正电子在组织中穿行很短的距离，直到它失去足够的动能，同电子发生反应。这种碰撞使正电子和电子湮灭，产生一对相反方向的伽玛光子。应用碰撞探测器可从外部检测到这种能量以及发生反应的位置。该技术为深入研究基于配体选择的大脑生理学和病理生理学提供了基础。但是昂贵的费用、放射性暴露和制作配体的挑战意味着它还不能被广泛应用于研究领域之外。

应用最广泛的两种配体是氟脱氧葡萄糖−18(¹⁸FDG)和氧−15(¹⁵O)。FDG 用于测量大脑的糖代谢，¹⁵O 用于测量 CBF、CBV、氧代谢和氧摄取分数。皮层下白质代谢改变的特点是氧化代谢率的减少，且不伴有糖代谢的下降[49]。这种减少在皮层灰质或全脑组织尚未被发现。中和重度 TBI 后皮层下白质代谢异常的程度和范围提示广泛白质损伤是这种创伤后非常常见的现象。

¹¹C−氟马西尼(FMZ)是选择性的、可逆的神经拮抗剂。它可与 GABAₐ 受体的苯二䓬受体位点结合。这种技术不直接显示白质，其异常显示了 TBI 引起的白质丢失[50]。GABAₐ 受体在大部分大脑皮层表现为高密度，所以 FMZ 的任何改变都代表了神经元密度的变化。在一项研究中，有 8 名患者入组，均存在 TAI，伤后

平均时间为 27 个月。对他们进行了 FMZ-PET 扫描，发现双侧额中回、扣带回前部和丘脑的摄取减少[51]。患者在智能测试中的表现与额中回和丘脑的结合率有相关性。丘脑的神经元丢失与 FDG 研究中的低代谢的相关性的研究是非常重要的。近期的一项对丘脑投射纤维的 DTI 研究发现，皮层投射纤维的损害和种子区 FA 的变化与执行功能、注意和记忆功能变化有关[26]。丘脑神经元丢失的机制仍不清楚，但可能涉及半球的缺氧/缺血和变性。

特殊类型 TBI 的影像学

特殊类型的 TBI，包括爆炸伤、运动相关损伤和儿童脑外伤，相关机制和病理生理学差异很大，因此本节将它们分开讨论。

儿童脑外伤

随着脑髓鞘形成和大脑发育的成熟，FA 以不同的速率增加[52]。相反，成年人的 FA 值非常稳定，即使到了晚年也只轻微下降。另外，儿童的大脑可能在损伤的修复方面有更多的可塑性。

儿童非意外伤害可引起了质子波谱异常，并且在 SWI 上可见大脑微出血灶，二者对预后的预测都很有帮助[46]。研究发现 DWI 所示的损伤范围更广泛[53]，而且能够更早地发现异常[54]。与意外的 TBI 相比，非意外损伤具有更广泛的缺血缺氧损害，这些异常表现为缺血和轴索损伤，为该情况下的病理生理机制提供了重要的支持证据[55]。这些信息可能对确定治疗的靶点和改进临床治疗方案有重要意义。在这种情况下，MRSI、SWI 和 DWI 都是有用的工具，但在其临床意义被确定前，还需要进行更多的研究。

拳击

拳击和其他具有高冲击的运动可使运动员的头部受到反复的打击，导致累积损伤。在拳击中，MRI 比 CT 更容易发现异常，包括脑萎缩、脑室扩大（部分或全脑室）、透明隔囊肿和表面铁沉积[56]。最近一项研究发现，SWI 比 GRE 和 T2 发现了更多的微小出血灶，但发现的实际病灶数量与对照组比较无显著差异[57]。与对照组比较，DWI 显示了拳击手的大脑有弥散性改变，全脑感兴趣区的 ADC 值显著增加[58]。在同一作者随后的研究中采用了更小的 ROI，结果发现常规 MRI 检查正常的拳击手，胼胝体、内囊后肢的 ADC 增加而 FA 减少，相应地，胼胝体的纤维束量也减少了[59]。在承受损伤时，胼胝体首当其冲，这与头部受到的撞击后所引发的生物力学改变是一致的。这些研究有利于更好地理解和更早发现运动引起的损伤。

爆炸伤

TBI 是伊拉克和阿富汗战争中服役人员病残的首要原因[60]，78% 的损伤与爆炸损伤机制有关[61]。大量的患有爆炸伤相关 TBI 和严重创伤后遗症的服役人员从战场上复员，导致了这方面的研究资金和研究数量的大幅上升。

一个爆炸发生后，除了爆炸碎片和冲击波导致的损伤外，脑组织同样会受到冲击波的影响[62]。除了冲击波直接导致的损伤外（导致加速伤或旋转损伤），来源于血管系统震荡的能量也会导致脑组织损伤。在这种情况下，病理生理学的级联反应被引发了。目前还不清楚爆炸导致的 TBI 和非爆炸导致的 TBI 是否存在大量相同的损伤机制[62]。

爆炸伤常导致相对较轻的 TBI，尽管存在神经认知方面的后遗症，但在影像学上却很难发现异常。然而，更加敏感的影像学检查应该能够发现。例如，爆炸导致 TBI 后，应用 FDG-PET 检查可检测到幕下和中颞叶区代谢降低[63]。针对爆炸伤的少数 DTI 研究提示，微结构的破坏非常轻微，很难用这项技术检测到。对 37 名服役人员进行的大量的体素分析研究显示，胼胝体和内囊前肢无论是 FA 或者 ADC 都无异常[64]。另外一项 9 名患者的研究也未发现明显异常；然而，应该指出的是，虽然没有结构异常，但作者发现额叶 EEG 同步性消失[65]。尽管在检查结果上并不一致，但 DTI 仍然是一种有潜力的检查。在一项多模态的研究中，比较了伴有或不伴有抑郁症的爆炸伤患者。在放射冠、胼胝体和左侧上纵束上有很大不同，伴有恐惧的患者 fMRI 上杏仁核区活跃度更高[66]。然而，此项研究中未设正常对照组，因此大样本患者的前瞻性研究是迫切需要的。

小结

本章中呈现的数据说明了 TBI 影像的进展，尤其是近几年对于白质损伤的研究。多模态研究对于理解 TBI 是很重要的。长期的研究对于病理生理的特征和转归十分重要。这些知识可能引导影像学作为损伤诊断、治疗线索以及治疗时机的生物标志物。

（马献昆　周　敏　尹　丰译）

参考文献

1. Yanagawa Y, Tsushima Y, Tokumaru A, et al. A quantitative analysis of head injury using T2*-weighted gradient-echo imaging. *J Trauma* 2000;49(2):272–7.

2. Buki A, Povlishock JT. All roads lead to disconnection? Traumatic axonal injury revisited. *Acta Neurochir (Wien)* 2006;148(2):181–93; discussion 193–4.

3. Bennett M, O'Brien DP, Phillips JP, Farrell MA. Clinicopathologic observations in 100 consecutive patients with fatal head injury admitted to a neurosurgical unit. *Ir Med J* 1995;88(2):60–2, 59.

4. Graham DI, Adams JH, Murray LS, Jennett B. Neuropathology of the vegetative state after head injury. *Neuropsychol Rehabil* 2005;15(3–4):198–213.

5. Meythaler JM, Peduzzi JD, Eleftheriou E, Novack TA. Current concepts: diffuse axonal injury-associated traumatic brain injury. *Arch Phys Med Rehab* 2001;82(10):1461–71.

6. Haacke EM, Mittal S, Wu Z, Neelavalli J, Cheng YC. Susceptibility-weighted imaging: technical aspects and clinical applications, part 1. *AJNR Am J Neuroradiol* 2009;30(1):19–30.

7. Babikian T, Freier MC, Tong KA, et al. Susceptibility weighted imaging: neuropsychologic outcome and pediatric head injury. *Pediatr Neurol* 2005;33(3):184–94.

8. Akiyama Y, Miyata K, Harada K, et al. Susceptibility-weighted magnetic resonance imaging for the detection of cerebral microhemorrhage in patients with traumatic brain injury. *Neurol Med Chir (Tokyo)* 2009;49(3):97–9; discussion 99.

9. Wu Z, Li S, Lei J, An D, Haacke EM. Evaluation of traumatic subarachnoid hemorrhage using susceptibility-weighted imaging. *AJNR Am J Neuroradiol* 2010;31(7):1302–10.

10. Sigmund GA, Tong KA, Nickerson JP, et al. Multimodality comparison of neuroimaging in pediatric traumatic brain injury. *Pediatr Neurol* 2007;36(4):217–26.

11. Chastain CA, Oyoyo UE, Zipperman M, et al. Predicting outcomes of traumatic brain injury by imaging modality and injury distribution. *J Neurotrauma* 2009;26(8):1183–96.

12. Shen Y, Kou Z, Kreipke CW, Petrov T, Hu J, Haacke EM. In vivo measurement of tissue damage, oxygen saturation changes and blood flow changes after experimental traumatic brain injury in rats using susceptibility weighted imaging. *Magn Reson Imaging* 2007;25(2):219–27.

13. Newcombe VF, Williams GB, Nortje J, et al. Analysis of acute traumatic axonal injury using diffusion tensor imaging. *Brit J Neurosurg* 2007;21(4):340–8.

14. Song SK, Sun SW, Ramsbottom MJ, et al. Dysmyelination revealed through MRI as increased radial (but unchanged axial) diffusion of water. *Neuroimage* 2002;17(3):1429–36.

15. Huppi PS, Dubois J. Diffusion tensor imaging of brain development. *Semin Fetal Neonatal Med* 2006; Sep 7.

16. Le Bihan D, Mangin JF, Poupon C, et al. Diffusion tensor imaging: concepts and applications. *J Magn Reson Imaging* 2001;13(4):534–46.

17. Newcombe V, Chatfield D, Outtrim J, et al. Mapping traumatic axonal injury using diffusion tensor imaging: correlations with functional outcome. *PLoS One* 2011;6(5):e19214.

18. Kraus MF, Susmaras T, Caughlin BP, et al. White matter integrity and cognition in chronic traumatic brain injury: a diffusion tensor imaging study. *Brain* 2007;130(Pt 10):2508–19.

19. Niogi SN, Mukherjee P, Ghajar J, et al. Extent of microstructural white matter injury in postconcussive syndrome correlates with impaired cognitive reaction time: a 3T diffusion tensor imaging study of mild traumatic brain injury. *AJNR Am J Neuroradiol* 2008;29(5):967–73.

20. Yasokawa YT, Shinoda J, Okumura A, et al. Correlation between diffusion-tensor magnetic resonance imaging and motor-evoked potential in chronic severe diffuse axonal injury. *J Neurotrauma* 2007;24(1):163–73.

21. Sidaros A, Engberg AW, Sidaros K, et al. Diffusion tensor imaging during recovery from severe traumatic brain injury and relation to clinical outcome: a longitudinal study. *Brain* 2007;131(2):559–72.

22. Niogi SN, Mukherjee P, Ghajar J, et al. Structural dissociation of attentional control and memory in adults with and without mild traumatic brain injury. *Brain* 2008;131(12):3209–21.

23. Newcombe VF, Outtrim JG, Chatfield DA, et al. Parcellating the neuroanatomical basis of impaired decision-making in traumatic brain injury. *Brain* 2011;134(3):759–68.

24. Le TH, Mukherjee P, Henry RG, et al. Diffusion tensor imaging with three-dimensional fiber tractography of traumatic axonal shearing injury: an imaging correlate for the posterior callosal "disconnection" syndrome: case report. *Neurosurgery* 2005;56(1):189.

25. Wang JY, Bakhadirov K, Devous MD, Sr., et al. Diffusion tensor tractography of traumatic diffuse axonal injury. *Arch Neurol* 2008;65(5):619–26.

26. Little DM, Kraus MF, Joseph J, et al. Thalamic integrity underlies executive dysfunction in traumatic brain injury. *Neurology* 2010;74(7):558–64.

27. Kasahara M, Menon DK, Salmond CH, et al. Altered functional connectivity in the motor network after traumatic brain injury. *Neurology* 2010;75(2):168–76.

28. Zhang K, Johnson B, Pennell D, et al. Are functional deficits in concussed individuals consistent with white matter structural alterations: combined FMRI & DTI

study. *Exp Brain Res* 2010;204(1):57–70.

29. Cherubini A, Luccichenti G, Peran P, *et al.* Multimodal fMRI tractography in normal subjects and in clinically recovered traumatic brain injury patients. *Neuroimage* 2007;34(4):1331–41.

30. Monti MM, Vanhaudenhuyse A, Coleman MR, *et al.* Willful modulation of brain activity in disorders of consciousness. *New Engl J Med* 2010;362(7):579–89.

31. Vanhaudenhuyse A, Noirhomme Q, Tshibanda LJ, *et al.* Default network connectivity reflects the level of consciousness in non-communicative brain-damaged patients. *Brain* 2010;133(1):161–71.

32. Newcombe VF, Williams GB, Scoffings D, *et al.* Aetiological differences in neuroanatomy of the vegetative state: insights from diffusion tensor imaging and functional implications. *J Neurol Neurosurg Psychiatry* 2010;81(5):552–61.

33. Maudsley AA, Domenig C, Govind V, *et al.* Mapping of brain metabolite distributions by volumetric proton MR spectroscopic imaging (MRSI). *Magn Reson Med* 2009;61(3):548–59.

34. Govind V, Gold S, Kaliannan K, *et al.* Whole-brain proton MR spectroscopic imaging of mild-to-moderate traumatic brain injury and correlation with neuropsychological deficits. *J Neurotrauma* 2010;27(3):483–96.

35. Brooks WM, Stidley CA, Petropoulos H, *et al.* Metabolic and cognitive response to human traumatic brain injury: a quantitative proton magnetic resonance study. *J Neurotrauma* 2000;17(8):629–40.

36. Friedman SD, Brooks WM, Jung RE, *et al.* Quantitative proton MRS predicts outcome after traumatic brain injury. *Neurology* 1999;52(7):1384–91.

37. Holshouser BA, Tong KA, Ashwal S, *et al.* Prospective longitudinal proton magnetic resonance spectroscopic imaging in adult traumatic brain injury. *J Magn Reson Imaging* 2006;24(1):33–40.

38. Garnett MR, Blamire AM, Corkill RG, *et al.* Early proton magnetic resonance spectroscopy in normal-appearing brain correlates with outcome in patients following traumatic brain injury. *Brain* 2000;123(10):2046–54.

39. Shutter L, Tong KA, Lee A, Holshouser BA. Prognostic role of proton magnetic resonance spectroscopy in acute traumatic brain injury. *J Head Trauma Rehabil* 2006;21(4):334–49.

40. Bates TE, Strangward M, Keelan J, *et al.* Inhibition of N-acetylaspartate production: implications for 1H MRS studies in vivo. *Neuroreport* 1996;7(8):1397–400.

41. Bergsneider M, Hovda DA, McArthur DL, *et al.* Metabolic recovery following human traumatic brain injury based on FDG-PET: time course and relationship to neurological disability. *J Head Trauma Rehab* 2001;16(2):135–48.

42. Marcoux J, McArthur DA, Miller C, *et al.* Persistent metabolic crisis as measured by elevated cerebral microdialysis lactate-pyruvate ratio predicts chronic frontal lobe brain atrophy after traumatic brain injury. *Crit Care Med* 2008;36(10):2871–7.

43. Condon B, Oluoch-Olunya D, Hadley D, Teasdale G, Wagstaff A. Early 1H magnetic resonance spectroscopy of acute head injury: four cases. *J Neurotrauma* 1998;15(8):563–71.

44. Hillary FG, Liu WC, Genova HM, *et al.* Examining lactate in severe TBI using proton magnetic resonance spectroscopy. *Brain Injury* 2007;21(9):981–91.

45. Ashwal S, Holshouser BA, Shu SK, *et al.* Predictive value of proton magnetic resonance spectroscopy in pediatric closed head injury. *Pediatr Neurol* 2000;23(2):114–25.

46. Aaen GS, Holshouser BA, Sheridan C, *et al.* Magnetic resonance spectroscopy predicts outcomes for children with nonaccidental trauma. *Pediatrics* 2010;125(2):295–303.

47. Marino S, Zei E, Battaglini M, *et al.* Acute metabolic brain changes following traumatic brain injury and their relevance to clinical severity and outcome. *J Neurol Neurosurg Psychiatry* 2007;78(5):501–7.

48. Yeo RA, Phillips JP, Jung RE, *et al.* Magnetic resonance spectroscopy detects brain injury and predicts cognitive functioning in children with brain injuries. *J Neurotrauma* 2006;23(10):1427–35.

49. Wu HM, Huang SC, Hattori N, *et al.* Subcortical white matter metabolic changes remote from focal hemorrhagic lesions suggest diffuse injury after human traumatic brain injury. *Neurosurgery* 2004;55(6):1306–15; discussion 1316–17.

50. Samson Y, Hantraye P, Baron JC, *et al.* Kinetics and displacement of [11C]RO 15–1788, a benzodiazepine antagonist, studied in human brain in vivo by positron tomography. *Eur J Pharmacol* 1985;110(2):247–51.

51. Kawai N, Maeda Y, Kudomi N, *et al.* Focal neuronal damage in patients with neuropsychological impairment after diffuse traumatic brain injury: evaluation using (11)c-flumazenil positron emission tomography with statistical image analysis. *J Neurotrauma* 2010;27(12):2131–8.

52. Lebel C, Walker L, Leemans A, Phillips L, Beaulieu C. Microstructural maturation of the human brain from childhood to adulthood. *Neuroimage* 2008;40(3):1044–55.

53. Suh DY, Davis PC, Hopkins KL, Fajman NN, Mapstone TB. Nonaccidental pediatric head injury: diffusion-weighted imaging findings. *Neurosurgery* 2001;49(2):309–18; discussion 318–20.

54. Dan B, Damry N, Fonteyne C, *et al.* Repeated diffusion-weighted magnetic resonance imaging in infantile non-haemorrhagic, non-accidental brain injury. *Dev Med Child Neurol* 2008;50(1):78–80.

55. Ichord RN, Naim M, Pollock AN, *et al.* Hypoxic-ischemic injury complicates inflicted and accidental traumatic brain injury in young children:

the role of diffusion-weighted imaging. *J Neurotrauma* 2007;24(1):106–18.

56. Moseley IF. The neuroimaging evidence for chronic brain damage due to boxing. *Neuroradiology* 2000;42(1):1–8.

57. Hasiloglu ZI, Albayram S, Selcuk H, *et al.* Cerebral microhemorrhages detected by susceptibility-weighted imaging in amateur boxers. *AJNR Am J Neuroradiol* 2011;32:99–102.

58. Zhang L, Ravdin LD, Relkin N, *et al.* Increased diffusion in the brain of professional boxers: a preclinical sign of traumatic brain injury? *AJNR Am J Neuroradiol* 2003;24(1):52–7.

59. Zhang L, Heier LA, Zimmerman RD, Jordan B, Ulug AM. Diffusion anisotropy changes in the brains of professional boxers. *AJNR Am J Neuroradiol* 2006;27(9):2000–4.

60. Warden D. Military TBI during the Iraq and Afghanistan wars. *J Head Trauma Rehabil* 2006;21(5):398–402.

61. Owens BD, Kragh JF, Jr., Wenke JC, *et al.* Combat wounds in operation Iraqi Freedom and operation Enduring Freedom. *J Trauma* 2008;64(2):295–9.

62. Cernak I, Noble-Haeusslein LJ. Traumatic brain injury: an overview of pathobiology with emphasis on military populations. *J Cereb Blood Flow Metab* 2009;30(2):255–66.

63. Peskind ER, Petrie EC, Cross DJ, *et al.* Cerebrocerebellar hypometabolism associated with repetitive blast exposure mild traumatic brain injury in 12 Iraq War veterans with persistent post-concussive symptoms. *Neuroimage* 2011;54(Suppl 1):S76–82.

64. Levin HS, Wilde E, Troyanskaya M, *et al.* Diffusion tensor imaging of mild to moderate blast-related traumatic brain injury and its sequelae. *J Neurotrauma* 2010;27(4):683–94.

65. Sponheim SR, McGuire KA, Kang SS, *et al.* Evidence of disrupted functional connectivity in the brain after combat-related blast injury. *Neuroimage* 2011;54(Suppl 1):S21–9.

66. Matthews SC, Strigo IA, Simmons AN, *et al.* A multimodal imaging study in U.S. veterans of Operations Iraqi and Enduring Freedom with and without major depression after blast-related concussion. *Neuroimage* 2011;54(Suppl 1):S69–75.

第6章　创伤后脑代谢监测的新进展

David M. Benglis, Jr., Brett Trimble, A. Ross Bullock

引言

在美国,创伤性脑损伤(TBI)每年大约影响着 140 万人,直接和间接的花费超过 600 亿美元,其中包括生产力丧失的损失[1-4]。在第二次世界大战之前,TBI 患者死亡率高达 80%,但如今随着先进外科技术和各种监测方式的应用,死亡率已下降到 20% 左右。

初始创伤损害之后,会出现一系列复杂的病理生理变化,协同引起延迟性、继发性脑损伤,这些变化在 TBI 后数小时、数周、数月,甚至 1 年都可能发生(图 6.1)。医生有能力监测和逆转许多上述继发性损伤机制。很多措施包括脑血流量(CBF)、脑氧含量、颅内压(ICP)监测、作用物监测、生物标记和皮质电活动传感器等可在神经重症监护中心(ICU)完成。此外,还有大量的治疗方法可针对上述监测指标的变化,包括镇静和镇痛、低体温、甘露醇、FiO_2 处置、$PaCO_2$ 处置和增加颅内灌注压(CPP)等(图 6.2)。

尽管如此,尚无任何一种大脑监测方法可取代一位训练有素的神经科重症监护护理人员进行的神经病学观察。很多颅脑监测技术经过评估都已被淘汰,比如包括颈静脉球氧检测技术以及神经趋向(neurotrend)系统。这些技术每一项都带有独特性,虽能提供很有意义的数据,却不能影响患者长期的疗效。

本章目的

在一个理想的系统里,从 TBI 患者采集的信息应该具有特异性、"在线"或"实时"和过滤功能,通过它可显示确切变化,并实施正确的措施来纠正异常。理想地说,这些方法应该包括在细胞水平理解脑损伤相关的机制。此外,一个理想的监测设备应该是微创和低成本的。在本章中,我们将要探讨当前已有的神经监测设备和技术以及在未来几年可能发展的新技术。此外,我们的讨论还将涉及工业在新理念、纳米技术和未来 ICU 计划中的作用。与现代 ICU 相关的关键问题是改进的脑监测技术是否能最终影响患者的生活质量和预后。

基础技术:格拉斯哥昏迷评分(GCS)和体格检查

大脑只占人体体重的 2%,但其血流量却占心输出量的 15%~20%[5]。因为脑组织对缺氧、缺血相当敏感,因此采取措施预防下述重要指标的严重降低在一般的重症监护中是非常重要的:动脉血压(有创性动脉监测或无创性袖带血压监测)、周围动脉氧含量(氧饱和度监测)、心功能(心电图)和肺功能(呼吸末 CO_2/动脉血气分析)。脑功能的基础评价可通过标准的神经检查(GCS)来完成,该方法是 1974 年由 Teasdale 和 Jennett 引入的,它是一个简单但重要的神经监测方法。此方法灵敏度很高,重复检查很少有变异[6]。

在可能的情况下,对于脑损伤,新技术应该进行比照,以期建立特异性监测脑损伤变化技术的金标准[7]。

监测类型概述

监测大脑作用物传递:颅内压、颈内静脉血氧饱和度、脑组织氧分压、脑血流量、近红外光谱和微透析

颅内压(ICP)监测能否在未来神经科 ICU 中占有一席之地

尽管 ICP 监测已经应用了 50 余年,但其作用一直被人质疑。一些人认为,它在对照试验中从未被证明能够挽救生命或改善预后。通过 ICP 监测和平均动脉血压监测(MABP)可获得脑灌注压。目前由美国国立卫生研究院(NIH)资助的一项实验正在玻利维亚进行,以回应这些质疑。

这项实验和文献报告的其他研究明确指出,仅有

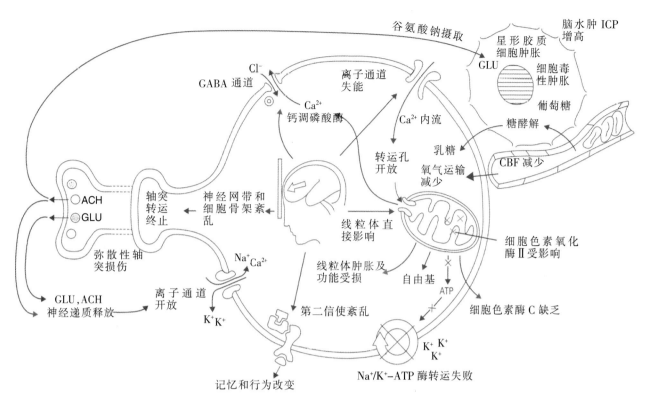

图 6.1 TBI 引发的级联不良事件。

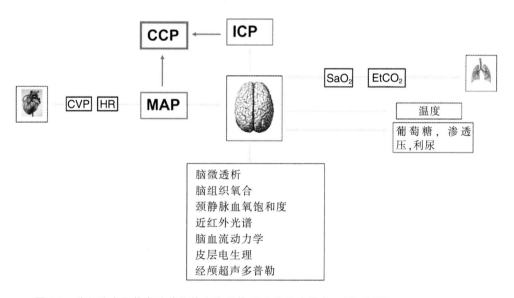

图 6.2 神经重症监护中改善脑缺血和维持 CPP 的调节模式。（见彩图）

ICP 监测而没有训练有素的工作人员和完善的基础设施，是毫无意义的。一个良好的 ICU 环境是非常重要的：可进行深度镇静、神经肌肉麻痹、通气、插管、使用加压器和甘露醇，必要情况下可做颅骨减压术。建立良好的 ICP 增高序贯干预方案是非常重要和必需的。

在最新的严重 TBI 处理指南中，有关 ICP 处理问题和建议已有广泛的回顾。二级水平证据支持如果颅内压持续增高超过 20mmHg，就必须对 ICP 进行处理[7]。

预防缺血的 CPP 值，不同的个体有所差异，但是一般介于 50~70mmHg[8,9]。

流体耦合与光纤 ICP 监测

ICP 监测应当是成本低、准确和可信赖的。流体耦合外部应变仪脑室导管通常成本较低，但长时间监测可能会有严重的测量误差和较大的仪器故障发生率。传感器设备与光纤的价格会贵一些，它们可放置在脑实质或脑室，长期使用的精确度较前者高（如微导管），但一旦放置则不能再次调整[8-10]。目前已有干/湿系统可以使用，如 Spiegelberg 换能器,它可使测量 ICP 的部分与引流脑脊液的部分隔离。这些装置同样也具有自动清零功能。总之,目前 ICP 监测技术在监测大脑状态方面扮演着非常重要的角色。所有存在颅内压问题的患者都可考虑应用,直至可替代方法被证明更好为止。

颈内静脉血氧饱和度(SjvO₂)、脑组织氧分压(PtiO₂)、脑血流量(CBF)、近红外光谱(NIRS)、微透析

因为 TBI 后脑缺血和缺氧常发生,使组织氧维持在临界值以上在现代 ICU 就非常重要了（图 6.3)[11]。TBI 后数分钟内,可能出现血液流动减少和氧气输送困难,因此早期监测和干预是非常重要的[12]。因为失去脑自我调节功能,可能发生物质需求和供应之间的不匹配或者不平衡。这些变化很可能存在于某个区域内,甚至全脑范围内[13]。由于葡萄糖、氧气和其他重要物质传递的严重减少,脑组织存在永久性损害的危险[7],造成有氧代谢转变成无氧代谢,导致离子稳态机制被破坏,钙离子内流入细胞内同时钾离子外流,引起广泛的神经元功能异常和水肿(图 6.1)。

SjvO₂

早在 20 世纪 80 年代初期,为了监测脑创伤后总体脑氧合的变化,人们实施了SjvO₂ 监测,在当时这种监测被认为是很有发展潜力的[14]。正常人群的SjvO₂ 平均值为 62%,减少到 50% 以下被认为是临界缺血,预后较差[15]。这种监测设备的广泛应用受到限制,因为存在操作中导管移位或定位偏差、校准误差（如光吸收),加之有限的时间内无法获得好的数据质量,并且难以检测脑氧合降低的所有原因[14,16-18]。在一些研究中,超过 50% 的测量出现错误,会导致很多研究中心放弃该方法。SjvO₂ 监测需要专业人员的持续监管。

PtiO₂

使用其他传感器可更直接地测量PtiO₂ 局灶性波动[19]。一种探针内的光学传感器检测可检测周围组织气体浓度和 pH 值变化引起的染料颜色变化。这种特殊设备的优点之一是除了能够检测氧气的浓度,同时还可检测二氧化碳浓度(PtiCO₂)、pH 值和温度[7]。另一种类型传感器组件中，有一个带有内含钾磷酸盐缓冲液的聚乙烯套管的微型 Clark 电极。氧张力与穿过银阳极和金包银阴极的电流相关联[5]。它的采样面积约 14mm²，是 Neurotrend 探针采样面积的 7 倍[19]。氧和联合氧-ICP 探针（Rehau Medic, Munchberg,德国）目前在欧洲已能获得。这种氧监测技术与 Neurotrend 系统相似,亦为光学荧光猝灭技术,其准确性类似于 Licox 系统。

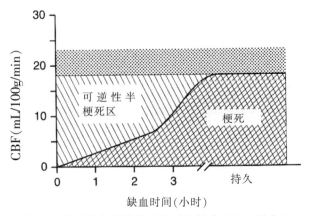

图 6.3 梗死与脑实质损伤的对比标准曲线。引自 Jones etal. *JNS* 1981;54:773-782.

pO₂ 的临界阈值

这些设备的氧张力临界阈值已经确定了。传感器获得的 pO₂ 值是一种由红细胞内到红细胞外的氧气弥散功能,它集成了邻近所有静脉和动脉血管的氧气张力[11]。装置放置后,将氧浓度增加 100% 时的反应可确认装置的敏感性[20]。使用 Neurotrend 时,PtiO₂ 持续在 20~25mmHg 的患者会有不良的预后[7]。使用 Licox 技术时,PtiO₂ 25~30mmHg 可在脑灌注压和 ICP 正常的 TBI 患者出现;但其值如位于 10~15mmHg,应被视为存在组织缺氧的风险;如果位于 5~10mmHg,则表明正在进入临界值或传感器工作异常。一些 TBI 患者可能 ICP 和 CPP 均正常,但是仍存在组织的局部缺氧。

在低临界阈值,需要采取提高 PtiO₂ 的措施[8,18]。在既往利用小型 Clark 电极的研究中,PtiO₂ 维持在正常为 TBI 患者的一项较好预后指标。van den Brink 等对 101 例非穿透性头部受伤并且 GCS≤8 的患者进行了研究,由 Licox 系统测量到低 PtiO₂ 幅度和持续时间是不良结果和死亡的独立预后指标。作者指出,该装置极少出现零点漂移,监测过程中数据可靠[21]。PtiO₂ 的持续降低与脑组织中乳酸的增加密切相关。

除了 PtiO₂ 外,如果监测大脑 pCO₂ 的变化,其值的迅速升高与 ICP 持续升高、呼吸窘迫和低血压相关。但是不能将脑 pCO₂ 和 pH 值等同于 PtiO₂ 与脑血流相关联[7,13]。

探头放置

将探头放在大脑何处一直存在争议。当探头放置在挫伤的脑组织时,增加吸入氧浓度(FiO₂)却不能增加PtiO₂,说明 CBF 太低,难以运送足够的氧[22]。将探头放置在脑梗死部位时,氧读数为 0 或接近于 0。因此,为了识别临界性 PtiO₂ 的变化,一些人建议,对于弥散性脑损伤将探头放置在额叶非损伤的白质,对于单侧脑损伤,则将探头放置在受影响的一侧脑组织[19,22]。

由于存在大脑不同区域测量数据的差异,局部因素(如小的出血)以及探头位置错误可能影响测量结果,常常需要行 CT 检查以分析探头位置[21,23,24]。就目前的知识水平,PtiO₂ 监测不能作为一种确定氧合临界阈值的独立监测技术,它还应与 ICP 监测相结合[11]。

市场对设备使用的影响

由于商业方面的原因,Neurotrend 传感器在市场上已不再销售,这说明了一个事实,虽然神经监测技术在临床实践中可能既准确又有用,如果没有产品的大量销售,一些小公司可能难以维系生产尖端微传感系统的费用。临床医生自身的保守和医院的采购系统又使上述问题复杂化。小公司启动赠款可能作为一种机制以帮助支付生产成本,直到新技术的吸收达到商业价值的标准为止。

CBF(激光多普勒血流仪、热扩散流探针)

激光多普勒血流仪(LDF)一般包含一个植入皮质下的光纤激光探头(直径 0.5~1.0mm),可测量由红细胞(RBC)运动诱导的反射激光频率变化。实时获得数据可监测血流的变化。获得的信号不是数值型的,只反映相对的变化。当应用氙 CT 校对 LDF 后,我们可获得确切的数据[9,25]。

热扩散流法(TDF)利用"Bowman"或"Carter"探头(Hemedex Inc.剑桥,马萨诸塞州,美国)测量。该方法通过热敏探头,分析脑组织内血液循环的热转移。两个热敏电阻位于探针尖端,一个加热到略高于大脑温度,另一个热敏电阻测量其温度。维持这种高温(大约高于脑组织温度 2℃)的能量跟周围邻近组织的脑血流成比例。用这种探针系统测量的局部 CBF 值和用氙气 CT 的测量值一样精确。探针需放置在白质的深部,而不是灰质,因为与灰质相比,白质的 CBF 更低、变异更小[白质内的 CBF 大约为 22mL/(100g·min);而灰质皮层是 80mL/(100g·min)]。这种传感器常常通过螺栓固定系统放置,开颅时也可放置 (如动脉瘤夹闭)。临床上对上述两种监测技术的接受非常缓慢,原因不明[26]。采用无创的方法来评价局部和大体脑血流量和氧合的问题有关的技术正在开发,也许在某一天替代 LDF 和 TDF。

通过 NIRS 无创监测脑氧含量

NIRS 最初是由 Jobsis 和 Chance 开创的,现已发展成一个新兴的方法可监测成人和儿童的脑氧合、脑血流量和脑血容量[27-31]。NIRS 的理论基础是近红外光具有在穿过生物组织时,可被生物组织内的成分(即水、脂类、细胞色素 C 氧化酶和血红蛋白的不同复合体等发色团)扩散和吸收的独特性。

在基本术语里,脑 NIRS 涉及光从发射源到接收器的传导。NIRS 非常适合新生儿,因为其颅骨和头皮半透明;但是对于成年人,因为颅骨和头皮很厚,其监测效果大打折扣。为了克服上述局限性,可使用反射模式 NIRS。发射器和接收器在头皮上相隔一段特定的距离,这样传导、反射和扩散的固定量的光可形成一个椭圆形的路径,其穿透的深度与发射器和检测器之间的距离是成比例的[32]。

基于吸收测量的设备

脱氧血红蛋白(Hb)和氧合血红蛋白(HbO₂)吸收光谱的波长为 700~900nm,这一数值长期用于测量血氧饱和度[29,33]。光学信号的衰减在普通红外线波长范围,当 Hb 吸收光谱波长在等吸收点(800nm)附近时,可准确测定 Hb 及 HbO₂ 的摩尔浓度、氧饱和度[29,34]。这可能因为在此光谱波长时,水和大多数发色团在本质上是透明的或者吸收特性变动不大[35]。

脑氧含量监测仪采用类似的技术来检测大脑血流中氧的含量。光学收发器成对地分别放置在前额部额叶皮层相对应的左右两侧。通常情况下,根据两个波长光信号的衰减情况来估计特定区域的血氧饱和度。两个发射探测器之间的距离应以尽可能多地从颅骨下脑组织中获取信号为宜。

虽然这些系统常被运用于心脏和血管(颈动脉)中,用来监测术中脑血流降低并可检测出脑内血肿,但它们在神经外科神经监测方面的应用并不理想。该系统有几个缺陷,其中最重要的是很难发现和提取光弥散引起的衰减[36]。头皮上的毛发都可能使测量复杂化,目前的系统只能用在如前额这些没有头发的区域。

迄今为止,只有少数报告描述了这种技术在手术室和 ICU 的潜在应用。Brawanski 等人描述了从 9 名 TBI 患者脑实质内氧探头测得的数据与 NIRS 测得的数据具有相关性[37]。Kirkpatrick 及其同事在颈动脉内膜剥脱术血管夹闭中发现,一旦脑血流恢复正常,由 NIRS 记录的脑氧含量变化也恢复正常[38]。同一组 TBI 患者中,其中 12 例中、重度 TBI 患者,应用 NIRS 记录的一些变量(如周围氧饱和度、颅内压及充血的降低)较 SjvO₂ 发现的频率增加[28]。

通过借鉴雷达和通讯应用技术及设备,人们已经发现了第一代脑氧饱和仪的一些缺点[33,39-42]。飞行时间或者时间延迟及多频或多波长相位调制方法已被应用,这些方法同人们所知在电信中广泛应用的时间分割多路(TDM)和波长分割多路(WDM)技术很相似。简言之,射频运载波被运用于透射光学信号,返回光信号的相移和衰减耦合可应用于解决散射与自主吸收。相移信息可用来解决图像的空间测量和构建问题[34]。未来的设备可能允许监测整个大脑持续的脑氧饱和度图像。虽然该领域重要的研究至少已有 10 年时间,但仍然没有基于这种技术的商业产品。

基于光弥散测量的设备

组织中的光弥散是由于组织内相邻物质和结构的折射率不同引起的。在 700~900nm 近红外的波谱中,散射是主要的结果,被认为有超过两个数量级的吸收值[33]。最近一项关于在啮齿类动物中,利用 NIR 弥散检测技术检测脑水肿的实验取得了有前景的结果[43]。运用 NIRS 信号,可直接显示脑组织中的光密度,并与实验过程中收集到的样本组织的比重及 ICP 的检测结果相比较。通过直接在脑实质内注射致水中毒,用于诱导脑水肿及颅内压增高。通过 NIRS 所测量的光密度与组织的比重是密切相关的:在脑组织水肿时,其值明显降低。

虽然这项工作目前仍在一个早期阶段,但在连续脑水肿检测方面却有着很好的前景。如果光密度不受血容量的影响,该技术还可用来鉴别细胞性脑水肿和血管充血性脑水肿。该方法仍有潜在的缺陷,包括甘露醇等溶液的影响,它的测量必须在原位测量,从实验室到临床的转化方面存在不确定性。尽管存在这些缺陷,但是该项工作是创新的,总有一天会对目前的脑实质内监测起到锦上添花的作用。

微透析

脑微透析(Microdialysis,MD)是 Meyerson 等人在 20 世纪 80 年代在运用毁损术治疗帕金森病之前研究脑部区域时首先应用于临床的[44]。它包括一个微细探头(直径 0.62mm)直接放入脑组织,与 ICP 和 PtiO2 探针通过一个共同的螺栓装置固定[45]。

将模拟细胞外液(ECF)以缓慢的速度通过探头灌注,使小于 20kDa 的物质通过透析膜进行物质转移,可获得持续的脑实质细胞外环境标本[5]。将取得的少量的透析液(60μL)传送到分析仪进行测量,使用高效液相色谱技术进行检测。微透析技术可用来识别和测量各种分子,包括葡萄糖、乳酸钾、丙酮酸、氧化亚氮、谷氨酸、甘油[46-48]。

测量的结果只代表细胞外分子的相对浓度,而不代表实际浓度,这样在不同的中心和不同的仪器进行数据比较的时候就会存在很大的困难[49]。其他的缺陷包括不能获得真正的实时信息、缺乏特异性的结果,还有在导管周围微环境取样方面的限制(如细胞水肿影响)[9,17,48,50]。尽管真正的在线系统已被发明,但是它们未能在日常使用。新设备,如 CMA600 和 ISCUS(CMA Micro dialysis,斯德哥尔摩,瑞典),已将底物的分析时间缩短到 1~2 小时[49,51]。

TBI 后可发生一系列的不良事件,诸如蛛网膜下隙出血(SAH)、卒中等。激发兴奋性氨基酸(EAA)释放和各种离子通道异常开放,造成钙离子内流和钾离子外流。Na/K-ATP 酶的失活和线粒体紊乱导致整体能源消耗、细胞结构分解,并从有氧代谢向无氧代谢转换[52](图 6.1)。

各种报告已记录了人类体内通过微透析产生的变化。临床不良事件(如 ICP 升高、低血压或缺氧)与 TBI 后透析液某些浓度的增加(乳酸、钾、兴奋性氨基酸-EAA)或是减少(葡萄糖)有着很大的关系[46,53-56]。Belli 及其同事指出,乳酸/丙酮酸比值和甘油水平升高,常在颅内压恶性增高之前出现;因此他们指出,生化衰竭应被早期诊断和发现[57]。神经科 ICU 所做的决策若完全基于微透析测量,虽然是可能的,但是并没有证明可影响临床预后或是护理计划。原因之一可能是由于样本采集与样本分析结果之间存在很长的时间延迟。

未来发展直接的电化学检测器,可实时对局部和系统信息进行分析。然而,对于这样一个系统的最佳分析物仍不清楚。具有较高的分子量(如100kDa)的脑微透析探针,在 TBI 及 SAH 等患者中的脑组织,可对某些蛋白质片段、小肽如细胞因子(IL-1、IL-6、趋化因子、淀粉样前体蛋白片段)等进行连续的测定[58]。这种技术的另一个潜在用途在于脑的药代动力学(药物浓度)的研究。

功能检测:GCS、脑电图/脑皮层电图、诱发电位、瞳孔计

GCS/神经系统的评估

急性脑损伤,如 TBI、SAH、卒中等,总体预后很大程度上取决于最初的神经系统检查情况。作为基本常识,如何评估患者意识、瞳孔变化及肢体运动对医务人员来说是非常重要的。第一位评估患者的,一般不是神经科的专家。因为患者可能只接受到很简单的检查就进行插管、镇静及应用肌松药物等,因此最初的体格检查要具有标准化和可解释性的术语。神经系统的评估是一个持续的过程,它可为脑损伤提供一套可靠的动态性信息。自从 1974 年 Teasdale 和 Jennett 首次提出 GCS 评分以来,它逐渐演变成评估患者意识水平的金标准。在脑外伤后神经系统的评估上,其他方法与 GCS 评分相比,也应具有简单性和重复性[5]。

监测癫痫的发作：脑电图

脑电图（EEG）是急性和亚急性 TBI 后，除 ICP 监测、脑血氧监测、CBF 监测外的重要辅助监测手段。因为其中亚临床/非部分癫痫发作的发病率可高达 17%~20%，肌松剂有可能掩盖运动型癫痫的表现[9,59,60]。EEG 的数据常被当作一个独立的预后指标和继发不可逆损伤发生前的一个重要干预提示[61,62]。间断的癫痫发作常常与 ICP 及通过微透析获得的乳酸/丙酮酸比值增高有关[63]，为了预防癫痫的发作，EEG 监测应该持续到患者的 ICP 恢复正常或脑血管的自动调节功能被重建为止。进行 TBI 患者的 EEG 监测的另一个好处，就是某些新型药物的疗效无需等待漫长的时间来确定（通常是 6~12 个月）。Vespa 及其同事在 UCLA 的医学中心，已完成了这项开创性工作的大部分。

新型的 EEG 连续监测仪更加小巧、便携，且还包含数据分析软件（例如可分析由微处理器芯片采集来的脑电波频率、振幅以及部位的详细信息），也就无需再配备一名专职的操作人员。最简单的 EEG 连续监测仪包括 2~4 根无创微电极（如脑电双频指数），可分析镇静的深度，报告是否存在癫痫发作，并找出与 GCS 评分一一对应的关系[64]。这种技术存在一个缺点，就是它不能明确显示大脑各部分的信息，必须要有更多的单位，要包括 8~14 个信道、10~12 根微电极，才能更有效地收集特定部分的信息，如 α、β、δ、θ 波在脑电图中的比例[61-63]。它可提供更多的信息、更多的单位、更可读的格式，甚至可用彩色光谱来表示脑组织各区域的活动，就像 PET 那样。

此技术的困难是长期运用这些干预措施是否会对患者的预后产生影响。到目前为止，在美国只有 6~7 家 ICU 是进行连续 EEG 监测的。

最近的一项关于神经营养因子 NNZ-1677 的临床试验已开始，使用具有抗癫痫效应的药物作为一个代理标记，应用连续 EEG 监测，并通过联网的 11 个中心汇总到 UCLA 的医学中心进行分析，旨在观察是否能够通过这种方法来达到"神经保护"试验目的。

皮层扩散性抑制与皮质脑电图

正如 Leao 之前所描述的，皮层扩散性抑制（Cortical Spreading Depression，CSD），包含一种波，在皮层传播中活动和波幅受到抑制，在脑灰质中传播缓慢，并且可运用脑皮层电图检测出来[66]。这种抑制常常伴随着短暂的离子平衡失调，当全身血流量减少时，脑内的血流量和氧含量会随之增加，并改变血液中葡萄糖和乳酸的含量。脑皮层电图（ECoG）的改变类似于发生梗死时周边区域的梗死周围去极化现象（Peri-infarct Depolarization，PID）[67-71]。PID 和 CSD 是不同的，然而，在这个过程中 PID 有助于阻止不可逆缺血性损伤的继续进展。同样，现在尚不明确 CSD 是否会隐藏一些长期效应，它可能会优先于某些事件发生（例如癫痫发作），在某些情况下，它甚至对受伤的脑组织有保护效应[71-73]。区分这两种现象是至关重要的。

CSD 的发生不是由于单一的机制。通过多种动物实验研究，表明有多种病因可能影响其发生，例如由细胞内液移到细胞外液中的钾离子及谷氨酸的浓度[74]。当患者受凉或发热时，CSD 的发生率将显著增高。尽管针对这一概念进行了 60 余年的动物实验工作，但直到最近才证实，在 TBI 后的患者中很多都存在 CSD，尤其年轻患者多见[69,74,75]。能够记录 TBI 这些高频率皮质抑制的能力，依赖于在以额叶为标准对照区域而制定 ECoG 电图监测设备的能力，这些对照结果通常来源于损伤以外的区域[69,72,75,76]。

Fabricius 等人调查与扩散性抑制共存的急性脑损伤引起的抑郁症和癫痫发生率[72]。54 个患者被纳入研究，在开颅位置内放置 6 个导条状电极。有 19 个出现 CSD，并且 19 人中的 8 人被记录到同时出现癫痫发作和 CSD。这 19 例患者中，有 3 例在癫痫之前突然出现 CSD，这预示着 CSD 有预兆癫痫发作的能力；然而，这些观察并不一致。这些病例中，只有 1 例癫痫被临床监测到。关于两者共同发生现象，有必要进行更多的研究。

由于在动物实验中，CSD 及 PID 会随着 N-甲基-D-天冬氨酸（NMDA）受体抑制而减弱，监测患者的这些变化可能在将来为我们提供一个重要的选择工具，使患者在治疗中受益[75]。

有创性监测技术：ECoG

ECoG 对于 CSD 患者的监测是一种有创的监测手段。在手术过程中，ECoG 的记录电极一般放置在损伤脑组织附近的大脑皮层上（图 6.4）。这个记录电极附近的其他监控，通常还包括 PtiO$_2$ 和颅内压力传感器。相关数据收集后可即时被储存，并可同时利用软件进行离线分析。应用单个线性电极片，监测结束后可方便地撤除。

瞳孔计

神经系统评估中有潜力成为自动化的一个方面是瞳孔检查。瞳孔评估在重度 TBI 的预后、脑疝和

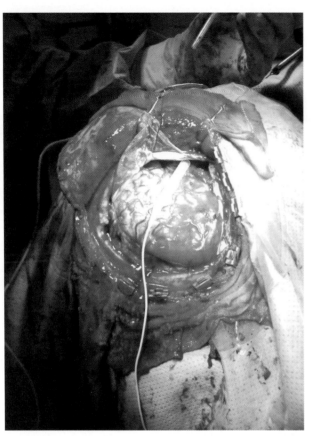

图 6.4 ECoG 记录电极放在脑组织损伤处附近，监测皮层电活动。（见彩图）

颅内压血肿导致的神经功能缺失的评测中起重要作用[77-80]。神经瞳孔指数（NPi）是来源于健康指标的、基于瞳孔指数的一个客观指标。该监测设备包括一个手持数码相机或有自动轨道和分析瞳孔动力学的瞳孔计（Neur Optics Inc., San Clemente, 加拿大）。

这一技术有可能减少以后观察瞳孔变化的主观因素，减少观察者间的差异性。结果会存储在内部设备的内存上，也可投射到一个液晶显示器上。这是科技在 ICP 监测方面可能提供的一个关于异常变化的早期警告，它不需通过手工测量瞳孔直径来实现。更重要的是，可较早采取临床措施防止 ICP 增高引起脑灌注压的减少和细胞死亡。

神经监测的新技术：生物标记物、纳米技术、微电子技术、无线监测技术

生物标记物：在大脑内寻找肌钙蛋白当量

当前流行术语"生物标记"对不同用户有着不同内涵。在 ICU/神经科学领域，它表示一种能代表器官预后或功能的物质或参数。生物标记物应能预测结果，并能修正以便描述患者的器官功能，例如 CD4/

病毒载体水平对于艾滋病的意义和肌钙蛋白对于心脏病学的意义。不过到目前为止，还没有已被证明的"大脑生物标记"。

生物标记物对于临床医生评估 TBI 患者器官损伤及细胞、器官和系统损害的相关机制有重要意义，有助于未来开发相关药物，并且当发生不良事件时提醒并指导医护人员采取进一步的处理措施[83,84]。类似于心肌钙蛋白对心肌损伤是特异性的，理想的神经生物标记也应是可获取的，对神经系统有特异性，可发现继发性损害的进展情况，并且能预测结果[85,86]。它还应在损伤后立即于血液或脑脊液中出现[85]。血清生物标志物的优势是取样方便，较脑脊液取样感染的机会更少，并且其释放更早[87]。例如，细胞因子如白细胞介素–6（IL-6）、白细胞介素–1（IL-1）、肿瘤坏死因子（TNF）和 TGF-β，在损伤后 48 小时血液浓度最高[48]。其他潜在的生物标志物，包括脑特异性肌酸激酶（CK）、胶质纤维酸性蛋白（GFAP）、乳酸脱氢酶（LDH）、髓鞘碱性蛋白（MBP）、神经元特异性烯醇化酶（NSE）、S100β 和一系列碎裂产物（SBP 120）[85]。

在第 9 章，Wang、Papa 和 Hayes 详细概述了潜在的生物标志物。

酶联免疫吸附试验也能应用于大脑吗？

被选择的生物标记或者多种生物标记的产品可能包括酶联免疫吸附试验（ELISA）或者电化学检测系统，无论是在床旁还是在战场，这些产品可完成廉价、迅速、系列地测量。美国军方已投入重金研究设计生产出一种仅有手机大小、可部署于战场救护的生物标记检测装置。

电子技术和微传感器技术一直是神经监测技术发展的限制因素。最近，在计算机内存技术、微处理器的处理速度、微电子和微循环/免疫学链接技术已取得了很大的进展，这些进步已在微透析技术方面取得了"量子飞跃"式的进步，如 ELISA 技术和蛋白质微量检验技术。使"关注点检验"的概念（POCT）发生了革命性的变化，可能在不久的将来，ICU 的日常抽血化验会被淘汰。这些技术还需要与神经电生理技术整合，但是已经对脑脊液或者微透析液的持续 ELISA 检测提供可能，利用一簇生物标记物来检测早期脑损伤如脑凋亡，从而提供新的方法来治疗或预防这种损伤。

纳米技术、微处理和长期计划

纳米技术由于它们较小的纳米级尺寸，可为人们提供具有新的改良物理、化学、生物特性的物质和系统[88]。

这些物质的尺寸范围在 10~100nm 内[89]。这意味着我们要在分子或原子级水平调控。在这个水平上，量子力学效应有可能会导致这些结构不同于宏观物质的特性。

理论预测纳米结构将能引起分子水平的电子学计算，能够使整合的回路在低耗能的理论极限附近工作，从而可能生产最小最快的电子设备。在过去 10 年里，政府和企业已资助纳米级处理设备的重大研发（微/纳米电机械系统或 MEMS / NEMS），可预测电子和计算机工业将首先获利。第一个商业化产品即将出现，例如第一代纳米级计算机内存、磁随机存取存储器（MRAM）；按照法国 Crocus Technology of Grenoble 公司的说法，该设备在 2011 年已批量生产。MRAM 技术基于磁通道结合技术，有可能生产出低能耗、低功率、速度极快的内存设备。

虽然从 20 世纪 70 年代以来电子和计算机原件和设备取得了很大的进展，但是用于监测大脑的传感器进展相对缓慢。纳米结构，例如纳米电缆、碳纳米管、量子点等将会使神经监测系统取得根本的进展。纳米级的传感器可用于监测单个细胞，例如神经元以及医学上很重要的分子、蛋白和 DNA。小而快的电子设备能以有用的图解方式来分析和显示从这些传感器获得的信息。

纳米电缆和神经学研究

在神经病学研究中，纳米电缆可用于构建多巴胺感受器，以便在体内应用于可植入性 DBS 刺激电极[90]。另一项非常有趣的进展是，麻省理工学院的工作人员已申请了一项导管概念的专利，该导管可通过众所周知的介入神经放射技术植入大脑。一旦放置到位，无数包含在导管内的多聚纳米电缆可延伸和漂浮进大脑的微血管结构。就位后，纳米电缆将能监测毛细血管壁附近的神经元的电活动，产生的信号可形成单个神经元水平的一种"超级脑电图"（Super EEG）。这个理念似乎是很合理的，因为纳米电缆将是毛细血管的 1/100~1/20 倍，不会影响血流或气体/营养物质交换。虽然这种技术存在很多挑战，例如需要排除电噪声的影响，在引入和固定纳米电缆上存在一定困难，但这种设备将成为神经监测技术的革命。

未来神经科学 ICU 的设计："超级 DOCS"、中央控制台、数据选择和整合方法挑战（信息过载、无线系统、电子语言和工业影响）

微芯片技术的进步非常迅速，这些进步将为神经重症监测提供更加精细的数据获取、处理、存储技术。

未来的 ICU 可能是一个控制台操控系统，一个主要医生可在这个系统中充当"空中交通管制员"；他可持续获得所有的数据，可在远程控制中心通过无线系统进行决策和治疗措施，甚至在不同的医院或城市[91]。在美国加利福尼亚州中部，可使较小的"二级"医院持续正常运转，可通过远程医疗系统同远程重症监护专家进行联系。连接的药物、设备组成的"智能系统"，甚至可自动执行某些功能。例如在出现癫痫活动时，自动给予苯二氮䓬类药物、疏通 ICP 装置，或者在 ICP 增高时，给予甘露醇等[92]。在该系统获得普遍应用之前，还有许多障碍。

企业的角色

企业是某些概念是否能够获得财政资助或市场化生产的一个主要推动力，而且交叉学科的进展，例如计算机工业微处理器的进展，可转化为新的下游医学设备的发展，产品是不断发展和替代的。神经科学公司"三大巨头"（即 Integra Neuroscience-Plainsboro, NJ, Medtronic-Goleta, CA, Codman-Raynham, MA）是神经重症监护新概念整合和商业化的"瓶颈"。还有很多未来的设想没有获得大量生产的财政资助。

正如 Mayevsky 和 Chance 的文献所描述的那样[93]，在神经科 ICU，未被普遍应用的一个概念是对烟酰胺腺嘌呤二核苷酸（NADH）氧化和还原状态的监测；这些概念获得财政启动的其他途径，包括小型商业创新研究（SBIR）的资助，该计划是由美国国立卫生研究院（NIH）创办的，专门为资助小型企业，以刺激生物医学研究领域的技术创新[94]。

小结

神经监测领域是不断延伸和发展的。本文回顾了过去、现在和将来应用于 TBI 监护的技术。在某项概念获得财政资助并取得主流应用方面，企业起到了很大的作用。未来的监测器必须提供确切的、在线的、特异的信息，收集到的信号将有利于理解 TBI 的机制，设计更精细的临床试验，研发更好的药物，并有助于改善患者的预后。在最近的几年，更多有前景的技术被使用，包括生物标记、CSD 监测设备及通过 NIRS 获得的总体血氧饱和度分析。

现代社会给予我们强大的研发环境，对于我们所有工作在神经重症监护领域的人有明确的挑战。我们需要提出新的理念并与企业密切合作，使神经监测技术进一步发展，从而提高患者的预后水平。

（钮 竹 刘 锐译）

参考文献

1. Selassie AW, Zaloshnja E, Langlois JA, et al. Incidence of long-term disability following traumatic brain injury hospitalization, United States, 2003. *J Head Trauma Rehabil* 2008;23(2):123–31.

2. Rutland-Brown W, Langlois JA, Thomas KE, Xi YL. Incidence of traumatic brain injury in the United States, 2003. *J Head Trauma Rehabil* 2006;21(6):544–8.

3. Langlois JA, Rutland-Brown W, Wald MM. The epidemiology and impact of traumatic brain injury: a brief overview. *J Head Trauma Rehabil* 2006;21(5): 375–8.

4. Finkelstein E, Corso PS, Miller TR. *The Incidence and Economic Burden of Injuries in the United States.* Oxford: Oxford University Press; 2006.

5. Reilly P, Bullock R. *Head Injury: Pathophysiology and Management*, 2nd ed. London: Hodder Arnold; 2005.

6. Teasdale G, Jennett B. Assessment of coma and impaired consciousness. A practical scale. *Lancet* 1974;2(7872):81–4.

7. Zauner A, Doppenberg E, Soukup J, et al. Extended neuromonitoring: new therapeutic opportunities? *Neurol Res* 1998;20(Suppl 1):S85–90.

8. Guidelines for the management of severe traumatic brain injury. *J Neurotrauma* 2007;24 (Suppl 1):S1–106.

9. Gupta AK, Bullock MR. Monitoring the injured brain in intensive care: present and future. *Hosp Med* 1998;59(9):704–13.

10. Czosnyka M, Czosnyka Z, Pickard JD. Laboratory testing of three intracranial pressure microtransducers: technical report. *Neurosurgery* 1996;38(1):219–24.

11. Mazzeo AT, Bullock R. Monitoring brain tissue oxymetry: will it change management of critically ill neurologic patients? *J Neurol Sci* 2007;261(1–2):1–9.

12. Bouma GJ, Muizelaar JP, Bandoh K, Marmarou A. Blood pressure and intracranial pressure-volume dynamics in severe head injury: relationship with cerebral blood flow. *J Neurosurg* 1992;77(1):15–9.

13. Doppenberg EM, Zauner A, Bullock R, et al. Correlations between brain tissue oxygen tension, carbon dioxide tension, pH, and cerebral blood flow – a better way of monitoring the severely injured brain? *Surg Neurol* 1998;49(6):650–4.

14. Sheinberg M, Kanter MJ, Robertson CS, et al. Continuous monitoring of jugular venous oxygen saturation in head-injured patients. *J Neurosurg* 1992;76(2):212–7.

15. Robertson C. Desaturation episodes after severe head injury: influence on outcome. *Acta Neurochir Suppl (Wien)* 1993;59:98–101.

16. Siggaard-Andersen O, Fogh-Andersen N, Gothgen IH, Larsen VH. Oxygen status of arterial and mixed venous blood. *Crit Care Med* 1995;23(7):1284–93.

17. Sarrafzadeh AS, Kiening KL, Unterberg AW. Neuromonitoring: brain oxygenation and microdialysis. *Curr Neurol Neurosci Rep* 2003; 3(6):517–23.

18. Kiening KL, Unterberg AW, Bardt TF, Schneider GH, Lanksch WR. Monitoring of cerebral oxygenation in patients with severe head injuries: brain tissue PO2 versus jugular vein oxygen saturation. *J Neurosurg* 1996;85(5):751–7.

19. Lang EW, Mulvey JM, Mudaliar Y, Dorsch NW. Direct cerebral oxygenation monitoring – a systematic review of recent publications. *Neurosurg Rev* 2007;30(2): 99–106; discussion 107.

20. Scheufler K. Tissue oxygenation and capacity to deliver O2: do the two go together? *Transfus Apheresis Sci* 2004;31:45–54.

21. van den Brink WA, van Santbrink H, Steyerberg EW, et al. Brain oxygen tension in severe head injury. *Neurosurgery* 2000;46(4):868–76; discussion 876–8.

22. Sarrafzadeh AS, Kiening KL, Bardt TF, et al. Cerebral oxygenation in contusioned vs. nonlesioned brain tissue: monitoring of PtiO2 with Licox and Paratrend. *Acta Neurochir Suppl* 1998;71:186–9.

23. van den Brink WA, Haitsma IK, Avezaat CJ, et al. Brain parenchyma/pO2 catheter interface: a histopathological study in the rat. *J Neurotrauma* 1998;15(10):813–24.

24. Lubbers DW, Baumgartl H, Zimelka W. Heterogeneity and stability of local PO2 distribution within the brain tissue. *Adv Exp Med Biol* 1994;345:567–74.

25. Carter LP, Weinand ME, Oommen KJ. Cerebral blood flow (CBF) monitoring in intensive care by thermal diffusion. *Acta Neurochir Suppl (Wien)* 1993;59:43–6.

26. Vajkoczy P, Roth H, Horn P, et al. Continuous monitoring of regional cerebral blood flow: experimental and clinical validation of a novel thermal diffusion microprobe. *J Neurosurg* 2000;93(2): 265–74.

27. McCormick PW, Stewart M, Goetting MG, et al. Noninvasive cerebral optical spectroscopy for monitoring cerebral oxygen delivery and hemodynamics. *Crit Care Med* 1991;19(1):89–97.

28. Kirkpatrick PJ, Smielewski P, Czosnyka M, Menon DK, Pickard JD. Near-infrared spectroscopy use in patients with head injury. *J Neurosurg* 1995;83(6): 963–70.

29. Brazy JE. Cerebral oxygen monitoring with near infrared spectroscopy: clinical application to neonates. *J Clin Monit* 1991;7(4):325–34.

30. Jobsis FF. Noninvasive, infrared monitoring of cerebral and myocardial oxygen sufficiency and circulatory parameters. *Science* 1977;198(4323):1264–7.

31. McCormick PW, Stewart M, Goetting MG, Balakrishnan G. Regional cerebrovascular oxygen saturation measured by optical spectroscopy in humans. *Stroke* 1991;22(5):596–602.

32. Germon TJ, Evans PD, Manara AR, *et al.* Sensitivity of near infrared spectroscopy to cerebral and extra-cerebral oxygenation changes is determined by emitter detector separation. *J Clin Monit Comput* 1998;14(5):353–60.

33. Chance B, Cope M, Gratton E, Ramanujam N, Tromberg B. Phase measurement of light absorption and scatter in human tissues. *Rev Sci Instrum* 1998;69(10):3457–81.

34. Chance B, Nioka S, Zhao Z. A wearable brain imager. *IEEE Eng Med Biol Mag* 2007;26(4):30–7.

35. Izzetoglu M, Bunce SC, Izzetoglu K, Onaral B, Pourrezaei K. Functional brain imaging using near-infrared technology. *IEEE Eng Med Biol Mag* 2007;26(4):38–46.

36. Kytta J, Ohman J, Tanskanen P, Randell T. Extracranial contribution to cerebral oximetry in brain dead patients: a report of six cases. *J Neurosurg Anesthesiol* 1999;11(4):252–4.

37. Brawanski A, Faltermeier R, Rothoerl RD, Woertgen C. Comparison of near-infrared spectroscopy and tissue p(O2) time series in patients after severe head injury and aneurysmal subarachnoid hemorrhage. *J Cereb Blood Flow Metab* 2002;22(5):605–11.

38. Kirkpatrick PJ, Smielewski P, Whitfield PC, *et al.* An observational study of near-infrared spectroscopy during carotid endarterectomy. *J Neurosurg* 1995;82(5):756–63.

39. Hueber DM, Franceschini MA, Ma HY, *et al.* Non-invasive and quantitative near-infrared haemoglobin spectrometry in the piglet brain during hypoxic stress, using a frequency-domain multidistance instrument. *Phys Med Biol* 2001;46(1):41–62.

40. Tu T, Chen Y, Zhang J, Intes X, Chance B. Analysis on performance and optimization of frequency-domain near-infrared instruments. *J Biomed Opt* 2002;7(4):643–9.

41. Chen Y, Tailor DR, Intes X, Chance B. Correlation between near-infrared spectroscopy and magnetic resonance imaging of rat brain oxygenation modulation. *Phys Med Biol* 2003;48(4):417–27.

42. Chance B, Ma HY, Nioka S. Quantitative brain tissue oximetry, phase spectroscopy and imaging the range of homeostasis in piglet brain. *Adv Exp Med Biol* 2003;530:13–8.

43. Gill AS, Rajneesh KF, Owen CM, *et al.* Early optical detection of cerebral edema in vivo. *J Neurosurg* 2011;114(2):470–7.

44. Meyerson BA, Linderoth B, Karlsson H, Ungerstedt U. Microdialysis in the human brain: extracellular measurements in the thalamus of parkinsonian patients. *Life Sci* 1990;46(4):301–8.

45. Sarrafzadeh AS, Sakowitz OW, Callsen TA, Lanksch WR, Unterberg AW. Bedside microdialysis for early detection of cerebral hypoxia in traumatic brain injury. *Neurosurg Focus* 2000;9(5):e2.

46. Reinert M, Khaldi A, Zauner A, *et al.* High level of extracellular potassium and its correlates after severe head injury: relationship to high intracranial pressure. *J Neurosurg* 2000;93(5):800–7.

47. Khaldi A, Zauner A, Reinert M, Woodward JJ, Bullock MR. Measurement of nitric oxide and brain tissue oxygen tension in patients after severe subarachnoid hemorrhage. *Neurosurgery* 2001;49(1):33–8; discussion 38–40.

48. Bullock MR, Doppenberg E, Zauner A, Young H. New techniques for multi-modality monitoring of the injured brain: opportunities for therapy? *Jap Journal Int Crit Care Med* 1997;9(11):1295–300.

49. Johnston AJ, Gupta AK. Advanced monitoring in the neurology intensive care unit: microdialysis. *Curr Opin Crit Care* 2002;8(2):121–7.

50. Meixensberger J, Kunze E, Barcsay E, Vaeth A, Roosen K. Clinical cerebral microdialysis: brain metabolism and brain tissue oxygenation after acute brain injury. *Neurol Res* 2001;23(8):801–6.

51. Zauner A, Doppenberg E, Woodward JJ, *et al.* Multiparametric continuous monitoring of brain metabolism and substrate delivery in neurosurgical patients. *Neurol Res* 1997;19(3):265–73.

52. Mathew P, Gentleman D, Bullock MR. Brain monitoring in severe head injury: a practical guide. *Trauma* 1999;1:105–14.

53. Bullock R, Zauner A, Woodward JJ, *et al.* Factors affecting excitatory amino acid release following severe human head injury. *J Neurosurg* 1998;89(4):507–18.

54. Bullock R, Zauner A, Myseros JS, *et al.* Evidence for prolonged release of excitatory amino acids in severe human head trauma. Relationship to clinical events. *Ann N Y Acad Sci* 1995;765:290–7; discussion 8.

55. Persson L, Hillered L. Chemical monitoring of neurosurgical intensive care patients using intracerebral microdialysis. *J Neurosurg* 1992;76(1):72–80.

56. Hutchinson PJ, al-Rawi PG, O'Connell MT, *et al.* On-line monitoring of substrate delivery and brain metabolism in head injury. *Acta Neurochir Suppl* 2000;76:431–5.

57. Belli A, Sen J, Petzold A, *et al.* Metabolic failure precedes intracranial pressure rises in traumatic brain injury: a microdialysis study. *Acta Neurochir (Wien)* 2008;150(5):461–9; discussion 70.

58. Hillman J, Aneman O, Anderson C, *et al.* A microdialysis technique for routine measurement of macromolecules in the injured human brain. *Neurosurgery* 2005;56(6):1264–8; discussion 1268–70.

59. Vespa P. Continuous EEG monitoring for the detection of seizures in traumatic brain injury, infarction, and intracerebral hemorrhage: "to detect and protect". *J Clin Neurophysiol* 2005;22(2):99–106.

60. Vespa PM, Nuwer MR, Nenov V, *et al.* Increased

incidence and impact of nonconvulsive and convulsive seizures after traumatic brain injury as detected by continuous electroencephalographic monitoring. *J Neurosurg* 1999;91(5):750–60.

61. Hebb MO, McArthur DL, Alger J, *et al*. Impaired percent alpha variability on continuous electroencephalography is associated with thalamic injury and predicts poor long-term outcome after human traumatic brain injury. *J Neurotrauma* 2007;24(4):579–90.

62. Vespa PM, Boscardin WJ, Hovda DA, *et al*. Early and persistent impaired percent alpha variability on continuous electroencephalography monitoring as predictive of poor outcome after traumatic brain injury. *J Neurosurg* 2002;97(1):84–92.

63. Vespa PM, Miller C, McArthur D, *et al*. Nonconvulsive electrographic seizures after traumatic brain injury result in a delayed, prolonged increase in intracranial pressure and metabolic crisis. *Crit Care Med* 2007;35(12):2830–6.

64. Paul D, Rao G. Correlation of bispectral index with Glasgow coma score in mild and moderate head injury. *J Clin Monit Comput* 2006;20:399–404.

65. Wallace BE, Wagner AK, Wagner EP, McDeavitt JT. A history and review of quantitative electroencephalography in traumatic brain injury. *J Head Trauma Rehab* 2001;16(2):165–90.

66. Leao A. Spreading depression of activity in cerebral cortex. *J Neurophysiol* 1944;7:359–90.

67. Hopwood SE, Parkin MC, Bezzina EL, Boutelle MG, Strong AJ. Transient changes in cortical glucose and lactate levels associated with peri-infarct depolarisations, studied with rapid-sampling microdialysis. *J Cereb Blood Flow Metab* 2005;25(3):391–401.

68. Lauritzen M, Jorgensen MB, Diemer NH, Gjedde A, Hansen AJ. Persistent oligemia of rat cerebral cortex in the wake of spreading depression. *Ann Neurol* 1982;12(5):469–74.

69. Strong AJ, Fabricius M, Boutelle MG, *et al*. Spreading and synchronous depressions of cortical activity in acutely injured human brain. *Stroke* 2002;33(12): 2738–43.

70. Hossman K. Periinfarct depolarizations. *Cerebrovasc Brain Metab Rev* 1996;8:195–208.

71. Kraig RP, Nicholson C. Extracellular ionic variations during spreading depression. *Neuroscience* 1978;3(11):1045–59.

72. Fabricius M, Fuhr S, Willumsen L, *et al*. Co-occurrence of spreading depression and seizures after acute brain injury. *Clin Neurophysiol* 2008;119(9):1973–84.

73. Busch E, Gyngell M, Elis M, Hoehn Berlage M, Hossman K. Potassium-induced cortical spreading depressions during focal cerebral ischemia in rats: contribution to lesion growth assessed by diffusion-weighted NMR and biochemical imaging. *J Cereb Blood Flow Metab* 1996;16:1090–9.

74. Martins-Ferreira H, Nedergaard M, Nicholson C. Perspectives on spreading depression. *Brain Res Rev* 2000;32(1):215–34.

75. Fabricius M, Fuhr S, Bhatia R, *et al*. Cortical spreading depression and peri-infarct depolarization in acutely injured human cerebral cortex. *Brain* 2006;129(Pt 3):778–90.

76. Mayevsky A, Doron A, Manor T, *et al*. Cortical spreading depression recorded from the human brain using a multiparametric monitoring system. *Brain Res* 1996;740(1–2):268–74.

77. Chesnut RM, Gautille T, Blunt BA, Klauber MR, Marshall LE. The localizing value of asymmetry in pupillary size in severe head injury: relation to lesion type and location. *Neurosurgery* 1994;34(5):840–5; discussion 845–6.

78. Andrews BT, Pitts LH. Functional recovery after traumatic transtentorial herniation. *Neurosurgery* 1991;29(2):227–31.

79. Braakman R, Gelpke GJ, Habbema JD, Maas AI, Minderhoud JM. Systematic selection of prognostic features in patients with severe head injury. *Neurosurgery* 1980;6(4):362–70.

80. Sakas DE, Bullock MR, Teasdale GM. One-year outcome following craniotomy for traumatic hematoma in patients with fixed dilated pupils. *J Neurosurg* 1995;82(6):961–5.

81. Hults KN, Knowlton SL, Oliver JW, Wolfson T, Gamst A. A study of pupillary assessment in outpatient neurosurgical clinics. *J Neurosci Nurs* 2006;38(6): 447–52.

82. Litvan I, Saposnik G, Maurino J, *et al*. Pupillary diameter assessment: need for a graded scale. *Neurology* 2000;54(2):530–1.

83. Ingebrigtsen T, Romner B. Biochemical serum markers of traumatic brain injury. *J Trauma* 2002;52(4):798–808.

84. Narayan RK, Michel ME, Ansell B, *et al*. Clinical trials in head injury. *J Neurotrauma* 2002;19(5):503–57.

85. Pineda JA, Wang KK, Hayes RL. Biomarkers of proteolytic damage following traumatic brain injury. *Brain Pathol* 2004;14(2):202–9.

86. Antman EM, Tanasijevic MJ, Thompson B, *et al*. Cardiac-specific troponin I levels to predict the risk of mortality in patients with acute coronary syndromes. *New Engl J Med* 1996;335(18):1342–9.

87. Hergenroeder G, Redell JB, Moore AN, *et al*. Identification of serum biomarkers in brain-injured adults: potential for predicting elevated intracranial pressure. *J Neurotrauma* 2008;25(2):79–93.

88. Leary SP, Liu CY, Yu C, Apuzzo ML. Toward the emergence of nanoneurosurgery: part I – progress in nanoscience, nanotechnology, and the comprehension of events in the mesoscale realm. *Neurosurgery*

2005;57(4):606–34; discussion 634.

89. Lakhtakia A. *Nanometer Structures: Theory, modeling, and simulation*. Bellingham, WA: SPIE Press; 2004.

90. Varadan V.K. *Nanosensors, Microsensors, and Biosensors and Systems 2007: 21–22 March, 2007, San Diego, California, USA*. Bellingham, WA: SPIE; 2007.

91. Elder JB, Liu CY, Apuzzo ML. Neurosurgery in the realm of 10(-9), Part 2: applications of nanotechnology to neurosurgery–present and future. *Neurosurgery* 2008;62(2):269–84; discussion 284–5.

92. Gomez EJ, Hernando Perez ME, Vering T, *et al.* The INCA system: a further step towards a telemedical artificial pancreas. *IEEE Trans Inf Technol Biomed* 2008;12(4):470–9.

93. Mayevsky A, Chance B. Oxidation-reduction states of NADH in vivo: from animals to clinical use. *Mitochondrion* 2007;7(5):330–9.

94. Etzler K, Goodnight J. Small Business Innnovation Research (SBIR) and Small Business Technology Transfer (STTR) programs. http://grants.nih.gov/grants/funding/sbirs. Bethesda 2007; Available from: http://grants.nih.gov/grants/funding/sbirs.

第 7 章　微透析监测 TBI 神经化学改变的潜在应用和局限性

Lars Hillered, Per Enblad

引言

目前,创伤性脑损伤(TBI)成为全球性的公共健康问题,是工作人口致残或过早死亡的首要原因,同时也是日益老龄化人口要面对的主要健康问题[1,2]。TBI 被用来命名人体最复杂的器官所发生的最复杂疾病。这一概念反映了受伤者在病理生理学上的巨大差异性。这种差异性取决于早期机械损伤的性质和继发性脑损伤对神经功能的影响以及受伤者伤前的身体素质和自身遗传因素。很大程度上,正是由于这种个体差异,导致了在以往进行的大多数神经保护药物临床试验失败[3,4]。虽然格拉斯哥昏迷评分(GCS)被广泛认可,但仅使用这种评分来评价患者病情导致了巨大差异。为解决这一问题,国际研究团队已开始制定一种新型的分类体系,以便评估 TBI 患者[5]。其基本理念是构建一种基于病理生理学的多维分类标准,把临床、神经影像、生物标志物、神经功能等因素包含其中。这种观点基于的假设是,具有相似病理解剖学特点的损伤也具有相似的病理生理学机制,因此可采用相同的治疗措施。

在过去 150 年中,TBI 所导致的死亡率正逐渐下降[6]。有证据显示,在过去的数十年中,专业的神经重症监护(Neurointensive Care,NIC)有效降低了 TBI 的死亡率,并显著改善了治疗效果[7,8]。表 7.1 所列出的一些研究范围可帮助 NIC 的进一步完善,从而使 TBI 得到更好的治疗结果。

在以下一些领域中,生物标志物将在今后的 NIC 中起到重要作用。

- TBI 病理生理学的分类(例如轴突损伤)
- 监测次级损伤机制,并确认治疗结果
- 神经保护药物(即原理论证、替代终点)和治疗指南的进展
- 对治疗结果的预测和神经康复

在 20 世纪 90 年代早期,脑微透析(Cerebral Microdialysis,MD)作为一种神经化学物质监测工具被应用到神经重症监护中。脑脊液(Interface Fluid,ISF)构成了神经血管中神经细胞的重要接触面[10]。MD 可用来测量脑脊液中的神经化学物质改变。因此,ISF 中的神经化学信号可反映毛细血管微环境、脑细胞和免疫系统之间的相互影响。在 NIC 中使用 MD 技术可监测到特有的神经化学信息。不断发展的 MD 技术可在伤者脑组织中直接进行蛋白质标记物的抽样。

本章目的是探讨微透析技术(采用高低截留分子量 MWCO 膜导管)近期在各方面的研究进展,并指出这种方法在 NIC 中的应用前景和局限性。由于引文的数量限制,参考文献中包含许多综述文献,而不是原始文献。

低分子量截留微透析在神经重症监护中的应用前景

这种传统的微透析技术以采集低分子量生物标志物为目标,比如葡萄糖、乳酸盐、丙酮酸盐、谷氨酸盐、甘油及尿素等。通常使用一种标示截留量为 20kDa 的微透析膜。基本原理是,ISF 和 MD 腔之间以扩散为动力的转运,实际上并无液体转运。

代谢监测

通过专用的床旁分析仪器,神经重症监护治疗条

表 7.1　未来改善 TBI 神经重症监护的关键科学发现

监控脑损伤过程和颅内动力学改变	二次损伤机制的生物标志物 细化/新的神经影像方法 颅内顺应性和自动调节状态
药理学神经保护	二次损伤机制的药物阻断 药物刺激修复功能
神经修复	轴突再生 神经生长/干细胞治疗 神经康复/可塑性

件下,低截留分子量微量透析可用于监测能量代谢的微小变化(葡萄糖、乳酸盐、丙酮酸盐、乳酸盐/丙酮酸盐比;LPR)、兴奋性毒性(谷氨酸盐)、膜磷脂降解/氧化应激(甘油)和尿素代谢(M Dialysis AB,Solna,瑞典)。很多综述都探讨了这一方法,本文引用了最近的几篇[11-17]。本综述还讨论了神经重症监护治疗研究中对许多其他低分子量生物标志物的采集。

TBI 后的缺血性能量代谢风险

基于 Graham 及其同事在 20 世纪 70 年代的工作成果,缺血已被认定为重度 TBI 的一个重要组成部分。这一概念来自于重度 TBI 患者的尸体解剖数据[18]。颅高压和低灌注压可引起继发性脑缺血。为了防止脑损伤的持续进展,在 NIC 治疗中,已经对此做了很多的工作。为了确认脑缺血中的微量透析标志物,已进行了很多研究,如正电子发射断层扫描(PET),特别是 LPR,作为一种灵敏度高、特异性强的缺血标志物[19,20]已得到认可。LPR 的另一优势是可作为一种定量指标,不受微透析导管提取效率的影响[21]。通过大量验证性研究,发现了脑缺血中多项微透析标志物的变化具有典型模式,如表 7.2 所示[14]。

TBI 后的非缺血性能量代谢风险

近年来,研究者们日益认识到 TBI 后神经化学变化的复杂性。随着多模式监测和神经影像检查的结合使用,非缺血性能量代谢风险作为一个新观念已经出现[22]。Houston 以及 UCLA 研究团队的研究采用 MD-LPR 作为替代终点标志物。他们的研究结果显示,根据脑组织血样定量法和 PET 测定的无缺氧/缺血条件下的 LPR 水平(LPR 为 30~40)较高。出人意料的是,这种高水平 LPR 常见于 TBI 之后[23,24]。很明显,这种 LPR 水平升高常以丙酮酸盐水平接近或略低于临界水平为特点(表 7.3),但不存在明显的乳酸盐增多。

表 7.2　典型的脑缺血模型中的 MD 标志物

	葡萄糖	乳酸	丙酮酸	LPR	LGR
缺血	↓↓	↑↑	↓↓	↑↑	↑↑

↓↓:显著减少;↑↑:显著增加;LPR:乳酸/丙酮酸比值;LGR:乳酸/葡萄糖比值[14,43]。

表 7.3　第二次脑能量危机中实验性的 MD 临界水平

	葡萄糖	乳酸	丙酮酸	LPR
临界水平	<1.0mmol/L	>3.0mmol/L	<120μmol/L	>30

谨慎的选择[42,70,71]渗透率 0.3μL/min,10mm 膜长度(CMA-70/71;M Dialysis AB)。

盐增多。这种现象被暂时命名为Ⅱ型 LPR 升高[15],以便区分缺血条件下所见的经典Ⅰ型 LPR 水平升高。后者可见更明显的丙酮酸盐增多,同时伴有明显的乳酸盐增多(表 7.2),反映出无氧糖酵解和细胞氧化还原状态的变化[14]。Ⅱ型 LPR 现象可能反映了 TBI 后的能量代谢变化,包括脑葡萄糖的相对短缺(尽管血糖水平正常或过高)、糖酵解途径的紊乱和将葡萄糖分流至其他的分解方式,比如磷酸戊糖途径(PPP)。近期发现临床 TBI 后分流到 PPP 途径的葡萄糖数量增多,支持了这一观点[25]。因此,可以认为损伤后脑部可能频繁地发生非缺血性能量代谢危机,其特点是糖分解活动受损和(或)脑葡萄糖的相对短缺。这是因为穿越血脑屏障(BBB)的葡萄糖转运受到损害,并且 ATP 的生产对葡萄糖产生竞争,例如大分子修复的 PPP 途径和氧化应激防御反应导致葡萄糖和丙酮酸盐短缺,并导致Ⅱ型 LPR 水平升高。作为临床 TBI 后的一种继发性损伤机制,数据显示了非缺血性能量风险的潜在重要性。神经重症监护治疗期间,脑葡萄糖水平降低与 6 个月临床治疗效果不佳之间存在相关性[26]。此外,神经重症监护治疗中,表现正常的额叶组织中 LPR 水平升高,与额叶萎缩的程度相关(损伤 6 个月后,磁共振测定额叶体积)[27]。很明显,除了 MD 葡萄糖水平以外,MD 丙酮酸盐也是能量代谢风险的一种生物标志物,在 NIC 领域受到广泛关注。

TBI 后的扩散性去极化(SD)

SD 是一种去极化波,在脑皮质表面扩散;于 20 世纪 40 年代在脑损伤实验动物模型上,以皮层扩散性抑制的形式被观察到[28]。表现为梗死周围去极化的 SD 被认为是实验性卒中半缺血组织转变成梗死灶的一种重要机制[29]。由于 SD 的测定过程存在很多困难,直到近期,在急性脑损伤后使用皮层电极仍未观察到 SD[30]。目前已经清楚的是,SD 是人类 TBI 和神经血管脑损伤的一种典型特征。对于接受开颅手术的患者,50%~60% 的 TBI 和 70% 蛛网膜下隙出血(SAH)患者中会发生 SD[31]。SD 被认为是一种重要的继发性损伤机制,它通过激发脑组织的能量代谢而恢复组织间离子平衡。通过快速 MD 取样与脑皮层电极的联合应用,SD 已被证明可导致明显而短暂的 MD 葡萄糖水平下降以及同时并发的 MD 乳酸盐增多,在反复发生的情况下,即便血液供应充足,也会造成脑中葡萄糖消耗风险[31,32]。因此,SD 现象可能是另一种导致 TBI 后发生非缺血性能量代谢危机的重要机制。

神经重症监护治疗中脑葡萄糖和胰岛素的管理

数十年前的实验研究表明,脑缺血发作时的高血糖引起氧化应激反应水平升高,进而发生显著的酸中毒,最终加重脑损伤[33,34]。有证据表明,无论损伤严重程度如何,TBI急性期的高血糖可导致疗效不良[35]。研究显示,对 > 10mmol/L 的高血糖进行纠正可降低重度 TBI 后的死亡率[36],并且许多神经外科中心都注意避免血糖值 > 10mmol/L,并将此作为一种常规标准。van den Berghe 及其同事又将标准提高。他们所给出的证据表明,将血糖水平维持在 4.4~6.1mmol/L 之间,可降低手术和医疗重症监护患者的死亡率和致残率[37,38]。这些数据引起了广泛的关注,虽然后续研究无法证明严格的血糖控制对手术和医疗危重病监护患者存在积极影响[39,40]。在神经重症监护下,严格的血糖控制(5.0~6.7mmol/L)可产生代谢紊乱的信号(MD 葡萄糖水平降低,MD-LPR 和 MD 谷氨酸盐水平升高),对重度 TBI 患者的 6 个月治疗结果无任何改善作用[41]。循着相同的路径,Oddo 及其同事证明,对患有重度创伤性和神经血管损伤的患者实行严格血糖控制 (4.4~6.7mmol/L)与能量代谢紊乱的患病率升高相关(脑 MD 葡萄糖水平<0.7mmol/L+MD-LPR>40),与较高的死亡率相关[42]。Meierhans 及其同事采用微透析法研究了 20 名重度 TBI 患者在不同血糖水平下的脑能量代谢变化,结果支持以下观点,即 1.0mmol/L 以下的 MD 葡萄糖水平应尽可能避免,并建议神经重症监护的最优血糖范围为 6~9mmol/L[43]。

总之,血糖过高或过低对于神经重症监护治疗都是重要的不利因素。虽然目前关于血糖控制的争论尚未得出最后的结论,但脑葡萄糖偏低是神经重症监护期间的常见现象,它使受损脑组织发生继发性能量代谢紊乱的风险更高,并可能加重与之相关的脑损伤。同时应避免血糖 > 10mmol/L。本文认为,有必要控制脑葡萄糖水平,特别是需要避免经常观察到的急性脑低葡萄糖(虽然血糖水平正常或过高)。这一观点强调了在神经重症监护治疗中,采用 MD 对脑葡萄糖进行监测的适用性。尽管具有针对性的治疗标准仍有待确定。

兴奋性损伤和膜磷脂降解／氧化应激

兴奋性损伤和膜磷脂降解/氧化应激可引起细胞窘迫。在神经重症监护治疗中,MD 谷氨酸盐和甘油广泛作为细胞窘迫的生物标志物使用。全世界许多神经

外科中心都拥有床边 MD 分析仪,这些生物标志物在床边即可得到分析。斯德哥尔摩会议共识中,建议在 MD 监测中采用 MD 谷氨酸盐作为一种有效的生物标志物[44]。虽然已被广泛应用,但在生物标志物信号的准确解读方面仍存在问题。例如,脑损伤后 ISF 中谷氨酸盐蓄积可有多个不同来源,并可由多种不同机制形成,这导致了解读的不准确[14]。同样,脑损伤后 ISF 中的甘油蓄积可反映不同的现象,包括膜磷脂降解、氧化应激和来自葡萄糖的二次合成的增多。采用 ^{13}C-标记葡萄糖和 MD 的近期研究数据表明,实验中 TBI 后来自葡萄糖的二次合成的甘油信号,仅占 MD 甘油信号的很小一部分[45],这说明膜磷脂降解和氧化应激是 MD 甘油信号的主要来源。

TBI 后的氧化应激被认为与兴奋性损伤密切相关,也就是说,谷氨酸盐介导的细胞内钙离子蓄积导致磷脂酶的活化、膜磷脂降解和花生四烯酸的形成[14]。这种磷脂降解过程的另一种终末产物是甘油[14,46-48],它也是氧化应激的一种生物标志物[49,50]。氧化应激与兴奋性损伤之间的另一重要潜在关联是小神经胶质细胞逆向转运系统 X_c^-[51],该系统向微环境间隙释放细胞毒性水平的谷氨酸盐,补充细胞内胱氨酸,从而维持谷胱甘肽系统,该系统受到氧化应激的挑战[52]。

为了更好地解释这些生物标志物,一组以 6 名重度 TBI 患者为研究对象,实施了一项 MD 8-iso-PGF$_{2\alpha}$ 的可行性研究。MD 8-iso-PGF$_{2\alpha}$ 是一种广泛应用的氧化应激标志物[53]。此研究发现,MD 8-iso-PGF$_{2\alpha}$ 与 MD 甘油之间以及 MD 8-iso-PGF$_{2\alpha}$ 与 MD 谷氨酸盐之间均存在显著而强有力的关联。这些相关性支持氧化应激与 TBI 后人脑中兴奋性损伤也存在紧密联系,也证明了 MD 甘油信号在很大程度上反映了氧化应激。

总之,NIC 中 TBI 后兴奋性损伤和氧化应激相关的继发性损伤可通过 MD 谷氨酸盐和 MD 甘油反映出来。MD 8-iso-PGF$_{2\alpha}$ 与 MD 甘油的联合使用可被认为是氧化应激的有效生物标志物。由于缺乏特异性,在床旁对生物标志物信号进行准确的解读仍存在困难,但诸如在线传感器这样的新兴技术[54]可能提高信号的瞬时分辨力,使生物标志物在转向大规模临床试验前的原理论证测试中越来越有用[55,56],并作为一种替代终点标志物应用于神经保护药物的开发。近期,休斯敦研究团队强调了 TBI 患者中 MD 谷氨酸盐作为一种生物标志物的重要性。一项以 165 名重度 TBI 患者为对象前瞻性研究显示,MD 谷氨酸盐与死亡率以及 6 个月后功能恢复情况之间存在一定关系[57]。

低分子量截留微透析在神经重症监护治疗的局限性

MD 已经是一种成熟的临床研究手段。在过去的 30 多年中，它提供了一种针对创伤性和神经血管脑损伤后继发性脑损伤神经化学影响的重要新视角。到目前为止，可在 PubMed 上检索到 400 多篇已发表的相关论文。MD 可能将成为多模式神经重症监护监测的重要组成部分，能够提供急性脑损伤进程的特定信息。前面所讨论的病理生物学现象以及新近出现的概念（例如急性脑损伤中的能量代谢变化）更有利地支持了在临床 TBI 治疗中实施 MD 监测。然而，到目前为止，在神经重症监护中，MD 作为一种广泛使用的工具，在临床决策中的作用还较为有限。将来 MD 是否能成功作为一种诊断和预测性工具应用于神经外科临床实践，很大程度上仍取决于生物标志物的选择。生物标志物对继发性神经化学变化的灵敏度、特异性和预测价值以及针对个别标志物的实用性床边分析方法。此外，人们将实施一些前瞻性研究，评价神经重症监护场合下 MD 监测的临床效果。作为一次尝试，本文作者正在评价一种可供神经重症监护中所有人员使用的简化临床方案。该方案规定了 MD-LPR（> 30mmol/L）和 MD 葡萄糖（< 1.0mmol/L）的临界水平。当超过一个或数个临界水平时（每隔 1 小时监测一次），责任护士提醒值班神经外科医师，按照检查表重新评估患者状况。内容包括检查可治疗的继发性损害，比如明显的过度换气、发热、循环不稳定和血糖水平异常。此外，如果有需要，应进行一次 CT 扫描。由 MD 警示所采取的所有措施均应详细记录在患者的电子病历中，以便进行随访以及在临床治疗中评价 MD 值。

MD 自身的也存在局限性。它测定相关生物标志物的浓度，而这些数值由 MD 特定设置的体内回收或提取效率决定。由于人脑中个别生物标志物的正常值信息非常稀少，我们提倡使用比值，比如 LPR、LGR 以及乳酸盐/丙酮酸盐比，我们认为这些比值能提供 MD 的定量数值[14,43]。

MD 的另一个问题是它所提供的准确的局部化信息。通过 MD 与多种全面监测技术的结合使用，可减少其局限性。这些多模式监测方案包括颅内压（ICP）、脑灌注压（CPP）、颈内静脉血氧饱和度（SjvO₂）以及神经影像等方法。此外，研究者目前正在使用微透析法确定是否发生整体和局部的继发性损害。对非受损脑组织进行全面监测，以便监测到整体病理生理改变中相关细胞窘迫的早期警示信号。这些病理生理事件包括高血压、脑低灌注压、缺氧和低血糖。在所监测特定病灶的周围区域（例如损伤周围脑组织）也被认为具有发生继发性代谢紊乱的风险。Lund 的研究团队对 22 名重度 TBI 患者采用双 MD 导管方案。结果显示，相比全面方案，局灶 MD 方案可提供更明显的细胞窘迫生物标志物信号[58]。近期，Cambridge 的研究团队以 97 名重度 TBI 患者为研究对象，开展了一项前瞻观察性研究，所得数据证实并扩展了上述研究结果。研究显示，在病灶周围和"非受损"脑组织中，即使病灶周围组织总代谢紊乱信号明显增强（特别是在脑血管反应性受损的条件下），病理生理紊乱[ICP、CPP 和脑组织氧分压（PbₜO₂）]仍与神经化学变化（MD-LPR、谷氨酸盐、甘油）相关[59]。

高分子量截留微透析在神经重症监护中的应用前景

如上所述，预计生物标志物将在未来的神经重症监护中起到更加重要的作用。MWCO（100kDa 或更高）MD 导管的引入，使急性脑损伤的蛋白质组学研究受到很多关注。基本的假设是，通过 MD 法传输神经化学信号，实现了直接从受损人脑中获取蛋白质生物标志物样品，相比从脑脊液（vCSF）或血液中取样的传统蛋白质标志物取样方法，时间和空间分辨率有所提高。因此，这种脑生物标志物取样方法，可避免蛋白质标志物的稀释和化学降解。许多已发表的可行性研究报道了在神经重症监护中对各种蛋白质实施监测的可能性，包括细胞因子[60-62]、β-淀粉样蛋白和 Tau 蛋白[63,64]、VHGF 和 FGF2[65]以及其他蛋白质[66,67]。

高分子量截留微透析在神经重症监护中的局限性

经历了对这种技术的最初热情之后，一些方法上的问题逐步显现，如灌注液丢失、蛋白质回收的低效率和不稳定、生物淤积等，这些都对目前的高分子量截留 MD 方法的可靠性产生质疑[66]。很明显，MD 膜之间的蛋白质转运是一个非常复杂的过程，涉及可能影响体内蛋白质回收的多方面因素（表 7.4）。

相对回收率（Relative Recovery，RR）也被称为提取效率，其概念是透析液中分析物的浓度除以脑 ISF 中分析物的浓度。RR 是反映采样过程总体效率的重要指标。为实现对 MD 数据的正确生物学解读，在整个采样过程中保持体内 RR 稳定非常重要。有证据表明,个别蛋白质虽然分子量相近,但其 RR 可能普遍存在差异性[61]。此外,不同研究之间,甚至同一研究内的可重复性较差[66]。

　　MD 系统的液体平衡控制也很关键。MD 导管的液体吸收率(Fluid Recovery,FR)应为 100%,也就是说,输入到 MD 导管中的灌注量也应完全输出,以确保由扩散驱动的透析取样的安全性。在低分子量截留 MD 中正是如此。在 MD 膜具有高分子量截留的特点时,其液体流动的特点可能从传统透析转变成超滤。这里必须考虑到液体损失,并且扩散性转运不可能完全控制分子通量[66]。控制液体流量以及渗透通量的一种方式是增加渗透压。通过在灌注液中加入作为胶质的白蛋白得以实现[61-64]。然而,加入白蛋白限制了蛋白质组学的应用。蛋白质组学的研究基础是液相质谱(Liquid Chromatography,LC)结合质谱分析(Mass Spectrometry,MS)。在 LC 以及 MS 信号中,加入任何白蛋白都将完全改变样本取样,特别是在初期阶段,蛋白质被酶转化成多肽,从而更加适合 LC-MS 方法。因此,如果使用 MS 检测,应避免加入任何稳定蛋白质。葡聚糖的分子量为 60~70kDa,是一种可用于增加渗透压的添加剂[60]。葡聚糖是大分子中性多糖的合称,广泛应用于许多生物学应用领域。因为它们可在分离和检测前被轻易清除,所以葡聚糖不影响 MS 信号。然而,在临床实践中则存在问题,即分子量为 60~70kDa 的葡聚糖可能通过高分子量截留膜进入患者的 ISF,可能诱发不良反应,比如脑微环境改变或免疫反应。较大的葡聚糖分子的潜在用途将在下文中加以讨论。

　　当异物进入生命体内时,会发生组织反应,首先蛋白质吸附到异物表面,接着与宿主细胞发生反应,产生生物淤积现象[68]。因为生物淤积可导致 RR 下降和炎性反应,并限制体内精确采样的持续时间,因而对于 MD

表 7.4　体内 MD 蛋白恢复的影响因素[66]

蛋白大小
蛋白形状
蛋白电荷
聚合
糖基化
流体力学半径
疏水性/亲水性
蛋白-蛋白相互作用
蛋白-表面相互作用
膜生物折叠
组织包裹

具有重要影响[69]。有研究者使用电子显微镜记录人脑中体内透析 24 小时后 MD 导管的生物淤积[61]。由于对于低分子量截留 MD 没有影响,蛋白质附着于透析膜及微透析导管常常被忽视。为了控制和减少生物淤积,MD 导管的表面修饰很重要,而这方面的研究还非常少。在一些研究中,在灌注液中使用白蛋白可提高 FR 及相关蛋白回收率。这种方法可能是通过覆盖聚合导管材料的内表面而得以实现[61-64]。减少生物淤积的一种替代方法是对 MD 导管进行预处理,用聚乙烯氧化物(PEO)、聚丙烯氧化物(PPO)和 PFO 的三嵌段共聚物覆盖膜和插管的表面。比 PEO-PPO-PEO 涂层或泊洛沙姆更有名的称谓是 Pluronics 或 Synperonics,它们广泛应用于多个生物学应用领域。PPO 链具疏水性,与疏水性导管材料连接,而亲水性 PEO 链自我装配到疏水性聚合物材料的纤毛样表面上,后者有效地排斥蛋白质[66]。在一项采用定制 Pluronics F-127 涂层高分子量截留 MD 导管(CMA-71;M Dialysis AB,Solna,瑞典)和 vCSF 微量透析的 24 小时体外研究中,我们发现在 RR 方面表面涂层导管表现得更为稳定,同时一些蛋白具有较高的 RR[66]。在一项后续研究中,我们发现表面涂层可减少 33% 的 MD 膜蛋白质吸附[72]。使用表面酶,消化吸附到中空纤维膜的蛋白质已有研究,相关分析已提交发表。我们推测,蛋白质吸附减少将导致生物淤积减少、封装延迟,并使体内 RR 更加稳定。一项由颅内高血压引起的急性脑损伤猪模型研究目前正在进行中,以测试这种假设是否正确。

　　我们还研究了 FR 上灌注液中加入葡聚糖 250 或 500 的效果,并发现葡聚糖 250 和 500 都实现接近 100% 的液体回收率[66]。虽然这些结果需要得到体内研究的验证,可以设想,高分子量截留 MD 可通过采用正确的表面涂层和灌注液成分加以优化,从而提高 RR,优化 FR,并获得稳定的体内性能。

　　总之,在受损脑中采集蛋白质生物标记物方面,高分子量截留 MD 技术具有很好的应用前景,并开创了急性脑损伤人类蛋白质组学研究。然而,我们认为,为了在神经重症监护中广泛、可靠地应用,还需要进行进一步的研究。这种优化 MD 方法可能是未来生物标志物发现过程中的一种重要工具。

小结

　　自 1992 年开始使用,脑 MD 已成为神经重症监护中的一种得到普遍认可的研究工具,它为人类创伤性和神经血管脑损伤的神经化学研究提供了重要新视角。这些新的观念中,一些正在被转化为临床实践。

对于神经重症监护患者,除了公认的需要处理继发性局部缺血以外,新兴的观念认为,非缺血性脑能量代谢紊乱是急性脑损伤中一种常见的继发性不良影响,并且认为正确的血糖控制非常重要。本研究强调了 MD 作为常规多模态监测的一部分,适用于神经重症监护场合。在将来的临床方案和指南中,如何在临床过程中准确使用 MD 数据仍有待探讨。MD 应用于蛋白质生物标志物的探索和监测以及在药代动力学和药效动力学应用领域的潜在前景,可能增加其未来的使用价值,但这种技术仍有待进一步验证和细化。

（贾　博　尹　丰　译）

参考文献

1. Ghajar, J. Traumatic brain injury. *Lancet* 2000;356(9233):923–9.

2. Corrigan, JD, Selassie AW, Orman, JA. The epidemiology of traumatic brain injury. *J Head Trauma Rehabil* 2010:25(2):72–80.

3. Maas AI, Stocchetti N, Bullock R. Moderate and severe traumatic brain injury in adults. *Lancet Neurol* 2008;7(8):728–41.

4. Marklund N, Hillered L. Animal modeling of traumatic brain injury in pre-clinical drug development - Where do we go from here? *Brit J Pharmacol* 2011;1207–29.

5. Saatman KE, Duhaime AC, Bullock R, *et al.* Classification of traumatic brain injury for targeted therapies. *J Neurotrauma* 2008;25(7): 719–38.

6. Stein SC, Georgoff CP, Meghan S, Mirza KL, Sonnad SS. 150 years of treating severe traumatic brain injury: a systematic review of progress in mortality. *J Neurotrauma* 2010;27(7):1343–53.

7. Elf K, Nilsson P, Enblad P. Outcome after traumatic brain injury improved by an organized secondary insult program and standardized neurointensive care. *Crit Care Med* 2002;30(9):2129–34.

8. Stein SC, Georgoff P, Meghan S, Mirza KL, El Falaky OM. Relationship of aggressive monitoring and treatment to improved outcomes in severe traumatic brain injury. *J Neurosurg* 2010;112(5): 1105–12.

9. Persson L, Hillered L. Chemical monitoring of neurosurgical intensive care patients using intracerebral microdialysis. *J Neurosurg* 2002;76(1):72–80.

10. Lo EH, Dalkara T, Moskowitz MA. Mechanisms, challenges and opportunities in stroke. *Nat Rev Neurosci* 2003;4(5):399–415.

11. Chefer VIA, Thompson C, Zapata A, Shippenberg, TS. Overview of brain microdialysis. *Curr Protoc Neurosci* 2009;Chapter 7:Unit 7.1.

12. Peerdeman SM, van Tulder MW, Vandertop, WP. Cerebral microdialysis as a monitoring method in subarachnoid hemorrhage patients, and correlation with clinical events – a systematic review. *J Neurol* 2003;250(7):797–805.

13. Ungerstedt U, Rostami E. Microdialysis in neurointensive care. *Curr Pharm Des* 2004;10(18):2145–52.

14. Hillered L, Vespa PM, Hovda DA. Translational neurochemical research in acute human brain injury: the current status and potential future for cerebral microdialysis. *J Neurotrauma* 2005;22(1):3–41.

15. Hillered L, Persson L, Nilsson P, Ronne-Engstrom E, Enblad P. Continuous monitoring of cerebral metabolism in traumatic brain injury: a focus on cerebral microdialysis. *Curr Opin Crit Care* 2006;12(2):112–18.

16. Goodman JC, Robertson CS. Microdialysis: is it ready for prime time? *Curr Opin Crit Care* 2009;15(2):110–17.

17. Charalambides C, Sgouros S, Sakas, D. Intracerebral microdialysis in children. *Childs Nerv Syst* 2010;26(2):215–20.

18. Graham DI, Adams JH, Doyle, D. Ischaemic brain damage in fatal non-missile head injuries. *J Neurol Sci* 1978;39(2–3):213–34.

19. Enblad P, Frykholm P, Valtysson J, *et al.* Middle cerebral artery occlusion and reperfusion in primates monitored by microdialysis and sequential positron emission tomography. *Stroke* 2001;32(7): 1574–80.

20. Enblad P, Valtysson J, Andersson J, *et al.* Simultaneous intracerebral microdialysis and positron emission tomography performed in the detection of ischemia in patients with subarachnoid hemorrhage. *J Cereb Blood Flow Metab* 1996;16:637–44.

21. Persson L, Hillered L. Intracerebral microdialysis. *J Neurosurg* 1996;85:984–5.

22. Hillered L, Enblad P. Nonischemic energy metabolic crisis in acute brain injury. *Crit Care Med* 2008;36(10):2952–3.

23. Hlatky R, Valadka AB, Goodman JC, *et al.* Patterns of energy substrates during ischemia measured in the brain by microdialysis. *J Neurotrauma* 2004;21(7):894–906.

24. Vespa P, Bergsneider M, Hattori N, *et al.* Metabolic crisis without brain ischemia is common after traumatic brain injury: a combined microdialysis and positron emission tomography study. *J Cereb Blood Flow Metab* 2005;25(6):763–74.

25. Dusick JR, Glenn TC, Lee WN, *et al.* Increased pentose phosphate pathway flux after clinical traumatic brain injury: a [1,2-13C2]glucose labeling

study in humans. *J Cereb Blood Flow Metab* 2007;27(9): 1593–602.

26. Vespa PM, McArthur D, O'Phelan K, *et al*. Persistently low extracellular glucose correlates with poor outcome 6 months after human traumatic brain injury despite a lack of increased lactate: a microdialysis study. *J Cereb Blood Flow Metab* 2003;23(7):865–77.

27. Marcoux J, McArthur DA, Miller C, *et al*. Persistent metabolic crisis as measured by elevated cerebral microdialysis lactate-pyruvate ratio predicts chronic frontal lobe brain atrophy after traumatic brain injury. *Crit Care Med* 2008;36(10):2871–7.

28. Leao AA. Further observations on the spreading depression of activity in the cerebral cortex. *J Neurophysiol* 1947;10(6):409–14.

29. Gill R, Andine P, Hillered L, Persson L, Hagberg H. The effect of MK-801 on cortical spreading depression in the penumbral zone following focal ischaemia in the rat. *J Cereb Blood Flow Metab* 1992;12(3):371–9.

30. Strong AJ, Fabricius M, Boutelle MG, *et al*. Spreading and synchronous depressions of cortical activity in acutely injured human brain. *Stroke* 2002;33(12):2738–43.

31. Feuerstein DA, Manning, Hashemi P, *et al*. Dynamic metabolic response to multiple spreading depolarizations in patients with acute brain injury: an online microdialysis study. *J Cereb Blood Flow Metab* 2010;30(7):1343–55.

32. Hashemi P, Bhatia R, Nakamura H, *et al*. Persisting depletion of brain glucose following cortical spreading depression, despite apparent hyperaemia: evidence for risk of an adverse effect of Leao's spreading depression. *J Cereb Blood Flow Metab* 2009;29(1):166–75.

33. Siesjo BK. Cell damage in the brain: a speculative synthesis. *J Cereb Blood Flow Metab* 1981;1(2):155–85.

34. Li PA, Liu GJ, He QP, Floyd RA, Siesjo BK. Production of hydroxyl free radical by brain tissues in hyperglycemic rats subjected to transient forebrain ischemia. *Free Radic Biol Med* 1999;27(9–10):1033–40.

35. Liu-DeRyke X, Collingridge DS, Orme J, Roller D, Zurasky J, Rhoney DH. Clinical impact of early hyperglycemia during acute phase of traumatic brain injury. *Neurocrit Care* 2009;11(2):151–7.

36. Jeremitsky E, Omert LA, Dunham CM, Wilberger J, Rodriguez, A. The impact of hyperglycemia on patients with severe brain injury. *J Trauma* 2005;58(1):47–50.

37. Van den Berghe G, Wouters P, Weekers F, *et al*. Intensive insulin therapy in the critically ill patients. *New Engl J Med* 2001;345(19):1359–67.

38. Van den Berghe G, Wilmer A, Hermans G, *et al*. Intensive insulin therapy in the medical ICU. *New Engl J Med* 2006;354(5):449–61.

39. Arabi YM, Dabbagh OC, Tamim HM, *et al*. Intensive versus conventional insulin therapy: a randomized controlled trial in medical and surgical critically ill patients. *Crit Care Med* 2008;36(12):3190–7.

40. Brunkhorst FM, Engel C, Bloos F, *et al*. Intensive insulin therapy and pentastarch resuscitation in severe sepsis. *New Engl J Med* 2008;358(2):125–39.

41. Vespa P, Boonyaputthikul R, McArthur DL, *et al*. Intensive insulin therapy reduces microdialysis glucose values without altering glucose utilization or improving the lactate/pyruvate ratio after traumatic brain injury. *Crit Care Med* 2006;34(3):850–6.

42. Oddo M, Schmidt JM, Carrera E, *et al*. Impact of tight glycemic control on cerebral glucose metabolism after severe brain injury: a microdialysis study. *Crit Care Med* 2008;36(12):3233–8.

43. Meierhans R, Bechir M, Ludwig S, *et al*. Brain metabolism is significantly impaired at blood glucose below 6 mM and brain glucose below 1 mM in patients with severe traumatic brain injury. *Crit Care* 2010;14(1):R13.

44. Bellander BM, Cantais E, Enblad P, *et al*. Consensus meeting on microdialysis in neurointensive care. *Intensive Care Med* 2004;30(12):2166–9.

45. Clausen F, Hillered L, Gustafsson J. Cerebral glucose metabolism after traumatic brain injury in the rat studied by (13)C-glucose and microdialysis. *Acta Neurochir (Wien)* 2010;153(3):653–8.

46. Marklund N, Salci K, Lewen A, Hillered L. Glycerol as a marker for post-traumatic membrane phospholipid degradation in rat brain. *Neuroreport* 1997;8(6):1457–61.

47. Clausen T, Alves OL, Reinert M, *et al*. Association between elevated brain tissue glycerol levels and poor outcome following severe traumatic brain injury. *J Neurosurg* 103(2):233–8.

48. Nguyen NH, Gonzalez SV, Hassel B. Formation of glycerol from glucose in rat brain and cultured brain cells. Augmentation with kainate or ischemia. *J Neurochem* 2007;101(6):1694–700.

49. Lewen A, Hillered L. Involvement of reactive oxygen species in membrane phospholipid breakdown and energy perturbation after traumatic brain injury in the rat. *J Neurotrauma* 1998;15(7):521–30.

50. Merenda A, Gugliotta M, Holloway R, *et al*. Validation of brain extracellular glycerol as an indicator of cellular membrane damage due to free radical activity after traumatic brain injury. *J Neurotrauma* 2008;25(5):527–37.

51. Sato H, Tamba M, Okuno S, *et al*. Distribution of cystine/glutamate exchange transporter, system x(c)-, in the mouse brain. *J Neurosci* 2002;22(18):8028–33.

52. Qin S, Colin C, Hinners I, *et al*. System Xc- and apolipoprotein E expressed by microglia have opposite effects on the neurotoxicity of amyloid-beta peptide 1–40. *J Neurosci* 2006;26(12):3345–56.

53. Clausen F, Marklund N, Lewen A, *et al*. Interstitial F2-isoprostane 8-iso-PGF2α as a biomarker of oxidative stress following severe human traumatic brain injury. *J Neurotrauma* 2012;29(5):766–75.

54. Hinzman JM, Thomas TC, Burmeister JJ, *et al.* Diffuse brain injury elevates tonic glutamate levels and potassium-evoked glutamate release in discrete brain regions at two days post-injury: an enzyme-based microelectrode array study. *J Neurotrauma* 2010;27(5):889–99.

55. Alves OL, Doyle AJ, Clausen T, Gilman, C, Bullock R. Evaluation of topiramate neuroprotective effect in severe TBI using microdialysis. *Ann N Y Acad Sci* 2003;993:25–34.

56. Helmy A, Carpenter KL, Hutchinson PJ. Microdialysis in the human brain and its potential role in the development and clinical assessment of drugs. *Curr Med Chem* 2007; 14(14): 1525–37.

57. Chamoun R, Suki D, Gopinath SP, Goodman, JC, Robertson C. Role of extracellular glutamate measured by cerebral microdialysis in severe traumatic brain injury. *J Neurosurg* 2010;113(3):564–70.

58. Engstrom M, Polito A, Reinstrup P, *et al.* Intracerebral microdialysis in severe brain trauma: the importance of catheter location. *J Neurosurg* 2005;102(3):460–9.

59. Timofeev I, Czosnyka M, Carpenter KL, *et al.* Interaction between brain chemistry and physiology after traumatic brain injury: impact of autoregulation and microdialysis catheter location. *J Neurotrauma* 2011;28(6):849–60.

60. Hillman J, Aneman O, Anderson C, *et al.* A microdialysis technique for routine measurement of macromolecules in the injured human brain. *Neurosurgery* 2005;56(6):1264–8.

61. Helmy A, Carpenter KL, Skepper JN, *et al.* Microdialysis of cytokines: methodological considerations, scanning electron microscopy, and determination of relative recovery. *J Neurotrauma* 2009;26(4):549–61.

62. Helmy A, Carpenter KL, Menon DK, Pickard JD, Hutchinson PJ. The cytokine response to human traumatic brain injury: temporal profiles and evidence for cerebral parenchymal production. *J Cereb Blood Flow Metab* 2011;31(2):658–70.

63. Brody DL, Magnoni S, Schwetye KE, *et al.* Amyloid-beta dynamics correlate with neurological status in the injured human brain. *Science* 2008;321(5893):1221–4.

64. Marklund N, Blennow K, Zetterberg H, *et al.* Monitoring of brain interstitial total tau and beta amyloid proteins by microdialysis in patients with traumatic brain injury. *J Neurosurg* 2009;110(6):1227–37.

65. Mellergard P, Sjogren F, Hillman J. Release of VEGF and FGF in the extracellular space following severe subarachnoidal haemorrhage or traumatic head injury in humans. *Brit J Neurosurg* 2010;24(3):261–7.

66. Dahlin AP, Wetterhall M, Caldwell KD, *et al.* Methodological aspects on microdialysis protein sampling and quantification in biological fluids: an in vitro study on human ventricular CSF. *Anal Chem* 2010;82(11):4376–85.

67. Maurer MH. Proteomics of brain extracellular fluid (ECF) and cerebrospinal fluid (CSF). *Mass Spectrom Rev* 2010;29(1):17–28.

68. Anderson JM, Rodriguez A, Chang DT. Foreign body reaction to biomaterials. *Semin Immunol* 2008;20(2):86–100.

69. Wisniewski N, Klitzman B, Miller B, Reichert WM. Decreased analyte transport through implanted membranes: differentiation of biofouling from tissue effects. *J Biomed Mater Res* 2001;57(4):513–21.

70. Reinstrup P, Stahl N, Mellergard P, *et al.* Intracerebral microdialysis in clinical practice: baseline values for chemical markers during wakefulness, anesthesia, and neurosurgery. *Neurosurgery* 2000;47(3):701–9.

71. Schulz MK, Wang LP, Tange M, Bjerre P, *et al.* Cerebral microdialysis monitoring: determination of normal and ischemic cerebral metabolisms in patients with aneurysmal subarachnoid hemorrhage. *J Neurosurg* 2000;93(5):808–14.

72. Dahlin AP, Hjort K, Hillered L, Sjödin MO, *et al.* Multiplexed quantification of proteins adsorbed to surface-modified and non-modified microdialysis membranes. *Anal Bioanal Chem* 2012;402(6):2057–67.

第8章　儿童和成人TBI的代谢和治疗差异:临床护理和亚低温治疗意义

Michael J. Bell, Patrick M. Kochanek

根据美国疾病控制中心的标准，创伤性脑损伤(TBI)是广泛年龄范围内(1~44岁)人群的主要死因[1]。在这一年龄范围内,儿童和成人发生损伤的机制存在某些共性,比如机动车辆事故、摔伤或者受人攻击等。然而,TBI的治疗结果具有显著的年龄相关性,其中儿童一般愈后较好。基于20世纪90年代后期创伤性昏迷数据库的数据,5~15岁年龄组人群恢复得最好[2]。

韦氏字典对代谢的定义为"某种特定物质在生命体内处理进程的总和"。在过去的TBI研究中,一般将代谢反应与营养输送、糖代谢和氧消耗联系在一起。本章将总结儿童TBI患者这三方面文献的现状,并将其与成人TBI患者的当前共识进行对比。我们也将探讨亚低温治疗。亚低温治疗广泛应用于儿童及成人TBI及难治性高血压患者,对代谢有显著影响。总之,我们将对儿童TBI未来可能受到重视的研究领域进行阐述。由于本章的目标读者为临床医师和临床研究者,因此对各种实验性TBI动物模型,本文不加详细论述。

TBI后的能量消耗和营养

如上所述,代谢的定义一般为机体内多种进程的总和。在某种意义上,这些进程都需要能量和营养才能正常运行。这些能量和营养或来自体内储备,或来自于损伤发生后的营养支持。无论成人或儿童TBI患者,如何利用合适的营养以获得最好的效果,我们的认识仍有不足。虽然对于所有重症患者都是如此,但TBI后脑内代谢的特殊性可能需要特别的治疗方案[3-5]。临床医师可能倾向于提供充足的营养支持来满足基本代谢需求、创伤性损伤的修复,维持正常生理进程所需营养物质和辅助因子,同时限制那些可能加剧损伤的因素。对于儿童患者,必须考虑到代谢和生长的年龄相关变化。

能量消耗是在单位时间内身体所消耗的卡路里总量的一种量化标准。一般定义为,每日千卡(kcal)[或根据儿童的体型表示为kcal/(kg·d)]。目前用于估计某个特定个体静止(静止能量消耗或REE)时能量消耗(基于诸如身高、体重和性别之类的因素)的计算方法超过6种[6]。美国最常用的公式是Harris/Benedict方程,来自于239名成人受试者(自1909~1917年,10年期研究[7])。当时该组被视为"正常值",但在目前看来则存在一些局限性。因为受试者总体来看过于年轻(平均年龄:男性为31岁,女性为27岁),并且体型相对于今天的许多成人群体过于纤瘦[体重指数(BMI):平均值为21.5,而今天的平均值为25]。无论如何,Harris/Benedict方程或其他公式已在校正多种因素的情况下继续得以应用,其中一些因素列入表8.1中。目前能量消耗还可通过采用间接热量测定法加以测定,并被称为测得能量消耗(MEE)[8]。这种技术可通过测定呼吸机吸入和排出气体内的氧气和二氧化碳,计算出氧气消耗量(VO_2),进而计算出一定测试期(一般是30分钟至1小时)内消耗的热量。这种非创伤性方法可用于计算24小时的热量需求。通过反复测试可由此调整临床所需的热量摄入。

数十年前,大家都认可成人TBI患者能量消耗增加,而且增加部分超过上述公式所得出的值。同时儿童TBI患者也如此。在有关TBI后能量消耗的一篇早期论文中,Robertson及其同事发现,相对于根据Harris/Benedict方程基于55名成年受试者所得出预测值,能量消耗增加129%~168%{采用间接热量测定法和Fick方程[氧气($avDO_2$)动-静脉差值]×[心输出量(CO)]/100}[9]。对于受伤严重[格拉斯哥昏迷量表(GCS)=4~5,MEE=168%±53%)]的患者,能量消耗趋于最大化,在使用镇静剂、神经肌肉拮抗剂和普萘洛尔之后能量消耗下降,发热时能量消耗升高(体温每升高1℃,MEE升高15%~45%)。Borzotta及其同事证实了这些结果中一部分。他们的研究结果显示,重度

表 8.1　TBI 患者的能量代谢改变因素

患者因素	治疗因素
TBI 严重程度	镇静剂(麻醉剂、苯二氮䓬类、苯巴比妥、丙泊酚等)
相关损伤(骨折、实质器官损伤)	神经肌肉阻滞
损伤前营养状态	温度调节(高体温和低体温)
损伤后癫痫	手术
自发性代谢过程(心输出量、自主呼吸所需能量等)	周围温度湿度
损伤后的神经内源性反应	血管扩张剂/收缩剂
继发性脓毒症/多器官衰竭	β-受体阻滞剂(普萘洛尔)
烧伤	内源性反馈机制(生热作用)

TBI 后前 4 周内,48 名成人的 MEE 变为初始水平的 135%~146%[10]。目前的成人重度 TBI 处理指南建议,应该提供预期能量要求的 140%。虽然文献中缺少 I 类或 II 类水平的研究[11]。

对于儿童患者,重度 TBI 后能量支持的数据更有限。1987 年,Phillips 及其同事研究了 12 名重度 TBI 后的儿童患者。他们发现,损伤发生后的前 14 天内,MEE 达到预测水平的 130% 左右[12]。Moore 及其同事的研究显示,7 名儿童在发生 TBI 后的前 5 天内 MEE 达到预测值的 173%[13]。这些研究的主要缺陷是,在可能导致 MEE 变化的相关因素方面信息不足。这些因素包括温度控制、作用于血管的药物治疗、相关损伤以及镇静剂/神经肌肉拮抗剂的应用。在本机构系列研究中,对 14 名患有重度 TBI 的儿童患者的 MEE 数据进行量化,并且这些患儿的镇静剂、神经肌肉阻滞剂和体温控制均受到严格的规范[14]。出人意料的是,在这个研究组内,MEE 仅为基于 Harris/Benedict 方程所得预测值的 68%。针对这些数据,我们正在进行更详细的分析。但其结果表明,可能需要进行能量消耗测定,从而指导儿童 TBI 的营养方案制定。

当然,对能量消耗的理解仅仅是 TBI 后营养策略制定的一方面,而营养物质的输送则是其另一个影响因素。对于 TBI 后的成人患者,已经有了大量研究:营养支持的热量值和给予时机[15,16],营养物质给予途径(肠内营养与肠外营养的对比[10,17,18],胃管与空肠管营养的对比,推注和持续滴注的对比)[19],以及个别营养物质的作用[20]。由于上述能量消耗增长,这些年来人们对此始终关注。因此,在 TBI 后成人营养支持领域,有大量的研究数据帮助临床医师确定能量所需数值。Taylor 及其同事证明,一组随机分配接受泰国饮食(符合热量和营养要求,开始于第 1 天)的患者,相比于一组接受标准逐步升级饮食(不满足能量需求)的患者,在 3 个月治疗结果上有显著改善[15]。Hartl 及其同事所进行的研究,可能是有关营养支持领域的最全面研究。他们于 2008 年发表了关于营养支持量与治疗结果关系的文章[16]。在该项研究中,观察了来自 22 家纽约州创伤中心的 797 名受试者,统计他们在创伤发生后的前 7 天内的热量摄入情况。结果发现到第 5 天和第 7 天未接受任何营养支持患者的死亡率提高 2~4 倍,并且热量摄入每下降 10kcal/kg 可导致死亡率升高 30%~40%。一些较小型的研究已证明:①非肠道营养摄入可更迅速地改善氮平衡及治疗结果[17,18,21];②胃和空肠营养治疗效果相似;③静脉推注给药比持续给药耐受性更低[22];④使用添加锌的饮食,受试者死亡率无显著改善[20]。总之,目前的指南支持在损伤发生后 7 天内实现全部热量替代。

对于儿童 TBI,目前可用于指导临床医师的营养支持相关研究还非常少。Briassoulis 及其同事实施了一项非常具有创新性的随机试验,测试一种“免疫增强”饮食是否会改善治疗效果[23]。在该项研究中,将 40 名患儿随机分配到各种饮食补充配方组,各组患儿数量相等,配方包括谷氨酸、精氨酸和抗氧化剂或一种市售配方。患儿入组 12 小时后启用。在死亡率、使用机械通气的天数或住院时间方面,各组之间无差异,但实验组中阳性培养物较少。营养支持的量化以及这种重要因素与治疗结果之间的关联目前尚未在儿童 TBI 患者中确立。Malakouti 及其同事总结了该中心治疗 81 例重度 TBI 患儿的经验,营养支持开始于 TBI 发生 58 小时之后[24]。有意思的是,在 TBI 发生后超过 14 天的时间内,热量和蛋白目标保持在估计值的 70% 以下。但样本过小,不足以对这些经验作出重要评价。本文认为,TBI 后对患儿所采取的营养策略对治疗结果具有重要意义,包括改善死亡率、发病率、院内并发症(包括败血症和创口愈合)以及康复效果。

TBI 后的糖代谢

在认识 TBI 代谢情况的过程中,葡萄糖可能是最关键的化合物。饮食中的复合碳水化合物被转化成葡萄糖,而其他较单一碳水化合物在小肠内被吸收。作为神经元的优质营养,为了维持脑正常功能运行,要求实现稳定的葡萄糖供应(或者通过外源性营养摄入,或通过肝脏中的内源性葡萄糖合成)。有氧代谢是从营养物质中提取能量的最高效机制,这一过程需要葡萄糖和氧气。由于受损脑组织血流减少,可能影响葡萄糖输送。同时,对葡萄糖的需求可随着代谢的加强而增加(特别是在兴奋、激动期间,外伤性癫痫或高热之后),对葡萄糖代谢的详细理解对于提高治疗效果至关重要。

葡萄糖代谢的相关新技术,被用来阐述我们对成人 TBI 患者葡萄糖代谢的全新理解。在 20 世纪 90 年代后期,加州大学洛杉矶分校(UCLA)脑创伤中心使用了所有创伤性和非创伤性监测技术,试图更好地解释 TBI 后"糖酵解水平过高"的作用。在他们里程碑式的论文中,Bergsneider 及其同事研究了 28 名发生重度 TBI 的成年患者,以确定是否存在葡萄糖利用率相对于氧气消耗量增加的证据。这意味着尽管有充足的氧气可支持有氧代谢,但仍有部分脑代谢方式转换到糖酵解代谢[25]。葡萄糖利用率的量化使用了一系列新技术:[18F]氟脱氧葡萄糖-正电子发射断层摄影术(FDG-PET)、脑血流监测(采用氙-133)和氧气脑代谢速率监测(CMRO$_2$)等。在 28 名患者中,观察到 11 名患者存在"糖酵解水平过高"的证据,这意味着扩散性抑制和离子紊乱可发生在损伤后的相对后期阶段。

不幸的是,大多数美国一级创伤中心以及其他对 TBI 患者实施常规治疗的机构却缺乏此类高级研究的资源和专业技术。因此,有关 TBI 的文献绝大多数来自于血清葡萄糖测定,或偶尔来自微量透析所推导得出的脑间隙葡萄糖浓度。一致性最高的实验结果是,高血糖可导致治疗结果不良。对于发生重度 TBI 的成年患者,Young 及其同事首次证明,早期高血糖与治疗结果不良相关[26]。在一项包含 59 名成人受试者的研究发现,> 200mg/dL 的入院血糖水平与 TBI 18 天、3 个月和 1 年后的治疗结果不良存在相关性。Lam 及其同事以 169 名发生重度 TBI 的成人患者为研究对象,也证实了这种相关性[27]。近期,Jeremitsky 及其同事证明,高血糖与死亡率和治疗结果不良均存在相关性。而 Salim 及其同事报告,持续高血糖(平均每日血糖水平 > 150mg/dL)与死亡率存在独立相关性,其比值比为 4.91(2.88~8.56)[28,29]。

有了如此丰富的证据,许多临床医师尝试着在临床实践中利用胰岛素严格控制高血糖。这种方案已被证明对于多种危重病患者有所裨益,包括一些进行手术和治疗的患者[30,31]。然而,Vespa 及其同事证明,这种方案对成年 TBI 患者仍存在一些问题[3]。他们针对性地选择两组患者,一组接受标准葡萄糖管理(n=33),一组接受强化胰岛素治疗 (目标血糖 80~110mg/dL),并没有发现死亡率显著改善。但接受强化胰岛素治疗的患者在微透析研究中表现出不利的细胞应激(间隙谷氨酸盐水平升高,间隙乳酸盐/丙酮酸盐增加,间隙葡萄糖水平下降)。这项研究证明,在没有进行全面评估的情况下,仅仅根据来自 TBI 文献中其他条件下的数据推测是不可靠的。

对于儿童患者,同样存在显著证据可证明 TBI 后葡萄糖代谢的多种异常。Cochran 及其同事发现,在一些与上述研究类似的研究中,致死性 TBI 与入院时高血糖浓度(267mg/dL vs. 135mg/dL)存在显著的相关性[32]。最近,本文作者中心报告了 56 名儿童重度 TBI 后患者的高血糖病例。在这项分析中,在早期(TBI 后前 48 小时)和后期(TBI 后 49~168 小时)观测血糖水平,结果发现早期高血糖应激反应可能与较后期阶段的应激反应存在实质性差异[33]。此研究收集研究期间所有血糖测定结果,计算所有受试者的平均每日血糖浓度,同时按高血糖的程度(无高血糖:所有血糖测定值 < 150mg/dL;中度高血糖:至少一个血糖测定值在 150~199mg/dL 之间;重度高血糖:至少一个血糖测定值 > 200mg/dL)对患者进行分组。研究发现早期高血糖(由任一方法测定)与治疗结果(定义为第 6 个月时的二分 GOS)之间不存在相关关系;然而,也未发现较后期时间段内高血糖与治疗结果不良之间存在相关性。结合上述因素,这些研究表明,在整个重症监护(ICU)治疗期内,重度高血糖可能对 TBI 后的儿童患者有害。但是葡萄糖和(或)胰岛素的最优给药方案仍有待确立。

脑葡萄糖相关代谢的另一方面,涉及发育中脑部酮摄取的年龄相关性,这在儿科学中也有重要意义[34]。虽然已证明例如 β-羟基丁酸等替代营养;在 TBI 的发育模型中具有治疗潜能,但这种治疗能否转化为临床应用目前尚不明确。

TBI 后的氧代谢

氧气在 TBI 后的治疗和恢复过程中起重要作用。在细胞水平上,有氧代谢需要氧气,并且这是从线粒体内的底物中提取能量的最有效方式。整体来看,AVDO$_2$、氧气消耗量的脑代谢率和颈内静脉血氧饱和度(SjvO$_2$)均为评价成人 TBI 后脑部氧代谢的方法。这些方法在许多三级救治中心得到应用,并且已经制定了 SjvO$_2$ 的临界指标[35]。然而,由于现有血管穿刺和成像技术的局限性,对于发生重度 TBI 的儿童患者,在这些参数的使用上没有任何经验。在过去的 10 年里,已出现一种用于评价氧代谢的床旁设备(每分钟测量一次,可适合两类人群),即 PbO_2 导管。

PbO_2 或脑间隙氧分压自 20 世纪 90 年代以来就已应用于临床。PbO_2 监测法测定的是放置在脑实质中 Clark 型电极周围特定区域内的局部氧分压，这是它与其他测量方法最大的不同。目前唯一市场化导管的生产商认为，这一采样区域是导管放置区域周围 1cm 范围内的组织。由于该导管可能产生新的创伤，因此实际上无法取得志愿者的 PbO_2 真实正常值。然而，对于损伤发生后，产生正常脑血管反应的受试者，观测到的数值通常在 25~50mmHg 之间。

在成人 TBI 患者的一些早期研究中，PbO_2 数据通常被忽视。治疗患者的临床医师很难得到这些数据。特别是，Valadka 及其同事使用这种策略描述了成人 TBI 患者使用 PbO_2 导管的早期临床经验之一[36]。在该系列研究中，在平均超过 8 天的时间内，采用两种不同探针在该时间 (Licox n=39, Paratrend n=4) 对 43 名成年受试者加以研究。测定每名受试者在特定临界值 (20mmHg、15mmHg 和更低) 下的平均时间，以及 3 个月时的死亡率/存活率。在这项初步研究中，15mmHg 的临界值与采用回归分析所取得的死亡率改善相关。而 $PbO_2 < 6mmHg$ 的情况与死亡率升高相关。在一项同时期的研究中，Bardt 及其同事研究了 35 名成年受试者，发现 30 分钟以上处于 $PbO_2 < 10mmHg$ 的状况与死亡率升高相关 (56% vs 9%)[37]。重要的是，假定脑血流(CBF)减少引起低氧，这是首次报道过度换气(根据呼气末 CO_2 测定)与 PbO_2 下降之间存在关联性的研究。在一项较大型的研究中，van den Brink 证实了这些结果中，持续 30 分钟以上的 $PbO_2 < 10mmHg$ 与死亡率升高和愈后不良率升高之间均存在相关性(基于伤后 6 个月时的 GOS 得分)[38]。此外，他们还发现，$PbO_2 < 15mmHg$ 持续达 4 小时以上的受试者的死亡可能性为 50%。

这些观察性研究为更有意义的假设奠定了基础：①PbO_2 下降到特定临界值以下与死亡率/治疗结果不良相关；②针对这些 PbO_2 降低的病例,新的治疗方案能否改善治疗结果？这些方案通常包括增加吸入氧气量、维持或升高脑灌注压(CPP)、输血以提升携氧能力以及治疗潜在脑缺氧的其他措施。在一项这样的方案中，Tolias 及其同事采用常压高浓度吸氧法持续 24 小时[吸入氧气分数(FiO2)为 1.0]治疗 52 名成年患者，并将本组与 112 名以往对照组患者进行比较[39]。在治疗组中，PbO_2 升高，颅内压下降(ICP)，脑微透析各项生化参数得到改善(葡萄糖水平升高，乳酸盐/丙酮酸盐

比下降,谷氨酸盐水平下降),发现 3 个月和 6 个月的治疗结果存在改善趋势。Steifel 及其同事采用一项更为全面的目标指导 PbO_2 方案。这项策略采用 25mmHg 的经验目标[40]。为了将 PbO_2 降低到该临界值以下,采用一种氧刺激法(FiO2=1.0),之后重复影像检查(确保探针位置正确及术中情况的正确判断),以及预防癫痫或贫血或疼痛的治疗。该实验组与历史对照组相类似。他们发现,相比对照组,采用 PbO_2 指导治疗的患者死亡率有所下降(两组分别为 25% 和 44%)。由于所有这些研究的结果均引人关注,因此还将以 TBI 成年患者为研究对象,实施一项同期对照的真正 PbO_2 研究。

对于发生 TBI 的儿童患者,数据更为有限。早期成人研究并未将 PbO_2 作为研究重点,儿童的相关研究也是如此。Figaji 及其同事在将其他参数维持在正常范围内的同时,观察到 PbO_2 改变[41]。特别是,他们研究了 26 名发生重度 TBI 的儿童患者,其中传统治疗目标为 ICP < 20mmHg, CPP ≥50mmHg, PaO2 ≥ 60mmHg, SaO2≥90%, 以及血红蛋白水平≥8g/dL,采用这种标准后,80% 的儿童患者仍出现至少一次 PbO_2 < 20mmHg, 而 32% 的儿童患者出现多次 PbO_2 < 10mmHg, 这对脑缺氧期内的传统监测结果提出了质疑。此外,逻辑回归分析显示,较低的 PbO_2 水平与治疗结果不良之间存在独立相关性。Steifel 及其同事证明,对于该研究中 6 名儿童患者,当 PbO_2 水平下降到特定临界值 (25mmHg 和 15mmHg) 以下时,ICP 和 CPP 超出其正常范围的可能性增大[42]。根据这份报告,无法确定控制 PbO_2 的目标是否实现。同一组研究者同时在其成年受试者研究中将 25mmHg 的 PbO_2 作为目标,因此无法从他们所提供的信息中得出结论。Narotam 及其同事对 16 名发生重度 TBI 的儿童患者采用一种针对 PbO_2 监测的目标-指导治疗方案[43]。在他们的治疗病例中,PbO_2 下降至 10mmHg 以下,采用改变换气 [(增加 FiO2,增加呼气末正压 (PEEP) 至 10cmH2O)]、改变输血标准(输血以实现血红蛋白浓度达到 12g/dL)以及血压控制(通过使用血管加压剂或收缩剂升高动脉压至 120mmHg)的方式加以治疗。如果 PbO_2 超过 25mmHg,还将为撤除呼吸机制定详细方案。他们发现,与幸存者相比,6 名死亡患儿的平均 2 小时 PbO_2 和最终 PbO_2 值显著较低,而初始 PbO_2 未改变。最近,Figaji 组已开始论述氧代谢(通过 PbO_2 导管测定)和其他生理参数之间的关系。在一项系统研究中,24 名受试者接受 52 项自动调节测试,发现在具有或不具有完整自动调节功能的受试者中,随着血压

的升高,PbO$_2$水平升高。有意思的是,在这两个患者群体中,PbO$_2$水平无差异。并且他们还认为,常压高氧(FiO=1.0)与PbO$_2$水平的差异化增长相关,而治疗结果不良的患儿对氧激发可表现出剧烈的反应[45]。

总之,采用PbO$_2$监测法测定氧代谢的方法越来越多地应用于儿童和成人TBI患者。对于Ⅲ类建议,成人TBI患者的相关数据已相当明显,即在使用呼吸装置时维持至少15mmHg。为完整评价这项参数如何能有效地监测TBI后的氧代谢状况,仍需对儿童患者的PbO$_2$数据进行探讨。

TBI 的低温治疗

重度TBI的新型治疗方案中,低温治疗已在成人和儿童TBI患者中得到广泛研究。对重度TBI低温治疗的研究记录可追溯至20世纪90年代早期,Donald Marion及其团队做了许多工作。在第一篇系统研究论文中,他们研究了作为一线治疗的低温治疗在改善TBI成人患者治疗结果方面的作用[46]。他们开展了一项随机单中心试验,研究了40名发生重度TBI的患者,其中低温治疗组的患者被降温到32℃~33℃持续24小时,之后持续12小时的受控复温治疗。他们发现,低温治疗的安全性良好(与正常温度治疗相比,引起诸如心律失常和凝血障碍这类并发症的概率相当)。并且在低温治疗期内,已证明可显著降低氧(CMRO$_2$)和CBF的脑代谢率。随后进行的一项较大型疗效研究中,采用类似的进入标准,将82名受试者随机分配到两个温度组之一(32℃~33℃持续24小时,或37℃~38.5℃)[47]。该研究显示,第6个月时低温治疗组中所有受试者的GOS评分有所提高。然而,对于损伤严重程度较轻[根据初始GCS评分确定(GCS 5~7)]的受试者,在TBI发生后的第1年期间发现治疗结果有所改善。这些研究确立了多项先例,这些先例至今仍应用于成人和儿童TBI试验。首先,假设由于低温治疗已在TBI实验模型的早期应用中被证明有效,因此对所有发生重度TBI的受试者使用早期低温治疗。基于这种假设,高血压或其他疾病的受试者不能暴露于低温下。当然,这种做法也可能给应用这种治疗的受试者带来潜在危害。

复温期的治疗日渐被认为是TBI后低温治疗的重要组成部分。在一系列早期论文中,发现ICP的反弹性增长,并且最终制定了较长的复温期。最后,尽管对ICP的影响已显现(冷却期内低温组下降4.3mmHg),试验的成功与否取决于是否能找到对损伤发生数月后长期治疗结果的影响。在其他疾病中,

这种相对严苛的预期较少见。例如,用于治疗心力衰竭的药物经常涉及一些诸如血清胆固醇水平下降或心率下降这样的治疗结果指标,以这些指标作为其治疗终点,而不是生活质量的改善或特定时间内的存活率。

在这些单中心研究之后,成人TBI研究开始注重于在多中心试验中证实这些结果。Clifton及其同事随机纳入总计392名发生重度TBI的成年受试者,随机分配至正常体温组/低温治疗组(33℃)[48]。在此临床方案中,低温治疗的持续时间延长到48小时,优先根据GCS评分对受试者进行分组(3~4和5~8,根据Marion的先期研究结果)。令人失望的是,在测试期的任意阶段,该作者均未发现长期治疗结果方面的差异,并且两组的死亡率基本相同(低温治疗组为28%,正常体温组为27%)。多项后续分析显示,单中心内的差异是对该试验产生不利影响的主要原因。但本研究和其他研究的目的是,对低温治疗作为一种一线治疗方法应用于TBI,治疗结果是否改善提出质疑[49]。然而,在这些研究中,均可发现低温治疗对ICP控制的影响。在一项随访研究中,Clifton及其同事将232名成年重度TBI受试者分配到相同温度治疗组中,即早期低温治疗组和正常体温组中[50]。虽然该研究因无价值而停止,但亚组分析揭示了出人意料的结果,即低温治疗明显有利于发生病灶大片病变的患者,而这实际上可能不利于弥散性损伤的患者。这表明,TBI可能不是一种单一疾病,并且不同的TBI致病机制可能需要采取不同的治疗方案[51]。

儿童TBI的结果却不太乐观。在20世纪90年代后期,Biswas及其同事作出假设,低温治疗将会使颅内高血压的发生率下降,并且可安全应用于儿童患者[52]。因此,他们随机分配21名儿童患者接受低温治疗(32℃~34℃,持续48小时,后续12小时的复温),或接受常温治疗。13~29小时期间,在低温治疗组中观察到ICP存在下降趋势,但未观察到ICP/CPP与治疗模式之间存在统计学相关性。一般通过实验室检查并发症(电解质紊乱、肝功能/肾功能、血液学/凝血障碍)来评价低温治疗的安全性。通常治疗是安全的。Adelson及其同事在此期间还在实施一项多中心Ⅱ期研究[53]。该研究采用与Biswas类似的低温治疗实施策略,结果发现随机入组的48名儿童患者中,损伤发生后的第1天内,相比常温治疗组,低温治疗组的ICP下降,而CPP升高。第2天,这些反应减弱,并且在随后的研究期间,未观察到两组之间存在任何差异。此外,研究对低温治疗的并发症进行跟踪观察,包括感染、心律失常和凝血病,发现两组间无差异。

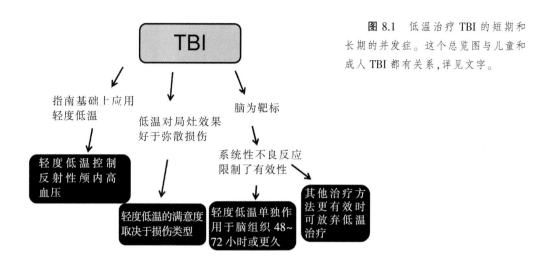

图 8.1　低温治疗 TBI 的短期和长期的并发症。这个总览图与儿童和成人 TBI 都有关系，详见文字。

这些安全性研究为两项早期低温治疗（当前最高技术水准）的疗效试验奠定了基础。2008 年，Hutchison 以及来自加拿大重症监护试验团队的研究者报告了他们对 225 名儿童受试者的研究结果，这些儿童被随机分配接受低温治疗（32.5℃，持续 24 小时，开始于损伤发生后 8 小时以内，每隔 2 小时复温 0.5℃）或常温治疗[54]。来自加拿大、英国和法国的 17 家研究中心参与了这项为期 5 年的研究。该研究的主要设想是，低温治疗将使治疗结果不良的百分比[根据第 6 个月时的二分格拉斯哥预后分级量表（GOS）得分界定]从 50% 下降至 30%。此外，还评价了多项次级治疗结果，包括死亡率和对 ICP/CPP 的详细分析。令人意外的是，作者无法证明低温治疗是有效的。事实上，与低温治疗组相比，常温治疗组趋向于得到更好的治疗结果（两组分别为 22% 和 31%，P=0.14）。此外，在死亡率方面，两组中所观察到的趋势相近（分别为 12% 和 21%，P=0.06）。出现这些结果的原因可能是低温治疗本身无法保护儿童的脑组织，或者可能是本试验中多种内在因素共同作用的结果。特别是在复温期间（25~72 小时），低温治疗组出现高血压的情况明显增多（两组的平均动脉压分别为 77mmHg 和 83mmHg，P < 0.001），CPP 下降（分别为 60mmHg 和 66mmHg，P < 0.001），并且更需要血管加压剂的支持（分别为 85% 和 56%，P < 0.001）。常温治疗组在损伤发生后的早期阶段接受的高渗盐水溶液相对较多（分别为 46% 和 31%，P=0.02），这可能对神经保护或容量的维持起到一定作用（最终对血压和 CPP 产生影响）。该研究具有多项局限性，例如 10% 的受试者失去随访，神经学评价仅通过电话访谈实现。但它仍然是神经科危重病治疗中的最重要研究之一。随着 Hutchison 试验结果的发表，早期低温治疗的另一项Ⅲ期疗效试验也正在进行中。儿童 TBI 联盟：低温治疗试验（也被称为"冷儿

童"试验）于 2007 年 10 月开始征募受试者。该试验的详细内容尚未公开，但在一部分计划征募工作完成后，该试验于近期因无价值而停止。为评价早期低温治疗对发生 TBI 后儿童治疗作用，需要对本研究进行完整的分析。但目前数据似乎表明（至少基于目前为止已发表的Ⅲ期研究数据），在儿童患者中应用这种治疗可能比成人风险更高。

儿童 TBI 后代谢研究的未来发展领域

关于儿童 TBI 和本章所关注的脑代谢的许多方面，仍有许多关键问题有待解答。在能量消耗和营养方面，我们可能正处于一个迷茫的十字路口。经典研究显示，儿童在发生重度 TBI 后的早期阶段有着异常巨大的营养需求，而当代研究则显示能量需求减少。很明显，人们需要尽快回答这一问题，因为合理的营养策略对治疗结果将产生重要影响。在血糖水平和控制方面，我们同样处在儿童治疗的定义点分水岭上。高血糖与治疗结果不良相关，而严格的血糖控制方案可能过度治疗，并使脑处于损伤后的局部低血糖风险之中。解决这一难题的可能方案在于替代能源的使用，比如酮类，而且这种方案可能对儿童具有特殊优势。在氧代谢方面，需要确定更为严格的 PbO$_2$ 监测是否改善临床治疗结果，并且需要在临床治疗为 PbO$_2$ 监测制定一个合适的参考值，以及找到实现这一参考值的最佳方式。将来对 TBI 低温治疗的研究会更加关注患者的分组，因为不同损伤类型对某种治疗的反应可能不同。不同于心脏骤停（其中多个脏器发生缺血），在孤立的 TBI 中，作为一种替代选项，仅仅冷却脑组织方法可能更为可取[55]。最后，TBI 目前的治疗和未来其他药理学治疗可能比仅用低温治疗更为安全。图 8.1 显示了 TBI 中轻度低温治疗的潜在用途。

致谢

感谢 Cara Boyer 和 Marci Provins 对本书稿的准备及支持。Kochanek 博士由美国国立卫生研究院资助 NS30318 和 NS070003 及美国陆军资助的 W81XWH-09-2-0187 和 W81XWH10-1-0623 所支持。Bell 博士由美国国立卫生研究院资助的 NS052478、NS069247、NS072308 和 DK072146 所支持。作者并无任何相关财务利益。

（贾　博　冷历歌 译）

参考文献

1. Center for Disease Control. *Deaths: Final Data for 2007*. 2010. http://www.cdc.gov/nchs/data/nvsr/nvsr58/nvsr58_19.pdf (Accessed 4/5/2011).

2. Levin HS, Gary HE, Jr., Eisenberg HM, *et al*. Neurobehavioral outcome 1 year after severe head injury. Experience of the Traumatic Coma Data Bank. *J Neurosurg* 1990;73:699–709.

3. Vespa P, Boonyaputthikul R, McArthur DL, *et al*. Intensive insulin therapy reduces microdialysis glucose values without altering glucose utilization or improving the lactate/pyruvate ratio after traumatic brain injury. *Crit Care Med* 2006;34:850–6.

4. Davis LM, Pauly JR, Readnower RD, *et al*. Fasting is neuroprotective following traumatic brain injury. *J Neurosci Res* 2008;86:1812–22.

5. Du L, Hickey RW, Bayir H, *et al*. Starving neurons show sex difference in autophagy. *J Biol Chem* 2009;284:2383–96.

6. Weekes EC. Controversies in the determination of energy requirements. *Proc Nutr Soc* 2007;66:367–77.

7. Harris JA, Benedict FG. *A Biometric Study of Basal Metabolism in Man*. Washington DC: Carnegie Institute; 1919.

8. da Rocha EE, Alves VG, da Fonseca RB. Indirect calorimetry: methodology, instruments and clinical application. *Curr Opin Clin Nutr Metab Care* 2006;9:247–56.

9. Robertson CS, Clifton GL, Grossman RG. Oxygen utilization and cardiovascular function in head-injured patients. *Neurosurgery* 1984;15:307–14.

10. Borzotta AP, Pennings J, Papasadero B, *et al*. Enteral versus parenteral nutrition after severe closed head injury. *J Trauma* 1994;37:459–68.

11. Bratton SL, Chestnut RM, Ghajar J, *et al*. Guidelines for the management of severe traumatic brain injury. XII. Nutrition. *J Neurotrauma* 2007;24(Suppl 1):S77–82.

12. Phillips R, Ott L, Young B, *et al*. Nutritional support and measured energy expenditure of the child and adolescent with head injury. *J Neurosurg* 1987;67:846–51.

13. Moore R, Najarian MP, Konvolinka CW. Measured energy expenditure in severe head trauma. *J Trauma* 1989;29:1633–6.

14. Smith R, Baltagi S, Adelson PD, *et al*. Metabolic assessment of children with severe TBI. *Crit Care Med* 2009;37:A64.

15. Taylor SJ, Fettes SB, Jewkes C, *et al*. Prospective, randomized, controlled trial to determine the effect of early enhanced enteral nutrition on clinical outcome in mechanically ventilated patients suffering head injury. *Crit Care Med* 1999;27:2525–31.

16. Hartl R, Gerber LM, Ni Q, *et al*. Effect of early nutrition on deaths due to severe traumatic brain injury. *J Neurosurg* 2008;109:50–6.

17. Rapp RP, Young B, Twyman D, *et al*. The favorable effect of early parenteral feeding on survival in head-injured patients. *J Neurosurg* 1983;58:906–12.

18. Hadley MN, Grahm TW, Harrington T, *et al*. Nutritional support and neurotrauma: a critical review of early nutrition in forty-five acute head injury patients. *Neurosurgery* 1986;19:367–73.

19. Grahm TW, Zadrozny DB, Harrington T. The benefits of early jejunal hyperalimentation in the head-injured patient. *Neurosurgery* 1989;25:729–35.

20. Young B, Ott L, Kasarskis E, *et al*. Zinc supplementation is associated with improved neurologic recovery rate and visceral protein levels of patients with severe closed head injury. *J Neurotrauma* 1996;13:25–34.

21. Young B, Ott L, Twyman D, *et al*. The effect of nutritional support on outcome from severe head injury. *J Neurosurg* 1987;67:668–76.

22. Rhoney DH, Parker D, Jr., Formea CM, *et al*. Tolerability of bolus versus continuous gastric feeding in brain-injured patients. *Neurol Res* 2002;24:613–20.

23. Briassoulis G, Filippou O, Hatzi E, *et al*. Early enteral administration of immunonutrition in critically ill children: results of a blinded randomized controlled clinical trial. *Nutrition* 2005;21:799–807.

24. Malakouti A, Sookplung P, Siriussawakul A, *et al*. Nutrition support and deficiencies in children with severe traumatic brain injury. *Pediatr Crit Care Med* 2012;13(1):18–24.

25. Bergsneider M, Hovda DA, Shalmon E, *et al*. Cerebral hyperglycolysis following severe traumatic brain injury in humans: a positron emission tomography study. *J Neurosurg* 1997;86:241–51.

26. Young B, Ott L, Dempsey R, *et al*. Relationship between admission hyperglycemia and neurologic outcome of severely brain-injured patients. *Ann Surg* 1989;210:466–72.

27. Lam AM, Winn HR, Cullen BF, *et al*. Hyperglycemia and neurological outcome in patients with head injury. *J Neurosurg* 1991;75:545–51.

28. Jeremitsky E, Omert LA, Dunham CM, *et al*. The impact of hyperglycemia on patients with severe brain injury. *J Trauma* 2005;58:47–50.

29. Salim A, Hadjizacharia P, Dubose J, *et al*. Persistent hyperglycemia in severe traumatic brain injury: an independent predictor of outcome. *Am Surg* 2009;75:25–9.

30. van den Berghe G, Wouters P, Weekers F, *et al*. Intensive insulin therapy in the critically ill patients. *New Engl J Med* 2001;345:1359–67.

31. van den Berghe G, Wouters PJ, Bouillon R, *et al*. Outcome benefit of intensive insulin therapy in the critically ill: insulin dose versus glycemic control. *Crit Care Med* 2003;31:359–66.

32. Cochran A, Scaife ER, Hansen KW, *et al*. Hyperglycemia and outcomes from pediatric traumatic brain injury. *J Trauma* 2003;55:1035–8.

33. Smith RL, Lin JC, Adelson PD, *et al*. Relationship between hyperglycemia and outcome in children with severe traumatic brain injury. *Pediatr Crit Care Med* 2012;13:85–91.

34. Prins ML. Cerebral metabolic adaptation and ketone metabolism after brain injury. *J Cereb Blood Flow Metab* 2008;28:1–16.

35. Gopinath SP, Robertson CS, Contant CF, *et al*. Jugular venous desaturation and outcome after head injury. *J Neurol Neurosurg Psychiatry* 1994;57:717–23.

36. Valadka AB, Gopinath SP, Contant CF, *et al*. Relationship of brain tissue PO2 to outcome after severe head injury. *Crit Care Med* 1998;26: 1576–81.

37. Bardt TF, Unterberg AW, Hartl R, *et al*. Monitoring of brain tissue PO2 in traumatic brain injury: effect of cerebral hypoxia on outcome. *Acta Neurochir Suppl* 1998;71:153–6.

38. van den Brink WA, van Santbrink H, Steyerberg EW, *et al*. Brain oxygen tension in severe head injury. *Neurosurgery* 2000;46:868–76.

39. Tolias CM, Reinert M, Seiler R, *et al*. Normobaric hyperoxia-induced improvement in cerebral metabolism and reduction in intracranial pressure in patients with severe head injury: a prospective historical cohort-matched study. *J Neurosurg* 2004;101:435–44.

40. Stiefel MF, Spiotta A, Gracias VH, *et al*. Reduced mortality rate in patients with severe traumatic brain injury treated with brain tissue oxygen monitoring. *J Neurosurg* 2005;103:805–11.

41. Figaji AA, Fieggen AG, Argent AC, *et al*. Does adherence to treatment targets in children with severe traumatic brain injury avoid brain hypoxia? A brain tissue oxygenation study. *Neurosurgery* 2008;63: 83–91.

42. Stiefel MF, Udoetuk JD, Storm PB, *et al*. Brain tissue oxygen monitoring in pediatric patients with severe traumatic brain injury. *J Neurosurg* 2006;105: 281–6.

43. Narotam PK, Burjonrappa SC, Raynor SC, *et al*. Cerebral oxygenation in major pediatric trauma: its relevance to trauma severity and outcome. *J Pediatr Surg* 2006;41:505–13.

44. Figaji AA, Zwane E, Fieggen AG, *et al*. Pressure autoregulation, intracranial pressure, and brain tissue oxygenation in children with severe traumatic brain injury. *J Neurosurg Pediatr* 2009;4:420–8.

45. Figaji AA, Zwane E, Fieggen AG, *et al*. The effect of increased inspired fraction of oxygen on brain tissue oxygen tension in children with severe traumatic brain injury. *Neurocrit Care* 2010;12:430–7.

46. Marion DW, Obrist WD, Carlier PM, *et al*. The use of moderate therapeutic hypothermia for patients with severe head injuries: a preliminary report. *J Neurosurg* 1993;79:354–62.

47. Marion DW, Penrod LE, Kelsey SF, *et al*. Treatment of traumatic brain injury with moderate hypothermia. *New Engl J Med* 1997;336:540–6.

48. Clifton GL, Miller ER, Choi SC, *et al*. Lack of effect of induction of hypothermia after acute brain injury. *N Engl J Med* 2001;344:556–63.

49. Clifton GL, Choi SC, Miller ER, *et al*. Intercenter variance in clinical trials of head trauma – experience of the National Acute Brain Injury Study: Hypothermia. *J Neurosurg* 2001;95:751–5.

50. Clifton GL, Valadka A, Zygun D, *et al*. Very early hypothermia induction in patients with severe brain injury (the National Acute Brain Injury Study: Hypothermia II): a randomised trial. *Lancet Neurol* 2011;10:131–9.

51. Saatman KE, Duhaime AC, Bullock R, *et al*. Classification of traumatic brain injury for targeted therapies. *J Neurotrauma* 2008;25:719–38.

52. Biswas AK, Bruce DA, Sklar FH, *et al*. Treatment of acute traumatic brain injury in children with moderate hypothermia improves intracranial hypertension. *Crit Care Med* 2002; 30:2742–51.

53. Adelson PD, Ragheb J, Kanev P, *et al*. Phase II clinical trial of moderate hypothermia after severe traumatic brain injury in children. *Neurosurgery* 2005;56: 740–54.

54. Hutchison JS, Ward RE, Lacroix J, *et al*. Hypothermia therapy after traumatic brain injury in children. *New Engl J Med* 2008;358:2447–56.

55. Wei G, Hartings JA, Yang X, *et al*. Extraluminal cooling of bilateral common carotid arteries as a method to achieve selective brain cooling for neuroprotection. *J Neurotrauma* 2008;25:549–59.

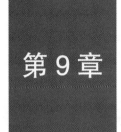

第9章

应用生物标志物诊断和评估 TBI

Kevin K. W. Wang, Linda Papa, Ronald L. Hayes

TBI 潜在的威胁

创伤性脑损伤(TBI)被认为是一种潜在的威胁[1]。美国疾病控制中心报道，近530万美国人生活在其阴影下，比阿尔兹海默病患者更多[2]。预计每年有190万美国人遭受 TBI 的伤害，其中半数至少造成短暂的功能丧失。65岁以下男性受到 TBI 影响的危险率比女性高1.6倍，65岁以上女性危险率高于男性。最高的 TBI 事故发生率为5岁以下的儿童，其次为85岁以上的老人。摔伤为最常见 TBI 的外伤机制，其次为机动车事故所致的外伤[3]。另外，在美国，TBI 占急诊患者的1.3%[3]。美国每年用于治疗 TBI 的直接花费高达40亿美元[4]。另外，轻度 TBI 明显存在漏诊情况，因此实际社会负担比上述具体数据还要更大。

随着最近十几年科技的显著进步，对于 TBI 生理学、生物学的认识提高了，同时期一定数量的实验用神经保护药物等在动物 TBI 模型方面也得到应用。不幸的是，这些努力还没有转化为临床应用[5]。对于临床治疗失败的总结引导着研究者及公司修正他们的 TBI 治疗方案，包括药物有效性的生物标志物跟踪应用[6]。一定数量的标志物已得到鉴定。新的微蛋白分析方法可发现更多潜在的脑外伤生物标志物[7-9]。许多人认为，对于 TBI 患者的治疗中基于生物指标的简单诊断检测办法存在一种潜在的需求。不管是对于重症 TBI 患者住 ICU 治疗还是中到重度患者在急诊室治疗期间都很重要。下面介绍的这些生物标志物有希望改革 TBI 的医疗行为和生物医学研究[10]。

TBI 生物标志物的需求

生物蛋白标志物已被证明其在紧急救治环境下的临床诊断用途。比如心肌肌钙蛋白(T 和 I)和脑利钠肽(Brain Natriuretic Peptide, BNP)不同形态，经常与其他生物标志物一起常规应用于急性心力衰竭和胸痛为症状的心肌梗死患者的诊断[11]。随着对生物标志物重要性的认识，2006年10月在美国成立了一个生物标志物研究基金会。作为一个公共项目，得到了美国国立卫生研究院(NIH)、美国食品及药物管理局(FDA)、美国医学护理和医疗服务中心的支持，其也是一个工业、非营利性及慈善组织。一个为改善 TBI 的诊断及目标治疗的 NIH 工作组强调了对于生物标志物的需求[8]。

目前 CT 扫描分类及诊断 TBI 的局限性

在 TBI 研究领域，传统观念下，人们都关注重度 TBI 所导致的典型长期昏迷患者，但是每年预计190万遭受 TBI 的美国人中，近90%为轻或中度 TBI 损害而不是长期昏迷和意识障碍(表9.1)[14]。格拉斯哥昏迷评分(GCS)，一个15分的评分系统，通常用于 TBI 严重程度的分级。GCS≤8分为重度 TBI；9~12分为中度 TBI，占全部 TBI 的10%；13~15分为轻度 TBI，占全部 TBI 的80%(表9.1)。这些患者大多被送往急诊室进行分级和治疗。因为用受限制的GCS评分办法只进行

表 9.1　当前 TBI 的诊断工具。GCS 分数是睁眼(1~4)、语言(1~5)和运动反应(1~6)的三组分数之和

标准	轻度 TBI	中度 TBI	重度 TBI
GCS 评分(最好为初期24小时值)	13~15	9~12	3~8
结构影像(CT、MRI)	正常	正常或不正常	不正常
意识改变(AOC)	24小时内	>24小时	>24小时
意识丧失(LOC)	<30分钟	>30分钟和≤6小时	>6小时
伤后失忆(PTA)	0~1天	>1和≤7天	>7天

局部的神经系统检查,在患者刚受伤 1 小时内就进行轻、中度 TBI 的临床分级及鉴别经常是有困难的。轻度 TBI 往往被漏诊。即使 GCS 评分 13~15 分的个体也有颅内出血和弥散性轴索损伤的风险,并且都会有特征性的长期身体修复、社会心理及认知改变[13]。

GCS 评分作为诊断工具有很多局限性。GCS 评分起初发展用于预估重度 TBI 外伤损害的严重性和后果,而不是像现在被用于整个 TBI 过程的诊断和分级[14]。启动这个评分并没有计划应用于评估 TBI 所致的轻及中度损伤情况。GCS 评分除了可被脑损伤影响外,还可被很多其他不同因素影响,如药物或酒精中毒及其他不明原因的损伤。同重度 TBI 一样,GCS 分级一般不用于瘫痪或昏迷患者。尽管有这些局限性,GCS 评分仍然被用于所有轻、中、重度 TBI 患者的临床受伤程度和相应治疗的分级。

CT 和 MRI 等神经影像学技术用于提供损伤程度及位置的物理信息。但是 CT 评估脑损伤敏感程度较低,而 MRI 的应用受到急诊环境限制[12,15]。MRI 很难用于患者生理功能不稳定的情况,尤其是在脑损伤恢复期间,对现存损伤反复评估时进行重复 CT 扫描的放射性影响,需要一种新的改良损伤分级办法[16,17]。另外,对于新生儿脑外伤的 CT 扫描可产生的放射性伤害已有共识[18]。

对于缺乏 TBI 诊断方法的广泛共识最近催生了美国国立卫生研究院(NIH)委员会获得最新分级 TBI 技术成为可能[5,19]。除了现有已知的神经系统检查手段及影像学技术外,生物标志物的应用对 TBI 诊断及分级存在进一步的需求,且对于现有症状及影像学的分级是很好的补充。

用于管理重度 TBI 患者的诊断性生物标志物

如果缺乏美国食品及药品管理局(FDA)对 TBI 生物标志物的批准,则应对重度 TBI 患者外伤的治疗进行严格的医学要求。大多数的管理措施是为了减少二次损伤,像高颅压、高灌注和伴随的脑血流减少及脑缺氧。随着这些二次脑损伤的发生会导致严重后果及生物标志物的释放[20,21]。重度 TBI 的正确临床诊疗及管理可参考最近的美国疾病控制与预防中心的研究文件,如果严格执行治疗方案(例如美国脑外伤基金会或美国神经外科医生协会指南),可降低 50% 的死亡率,提高患者生活质量及每年节约 2.28 亿美元的医疗及后续花费。如果严格按照指南诊疗的情况下,患者的收益可从 35% 提高到 66%,不良后果可从 34% 下降到 19%。

指南推荐事故现场早期对患者镇静及瘫痪患者插管,可避免颅内压增高性损伤。这样大量患者到达医院前已经镇静、插管,并分析了病情,对于后续神经系统分级可能成为难题。患者的语言反应被气管插管改变和抵消,有时面部、眼睑部的损伤可干扰睁眼及瞳孔评价。这样对于运动系统反应受限和丧失很难解释,因为任何的运动损伤都分不清是神经系统恶化还是镇静原因。但是正确的脑损伤评估对于颅内压(ICP)监测、ICU 收容、医疗和外科处理决定及预后都很重要。另外,基于外伤损伤级别临床试验入选标准,应进行严格筛选(见下文)。

Stocchetti 及其同事[22]提示,GCS 评分对于重度 TBI 的早期分级存在失误,因为一些重度脑损伤患者可能过重评估。Marion 和 Carlier[23]同样报道,大多数医生倾向于采用在医疗治疗及管理之前的院前 GCS 评分。因为越来越高的插管率及正确评估睁眼的困难,作者认为 GCS 的运动评分比其他两个评分用于预测神经系统损伤和后果时更重要。另外,最近的研究证实第一个 24 小时内镇静药物的应用妨碍了正确 GCS 评分。医生们发现近一半的镇静患者不能进行 GCS 分级[24]。

对于诊断更具挑战的是一些脑部病变的自然进展可导致额外的神经损伤。另外,TBI 引起的神经系统反应可因为非外伤性因素而改变数倍之多。外伤一般同药物及酒精中毒合并存在。在美国一个城市外伤中心,超过 74% 的外伤患者血中被检测到非法或处方药物阳性[25]。一项回顾性研究评估 TBI 发生损伤过程中存在酒精中毒的占 36%~51%[25]。

由于正确管理重度 TBI 患者的现状及神经系统分级的可靠性的挑战,生物标志物代表了另外的临床决策过程中的补充手段。图 9.1 说明了临床诊断及管理重度 TBI 的途径。生物标志物数据将整合神经系统分级,包括 GCS 评分及病史、CT 扫描信息(图 9.1A)。一个生物标志物的补充算法将被用于指导包括 ICU 收容、监测 ICP 在内的对患者的治疗。当在 ICU 期间(图 9.1B),生物标志物的应用将对脑组织的恶化或改进提供 ICU 管理方案的额外重要信息。现有的 ICU 管理方案决定于 GCS 评分的可靠性,和患者基于物理参数改变,比如 ICP、血压的变化来进行管理,而不是基于脑组织直接的完整分级。例如生物标志物水平的增长可提醒重症监护室医师校正管理方案。生物标志物的明显减少可用于作出转出 ICU 或直接出院决定的依据。

为了减少医疗支出,提高患者疗效,对重度 TBI

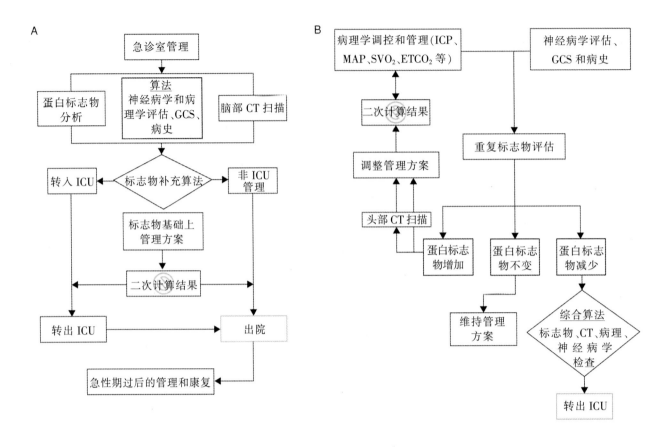

图 9.1　基于生物标志物应用的重度 TBI 诊断及管理改进方法(A)和 ICU 的重度 TBI 患者管理改进方法(B)。(见彩图)

患者的管理及正确使用生物标志物证明是有效及正确的管理模式。

用于管理轻、中度 TBI 患者的诊断用生物标志物

虽然轻、中度 TBI 占所有损伤的 85%~90%,但这些损伤对正确早期诊断及结果预测有着最大的挑战[26-27]。大量的神经系统标准包括昏迷持续时间及外伤后失忆等均用于推断损伤程度及结果预测[14]。但是不同于重度 TBI 有 GCS 评分及管理指南,目前没有一个公认的神经分级评分可用于轻、中度 TBI。结果是,GCS 评分被不正确地用于评估轻度 TBI(GCS 13~15 分)或中度 TBI(GCS 9~12 分)的患者。但是即使个体(GCS 13~15 分)正确地评估了颅内出血、弥散性轴索损伤,仍然有一部分患者忍受了身体、认知及心理上恢复过程中的反应[29-30]。漏诊的风险导致 CT 扫描被用于急诊室通用的非必需的病情评估手段。

轻、中度 TBI 仍然面临明显的因临床决策导致的反复损伤的危险性。正确区分这些患者可建立重返岗位、工作和运动的指南及提供患者远离这些风险的机会。重复性的轻度 TBI 是危险和致命的,可在短期内发生(数小时、数天或数周内),这种现象叫作二次损伤综合征[2]。CT、MRI 早期发现异常对于轻度 TBI 不常见,但是一些神经递质保持着高活性状态,是早期损伤标志[31]。这个时期,脑组织可能发生额外的轻度 TBI,可导致严重后果,包括中枢性昏迷和死亡。

这个临床途径的首要目标是为了诊断及管理轻、中度 TBI,通过应用生物标志物来帮助区分 CT 扫描遗漏的潜在危险患者(图 9.2)。这个途径也可区分伤后的肌力、意识或心理损伤的患者。另外,为了神经系统的评估,除了 GCS 评分和神经心理评价,生物标志物水平也需要测量。生物标志物高于阈值水平,可用于指导患者 CT 检查证实或排除异常。患者 CT 扫描结果正常可出院,而 CT 扫描不正常的将住院。正确使用生物标志物,可减少一定数量的 CT 扫描需求。另外,评估生物标志物水平可增强预知伤后损伤的能力。预知到这些损害的患者可早期随访和治疗。生物标志物水平将作为医疗记录的一部分,可增强反复 TBI 的管理。同时生物标志物可识别 CT 扫描正常的 TBI 患者。这表明前者是更敏感的鉴别脑损伤的工具。

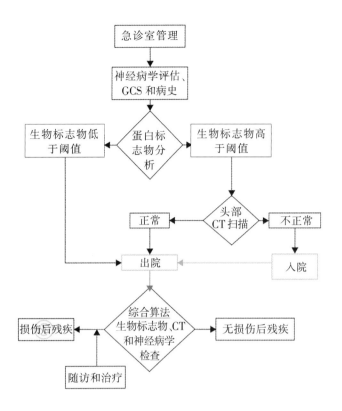

图 9.2　用于提高轻、中度 TBI 诊断和管理的基于生物标志物的临床路径。（见彩图）

这可一直持续追踪患者脑震荡后症状和远期损伤的生物标志物信号变化直到 MRI（损伤后 1 个月）检查。

当前和新的 TBI 生物蛋白标志物

一定数量的外伤、缺血和其他形成的脑损伤的生物蛋白标志物见表 9.2。也许研究最好脑损伤标志物是特异性神经元烯醇化酶（Neuronspecific Enolase，NSE）[32-34]、胶质蛋白 S100β[32,33,36]、胶质纤维酸性蛋白（GFAP）[37-40] 和髓鞘碱性蛋白（Myelin Basic Protein，MBP）[6,34]。一些研究探讨了脑损伤生物标志物的诊断潜力，但另外一些研究提供了一些矛盾的结论[41-46]。例如 NSE 早期认为是一种受限的神经元素，目前认为其是脑损伤生物标志物。NSE 和 S100β 被认为对 TBI 的结果预测是有价值的[46]。但是另外的研究发现，NSE 也存在于红细胞及血小板内，从而降低了诊断价值，因为也可发现其在血液样品的检测结果中[41]。复合伤后 NSE 水平是上升的，但是系统的 NSE 水平不管有没有 TBI 都上升，限制其评估脑损伤级别的用途[44]。

最近，本研究团队和其他团队将定义的降解 αⅡ-血影蛋白的产品（来源于急性坏死期的钙蛋白酶的 SBDP150、145 和来源于延迟凋亡期的 caspase-3 的 SBDP120）作为潜在的外伤、缺血、中毒的鼠和人类脑

外伤生物标志物[6,47-52]。另外，其他人认为裂解的 Tau 蛋白（c-Tau）[50,53,54] 与 N-甲基-D-天冬氨酸谷氨酸（NMDA）受体（NR2A/2B）亚体可能有相似的功能[55]。另外，Petzold 和 Shaw 及其同事研究鉴别神经丝-H 作为不同形式急性脑损伤的轴突损伤标志物[56-58]。

应用不同神经蛋白分析办法，系统地评估鉴别 TBI 在缺血和穿透性脑损伤的相关动物模型中当前未识别的生物蛋白标志物[9,60-63]。作为后续的系统的生物基础方法被用于选择代表了截然不同的途径和热点的高端备选标志物[59]。另外一个备选的生物标志物为泛素 C 末端水解酶 L1（Ubiquitin C-terminal Hydrolase L1，UCH-L1）。我们最近报道了实验性 TBI（皮层打击控制模型）、缺血卒中（瞬间中脑动脉闭塞）和一个超压爆炸波导致的鼠脑损伤模型中，UCH-L1 可释放到脑脊液和血中[64,65]。同样，Papa 等[66] 和 Brophy 等[67] 也报道在重度 TBI 的事件中几乎立即就有 UCH-L1 释放到脑脊液和血中。Siman 及其同事[68,69] 报道了 UCH-L1（另外还有磷脂神经丝-H、降解 αⅡ-血影蛋白的产品和 14-3-3 蛋白）在一个小队列的重度 TBI 中及人术后导致的脑脊液循环受阻的情况下有所上升。UCH-L1 可立即释放在动脉瘤性蛛网膜下隙出血的人的脑脊液中[70]。表 9.2 总结了大多数备选的 TBI 生物标志物。另外一个额外的可能生物分析合并蛋白组学研究从非传统途径来鉴别候选的生物标志物[59]。例如 Allard 及其同事[71] 鉴别 PARK7（也叫 DJ-1）和核苷二磷酸激酶 A（NDKA）作为潜在的缺血卒中标志物，但是它们的脑内生物性及作用未知。另外，白介素因子（IL-6、IL-8 和 TNF-α）及可能的小神经胶质细胞生物标志物如内皮单核细胞活化多肽（EMAP Ⅱ）都在实验性 TBI 的脑脊液及血浆中不稳定存在（表 9.2）[62]。在实验性 TBI，随着脑损伤的开始可认为 TBI 生物标志物在不同的时间节点上有临时的释放（图 9.3）。这些生物标志物可代表着不同的损伤节点上有不同的通道在运作。

TBI 诊断生物标志物试剂及发展平台

TBI 试剂发展及使用过程应该遵循直达目标概念，应该与目的吻合。例如，决定应该完全遵循临床用途，而敏感性、特殊性实验平台等都应该围绕这个目标。当然，试验应该仔细评估敏感性、特殊性及变量影响。应该连续分级数据，根据新试剂的需要和应用连续性进行规划分级。首先研究者要建立一个基础试验。这需要一个最低检测限制。需要符合试验可复制（酶和检测分子耦合）、可读取信号（比色、化学发光、

表 9.2 当前和新的脑损伤生物标志物

假定的生物标志物	关键特点	动物 TBI 模型证据	人类 TBI 证据	主要参考文献
S100β	神经胶质和 BBB 功能障碍标志物	脑脊液,血清	脑脊液,血清	32,35,36,73
MBP	髓鞘脱失标志物	(未提供)	血清	6,34
NSE	神经损伤标志物	(未提供)	血清	32–34
GFAP	神经胶质增生	(未提供)	血清	37–40
αⅡ-血影-BDP(SBDP150、SBDP145、SB-DP120)	神经坏死/凋亡,轴索损伤	脑脊液	脑脊液,血清	48,50,52,69,74
c-Tau	轴索损伤标志物	脑脊液,血清	脑脊液	53,54
IL-6、IL-8、TNF-α	神经炎症	(未提供)	脑脊液,血清	75–77
NMDA-R-片段	后突触受体标志物	脑脊液,血清(?)	血清	55,78
FABP(脑、心脏型)	神经蛋白	(未提供)	血清	79,80
神经丝蛋白(NF-H,M,L)	轴索损伤标志物	脑脊液,血清	脑脊液,血清	56,57,81
UCH-L1	神经细胞体标志物	脑脊液,血清	脑脊液,血清	64,66
PARK7-NDKA	未知	(未提供)	血浆(休克)	71
EMAP-Ⅱ	小胶质细胞增生/炎症	脑脊液,血浆	(未提供)	61,62

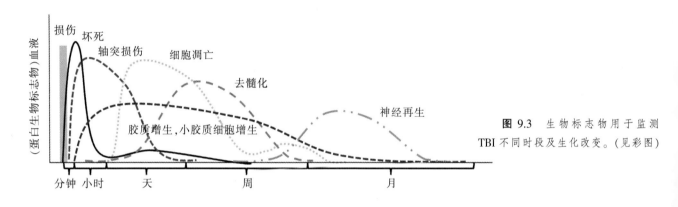

图 9.3 生物标志物用于监测 TBI 不同时段及生化改变。(见彩图)

荧光、电化学)及放大技术与检测平台。试验的证实需要充足的样品进行临床识别标志物(血清、血浆和全血)。这些分级包括测验样品剂量、持续时间和去除步骤。另外,很关键的是建立剂量反应曲线和动态范围,鉴别上下限(LOD)、量化(LOQ)和精准度(内、外部化验指标%CV)。敏感性和影响因素也需要分级。总之,ELISA 的表现依靠关键条带的质量。试验水平的提高依赖关键条带的质量及表现。单一重要的指标需要基于抗体基础的分子诊断,取决于抗体目标的选择性和指向性。抗体对阴性抗原蛋白的 K_{on} 和 K_{off} 的鉴定也很关键。HRP 共轭特殊活性和生物素酰化及影响抗体活性的评估都很重要。可矫正平台的捕捉表面(例如磁珠),也可矫正标签和检测平台(比如金纳米粒子和散射检测)。最后,对生物标志物分析最终应用试剂的系统性优化和验证在临床应用前及临床研究阶段都很重要。过于看重试验发展的特点,需要对临床及临床前的研究者和实验发展团队之间进行高度集成并提供样品进行试验验证。

一个诊断平台需要适合市场应用及需求。毋庸置疑,这个试验和平台为了获得 FDA 的支持,不得不调整更容易的分析及临床应用。这样重新认识到试验的发展及改进过程需要在选择的平台上反复重复是很重要的。如果 FDA 的支持获得重视,这个过程需要包括基础操作步骤的改进、质量控制和工业特殊化(比如 cGMP)。仅用于研究的试验可不同于临床实验室的局限性。三种试验分类对于生物标志物分析提供了广泛可能。第一个是医学实验室试验,这些试验可同时大范围和高水平进行 (如 Abbot、Roche),台式自动 ELISA 平台或人工 96 孔板试验。这些在医院临床实验室应用很广泛。试验一般运行 2~4 小时。第二个为小平台试验,在急诊室单一点对点分析。医生办公室和其他重症护理环境也可应用。这个平台分类为单一用途试剂(如横向流带盒或生物芯片)和经常为单一脚本、桌面读取或数据存储器。这个系统典型归类为快速重复试验(10~30 分钟)及时(POC)设备。最后一类是手持式快速诊断系统设备的应用。一种手持快速读取装置令试验非常方便。试验开展和运行重复时间类似于 POC 系统(10~30 分钟)。这些可能的需求要求不止一种 TBI 生物标志物可达到以上平台的应用。

临床 TBI 验证研究

人类临床生物高质量液体样本对疾病生物标志物的最终试验优化过程及临床验证获得监管机构的批准都是非常关键的。建立收集这些样本的临床程序需要来源及专业技术承诺,以及生物标志物最终应用的设想。这些临床研究分享了许多普通临床途径对于分级药物治疗的有效性,且有一定数量的对这些努力考虑的因素。首先,设想的发展需要基本步骤,如样本的采集、运输、管理。一些临床研究可快速传递上千种样本。样本经常在具有挑战性的环境中采集,包括急诊室和 ICU。所有样本的传递和采集过程的质量控制都很关键。真正的临床影响因素,比如样本追踪和管理,以及最终生物标志物分级数值应该加入到临床数据库中。血中的生物标志物可提供血清和离子样本,因为生物标志物数值可受到这些分拆媒及样本冷冻的影响。运输样本应该包括监测运输过程中的样本温度。

临床研究设计应该减少评估样本时样本保存舱相关影响因素的干预。例如真正保护样本在运输舱内充分分子活性,这在 CSF(对重度 TBI)和血中是有区别的。总之,这种检测需要 6 小时做一次。最终,这种生物标志物检测的目的是提供患者关键的预测结果[67,72]。另外,对于急性轻度 TBI 患者的管理,最初血液样本(6 小时内)是很关键的诊断脑损伤程度的指标(在 POC 环境下)。建立临床数据库时,保证临床数据的范围和尺度很重要。这将需要临床专家和可能的特殊群体紧密合作。例如,在 TBI 研究中,临床管理需要急诊医生、神经科医生、神经外科医生、神经心理医生和神经行为学医生的共同合作。最后,很重要的是试验的最终目的,是为了研究需要还是为了 FDA 的支持或至少开发欧洲市场。仅仅研究性试验没必要 FDA 的严格验证及规则监管。相反,FDA 支持的 TBI 诊断试验必须在体外诊断(IVD)或医学分类工具下运作。此外,必须明确定义 TBI 诊断试剂的用途。

(常洪波　田增民 译)

参考文献

1. Hoffman SW, Shesko K, Harrison CR. Enhanced neurorehabilitation techniques in the DVBIC Assisted Living Pilot Project. *NeuroRehabilitation* 2010;26(3):257–69.

2. Center for Disease Control and Prevention (CDC). Sports-related recurrent brain injuries – United States. *MMWR Morb Mortal Wkly Rep* 1997 Mar 14;46(10):224–7.

3. Jager TE, Weiss HB, Coben JH, Pepe PE. Traumatic brain injuries evaluated in U.S. emergency departments, 1992–1994. *Acad Emerg Med* 2000;7 (2):134–40.

4. TBI State Demonstration Grants. *J Head Trauma Rehabil* 2000;15(1):750–60.

5. Saatman KE, Duhaime AC, Bullock R, *et al.* Classification of traumatic brain injury for targeted therapies. Workshop Scientific Team and Advisory Panel Members. *J Neurotrauma* 2008;25(7): 719–38.

6. Wang KKW, Ottens AK, Liu M C, *et al.* Proteomic identification of biomarkers of traumatic brain injury. *Exp Rev Proteomics* 2005;2:603–14.

7. Jenkins LW, Peters GW, Dixon CE, *et al.* Conventional and functional proteomics using large format two-dimensional gel electrophoresis 24 hours after controlled cortical impact in postnatal day 17 rats. *J Neurotrauma* 2002;19(6):715–40.

8. Denslow N, Michel ME, Temple MD, *et al.* Application of proteomics technology to the field of neurotrauma. *J Neurotrauma* 2003;20(5):401–7. Review.

9. Kobeissy FH, Ottens AK, Zhang ZQ, *et al.* Differential proteomic analysis of traumatic brain injury biomarker study using CAX-PAGE/ RPLC-MSMS method. *Mo Cell Proteomics* (2006) Octs;5(10):1887–98.

10. Papa L, Robinson GMW, Oli MW, *et al.* Use of biomarkers for diagnosis and management of traumatic brain injury patients. *Expert Opin Med Diagnostics* 2008;2(8):1–9.

11. Chan D, Ng LL. Biomarkers in acute myocardial infarction. *BMC Med* 2010;8:34.

12. Levi L, Guilburd JN, Lemberger A, Soustiel JF, Feinsod M. Diffuse axonal injury: analysis of 100 patients with radiological signs. *Neurosurgery* 1990; 27:429–32.

13. Schaller B, Evangelopoulos DS, Müller C, *et al.* Do we really need 24-h observation for patients with minimal brain injury and small intracranial bleeding? The Bernese Trauma Unit Protocol. *Emerg Med J* 2010;27(7):537–9.

14. Sherer M, Struchen MA, Yablon SA, Wang Y, Nick TG. Comparison of indices of traumatic brain injury severity: Glasgow Coma Scale, length of coma and post-traumatic amnesia. *J Neurol Neurosurg Psychiatry* 2008;79(6):678–85.

15. Kesler SR, Adams HF, Bigler ED. SPECT, MR and quantitative MR imaging: correlates with neuropsychological outcome in traumatic brain injury. *Brain Injury* 2000;14:851–7.

16. Dula K, Mini R, van der Stelt PF, *et al.* Hypothetical mortality risk associated with spiral computed tomography of the maxilla and mandible. *Eur J Oral Sci* 1996;104:503–10.

17. Servadei F, Murray GD, Penny K, *et al.* The value of the "worst" computed tomographic scan in clinical studies of moderate and severe head injury. European Brain Injury Consortium. *Neurosurgery* 2000;46:70–5; discussion 75–7.

18. Scaife ER, Rollins MD. Managing radiation risk in the evaluation of the pediatric trauma patient. *Semin Pediatr Surg* 2010;19(4):252–6. Review.

19. Manley GT, Diaz-Arrastia R, Brophy M, *et al.* Common data elements for traumatic brain injury: recommendations from the biospecimens and biomarkers working group. *Arch Phys Med Rehab* 2010;91(11):1667–72.

20. Hellewell SC, Yan EB, Agyapomaa DA, Bye N, Morganti-Kossmann MC. Post-traumatic hypoxia exacerbates brain tissue damage: analysis of axonal injury and glial responses. *J Neurotrauma* 2010;27(11):1997–2010.

21. Stein DM, Kufera JA, Lindell A, *et al.* Association of CSF biomarkers and secondary insults following severe traumatic brain injury. *Neurocrit Care* 2011;14(2):200–7.

22. Stocchetti N, Pagan F, Calappi E, *et al.* Inaccurate early assessment of neurological severity in head injury. *J Neurotrauma* 2004;21(9):1131–40.

23. Marion DW, Carlier PM. Problems with initial Glasgow Coma Scale assessment caused by prehospital treatment of patients with head injuries: results of a national survey. *J Trauma* 1994;36(1):89–95.

24. Livingston BM, Mackenzie SJ, MacKirdy FN, Howie JC. Should the pre-sedation Glasgow Coma Scale value be used when calculating Acute Physiology and Chronic Health Evaluation scores for sedated patients? Scottish Intensive Care Society Audit Group. *Crit Care Med* 2000;28(2):389–94.

25. Corrigan JD. Substance abuse as a mediating factor in outcome from traumatic brain injury. *Arch Phys Med Rehab* 1995;76(4):302–9. Review.

26. Vollmer DG, Dacey RG, Jr. The management of mild and moderate head injuries. *Neurosurg Clin N Am* 1991;2(2):437–55.

27. Yealy DM, Hogan DE. Imaging after head trauma. Who needs what? *Emerg Med Clin North Am* 1991;9(4):707–17.

28. Lindenbaum GA, Carroll SF, Daskal I, Kapusnick R. Patterns of alcohol and drug abuse in an urban trauma center: the increasing role of cocaine abuse. *J Trauma* 1989;29(12):1654–8.

29. Kennedy RE, Livingston L, Marwitz JH, *et al.* Complicated mild traumatic brain injury on the inpatient rehabilitation unit: a multicenter analysis. *J Head Trauma Rehabil* 2006;21(3):260–71.

30. Gautschi OP, Frey SP, Zellweger R. [Diagnosis and management of patients with mild traumatic brain injury – an update with recommendations and future perspectives]. *Praxis* 2007;96(3):53–8.

31. Foley N, Marshall S, Pikul J, Salter K, Teasell R. Hypermetabolism following moderate to severe traumatic acute brain injury: a systematic review. *J Neurotrauma* 2008;25(12):1415–31. Review.

32. Missler U, Wiesmann M, Friedrich C, Kaps M. S-100 protein and neuron-specific enolase concentrations in blood as indicators of infarction volume and prognosis in acute ischemic stroke. *Stroke* 1997;28:1956–60.

33. Ross SA, Cunningham RT, Johnston CF, Rowlands BJ. Neuron-specific enolase as an aid to outcome prediction in head injury. *Brit J Neurosurg* 1996;10:471–6.

34. Yamazaki Y, Yada K, Morii S, Kitahara T, Ohwada T. Diagnostic significance of serum neuron-specific enolase and myelin basic protein assay in patients with acute head injury. *Surg Neurol* 1995;43:267–70.

35. Raabe A, Grolms C, Seifert V. Serum markers of brain damage and outcome prediction in patients after severe head injury. *Brit J Neurosurg* 1999;13:56–9.

36. Romner B, Ingebrigtsen T, Kongstad P, Borgesen SE. Traumatic brain damage: serum S-100 protein measurements related to neuroradiological findings. *J Neurotrauma* 2000;17:641–7.

37. Pelinka LE, Kroepfl A, Schmidhammer R, *et al.* Glial fibrillary acidic protein in serum after traumatic brain injury and multiple trauma. *J Trauma* 2004;57:1006–12.

38. Pelinka LE, Kroepfl A, Leixnering M, *et al.* GFAP versus S100B in serum after traumatic brain injury: relationship to brain damage and outcome. *J Neurotrauma* 2004;21:1553–61.

39. Vos PE, Lamers KJ, Hendriks JC, *et al.* Glial and neuronal proteins in serum predict outcome after severe traumatic brain injury. *Neurology* 2004;62:1303–10.

40. Lumpkins KM, Bochicchio GV, Keledjian K, *et al.* Glial fibrillary acidic protein is highly correlated with brain injury. *J Trauma* 2008;65:778–84.

41. Johnsson P, Blomquist S, Lührs C, *et al.* Neuron-specific enolase increases in plasma during and immediately after extracorporeal circulation. *Ann Thorac Surg* 2000;69:750–4.

42. Pelinka LE, Szalay L, Jafarmadar M, *et al.* Circulating S100B is increased after bilateral femur fracture without brain injury in the rat. *Brit J Anaesth* 2003;91:595–7.

43. Pelinka LE, Harada N, Szalay L, *et al.* Release of S100B differs during ischemia and reperfusion of the

liver, the gut, and the kidney in rats. *Shock* 2004;21: 72–6.

44. Pelinka LE, Hertz H, Mauritz W, *et al.* Nonspecific increase of systemic neuron-specific enolase after trauma: clinical and experimental findings. *Shock* 2005;24(2):119–23.

45. Berger RP, Adelson PD, Pierce MC, *et al.* Serum neuron-specific enolase, S100B, and myelin basic protein concentrations after inflicted and noninflicted traumatic brain injury in children. *J Neurosurg* 2005;103(1 Suppl):61–8.

46. Berger RP, Beers SR, Richichi R, Wiesman D, Adelson PD. Serum biomarker concentrations and outcome after pediatric traumatic brain injury. *J Neurotrauma* 2007;24:1793–801.

47. Siman R, Noszek JC. Excitatory amino acids activate calpain I and induce structural protein breakdown in vivo. *Neuron* 1988;1(4):279–87.

48. Pike BR, Flint J, Dutta S, *et al.* Accumulation of non-erythroid αII-spectrin and calpain-cleaved αII-spectrin breakdown products in cerebrospinal fluid after TBI in rats. *J Neurochem* 2001;8:1297–306.

49. Siman R, McIntosh TK, Soltesz KM, *et al.* Proteins released from degenerating neurons are surrogate markers for acute brain damage. *Neurobiol Dis* 2004;16:311–20.

50. Siman R, Zhang C, Roberts VL, Pitts-Kiefer A, Neumar RW. Novel surrogate markers for acute brain damage: cerebrospinal fluid levels corrrelate with severity of ischemic neurodegeneration in the rat. *J Cereb Blood Flow Metab* 2005;25:1433–44.

51. Pineda JA, Lewis SB, Valadka SB, *et al.* Clinical significance of αII-spectrin breakdown products in CSF after severe TBI. *J Neurotrauma* 2007;24:354–66.

52. Mondello S, Robicsek SA, Gabrielli A, *et al.* αII-Spectrin breakdown products (SBDPs): diagnosis and outcome in severe traumatic brain injury patients. *J Neurotrauma* 2010;27(7):1203–13.

53. Zemlan FP, Jauch EC, Mulchahey JJ, *et al.* C-tau biomarker of neuronal damage in severe brain injured patients: association with elevated intracranial pressure and clinical outcome. *Brain Res* 2002;947:131–9.

54. Shaw GJ, Jauch EC, Zemlan FP. Serum cleaved tau protein levels and clinical outcome in adult patients with closed head injury. *Ann Emerg Med* 2002;39(3):254–7.

55. Dambinova SA, Khounteev GA, Izykenova GA, *et al.* Blood test detecting autoantibodies to *N*-methyl-D-aspartate neuroreceptors for evaluation of patients with transient ischemic attack and stroke. *Clin Chem* 2003;49:1752–62.

56. Petzold A. Neurofilament phosphoforms: surrogate markers for axonal injury, degeneration and loss. *J Neurol Sci* 2005;233:183–98.

57. Petzold A, Shaw G. Comparison of two ELISA methods for measuring levels of the phosphorylated neurofilament heavy chain. *J Immunol Methods* 2007;319(1–2):34–40.

58. Anderson KJ, Scheff SW, Miller KM, *et al.* The phosphorylated axonal form of the neurofilament subunit NF-H (pNF-H) as a blood biomarker of traumatic brain injury. *J Neurotrauma* 2008;25(9):1079–85.

59. Kobeissy FH, Larner SF, Sadasivan S, *et al.* Neuroproteomic and systems biology-based discovery of protein biomarkers for traumatic brain injury and clinical validation (review). *Proteomics Clin Appl* 2008;2(10–11):1467–83.

60. Liu MC, Akle V, Zheng WR, *et al.* Comparing calpain- and caspase-3-degradation patterns in traumatic brain injury by differential proteome analysis. *Biochem J* 2006;394:715–25.

61. Yao CP, Williams AJ, Lu M, *et al.* Detection of protein biomarkers using high-throughput immunoblotting following focal ischemic or penetrating ballistic-like brain injuries in rats. *Brain Injury* 2008;22(10):723–32.

62. Yao C, Williams AJ, Ottens AK, *et al.* p43/EMAP-II: a potential biomarker for discriminating traumatic versus ischemic brain injury. *J Neurotrauma* 2009;26(8):1295–305.

63. Ottens AK, Bustamante L, Golden EC, *et al.* Neuroproteomics: a biochemical means to discriminate the extent and modality of brain injury. *J Neurotrauma* 2010;27(10):1837–52.

64. Liu MC, Akinyi L, Larner SF, *et al.* Ubiquitin-c-terminal hydrolase L1 as a novel biomarker for ischemic and TBI in rats. *Eur J Neurosci* 2010;31:722–32.

65. Svetlov SI, Prima V, Kirk DR, *et al.* Morphologic and biochemical characterization of brain injury in a model of controlled blast overpressure exposure. *J Trauma* 2010;69(4):795–804.

66. Papa L, Akinyi L, Liu MC, *et al.* Ubiquitin C-terminal hydrolase is a novel biomarker in humans for severe TBI. *Crit Care Med* 2010;38:138–44.

67. Brophy GM, Mondello S, Papa L, *et al.* Biokinetic analysis of ubiquitin c-terminal hydrolase-L1 (UCH-L1) in severe traumatic brain injury patient biofluids. *J Neurotrauma* 2011;28(6):861–70.

68. Siman R, Roberts VL, McNeil E, *et al.* Biomarker evidence for mild central nervous system injury after surgically-induced circulation arrest. *Brain Res* 2008;1213:1–11.

69. Siman R, Toraskar N, Dang A, *et al.* A panel of neuron-enriched proteins as markers for traumatic brain injury in humans. *J Neurotrauma* 2009;26(11): 1867–77.

70. Lewis SB, Wolper R, Chi YY, *et al.* Identification and preliminary characterization of ubiquitin C terminal hydrolase 1 (UCHL1) as a biomarker of neuronal loss in aneurysmal subarachnoid hemorrhage. *J Neurosci Res* 2010;88(7):1475–84.

71. Allard L, Burkhard PR, Lescuyer P, *et al*. PARK7 and nucleoside diphosphate kinase A as plasma markers for the early diagnosis of stroke. *Clin Chem* 2005;51(11):2043–51.

72. Brophy GM, Pineda JA, Pap L, *et al*. αII-Spectrin breakdown product cerebrospinal fluid kinetics suggest differences in cellular injury mechanisms after severe traumatic brain injury. *J Neurotrauma* 2009;26(4):471–9.

73. Marchi N, Rasmussen P, Kapural M, *et al*. Peripheral markers of brain damage and blood–brain barrier dysfunction. *Restor Neurol Neurosci* 2003;21(3–4):109–21.

74. Ringger NC, O'Steen BE, Brabham JG, *et al*. A novel marker for traumatic brain injury: CSF αII-spectrin breakdown product levels. *J Neurotrauma* 2004;21(10):1443–56.

75. Maier B, Laurer HL, Rose S, *et al*. Physiological levels of pro- and anti-inflammatory mediators in cerebrospinal fluid and plasma: a normative study. *J Neurotrauma* 2005;22(7):822–35.

76. Folkersma H, Brevé JJ, Tilders FJ, *et al*. Cerebral microdialysis of interleukin (IL)-1 beta and IL-6: extraction efficiency and production in the acute phase after severe traumatic brain injury in rats. *Acta Neurochir* (Wien). 2008;150(12):1277–84.

77. Chiaretti A, Antonelli A, Mastrangelo A, *et al*. Interleukin-6 and nerve growth factor upregulation correlates with improved outcome in children with severe traumatic brain injury. *J Neurotrauma* 2008;25(3):225–34.

78. Weissman TA, Sanes JR, Lichtman JW, Livet J. Generation and imaging of Brainbow Mice. *Cold Spring Harb Protoc* 2011;2011:851–6.

79. Pelsers MM, Glatz JF. Detection of brain injury by fatty acidbinding proteins. *Clin Chem Lab Med* 2005;43(8):802–9.

80. Pelsers MM, Hanhoff T, Van der Voort D, *et al*. Brain- and heart-type fatty acid-binding proteins in the brain: tissue distribution and clinical utility. *Clin Chem* 2004;50(9):1568–75.

81. Norgren N, Sundström P, Svenningsson A, *et al*. Neurofilament and glial fibrillary acidic protein in multiple sclerosis. *Neurology* 2004;63(9):1586–90.

第10章 轻、重度 TBI 动物模型：过去 30 年研究结果

Jenna M.Ziebell，Frances Corrigan，Robert Vink

引言

创伤性脑损伤(TBI)是因为旋转外力、加速或减速和直接暴力产生的后果，引起血管、轴索、神经细胞和脑胶质细胞损伤。损伤的类型和程度取决于外力的程度、位置、方向和级别。外力通常引起局部损伤，分为表面挫伤、加速/减速及旋转外力引起的复杂脑组织及轴索损伤。但是局灶和二次脑损伤一般同时存在，而且每位个体的损伤表现不一[1]。细胞死亡不仅伴随着损伤的发生，也同样伴随水肿、中毒等其他二次损伤因素[2-4]。对于建立正确的 TBI 动物模型必须考虑到初次和二次脑损伤。

TBI 动物模型

目前，还不能建立与环境因素导致的 TBI 相一致的单一动物模型，囊括所有人类初次及二次脑损伤。基于此，一定数量的不同动物模型提供了特殊的 TBI 情况。这些模型被分类为局灶性损伤及弥散性损伤。最终，这些模型通过应用机械力重建有选择性的临床病理特征来反映二次脑损伤。对于这些模型，可以同临床 TBI 进行比较，同时可用于延迟神经退化事件和潜在的治疗目标传导通路研究。

过去的 30 年，啮齿类动物成为常用的研究 TBI 对象。主要因为伦理上的原因，也有花费及过度应用大动物医学研究的原因。同时啮齿类动物已被证实外伤所致二次脑损伤的生物化学及分子学研究价值。另外，也存在啮齿类和大型动物差别，特别是外伤后解剖学和颅内压等物理指标区别。此外，重新对大动物外伤模型产生了兴趣，主要因为更多的研究者认为大动物损伤的脑组织更接近于临床 TBI 的病生理再现。这一章主要回顾最常用的小和大 TBI 动物模型以及讨论每种模型与现知的 TBI 病理学之间关系的重要性。

TBI 的小动物模型

用大鼠 TBI 试验有很多好处，其中包括容易提供、需要很少的致外伤的设备、对运动和瞳孔的变化很容易用一系列成熟办法进行分级。此外，转基因技术结合分子和基因工具在老鼠中是现成的，更适合进行样本研究。这些工程大鼠通常可过表达或靶向去除一些特殊基因，适合进行合并有 TBI 的特殊细胞机制研究。

低温损伤

低温损伤是一种局部脑外伤模型，有简单及高重复性特点。虽然这种非机械式伤害模式仍不能完全代表临床 TBI 情况，但是它在过去 50 年里得到了各种样本的成功应用，包括猫、狗、猴，最近老鼠也成功进行了试验[5]。局部损伤通过用预冷金属放到暴露的完整颅骨形成，这个模型特别适合评估水肿过程，比如液体可穿过血脑屏障(BBB)及细胞外间隙并弥散到脑白质。实际上，这个模型被认为是一种纯粹的白质水肿模型，但是也有报道水肿出现在脑灰质[6]。TBI 所致的水肿有一个关键问题，如果对持续增高的颅内压(ICP)处理不当，可能导致局部脑出血或脑缺血、脑疝，甚至死亡[7]。伤后很快出现的脑白质水肿可引起脑组织水量增多，发展为组织细胞毒性水肿，一般在伤后 1 小时出现，峰值出现在伤后 24~48 小时。这个模型提供了很好的白质水肿通路的目标治疗策略。各种治疗措施应用于这个模型，例如缓激肽-2 受体拮抗剂[5]、维生素[8]和甘露醇[9]，可减少水肿，提高预后水平。尽管模型很有用，但不能代替其他临床 TBI 外伤观察手段。

视神经损伤模型

不像灰质损伤一样普遍采用局灶性损伤模型进行观察，视神经外力损伤模型是在 20 世纪 80 年代后期发展起来的，用于鉴别白质损伤的单轴索损伤。在

大鼠及小鼠采用前，首先应用于豚猪。视神经在眼球后方有 1mm 裸露。使用不同的工具包括改造后的动脉瘤夹夹闭 1~20 分钟可获得不同程度的损伤模型。这个模型和其他模型均提供了 TBI 后的一段时间的轴索纤维失联络[10]。全脑的剪切力的迅速传导可发生损伤轴索的细胞骨架变性。但是研究发现，损伤发生时轴索受到剪切、断裂或失联络，仅出现在最严重水平的 TBI 中。通常，轴索纤维表现出复杂延迟过程，递质传递失败，与源信号区断开连接后失联络。断裂的神经纤维末端出现蛋白积聚，如 β-淀粉样前体蛋白（Amyloid Precursor Protein，APP），现在被用于轴索损伤的标志物[1]。

除了可提供轴索损伤模型，视神经损伤模型同样可用于研究那些伴随视神经损伤的脑损伤情况。这个模型对于研究轴索损伤机制非常有用，同时也对神经保护及神经变性研究有帮助[11]。这个模型不能代表临床神经外伤的广泛特点。

闭合性脑损伤

属于 TBI 模型之一的闭合性脑损伤（CHI）模型是第一个模仿多种临床脑损伤的模型。这个模型基于自由落体力量，将物体从一个导管落下后造成脑部撞击伤害。不同于分散重力模型，用一个金属板防止颅骨碎裂，避免直接打击暴露的颅骨及脑组织。最初的

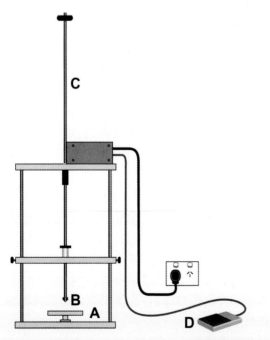

图 10.1　CHI 模型的重力下落装置。外科准备后的小鼠置于脚盘上（A），移动到同打击点精准对位（B），即在前囟和后枕之间中线旁 2mm。一次一位点实验将 333g 的打击杆（C）通过脚踏板（D）进行释放。

失重力下落应用在掉落物体打击暴露的脊髓方面。有一个脑损伤案例为掉落的物体从一个 40cm 长度的导管中掉落到一个放置在脑表面的脚盘上[12]。管道内加了一个套筒，以防止皮层下陷超过 2.5mm。Chen 及其同事[13]为了更适合用于大鼠而调整了这个模型，将重量掉落到完好的颅骨上，这种改变更符合 CHI 模型要求（图 10.1）。这个模型用 333g 重量从不同高度（2~3cm）掉落，可根据老鼠的类型进行调整[14]。损伤的程度可简单地通过改变高度及重量来实现。较高的损伤水平可导致颅骨破裂合并皮层挫伤。真正穿透硬脑膜的损伤只占 0.8%~3%[15,16]。去除骨质并敞开硬膜的损伤机制不如封闭颅骨损伤更能代表真实生活情况。

CHI 模型病理生理改变代表了人类 TBI 改变情况[13]。血脑屏障破坏后可导致神经水肿及免疫细胞的进入。另外，可引起神经胶质增生及小胶质细胞激活。这种神经毒性环境导致了细胞死亡，主要发生在核心区域及半暗带、同侧海马、齿状回、脉胎体。在一些案例中，零星的细胞死亡可见于同侧皮质，海马区域的细胞死亡较多。对受伤老鼠进行神经系统严重程度分级评分可在 CHI 发生后维持长达 4 周[17]。

所有模型都有一些方法学上的缺点，很难造成弥散性损伤，特别是可以计算和规范每一次打击的弥散性轴索损伤模型。每组的动物数量需要增加以得到有意义的统计学结论。另一方面，这个模型可被试验者减少 TBI 到少于 45 秒。将其变成一个容易、方便及快速的办法。事实上，这个模型特别适用于影响损伤机制及预后的特殊基因敲除研究。

侧面流体冲击损伤

流体冲击损伤（Fluid Percussion Injury，FPI）模型最初设计用于研究砰然一击的损伤影响。虽然不确切，但它可区别局部打击后合并脑实质出血和轴索损伤情况。这个模型强调了临床闭合性脑损伤的情况[18]。同时伴随轴索损伤及皮层挫伤的情况，更适合研究局部和弥散性联合伤的影响。FPI 模型最初用于猫和兔[19,20]后来调整为使用鼠类[21]。伤害来自侧方，为了减少中线打击引起的脑干出血，同时为了单半球损伤后两侧对比研究[18,22]。目前侧方 FPI 模型得到了广泛应用，并且是 TBI 试验的典型模型（图 10.2）。

盐水压力冲击快速（25 毫秒）地作用于通过开颅手术暴露的硬膜上。在半球上的不同位置开颅手术是很关键的，不同的区域有不同的结果[23,24]。损伤的严重程度取决于钟摆高度的调整（打击器角度），液压从盐水储备器里传导转化而成。但是，储水器末端传导压力到颅骨的距离和冲击传导（灵活或固定）材料决定

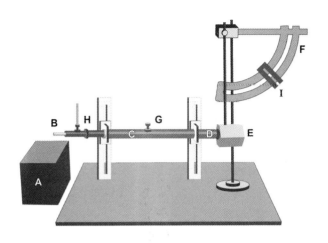

图 10.2 流体冲击损伤(FPI)装置。麻醉后的动物放置在泡沫块(A)，球面连接固定在装置(B)处。钟摆(E)在滑尺环(F)的角度决定了损伤程度。钟摆被一个夹子(I)固定在一个位置，当试验开始时释放钟摆打击软木蒙住的活塞(D)。打击引起了有机玻璃缸(C)内盐水的脉冲压传到与球面锁定的动物脑的连接点。缸内的盐水在(G)注满，同时也能排气。压力转换器(H)可测量脉冲压力。

了脑组织损伤点的变形程度[25]。

　　虽然在各个实验室间的方法学上有差别，但这个模型带来了生理学方面的改变。包括随着严重程度上升而升高的平均动脉压、血糖代谢增强和行为学改变[26]。实际上，所有 FPI 标本均可出现行为学和运动系统缺陷。啮齿类动物伤后修复基于 Morris 水迷宫分级系统，一般为伤后 18 天，而放射臂迷宫分级为伤后 5 天[27-28]。运动系统损伤也通过旋转盘[29]和倾斜盘[30]试验测量平衡和行走脑电得到确认[20,27]。这个模型还可用于获得引起二次脑损伤的机制研究。最近，这个 FPI 模型也指出了性别差异，公鼠低体温而发生的神经保护反应，在母鼠中没有发现[31]。同时年龄较轻的老鼠有更高的小胶质细胞激活，从而有更好的预后[26]。这个 FPI 模型可用在小到大型动物上，小鼠、大鼠、雪貂，甚至猪、羊，允许各个样本之间直接比较。尽管改变打击角度、麻醉、损伤位置等仍然能在大鼠和小鼠中观察到相似的皮层挫伤模式、细胞死亡、脑干改变[26]。通过这个模型报道了很多治疗药物措施，包括抗水肿药物、自由基清除剂和神经修复因子[26]。

　　这个模型最早受限于作用位置及范围变化。特别是媒介和旋转打击位置变化引起半球损伤改变[24]。需要仔细的外科准备保证可重复的位置及神经系统损伤。设备的不同引起了压力曲线差异产生不同的结果，敏感地受到操作因素影响，包括盐水装置的水平位置、工具内气体、接触动物的末端材料光滑度和打击过程的末端位移。钟摆的精确平整及 O 环的凡士林

润滑对产生最大打击力都很重要。空气在装置内特别是压力转换器的流动，会明显影响盐水压力峰值，应该被去除。最后，盐水的温度应该在 37℃，排除温度导致的误差，定期校准和保养设备可减少实验误差。

可控皮层打击

　　对于 FPI 模型的更改得到了可控皮层打击(CCI)脑组织损伤模型，它不同于 CHI 模型，可独立控制打击速率及颅骨解剖变形。这些控制可对随着体内准备好的孤立脑组织变形程度和概率而发生的神经血管早期损伤进行基础研究。这个广泛应用的局部 TBI 模型最早用于雪貂[32]，偶尔用在大鼠[33]、老鼠[34]，最近用于动物猪[35]身上。与 FPI 模型类似，最初应用中线打击区域，伴随着采用啮齿类动物，打击位置采用颞区皮层，通过气动打击物采用不同的深度和速率引起脑组织的变形。有了对记录数据的准确计算支持可保证每次打击的动物损伤是可靠并可重复的。

　　当使用大鼠模型时，在同侧脑半球的小级别损伤及对侧脑半球大级别损伤中可引起特征性的丘脑和海马皮层细胞的丢失[36]。在与临床水平相当的局部区域 TBI 中，广泛存在皮层损伤和轻度的白质损伤也有报道[33,34]。随着水肿发生 24~48 小时，组织变性逐渐发生[37]。另外，行为学评价表明在大鼠和小鼠不同水平的 CCI 后可发生总的运动系统反应和精细的运动系统协调性的瞬态损伤[33,34]。

　　为了避免一些不利因素，例如弥散和明显的出血及脑干损伤缺陷的发生，需要应用一些相对昂贵的技术仪表。这样，可减少脑干损伤合并死亡的发生。另外一个好处是变形参数的可控，允许调整所致病变的大小。

冲击-加速损伤

　　冲击-加速模型用于模拟临床上常见的无局灶性损伤的外伤性弥散性轴索损伤情况[38]。这个装置包括 250g 或 450g 重物从 1m 或 2m 的导管落下后打击颅骨表面的不锈钢盘上。钢盘为了防止颅骨骨折而将加速伤传导到动物脑组织(图 10.3)。这种类型试验可导致昏迷和窒息，也可导致轴索的水肿[39]。损伤的严重性可通过调整重量和掉落的高度实现。

　　另外，为了对啮齿类动物 TBI 其他模型的损伤后改变的补充，冲击-加速模型特别适用于对轴索损伤的描述[40]；同时也用于二次损伤的相关研究，包括BBB障碍、水肿、神经变性[41-45]。另外，这个模型可用于 TBI 后的二次损伤研究，比如缺氧，动物发生总体缺氧后的中度神经系统系列改变[41,46]。这包括临床设计合并缺氧损害引起不良后果情况。大鼠加速伤后行为学改

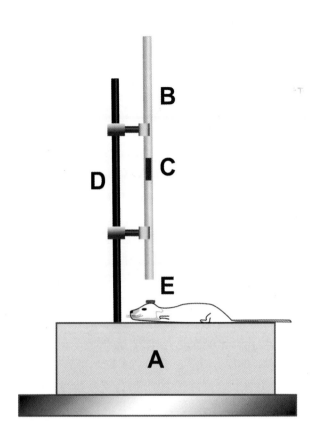

图10.3 轴索外伤性弥散损伤的加速打击模型。外科准备后的大鼠(E)放在泡沫床(A)上及装置下方。铜制重物(C)与动物颅骨上的金属盘对齐，并在2m长有机玻璃管(B)内提前设定的高度固定。管子被一个竖杆(D)的两个夹子固定。释放重物并将其打击金属盘来造成损伤。重量(250g或450g)和高度(1m或2m)可根据制造轻或重度损伤来改变。

变也多有报道，特别是神经反射变化、梁杆行走、梁杆平衡、前肢放置、转盘[41,47,48]。这些损伤可持续伤后4周[41,49]。转盘是运动系统分级最敏感的指标。长期存在的损伤也有报道[49]。通过改进的组织学、生物化学及神经生理行为评价系统的应用，针对水肿、镁离子及神经炎症等二次损伤因素的目标分级治疗被应用于这个模型[42]。

这个模型除了可模拟无局部损伤的轴索损伤情况外，还有很多优点。这个装置不贵，可装配在任何实验室。另外，这个损伤实施快速，一天可重复多次。但是还有很多缺点需要认识。泡沫床的密度需要定期检查，反复使用可导致其改变并需要定期更换以保证结果的稳定性。动物体重也直接影响结果，大动物窒息率低，存活率高，而小动物窒息长，有更多骨折及更高的死亡率。减少坠落物的重量和高度将减少负面事件，但也减少造成特征性轴索损伤的可能性。另外，对

大鼠在伤前加强通气，这可控制伤后缺氧期及降低死亡率[38,46]。这个模型不能被应用于小尺寸的动物。实际上，对于颅骨表面平台的要求，使这个模型很难应用于除了大鼠外的其他动物。

为了适合小一点动物模型需要。Cernak及其同事[50]基于闭合局灶打击模型发展了一个高度可控的压力驱动打击物。保护钢板的修正更适合外露颅骨，打击物的距离及速度可调，允许定量损伤敏感程度。研究者将模型的泡沫密度进行调整，成功用于生化、生理、组织学方面的加速打击研究。它也被小一点动物采用，最近用于大鼠的脑损伤过程的研究[50]。除了技术仪表花费较贵之外，同传统重力下落模型相比没有太大缺点。另外，高度控制的打击属性可减少脑旋转力并减少神经运动损伤的严重程度。

TBI的大动物模型

小动物TBI模型在今天应用更普遍，但是TBI大动物模型应用在研究在力和脑障碍的关系上很重要。不同于小动物的脑，大动物如猪和羊的脑更复杂，并有较大区域的白质。测试大动物的习性需要花费更多，需要更特殊装置及外科空间、实验平台。另外，运动系统、瞳孔测试还没有在高级别动物中进行过测试。

流体冲击损伤

像早期描述的一样，FPI原始设计为中等大小动物猫和兔的模型。在实验猫中越高的损伤程度可增加窒息程度、平均动脉压、颅内压(ICP)和脑内压[30]。轻度损伤如合并BBB损伤，蛛网膜下隙出血和脑出血将归为中等损伤水平。随着更多重度脑损伤生理及组织病理参数改变，可出现系统性心血管低血压和软组织肿块[30]。当这些特点出现在啮齿类FPI动物研究时，很少伴随伤后ICP及脑内压改变。

有报道，猪的此类损伤可引起蛛网膜下隙出血及小量脑白质出血[51]。FPI只有发现脑干周围有出血时才出现ICP升高，这个损伤模型对于ICP升高是不可信的，虽然也合并APP改变及血压改变[51]，同时伴随TNF-α及IL-10水平升高[52]。

可控皮层打击

CCI模型在实验猪中得到采用[35]。猪的脑组织与人类相似，比如胶质与神经的连接方式，不同于啮齿类动物，猪与人伤后有相似的生理反应，并且可像临床应用的一样插置探针。CCI模型对水肿情况及ICP及心率增快都可观察到。外伤也可导致临时的白质出血、水肿细胞碎裂、轴索损伤、大范围细胞死亡[35]。还

有一些报道猪的 CCI 模型与局灶性 TBI 的成熟分期及脑组织反应机制类似[53]。一定数量类似研究也在啮齿类动物得到报道，猪脑的生长及发展特点与人脑类似，对机械外伤与年龄依赖性反应试验特别有研究价值。

同大动物 FPI 模型比较，CCI 模型被认为在猪上更容易重复，因为它们的硬膜下空间可吸收打击能量。另外，CCI 模型可应用于不同标本的动物类型。可在不同动物间比较局部损伤的影响差别。

冲击-加速损伤

冲击-加速损伤一直用羊来做模型，用固定螺栓来减少羊头加速组件的不可控情况[54]。根据生物力学的研究，这种模型类似机动车事故所致的头部自由移动和旋转[55]。不像啮齿动物模型，冲击-加速在羊的结果可致打击位置的周边局部挫伤及广泛的脑弥散性轴索损伤和个别的蛛网膜下隙出血[54,56]。试图适应这种模式用于猪获得了有限的成功，可能因为蛛网膜下隙空间较大[57]。

除描述时间与 ICP 的关系，模型也被特别用在相对于 ICP 改变的脑氧的变化研究[58]。这提供了很多针对 ICP 和脑氧合潜在研究的途径。研究也调查了治疗后淀粉样前体蛋白表达情况[56]，随后也应用在功能水平相对较小的动物模型上。很少行为学评估用于大动物物种，这凸显了大动物模型的劣势，这个领域需要特殊发展。尽管如此，羊与人类 TBI 后相似的大脑生理有着相似的生理变化，冲击-加速模型更适合大动物的特点，提供了一个在啮齿动物的研究和临床试验间的很好衔接作用。

惯性加速损伤

另一个大动物模型——惯性加速损伤模型，利用大脑的旋转加速引起弥散性轴索损伤，从而模仿大量 TBI 患者。这是在 20 世纪 80 年代 Gennarelli 开发的第一个在非人类的灵长类动物模型[59]用于研究生物力学的外力引起的轴索损伤和昏迷。最近经过改良的设备用在小型猪[60,61]和兔子[62]，特别用于轴索损伤的研究。具体来说，用这个模型诱导广泛的多灶性轴索损伤和胶质增生及对于海马 CA1 和 CA3 区域很少联合小血管破裂的神经损伤[61]。假定短暂矢状面的冲击加速可导致震荡和局部病变，会产生长期昏迷和脑弥散性轴索损伤，而在冠状面会持续更长时间及较少的发生概率[63]。拉伸应变与加速直接相关，但却与脑质量无关，这种类型的损伤不能被复制在较小的动物上[39,60]。不幸的是，使用相关设备的高成本和技术要求，同伦理问题一样限制了这个特殊模型的使用。

从动物模型获得的结论

很显然，TBI 动物模型对鉴别原发性和继发性脑损伤有很大的价值。然而，在动物模型之外几乎不可能识别出复杂的 TBI 异构基因，更难以识别出多种继发性损伤因子之间的相互作用及其对于最终功能性结果的关系。我们对于涉及血脑屏障障碍、水肿、炎症、离子通道、生物能量学、兴奋性毒素、氧化应激、轴突损伤和细胞死亡以及其他的延迟性损伤通路的认识，在过去的 30 年里得到了极大的提升，这很大程度依赖于实验动物模型的应用。在小动物方面，对啮齿类动物的基因改造能力加强了对局灶性、弥散性损伤的神经保护或神经破坏通路的识别。大量的对于更小型动物有效的运动和认知测试也证实了 TBI 功能性结果的多样性及治疗方案效果。因此，大量的决定性损伤因子被认定，许多的药理学、实验学研究也表现出了其潜在的神经保护作用。然而，虽然我们对于 TBI 病理的前沿认识以及一些药物相互作用的进展已经表现出一些特定的临床转化希望，但是没有任何一种治疗方案成功运用于临床 TBI。这些失败的原因已经在国际会议以及其他地方被广泛地讨论[5]。当然，动物模型角色的缺点会被简要地考虑。

很多时候，人们利用单一动物模型进行基础的临床试验；经常在啮齿类动物，用一种靶向单一的神经毒素因子的化合物在 TBI 之前进行处置。在事后，几乎所有的神经创伤研究现在都支持如下观点：一个成功的干预必须同时级联若干有害分子。这些干预被称为"多功能"或"多潜能"或"组合性"治疗[5]。此外，任何治疗必须基于多 TBI 模型的评估，同时证明临床 TBI 在不同方面的神经保护潜能。人们总结出动物模型各自的局灶性或弥散性优缺点。然而，在考虑某种动物模型的特点时，一些基本原则被忽略了。

首先，出血性病灶损伤模型支配了自由基产生的氧化应激反应。此外，出血灶引起的原位缺血引起明显的线粒体失活、能量耗竭以及钙离子沉积。所以一些对这些模型有效的化合物并不一定对没有上述缺血反应的弥散模型有效。弥散损伤模型相对局灶模型出血较少，并且没有特定的功能障碍。局灶性模型的功能障碍容积改变能够测量，显然这些与弥散性模型不相关。此外，有少量证据证明功能障碍程度与 TBI 的神经生物学结果，通过多种已知的不同因子（比如突触密度）有着紧密的联系。

值得注意的是，动物和人类的颅骨和脑的解剖结构不同导致永远不可能有完美的实验模型来复制人类的 TBI。即便如此,大动物的研究对大动物和啮齿类动物的大脑差异进行调查很有必要。我们之前提到过大动物的大脑是蛋白质支配下的多脑回结构,啮齿类动物的少脑回结构与之相反。这使脑对加速和旋转压力的耐受产生差异及最终导致组织学改变的差异。啮齿类和其他小动物因缺少小脑镰而不存在发生小脑幕下疝情况,但并没有得到广泛认同。镰上分区的颅内压增高导致的小脑幕下疝使组织从小脑幕裂口向下突出。这类疝在人类会导致脑干压迫,并通过抑制呼吸增加死亡率。在啮齿类动物,小脑幕的缺失不仅排除了在这个区域发生脑疝的可能,而且使颅内压可通过整个中枢神经系统轴线而降低。因此,显著的颅内压增高会使人类发生脑水肿,而啮齿类在同样水平的颅内压增高并不会发生脑水肿。更多的颅内容量(血性或水性)在啮齿类动物也会同样导致创伤后 ICP 增加。在一系列结论中,最重要的是啮齿类在 TBI 后不产生显著的 ICP 增高。因此,啮齿类治疗方案中 ICP 增高的缺失并未照搬到更高等动物的创伤后颅压增高与低氧、血液流动减缓、代谢环境改变的治疗方案中[8]。大量的研究都在试验设计中加入一段时间的缺氧,模拟临床发现的 TBI 的窒息和低氧。当真正的小动物模型损伤加重时,这种设计上的变化并不一定导致 ICP 增高[64]。因此,在啮齿类试验的潜在治疗性研究,需要使用在生理学方面更接近临床 TBI 的大动物模型进行。

在采用一种动物创伤模型时,需要考虑到大量的其他因素。TBI 后性别相关性激素的影响结果现在被广泛接受。因此需要改变一直认为的雄性动物(过去一直运用) 在实验研究中很少产生变化结果的观点。假设应用雌性动物,如果一个研究需要转化为临床则更应该应用,并且对动物激素状态的研究需要有效的比较。不仅激素状态对创伤后生化、生理的影响,雌性动物也表现出不同于雄性的行为结果,一些特征需要更进一步比较动物间的表现。有时激素水平和体温是相互作用的[32],而且众所周知其对麻醉有不同的影响。事实上,一些麻醉药正是通过一些特定分子通道,干预发挥效应和改变损伤进程。因此,特定的温度控制和麻醉剂的运用在所有动物研究中被推荐。

最后,选择 TBI 动物模型必须考虑到临床 TBI 的哪些方面是需要检测的以及最合适选择的。没有单一的实验模型能够成功应用于全部的临床所见创伤情况。对预选的损伤进程分类后,就能够根据研究内容筛选一个评估神经保护的模型,并且应用到其他损伤模型来决定能否适用其他损伤因素。两种性别的应用被高度推荐来鉴别激素相关性作用。如果在小动物的功能性研究获得成功结果,更进一步的研究需要在生理实验状态下更接近人类的大动物模型上实施。这种方法能够保证临床前药物研究对于人类的有效性,并且增加治疗范例成功运用于临床实践的可能性。

(常洪波 田增民 译)

参考文献

1. Blumbergs PC, Reilly PL, Vink R. Trauma. In Love S, Louis DN, Ellison DW, eds. *Greenfield's Neuropathology*, 8th ed. London: Hodder Arnold; 2008. pp. 733–832.

2. McIntosh TK, Saatman KE, Raghupathi R, *et al.* The Dorothy Russell Memorial Lecture. The molecular and cellular sequelae of experimental traumatic brain injury: pathogenetic mechanisms. *Neuropathol Appl Neurobiol* 1998;24(4):251–67.

3. Vink R, Nimmo AJ. Multifunctional drugs for head injury. *Neurotherapeutics* 2009;6(1):28–42.

4. Ziebell JM, Morganti-Kossmann MC. Involvement of pro- and anti-inflammatory cytokines and chemokines in the pathophysiology of traumatic brain injury. *Neurotherapeutics* 2010;7(1):22–30.

5. Plesnila N, Schulz J, Stoffel M, *et al.* Role of bradykinin B2 receptors in the formation of vasogenic brain edema in rats. *J Neurotrauma* 2001;18(10):1049–58.

6. Loiseau H, Averet N, Arrigoni E, Cohadon F. The early phase of cryogenic lesions: an experimental model of seizures updated. *Epilepsia* 1987;28(3):251–8.

7. Donkin JJ, Vink R. Mechanisms of cerebral edema in traumatic brain injury: therapeutic developments. *Curr Opin Neurol* 2010;23:293–9.

8. Ikeda Y, Mochizuki Y, Nakamura Y, *et al.* Protective effect of a novel vitamin E derivative on experimental traumatic brain edema in rats – preliminary study. *Acta Neurochir Suppl* 2000;76:343–5.

9. Pratt J, Archambaud C, Bohme GA, *et al.* The effect of riluzole and mannitol on cerebral oedema after cryogenic injury in the mouse. *Neurosci Lett* 1999;272(3):143–5.

10. Maxwell WL, Povlishock JT, Graham DL. A mechanistic analysis of nondisruptive axonal injury: a review. *J Neurotrauma* 1997;14(7):419–40.

11. King CE, Rodger J, Bartlett C, *et al.* Erythropoietin is both neuroprotective and neuroregenerative following optic nerve transection. *Exp Neurol* 2007;205(1): 48–55. Epub 2007 Jan 25.

12. Feeney DM, Boyeson MG, Linn RT, Murray HM, Dail WG. Responses to cortical injury: I. Methodology and local effects of contusions in the rat. *Brain Res* 1981;211(1):67–77.

13. Chen Y, Constantini S, Trembovler V, Weinstock M, Shohami E. An experimental model of closed head injury in mice: pathophysiology, histopathology, and cognitive deficits. *J Neurotrauma* 1996;13(10): 557–68.

14. Flierl MA, Stahel PF, Beauchamp KM, *et al.* Mouse closed head injury model induced by a weight-drop device. *Nat Protoc* 2009;4(9):1328–37.

15. Masson F, Thicoipe M, Aye P, *et al.* Epidemiology of severe brain injuries: a prospective population-based study. *J Trauma* 2001;51(3):481–9.

16. Wu X, Hu J, Zhuo L, *et al.* Epidemiology of traumatic brain injury in eastern China, 2004: a prospective large case study. *J Trauma* 2008;64(5):1313–9.

17. Semple BD, Bye N, Rancan M, Ziebell JM, Morganti-Kossmann MC. Role of CCL2 (MCP-1) in traumatic brain injury (TBI): evidence from severe TBI patients and CCL2-/- mice. *J Cereb Blood Flow Metab* 2010;30(4):769–82.

18. McIntosh TK, Vink R, Noble L, *et al.* Traumatic brain injury in the rat: characterization of a lateral fluid-percussion model. *Neuroscience* 1989;28(1):233–44.

19. Hartl R, Medary M, Ruge M, Arfors KE, Ghajar J. Blood-brain barrier breakdown occurs early after traumatic brain injury and is not related to white blood cell adherence. *Acta Neurochir Suppl* 1997;70:240–2.

20. Dixon CE, Lyeth BG, Povlishock JT, *et al.* A fluid percussion model of experimental brain injury in the rat. *J Neurosurg* 1987;67(1):110–9.

21. McIntosh TK, Noble L, Andrews B, Faden AI. Traumatic brain injury in the rat: characterization of a midline fluid-percussion model. *CNS Trauma* 1987;4:119–34.

22. Vink R, McIntosh TK, Weiner MW, Faden AI. Effects of traumatic brain injury on cerebral high-energy phosphates and pH: a 31P magnetic resonance spectroscopy study. *J Cereb Blood Flow Metab* 1987;7(5):563–71.

23. Vink R, Mullins PG, Temple MD, Bao W, Faden AI. Small shifts in craniotomy position in the lateral fluid percussion injury model are associated with differential lesion development. *J Neurotrauma* 2001;18(8):839–47.

24. Floyd CL, Golden KM, Black RT, Hamm RJ, Lyeth BG. Craniectomy position affects morris water maze performance and hippocampal cell loss after parasagittal fluid percussion. *J Neurotrauma* 2002;19(3):303–16.

25. Kabadi SV, Hilton GD, Stoica BA, Zapple DN, Faden AI. Fluid-percussion-induced traumatic brain injury model in rats. *Nat Protoc* 2010;5(9):1552–63.

26. Thompson HJ, Lifshitz J, Marklund N, *et al.* Lateral fluid percussion brain injury: a 15-year review and evaluation. *J Neurotrauma* 2005;22(1):42–75.

27. Lyeth BG, Jenkins LW, Hamm RJ, *et al.* Prolonged memory impairment in the absence of hippocampal cell death following traumatic brain injury in the rat. *Brain Res* 1990;526(2):249–58.

28. Yamaki T, Murakami N, Iwamoto Y, *et al.* Cognitive dysfunction and histological findings in rats with chronic-stage contusion and diffuse axonal injury. *Brain Res Protoc* 1998;3(1):100–6.

29. Hamm RJ, Pike BR, O'Dell DM, Lyeth BG, Jenkins LW. The rotarod test: an evaluation of its effectiveness in assessing motor deficits following traumatic brain injury. *J Neurotrauma* 1994;11(2):187–96.

30. Hayes RL, Stalhammar D, Povlishock JT, *et al.* A new model of concussive brain injury in the cat produced by extradural fluid volume loading: II. Physiological and neuropathological observations. *Brain Injury* 1987;1(1):93–112.

31. Suzuki T, Bramlett HM, Dietrich WD. The importance of gender on the beneficial effects of posttraumatic hypothermia. *Exp Neurol* 2003;184(2):1017–26.

32. Lighthall JW. Controlled cortical impact: a new experimental brain injury model. *J Neurotrauma* 1988;5(1):1–15.

33. Dixon CE, Clifton GL, Lighthall JW, Yaghmai AA, Hayes RL. A controlled cortical impact model of traumatic brain injury in the rat. *J Neurosci Methods* 1991;39(3):253–62.

34. Hannay HJ, Feldman Z, Phan P, *et al.* Validation of a controlled cortical impact model of head injury in mice. *J Neurotrauma* 1999;16(11):1103–14.

35. Manley GT, Rosenthal G, Lam M, *et al.* Controlled cortical impact in swine: pathophysiology and biomechanics. *J Neurotrauma* 2006;23(2):128–39.

36. Goodman JC, Cherian L, Bryan RM, Jr., Robertson CS. Lateral cortical impact injury in rats: pathologic effects of varying cortical compression and impact velocity. *J Neurotrauma* 1994;11(5):587–97.

37. Chauhan NB, Gatto R, Chauhan MB. Neuroanatomical correlation of behavioral deficits in the CCI model of TBI. *J Neurosci Methods* 2010;190(1):1–9.

38. Marmarou A, Foda MA, van den Brink W, *et al.* A new model of diffuse brain injury in rats. Part I: pathophysiology and biomechanics. *J Neurosurg* 1994;80(2):291–300.

39. Foda MA, Marmarou A. A new model of diffuse brain injury in rats. Part II: morphological characterization. *J Neurosurg* 1994;80(2):301–13.

40. Povlishock JT, Marmarou A, McIntosh TK, Trojanowski JQ, Moroi J. Impact acceleration injury in the rat – evidence for focal axolemmal change and related neurofilament sidearm alteration. *J Neuropath Exp Neurol* 1997;56:347–59.

41. Beaumont A, Marmarou A, Czigner A, *et al.* The impact-acceleration model of head injury: injury severity predicts motor and cognitive performance

after trauma. *Neurol Res* 1999;21(8):742–54.

42. Donkin JJ, Nimmo AJ, Cernak I, Blumbergs PC, Vink R. Substance P is associated with the development of brain edema and functional deficits after traumatic brain injury. *J Cereb Blood Flow Metab* 2009;29(8):1388–98.

43. Hans VH, Kossmann T, Lenzlinger PM, *et al.* Experimental axonal injury triggers interleukin-6 mRNA, protein synthesis and release into cerebrospinal fluid. *J Cereb Blood Flow Metab* 1999;19(2):184–94.

44. Rancan M, Otto VI, Hans VH, *et al.* Upregulation of ICAM-1 and MCP-1 but not of MIP-2 and sensorimotor deficit in response to traumatic axonal injury in rats. *J Neurosci Res* 2001;63(5):438–46.

45. Stahel PF, Kossmann T, Morganti-Kossmann MC, Hans VH, Barnum SR. Experimental diffuse axonal injury induces enhanced neuronal C5a receptor mRNA expression in rats. *Brain Res Mol Brain Res* 1997;50(1–2):205–12.

46. Hellewell SC, Yan EB, Agyapomaa DA, Bye N, Morganti-Kossmann MC. Post-traumatic hypoxia exacerbates brain tissue damage: analysis of axonal injury and glial responses. *J Neurotrauma* 2010;27(11):1997–2010.

47. Heath DL, Vink R. Impact acceleration-induced severe diffuse axonal injury in rats: characterization of phosphate metabolism and neurologic outcome. *J Neurotrauma* 1995;12(6):1027–34.

48. Stibick DL, Feeney DM. Enduring vulnerability to transient reinstatement of hemiplegia by prazosin after traumatic brain injury. *J Neurotrauma* 2001;18(3):303–12.

49. O'Connor C, Heath DL, Cernak I, Nimmo AJ, Vink R. Effects of daily versus weekly testing and pre-training on the assessment of neurologic impairment following diffuse traumatic brain injury in rats. *J Neurotrauma* 2003;20(10):985–93.

50. Cernak I, Chang T, Ahmed FA, *et al.* Pathophysiological response to experimental diffuse brain trauma differs as a function of developmental age. *Dev Neurosci* 2010;32(5–6):442–53.

51. Brodhun M, Fritz H, Walter B, *et al.* Immunomorphological sequelae of severe brain injury induced by fluid-percussion in juvenile pigs–effects of mild hypothermia. *Acta Neuropathol* 2001;101(5):424–34.

52. Solomon D, Kim B, Scultetus A, *et al.* The effect of rFVIIa on pro- and anti-inflammatory cytokines in serum and cerebrospinal fluid in a swine model of traumatic brain injury. *Cytokine* 2011;54(1):20–3.

53. Duhaime AC, Margulies SS, Durham SR, *et al.* Maturation-dependent response of the piglet brain to scaled cortical impact. *J Neurosurg* 2000;93(3):455–62.

54. Lewis SB, Finnie JW, Blumbergs PC, *et al.* A head impact model of early axonal injury in the sheep. *J Neurotrauma* 1996;13(9):505–14.

55. Anderson RW, Brown CJ, Blumbergs PC, McLean AJ, Jones NR. Impact mechanics and axonal injury in a sheep model. *J Neurotrauma* 2003;20(10):961–74.

56. Van Den Heuvel C, Donkin JJ, Finnie JW, *et al.* Downregulation of amyloid precursor protein (APP) expression following post-traumatic cyclosporin-A administration. *J Neurotrauma* 2004;21(11):1562–72.

57. Finnie JW, Manavis J, Summersides GE, Blumbergs PC. Brain damage in pigs produced by impact with a non-penetrating captive bolt pistol. *Aust Vet J* 2003;81(3):153–5.

58. Vink R, Bhatia KD, Reilly PL. The relationship between intracranial pressure and brain oxygenation following traumatic brain injury in sheep. *Acta Neurochir Suppl* 2008;102:189–92.

59. Gennarelli TA, Thibault LE, Adams JH, *et al.* Diffuse axonal injury and traumatic coma in the primate. *Ann Neurol* 1982;12(6):564–74.

60. Ross DT, Meaney DF, Sabol MK, Smith DH, Gennarelli TA. Distribution of forebrain diffuse axonal injury following inertial closed head injury in miniature swine. *Exp Neurol* 1994;126(2):291–9.

61. Smith DH, Chen XH, Xu BN, *et al.* Characterization of diffuse axonal pathology and selective hippocampal damage following inertial brain trauma in the pig. *J Neuropathol Exp Neurol* 1997;56(7):822–34.

62. Krave U, Al-Olama M, Hansson HA. Rotational acceleration closed head flexion trauma generates more extensive diffuse brain injury than extension. *J Neurotrauma* 2011;28:57–70.

63. Maxwell WL, Watt C, Graham DI, Gennarelli TA. Ultrastructural evidence of axonal shearing as a result of lateral acceleration of the head in non-human primates. *Acta Neuropathol* 1993;86(2):136–44.

64. Gabrielian L, Willshire L, Helps S, *et al.* Intracranial pressure changes following traumatic brain injury in rats: lack of significant change in the absence of mass lesions or hypoxia. *J Neurotrauma* 2011;28(10):2103–11.

第11章　小儿脑损伤机制：动物模型带来的年龄相关性启示

Ramesh Raghupathi，Jimmy W.Huh

引言

创伤性脑损伤(TBI)仍然是小儿慢性致残和死亡的主要原因之一[1]。婴幼儿时期脑损伤能够干扰患儿获得新的认知能力，导致严重的认知功能障碍；同时认为 TBI 的早期可能是导致严重认知缺陷的最主要阶段[2]。一些严重的 TBI 儿童还表现为平均脑氧代谢率(Cerebral Metabolic Rate of Oxygen，CMRO$_2$)的急剧下降和低血压[3-5]，有些 TBI 后 3 个月的患儿[6]在正电子发射计算机断层扫描(PET)及磁共振波谱(Magnetic Resonance Spectroscopy，MRS)上表现异常[7,8]。随着第一个版本的儿童和青少年循证指南的公布[9]，人们对儿童重症监护有了更高的认识，尤其在控制颅内压方面。除了弥散性脑损伤外，挫伤和血肿也经常会出现认知和行为缺陷[10-12]；儿童闭合性脑损伤中额叶的局灶性病变程度与记忆能力密切相关[13]。证据表明，小儿 TBI 后的线粒体功能障碍主要由脑脊液中的强氧化剂和细胞色素 C 增多引起[14,15]，小儿 TBI 时多巴胺能神经元活动的改变可影响创伤后患儿的注意力及工作记忆[2,16,17]，在脑损伤的 2 年内应用多巴胺激动药物如盐酸金刚烷胺，可改善行为和认知能力[18]。

循证指南指出，由于缺乏对小儿脑损伤发病机制的了解，目前仍没有明确的治疗方法。儿科专家只能根据成人 TBI 的支持对症治疗方法推理出小儿的治疗方法。然而，经过长时间的研究证实婴幼儿与成人对治疗的反应完全不同，儿童 TBI 后弥散性脑肿胀比成人高 2~5 倍[19,20]。虽然在成人 TBI 中充血长期以来被认为是弥散性脑肿胀和高颅压的主要原因，但一些报道认为，在小儿 TBI 中充血并不是引起弥散性脑肿胀和高颅压的主要原因[4,21]。在 TBI 的前 2 天，脑血流量的减低使 CO$_2$ 对血管的反应性和血管的自动调节能力均降低，同时脑氧饱和度下降[3,4,22,23]。越来越多的证据表明，在 TBI 的儿童组中存在年龄相关性，小于 4

岁的婴幼儿与年龄大些的儿童相比，慢性的认知功能及行为损害更严重[24,25]。在一些年龄相对较大的儿童中发现一个特征性表现是，婴幼儿的脑损伤经常发展为弥散性的脑萎缩，一些头部受撞伤的婴儿会出现脑挫伤及硬膜下出血，最后导致大脑半球萎缩及出现相关功能障碍[10,26,27]。虽然在脑外伤的早期对于生理反应几乎没有临床数据，但值得注意的是，这些早期的数据可能也并不是我们预想的结果，因为对于年轻患者来说格拉斯哥昏迷评分 (Glasgow Coma Scale，GCS)[28]并不可靠[29,30]。

正在进行的用于临床研究的小儿 TBI 动物模型，已经揭示了脑损伤在不同年龄的发展机制。本章回顾了年龄相关性在不同动物模型中的影响，动物模型主要包括钝性冲击模型、非冲击旋转模型和加速-减速损伤模型。图 11.1 总结了各种动物模型的研究结果。

认知功能

弥散性 TBI 实验模型在老鼠和猪身上都应用得十分成熟，模型的制作主要是应用流体冲击(Fluid Percussion，FP)装置、可控皮层打击(Controlled Cortical Impact，CCI)装置和冲击或非冲击加速装置。无论是横向的 FP 模型还是 CCI 模型，在 17~19 日龄的大鼠组中都会导致弥散性脑损伤，在脑损伤的急性期(损伤后第一周)表现为瞬时的空间学习缺陷，在慢性创伤后期(损伤后 1 个月)表现为固定的空间记忆缺陷[31-33]。在 28 日龄的大鼠及成年大鼠组中，应用横向 FP 制作的脑损伤模型，损伤后 2 周的大鼠同时出现了学习和记忆缺陷[33]。在 17 日龄的大鼠组中，在中线附近应用撞击加速损伤装置制作的脑损伤模型，只有超严重损伤程度的大鼠表现为认知功能障碍，而中及重度损伤程度的大鼠组中并没有出现认知功能障碍，仅表现为低氧血症[34,35]。有趣的是，在 17 日龄的大鼠组，选择中线附近的颅骨外进行撞击制作的轻度脑损伤模型(出现

表 11.1　不同 TBI 幼龄动物模型概况

模型	开颅	物种	年龄	影响结果	参考文献
大脑皮层撞击模型	×	大鼠	11 和 17 日	空间学习和记忆,组织	32,36,40,43,45
		大鼠	7 日	组织	52
		小鼠	7 日	组织	53
大脑皮层撞击模型	√	大鼠	7 和 17 日	空间学习,新陈代谢	105
		大鼠	16~17 日	新陈代谢	97
		小鼠	21 日	组织	121
				神经系统功能,认知,组织	42
		猪	5 和 30 日,4 个月	组织,影像,血流	47,48,76
流体冲击模型	√	大鼠	17 和 28 日	空间学习和记忆,组织	33
				新陈代谢	81
		猪	1~5 日,3~4 周	脑生理	69,70,71,72
冲击–加速模型	×	大鼠	17 日	空间学习和记忆,组织	34,35,44
重物坠落模型	×	大鼠	3~30 日	组织	54,58
	√	大鼠	3.5~4.5 周	脑生理	77
非冲击旋转模型	×	猪	3~5 日	组织	39
				行为,组织	38

了短暂的呼吸骤停,没有应用呼吸机,没有死亡),在损伤后的 3 周内表现为严重的学习缺陷[36]。当前的研究证实,年龄因素损伤中突显出重要性。冲击–加速损伤在 7~21 日龄的大鼠组和成年大鼠组中导致了空间学习缺陷,但在 14 日龄的大鼠中没有出现[37]。同样,弥散性脑损伤 11 日龄的大鼠,在损伤后的 1 个月出现了慢性的学习和记忆缺陷。在非冲击–加速损伤中,在 3~5 日龄仔猪的头部进行轴向旋转,制作成中度脑损伤模型,在损伤后的 12 天出现了行为缺陷[38,39]。

在幼年的啮齿类动物和猪所致的挫伤性脑损伤的动物模型中,同样表现出了年龄因素在损伤中的重要性,在 11 日龄和 17 日龄的大鼠组中,在损伤后的 4 周都出现了学习缺陷,在年龄更小的大鼠组中出现了记忆缺陷[40]。挫伤性脑损伤 7 日龄的大鼠组中,在损伤后的 3 周,既表现为学习缺陷又表现为记忆缺陷[41],但在 21 日龄的小鼠中,在损伤后的 3 个月仅表现为空间学习缺陷[42]。在剧烈的横向 CCI 所致的挫伤性脑损伤的 17 日龄的大鼠中,在损伤后的 1 周出现学习缺陷,并且一直持续到损伤后的 3 周,在中度损伤的模型组中,记忆学习缺陷仅在损伤 3 周后出现[43]。

组织学改变

17 日龄大鼠和 3~5 日龄仔猪的轻中度弥散性脑损伤通常与淤斑性出血、微小白质撕裂和小的神经元

丧失有关[31,32,39,44]。然而,11 日龄大鼠的弥散性脑损伤后,观察到受伤的大脑半球沿脑室的皮质层和白质区域出现不同程度的缩小[32]。一些研究发现,在幼龄受伤一侧的大脑半球出现了萎缩[10]。意料之中的是,未成年动物的脑损伤伴随着年龄依赖性的组织学改变。在急性创伤后阶段（6 小时至 3 天）,11 日龄和 17 日龄大鼠出现相似程度的脑内出血和组织撕裂[40,45]。然而,在此后的 4 周,11 日龄大鼠的灰质、白质和海马体积减小,创伤区域下的灰质被非神经元细胞所填充。相比之下,17 日龄大鼠在同一时期沿胶质界膜产生明显的灰质空洞[40]。灰质组织丧失的进行性增加在近期的研究中被证实,在该研究中 21 日龄大鼠在创伤后 2~5 周后灰质体积显著减小,而 3 月龄大鼠的脑损伤模型组中,2 周后出现灰质体积的减小而 5 周后没有变化[46]。相比之下,在 5~7 日龄、1 月和 4 月龄仔猪的脑损伤研究中,4 月龄仔猪在创伤后 1 周灰质损伤区域最大[47]。在后续研究中,Duhaime 及其同事[48]使用序列磁共振成像（MRI）报道,在 5~7 日龄仔猪的损伤早期损伤区域达到高峰但恢复较快,而 1 月龄猪出现明显的脑肿胀,4 月龄仔猪则出现创伤后明显的损伤区域体积减小并持续时间最长。这些观察强调了对幼龄 TBI 需要更广泛的损伤生物力学和物种损伤差异性的评估,见下文局限性损伤部分。

脑损伤常与血脑屏障功能障碍和炎症细胞渗透有关。在 17 日龄大鼠的颅脑侧方进行 CCI[49]或在 24~

31 日龄大鼠的颅脑侧方进行重物撞击致脑损伤后[50]，炎症细胞在损伤皮层内外聚集至损伤后 2 天。相比之下，21 日龄大鼠，炎症细胞在这些区域聚集 7~14 天[51]。在 11 日和17 日龄大鼠的颅脑侧方进行 CCI 致脑损伤后，炎症细胞在两组均聚集 3 天，并且在 11 日龄大鼠组中持续至 2 周，在 17 日龄大鼠组中持续至 4 周[40,45]。尽管这些研究提示持续的炎症反应是组织萎缩的部分原因，但是需要进一步研究来阐述炎症与脑组织萎缩的关系。

神经变性和细胞死亡

无论是 11 日龄大鼠还是 17 日龄大鼠在弥散性脑损伤区域都没有发现神经元的缺失[31,32,36,44]。然而，在由 7 日龄啮齿类动物所制作的 TBI 动物模型组中发现了神经细胞的凋亡，这可能是由于潜在的丧失了突触的联络及营养支持，最终导致突触损伤和轴索断裂[52,53]；尽管轴索断裂及迟发性细胞死亡在弥散性脑损伤的 17 日龄大鼠中并不明显[36]。年龄相关性在 TBI 中表现得更加明显。早期的研究报道，在挫伤性脑损伤组中，3 日和 7 日龄大鼠与年龄更大的大鼠（14 日和 30 日龄）相比，所致的细胞凋亡更为广泛[54]。最近，我们研究证实，挫伤性脑创伤后 17 日龄的大鼠，在脑灰质的神经元及脑白质的少突胶质细胞中发现了激活的半胱氨酸蛋白酶[43]。尽管在脑发育过程中，经典的线粒体和外源性途径都可激活半胱氨酸蛋白酶，从而参与创伤诱导的细胞凋亡[54-56]，但还没有证据表明年龄因素也是激活半胱氨酸蛋白酶的一种途径。

从成人中观察到的坏死和兴奋毒性神经元死亡也是小儿 TBI 的重要组成部分[57,58]。在成年动物中应用 NDMA 拮抗剂 MK801，能够减少创伤后的细胞凋亡，在受伤的新生大鼠中反而加剧了细胞死亡程度[57-58]。在 TBI 后，钙激活酶参与介导了兴奋毒性神经元死[59]。在 11 日和17 日龄大鼠组中，脑损伤 6 小时后在神经元中观察到激活的钙激活酶，在损伤24 小时后发现树突退化和神经元萎缩，这表明在损伤的大脑中，钙激活酶可能参与了神经细胞的凋亡[45]。相同的结果在成年动物脑中也被观察到[60,61]。研究表明，在损伤的脑皮质中，钙激活酶与年龄无相关性，同时发现钙激活酶存在于成年大鼠的海马中[60,61]，但在非成熟大鼠的海马中却没有发现[45]。在 9 日龄大鼠的挫伤性脑损伤模型组中发现，损伤程度的加深不会对钙激活酶产生影响[56]。这些数据表明，在脑损伤的各个时期，减少对钙激活酶的激活，可能对急性期神经保护产生积极的作用。

创伤性轴索损伤

在成人中已经观察到，创伤性轴索损伤（Traumatic Axonal Injury，TAI）主要是淀粉样前体蛋白（Amyloid Precursor Protein，APP）在肿胀的轴突内积累。在弥散性和挫伤性脑损伤的非成熟啮齿类动物和猪的动物模型中也已经证实此观点。但很少报道啮齿类动物模型中年龄因素是否影响 TAI 的程度。因此，我们在 11 日或 17 日龄大鼠或 7 日龄小鼠的胼胝体、扣带回、外囊、丘脑、脑干等部位来观察创伤的诱导机制及神经轴突的 APP 沉积[32,36,43-45,53]。在 3~5 日龄仔猪旋转–加速损伤模型中，观察脑损伤后 1 个月的仔猪与成年猪大脑中轴突损伤面积[39,62,63]。除了检测 APP 的积累，神经微丝致密化（Neurofilament Compaction，NFC）也用来在成年及幼年动物的 TBI 模型中确定是否存在轴突的损伤。我们在 17 日龄脑损伤大鼠脑内检测 APP 和 NFC，结果在胼胝体和扣带回均发现了 APP 和 NFC，这与 Marmarou 及其同事报道的在成年大鼠试验的结果相似[65]，认为年龄可能不是影响 TAI 表型的主要因素。电生理分析轴突的功能因年龄不同有所差异。在成年大鼠和 17 日龄大鼠中发现，轴突复合动作电位振幅均降低（DiLeonardi 和 Raghupathi 没有报道），但在成年大鼠中又得到恢复[66]。

尽管 TAI 的机制还没有弄清，在成年大鼠组中应用 NMDA 或 AMPA 受体拮抗剂，在损伤后 1 天的脑白质中发现 APP 积累不同程度减少[67]。相比之下，在弥散性脑损伤的 17 日龄大鼠组中，应用 NMDA 或 AMPA 受体拮抗剂，都不能使 APP 和 NFC 积累减少[64]。尽管这些数据表明兴奋毒性可能不是脑发育过程中导致 TAI 的主要机制，但进一步研究证实，对于最佳的给药模式和拮抗剂的选择是必要的。虽然钙蛋白酶已经被认为在成年动物中参与了 TAI 的形成[61]，但数据表明在非成熟动物组中两者之间没有明显相关性。在脑挫伤的 11 日或 17 日龄大鼠组中，轴索损伤的出现要早于蛋白酶的激活[45]。在 11 日龄大鼠组中弥散性脑损伤与轴索损伤同时出现[68]。更直接的证据表明，在活体内应用钙蛋白酶抑制剂对提高 TAI 的恢复起到明显的作用。

脑血流量

Armstead 及其同事应用仔猪和幼猪制成的小儿 TBI 动物模型，来测试婴幼儿和儿童的脑血流量与年龄相关性的改变[69]。弥散性脑损伤的新生仔猪与幼猪相比，导致的软脑膜动脉血管收缩更严重，局部脑血流量(Cerebral Blood Flow,CBF)和脑氧饱和度更低,颅内压(Intracranial Pressure,ICP)增高更明显并且降低的 CBF 自动调节能力更差[69-71]。后续的研究对神经血管的改变机制有所发现,在新生仔猪脑损伤后的 1 小时到 3 天内,从血管收缩到扩张的生理变化期间,NMDA 表现出颠倒性的变化。但在幼猪组中这种变化只持续了 8 小时[72]。同样观察到脑损伤的新生仔猪与幼猪相比,内皮素-1(一种具有强大血管收缩功能的血管活性肽)在更大程度上削弱了 NMDA 介导的血管舒张功能[73]。在这个研究中,Armstead 及其同事,并没有发现脑内有明显的水肿,但在当前的研究发现,在弥散性脑损伤 7 日、14 日和 21 日龄大鼠组中,在脑皮质和海马均发现不同程度的水肿,年龄越小的动物水肿程度越明显[37]。尽管弥散性脑损伤的 17 日龄大鼠与年龄更大的大鼠(28 日龄或成年)相比,导致呼吸骤停的时间较长,全身性低血压更明显,死亡率更高。戏剧性变化是,不是 17 日龄大鼠反而是 28 日龄及成年大鼠的 ICP 增高程度更明显,持续时间更长[74]。最近的一项研究证实,在严重弥散性脑损伤的 17 日龄大鼠组中,颅内持续高压平均达 3 小时[75]。尽管弥散性脑损伤后的 CBF 与年龄存在相关性,年龄越小的动物防御能力越脆弱,未来的研究必须对损伤程度与物种之间的差异和急性期到长期的功能改变进行评估,才能提供令人更加信服的证据。

挫伤性脑损伤在 5 日龄仔猪组中可导致 CBF 增加,而在年长的动物模型组中 CBF 是降低的[76]。在大鼠实验组中,脑灌注不足在成熟大鼠中更加明显,这与早期的报道结果一致[77]。幼年动物脑损伤后 2 小时局部 CBF 开始减少,在损伤后的 24~48 小时在脑损伤区域也开始出现脑肿胀[78]。在 CBF 和脑肿胀中体现出年龄相关性,而在增加的 ICP 中并没有发现与年龄因素有关,虽然幼年动物发生脑水肿要早于成年动物,但在 3~4 周龄和 2~3 月龄大鼠组中,ICP 的增加幅度基本相同[77]。这些数据表明,脑挫伤后,幼年动物很少发生脑血流量灌注不足。相比之下,在对弥道性脑损伤的猪的研究中,这种结果正好相反[69]。

大脑的新陈代谢

在动物体内,一直应用[^{14}C]-2-脱氧-D-葡萄糖与 ^{45}Ca 的积聚来研究葡萄糖代谢。葡萄糖代谢过程已经被证实。弥散性脑损伤 17 日龄大鼠在损伤的大脑半球出现快速而短暂的葡萄糖摄取(糖酵解)增加,随后的 3 天内葡萄糖代谢降低;28 日龄和成年大鼠的模型组中,在脑损伤大脑半球葡萄糖代谢降低可持续 14 天[79,80]。同样,在 17 日龄脑损伤大鼠的大脑半球也发现了钙沉积,并且钙沉积持续了 2 天。在 28 日龄及成年大鼠组中,钙沉积持续了 14 天[81]。脑挫伤的未成熟大鼠组中,在脑损伤早期(损伤后<4 小时)出现了葡萄糖代谢紊乱,并且一直持续了 1 周[82,83]。早期(6~24 小时)乳酸(Lac)/肌酸(Cr)比值增高,这可能与糖酵解增加或(和)氧化代谢降低有关,但在 7 天出现 N-乙酰天冬氨酸/肌酸(Cr)比值降低,这可能与神经的完整性缺失有关[82]。脑损伤 17 日龄大鼠葡萄糖代谢降低持续 3 天[79,80],28 日龄及成年大鼠葡萄糖代谢降低长达 14 天[79]。在此期间,葡萄糖的来源由糖酵解途径变为磷酸戊糖途径,从而导致自由基的产生和聚腺苷二磷酸核糖聚合酶(Poly-ADP-Ribose Polymerase,PARP)的活化,从而导致 DNA 的损伤[84,85]。PARP 的活化需要烟酰胺腺嘌呤二核苷酸 (Nicotinamide Adenine Dinucleotide,NAD+) 参与。这就大大减少了细胞内的 NAD+,并且抑制了甘油醛-3-磷酸脱氢酶的产生(糖酵解途径的关键酶)[86-88]。这种情况下糖酵解的改变影响了葡萄糖的产生,同时使作为能量底物的酮代谢也发生变化。与 17 日龄和 65 日龄的动物相比,17 日龄大鼠在脑损伤急性期表现为单羧酸转运酚的长期增加[89]。在 35 日龄的脑损伤动物模型组中应用生酮饮食,使脑挫伤程度降低了 58%,Fluoro-Jade-Positive 细胞减少,脑葡萄糖代谢率降低,降低的认知功能也有所提高[90-92],但是在 17 日和 65 日龄大鼠组中给予生酮饮食,这些指标并没有明显变化。

众所周知,幼鼠的脑线粒体发育是不同的,在出生后的第 1 个月,呼吸酶的活性和氧耗量开始增加[93,94]。在成熟期的第 3 和第 4 阶段呼吸次数都不十分规律,直到至少 5 周龄的时候才变得有规律[95]。较低的 pH 值能够抑制不成熟(<4 周)的外皮组织呼吸,但对成年大鼠没有影响 (>2 个月)[96]。挫伤性脑损伤的 17 日龄大鼠,在损伤后可导致呼吸次数增加 1 小时,下降 4 小时,同时线粒体丙酮酸盐脱氢酶(Pyruvate Dehydrogenase,PDH) 复合体的活性和细胞色素 c 的含量均增加[97],并在损伤后 2 周出现 PDH 亚基表达显著减少[98]。PDH 活性的缺失,可能对呼吸产生重要影响,因为这种酶是糖酵解和三羧酸循环之间的重要纽带[99]。我们现积累的证据表明,TBI 后的脑发育过程中特别容易导致线粒体的功能障碍。线粒体功能的改变是否与年龄存在相关性还没有被证实。进一步的研究特别重要,现正在进行的环孢霉毒 A (已被证明为目标线粒体) 治疗脑外伤的已在临床试验中。

过氧化损伤

过氧化损伤被认为是导致成人 TBI 后继发性脑损伤的重要组成部分[84,100]。谷胱甘肽过氧化物酶（Glutathione Peroxidase,GPx）是细胞抗氧化剂的一部分[101]，而环加氧酶（Cyclo-Oxygenase,COX-2）是产生前列腺素和花生四烯酸的限速酶，并在调节 CBF 和正常的神经发育中起着重要作用。在成年小鼠中，挫伤性脑损伤导致 GPx 活性的增加，在未成年小鼠中并没有发现这一现象[102]。然而，GPx 的超表达，可阻止硝基酪氨酸的积累，并能提高创伤后神经元的修复和改善认知功能[103,104]。挫伤性脑损伤的 17 日龄大鼠可导致 COX-2 水平增加，但在 7 日龄大鼠没有改变[105]，尽管应用 COX-2 抑制剂在行为和组织上并没有产生任何改变。这些数据表明，需要进一步的研究来证实在小儿 TBI 中应用抗氧化剂的治疗策略是否必要。

可塑性

不成熟的大脑具有高度的可塑性，因此能够相对避免环境因素带来的损害。虽然这可能是部分事实[106]，但小儿 TBI 的临床和实验研究数据却得出另外观点。优越环境喂养的 17 日龄脑损伤动物组与假损伤动物组相比，脑损伤部位的脑皮质和树突分支并没有得到改善[107,108]。更重要的是，受伤动物的认知功能也没有得到提高，这种结果与弥散性脑损伤的成年大鼠得到的数据不同，弥散性脑损伤的成年大鼠在损伤后暴露在复杂环境中 15 天后，结果认知功能得到了相对的改善[109]。神经递质的变化可能是改变创伤后大脑可塑性的一个潜在机制。在未成熟的大脑中，NAMD 受体的 NR2A 亚基随正常脑发育而增加[110,111]，并随环境因素的变化而作出相应的反应[112]。在海马损伤的 19 日龄大鼠组中 NR2A 亚基表达明显减少，但在成年大鼠组中却没有变化[113,114]。同样，使用 PET（[18]F 标记的氟代多巴）检测芳香族氨基酸脱羧酶的活性。在脑损伤的 7~10 日龄的新生仔猪中检测到最终的多巴胺合成酶增加，但在 6~7 周龄的幼猪组中并没有检测到[115]。可塑性的机制也可从转录水平进行评估，以便观察损伤时间、年龄和损伤程度对损伤后分子水平的影响[116-118]。例如，在脑损伤的幼年和成年动物中 NGFI-b 和 c-fos 均增加，但在严重创伤后的幼年动物中增加更为显著。相比之下突触囊泡蛋白Ⅳ，是一种参与与年龄相关的神经可塑性缺失的蛋白质，仅在脑损伤后的幼年大鼠中增加[118]。不得不说，由于对发病机制的了解不足，使功能的恢复也产生了很大的影响，这需要我们

进一步的研究。

未成熟动物的 TBI 模型的局限性

小儿 TBI 领域中的研究人员面临最大的问题是不知道在大鼠、小鼠或猪这些动物中如何选择适当的年龄才能够准确反映婴幼儿的情况。例如，Rice-Vanucci 的出生窒息模型采用的是 7 日龄大鼠或幼鼠[119]，在用 3~5 日龄仔猪或 4 周龄仔猪进行动物模型实验时[39,47,48,63]，Armstead 及其同事通常倾向于将 3~4 周龄的仔猪模型作为幼年儿童的对照[69]。要试图从在年龄建立可比较的损伤，必须面对"标准尺度"的问题，损伤的力度要与大脑的大小、质量或刚度进行标准化。这种尺度不包括影响大脑成熟的神经化学和分子方面，例如神经传递、增殖、迁移、突触发生和髓鞘形成等。非标准尺度进行损伤存在的潜在问题是，不同年龄组由于自身颅骨或脑的性质不同，对损伤的感知也不同。围绕临床相关动物模型应用及发展的另一个问题是当小儿患者出现一个以上的颅内病变（TAI,挫伤和颅内出血）及并发症，如缺氧、低血压和高碳酸血症，这会提高二次脑损伤的机会。最终，由于实际设备不同、导致损伤的因素不同、使用麻醉剂的剂量和类型不同，以及对于损伤程度的复杂定义等原因存在，使实验数据的比较变得困难。因此一些研究者们试图通过窒息时间长短、正位反射或死亡率来判断损伤程度，同时也有人通过特定生存时间的组织病理来判断损伤程度。

小结

尽管小儿 TBI 动物模型存在局限性，但越来越多的证据表明，在大脑发育成熟的各个阶段，对大脑受伤的反应既有相同又因各人自身条件的不同对反应有所差异。本文连续采用精简的动物模型，在多年龄组中制作不同损伤程度，同时也加用了如缺氧、低血压、高碳酸血症等多种损伤模式，得出了多种测量结果，以期深入了解脑发育不同阶段的损伤反应，为发现特定的治疗策略带来希望。小儿 TBI 将不再是导致残疾和死亡的主要原因之一。

（刘钰鹏　冷历歌 译）

参考文献

1. Langlois JA, Kegler SR, Butler JA, et al. Traumatic brain injury-related hospital discharges. Results from a 14-state surveillance system, 1997. *MMWR Surveill Summ* 2003;52:1-20.

2. Taylor HG, Alden J. Age-related differences in outcomes following childhood brain insults: an introduction and overview. *J Int Neuropsychol Soc* 1997;3:555–67.

3. Muizelaar JP, Marmarou A, Desalles AA, *et al.* Cerebral blood flow and metabolism in severely head-injured children. Part 1: relationship with GCS score, outcome, ICP, and PVI. *J Neurosurg* 1989;71:63–71.

4. Sharples PM, Stuart AG, Matthews DS, Ynsley-Green A, Eyre JA. Cerebral blood flow and metabolism in children with severe head injury. Part 1: relation to age, Glasgow coma score, outcome, intracranial pressure, and time after injury. *J Neurol Neurosurg Psychiatry* 1995;58:145–52.

5. Kokoska ER, Smith GS, Pittman T, Weber TR. Early hypotension worsens neurological outcome in pediatric patients with moderately severe head trauma. *J Pediatr Surg* 1998;33:333–8.

6. Worley G, Hoffman JM, Paine SS, *et al.* 18-Fluorodeoxyglucose positron emission tomography in children and adolescents with traumatic brain injury. *Dev Med Child Neurol* 1995;37:213–20.

7. Ashwal S, Holshouser BA, Shu SK, *et al.* Predictive value of proton magnetic resonance spectroscopy in pediatric closed head injury. *Pediatr Neurol* 2000;23:114–25.

8. Ashwal S, Babikian T, Gardner-Nichols J, *et al.* Susceptibility-weighted imaging and proton magnetic resonance spectroscopy in assessment of outcome after pediatric traumatic brain injury. *Arch Phys Med Rehab* 2006;87:S50–8.

9. Adelson PD, Bratton SL, Carney NA, *et al.* Guidelines for the acute medical management of severe traumatic brain injury in infants, children, and adolescents. *Pediatr Crit Care Med* 2003;4:S1–S75.

10. Duhaime AC, Durham S. Traumatic brain injury in infants: the phenomenon of subdural hemorrhage with hemispheric hypodensity ("Big Black Brain"). *Prog Brain Res* 2007;161:293–302.

11. Levin HS, Zhang L, Dennis M, *et al.* Psychosocial outcome of TBI in children with unilateral frontal lesions. *J Int Neuropsychol Soc* 2004;10:305–16.

12. Wilde EA, Hunter JV, Newsome MR, *et al.* Frontal and temporal morphometric findings on MRI in children after moderate to severe traumatic brain injury. *J Neurotrauma* 2005;22:333–44.

13. Di SG, Bachevalier J, Levin HS, *et al.* Volume of focal brain lesions and hippocampal formation in relation to memory function after closed head injury in children. *J Neurol Neurosurg Psychiatry* 2000;69:210–6.

14. Bayir H, Kagan VE, Tyurina YY, *et al.* Assessment of antioxidant reserves and oxidative stress in cerebrospinal fluid after severe traumatic brain injury in infants and children. *Pediatr Res* 2002;51:571–8.

15. Satchell MA, Lai Y, Kochanek PM, *et al.* Cytochrome c, a biomarker of apoptosis, is increased in cerebrospinal fluid from infants with inflicted brain injury from child abuse. *J Cereb Blood Flow Metab* 2005;25:919–27.

16. Beers SR. Cognitive effects of mild head injury in children and adolescents. *Neuropsychol Rev* 1992;3:281–320.

17. Bloom DR, Levin HS, Ewing-Cobbs L, *et al.* Lifetime and novel psychiatric disorders after pediatric traumatic brain injury. *J Am Acad Child Adolesc Psychiatry* 2001;40:572–9.

18. Beers SR, Skold A, Dixon CE, Adelson PD. Neurobehavioral effects of amantadine after pediatric traumatic brain injury: a preliminary report. *J Head Trauma Rehabil* 2005;20:450–63.

19. Aldrich EF, Eisenberg HM, Saydjari C, *et al.* Diffuse brain swelling in severely head-injured children. A report from the NIH Traumatic Coma Data Bank. *J Neurosurg* 1992;76:450–4.

20. Bruce DA, Alavi A, Bilaniuk L, *et al.* Diffuse cerebral swelling following head injuries in children: the syndrome of "malignant brain edema". *J Neurosurg* 1981;54:170–8.

21. Zwienenberg M, Muizelaar JP. Severe pediatric head injury: the role of hyperemia revisited. *J Neurotrauma* 1999;16:937–43.

22. Adelson PD, Clyde B, Kochanek PM, *et al.* Cerebrovascular response in infants and young children following severe traumatic brain injury: a preliminary report. *Pediatr Neurosurg* 1997;26:200–7.

23. Vavilala MS, Lee LA, Boddu, K, *et al.* Cerebral autoregulation in pediatric traumatic brain injury. *Pediatr Crit Care Med* 2004;5:257–63.

24. Anderson V, Catroppa C, Morse S, Haritou F, Rosenfeld J. Functional plasticity or vulnerability after early brain injury? *Pediatrics* 2005;116:1374–82.

25. Levin HS, Aldrich EF, Saydjari C, *et al.* Severe head injury in children: experience of the Traumatic Coma Data Bank. *Neurosurgery* 1992;31:435–43.

26. Duhaime AC, Alario AJ, Lewander WJ, *et al.* Head injury in very young children: mechanisms, injury types, and opthalmologic findings in 100 hospitalized patients younger than 2 years of age. *Pediatrics* 1992;90:179–85.

27. Duhaime AC, Raghupathi, R. Age-specific therapy for traumatic injury of the immature brain: experimental approaches. *Exp Toxicol Pathol* 1999;51:172–7.

28. Teasdale G, Jennett B. Assessment of coma and impaired consciousness. A practical scale. *Lancet* 1974;2:81–4.

29. Durham SR, Clancy RR, Leuthardt E, *et al.* CHOP Infant Coma Scale ("Infant Face Scale"): a novel coma scale for children less than two years of age. *J Neurotrauma* 2000;17:729–37.

30. Simpson DA, Cockington RA, Hanieh A, Raftos J, Reilly PL. Head injuries in infants and young children: the value of the Paediatric Coma Scale. Review of literature and report on a study. *Childs Nerv Syst* 1991;7:183–90.

31. Gurkoff GG, Giza CC, Hovda DA. Lateral fluid percussion injury in the developing rat causes an acute, mild behavioral dysfunction in the absence of significant cell death. *Brain Res* 2006;1077:24–36.

32. Raghupathi R, Huh JW. Diffuse brain injury in the immature rat: evidence for an age-at-injury effect on cognitive function and histopathologic damage. *J Neurotrauma* 2007;24:1596–608.

33. Prins ML, Hovda DA. Traumatic brain injury in the developing rat: effects of maturation on Morris water maze acquisition. *J Neurotrauma* 1998; 15:799–811.

34. Adelson PD, Dixon CE, Robichaud P, Kochanek PM. Motor and cognitive functional deficits following diffuse traumatic brain injury in the immature rat. *J Neurotrauma* 1997;14:99–108.

35. Adelson PD, Dixon CE, Kochanek PM. Long-term dysfunction following diffuse traumatic brain injury in the immature rat. *J Neurotrauma* 2000;17:273–82.

36. Huh JW, Widing AG, Raghupathi R. Midline brain injury in the immature rat induces sustained cognitive deficits, bihemispheric axonal injury and neurodegeneration. *Exp Neurol* 2008;213:84–92.

37. Cernak I, Chang T, Ahmed FA, *et al.* Pathophysiological response to experimental diffuse brain trauma differs as a function of developmental age. *Dev Neurosci* 2010;32:442–53.

38. Friess SH, Ichord RN, Owens K, *et al.* Neurobehavioral functional deficits following closed head injury in the neonatal pig. *Exp Neurol* 2007;204:234–43.

39. Raghupathi R, Margulies SS. Traumatic axonal injury after closed head injury in the neonatal pig. *J Neurotrauma* 2002;19:843–53.

40. Huh JW, Raghupathi, R. Chronic cognitive deficits and long-term histopathological alterations following contusive brain injury in the immature rat. *J Neurotrauma* 2007;24:1460–74.

41. Ozdemir D, Tugyan K, Uysal N, *et al.* Protective effect of melatonin against head trauma-induced hippocampal damage and spatial memory deficits in immature rats. *Neurosci Lett* 2005;385:234–9.

42. Pullela R, Raber J, Pfankuch T, *et al.* Traumatic injury to the immature brain results in progressive neuronal loss, hyperactivity and delayed cognitive impairments. *Dev Neurosci* 2006;28:396–409.

43. Huh JW, Widing AG, Raghupathi R. Differential effects of injury severity on cognition and cellular pathology after contusive brain trauma in the immature rat. *J Neurotrauma* 2011;28:245–57.

44. Adelson PD, Jenkins LW, Hamilton RL, *et al.* Histopathologic response of the immature rat to diffuse traumatic brain injury. *J Neurotrauma* 2001;18:967–76.

45. Huh JW, Franklin MA, Widing AG, Raghupathi R. Regionally distinct patterns of calpain activation and traumatic axonal injury following contusive brain injury in immature rats. *Dev Neurosci* 2006;28: 466–76.

46. Claus CP, Tsuru-Aoyagi K, Adwanikar H, *et al.* Age is a determinant of leukocyte infiltration and loss of cortical volume after traumatic brain injury. *Dev Neurosci* 2010;32:454–65.

47. Duhaime AC, Margulies SS, Durham SR, *et al.* Maturation-dependent response of the piglet brain to scaled cortical impact. *J Neurosurg* 2000;93: 455–62.

48. Duhaime A-C, Hunter JV, Grate LL, *et al.* Magnetic resonance imaging studies of age-dependent responses to scaled focal brain injury in the piglet. *J Neurosurg* 2003;99:542–8.

49. Adelson PD, Whalen MJ, Kochanek PM, Robichaud P, Carlos TM. Blood brain barrier permeability and acute inflammation in two models of traumatic brain injury in the immature rat: a preliminary report. *Acta Neurochir Suppl* 1998;71:104–6.

50. Clark RS, Kochanek PM, Schwarz MA, *et al.* Inducible nitric oxide synthase expression in cerebrovascular smooth muscle and neutrophils after traumatic brain injury in immature rats. *Pediatr Res* 1996;39:784–90.

51. Tong W, Igarashi T, Ferriero DM, Noble LJ. Traumatic brain injury in the immature mouse brain: characterization of regional vulnerability. *Exp Neurol* 2002;176:105–16.

52. Bayly PV, Dikranian KT, Black EE, *et al.* Spatiotemporal evolution of apoptotic neurodegeneration following traumatic brain injury to the developing brain. *Brain Res* 2006;1107:70–81.

53. Dikranian K, Cohen R, MacDonald C, *et al.* Mild traumatic brain injury to the infant mouse causes robust white matter axonal degeneration which precedes apoptotic death of cortical and thalamic neurons. *Exp Neurol* 2008;211:551–60.

54. Bittigau P, Sifringer M, Pohl D, *et al.* Apoptotic neurodegeneration following trauma is markedly enhanced in the immature brain. *Ann Neurol* 1999;45:724–35.

55. Felderhoff-Mueser U, Sifringer M, Pesditschek S, *et al.* Pathways leading to apoptotic neurodegeneration following trauma to the developing rat brain. *Neurobiol Dis* 2002;11:231–45.

56. Aikman J, O'Steen B, Silver X, *et al.* Alpha-II-spectrin after controlled cortical impact in the immature rat brain. *Dev Neurosci* 2006;28:457–65.

57. Ikonomidou C, Qin Y, Kirby C, Olney JW. Prevention of trauma-induced neurodegeneration in infant rat

brain. *Pediatr Res* 1996;39:1020–7.

58. Pohl D, Bittigau P, Ishimaru MJ, *et al.* N-methyl-D-aspartate antagonists and apoptotic cell death triggered by head trauma in developing rat brain. *Proc Natl Acad Sci USA* 1999;96:2508–13.

59. Wang KK, Yuen PW. Calpain inhibition: an overview of its therapeutic potential. *Trends Pharmacol Sci* 1994;15:412–9.

60. Newcomb JK, Kampfl A, Posmantur RM, *et al.* Immunohistochemical study of calpain mediated breakdown products to a-spectrin following controlled cortical impact injury in the rat. *J Neurotrauma* 1997;14:369–83.

61. Saatman KE, Bozyczko-Coyne D, Marcy VR, Siman R, Mcintosh TK. Prolonged calpain-mediated spectrin breakdown occurs regionally following experimental brain injury in the rat. *J Neuropathol Exp Neurol* 1996;55:850–60.

62. Smith DH, Nonaka M, Miller RT, *et al.* Immediate coma following inertial brain injury dependent on axonal damage in the brainstem. *J Neurosurg* 2000;93:315–22.

63. Ibrahim NG, Ralston J, Smith C, Margulies SS. Physiological and pathological responses to head rotations in toddler piglets. *J Neurotrauma* 2010;27:1021–35.

64. DiLeonardi AM, Huh JW, Raghupathi R. Impaired axonal transport and neurofilament compaction occur in separate populations of injured axons following diffuse brain injury in the immature rat. *Brain Res* 2009;1263:174–82.

65. Marmarou CR, Walker SA, Davis CL, Povlishock JT. Quantitative analysis of the relationship between intra-axonal neurofilament compaction and impaired axonal transport following diffuse traumatic brain injury. *J Neurotrauma* 2005;22:1066–80.

66. Reeves TM, Phillips LL, Povlishock JT. Myelinated and unmyelinated axons of the corpus callosum differ in vulnerability and functional recovery following traumatic brain injury. *Exp Neurol* 2005;196(1):126–37.

67. Goda M, Isono M, Fujiki M, Kobayashi H. Both MK801 and NBQX reduce the neuronal damage after impact-acceleration brain injury. *J Neurotrauma* 2002;19:1445–56.

68. Huh JW, Widing AG, Raghupathi R. Basic science; repetitive mild non-contusive brain trauma in immature rats exacerbates traumatic axonal injury and axonal calpain activation: a preliminary report. *J Neurotrauma* 2007;24:15–27.

69. Armstead WM, Kurth CD. Different cerebral hemodynamic responses following fluid percussion brain injury in the newborn and juvenile pig. *J Neurotrauma* 1994;11:487–97.

70. Armstead WM. Cerebral hemodynamics after

71. Armstead WM. Age-dependent cerebral hemodynamic effects of traumatic brain injury in newborn and juvenile pigs. *Microcirculation* 2000;7:225–35.

72. Armstead WM. NOC/oFQ contributes to age-dependent impairment of NMDA-induced cerebrovasodilation after brain injury. *Am J Physiol Heart Circ Physiol* 2000;279:H2188–95.

73. Armstead WM. Age dependent endothelin contribution to NOC/oFQ induced impairment of NMDA cerebrovasodilation after brain injury. *Peptides* 2001;22:39–46.

74. Prins ML, Lee SM, Cheng CL, Becker DP, Hovda DA. Fluid percussion brain injury in the developing and adult rat: a comparative study of mortality, morphology, intracranial pressure and mean arterial blood pressure. *Brain Res Dev Brain Res* 1996;95:272–82.

75. Celik SE, Ozturk H, Tolunay S. Therapeutic effect of hypothermia and dizocilpine maleate on traumatic brain injury in neonatal rats. *J Neurotrauma* 2006;23:1355–65.

76. Durham SR, Raghupathi R, Helfaer MA, Marwaha S, Duhaime AC. Age-related differences in acute physiologic response to focal traumatic brain injury in piglets. *Pediatr Neurosurg* 2000;33:76–82.

77. Grundl PD, Biagas KV, Kochanek PM, *et al.* Early cerebrovascular response to head injury in immature and mature rats. *J Neurotrauma* 1994;11:135–48.

78. Biagas KV, Grundl PD, Kochanek PM, Schiding JK, Nemoto EM. Posttraumatic hyperemia in immature, mature, and aged rats: autoradiographic determination of cerebral blood flow. *J Neurotrauma* 1996;13:189–200.

79. Prins ML, Hovda DA. Mapping cerebral glucose metabolism during spatial learning: interactions of development and traumatic brain injury. *J Neurotrauma* 2001;18:31–46.

80. Thomas S, Prins ML, Samii M, Hovda DA. Cerebral metabolic response to traumatic brain injury sustained early in development: a 2-deoxy-D-glucose autoradiographic study. *J Neurotrauma* 2000;17:649–65.

81. Osteen CL, Moore AH, Prins ML, Hovda DA. Age-dependency of 45calcium accumulation following lateral fluid percussion: acute and delayed patterns. *J Neurotrauma* 2001;18:141–62.

82. Casey PA, McKenna MC, Fiskum G, Saraswati M, Robertson CL. Early and sustained alterations in cerebral metabolism after traumatic brain injury in immature rats. *J Neurotrauma* 2008;25:603–14.

83. Scafidi S, O'Brien J, Hopkins I, *et al.* Delayed cerebral oxidative glucose metabolism after traumatic brain

injury in young rats. *J Neurochem* 2009;1 (109 Suppl):189–97.

84. Hall ED, Andrus PK, Yonkers P. Brain hydroxyl radical generation in acute experimental brain injury. *J Neurochem* 1993;60:588–94.

85. LaPlaca MC, Raghupathi R, Verma A, *et al.* Temporal patterns of poly(ADP-ribose) polymerase activation in the cortex following experimental brain injury in the rat. *J Neurochem* 1999;73:205–13.

86. Berger NA. Poly(ADP-ribose) in the cellular response to DNA damage. *Radiat Res* 1985;101:4–15.

87. Sheline CT, Behrens MM, Choi DW. Zinc-induced cortical neuronal death: contribution of energy failure attributable to loss of NAD(+) and inhibition of glycolysis. *J Neurosci* 2000;20:3139–46.

88. Ying W, Garnier P, Swanson RA. NAD+ repletion prevents PARP-1-induced glycolytic blockade and cell death in cultured mouse astrocytes. *Biochem Biophys Res Commun* 2003;308:809–13.

89. Prins ML, Giza CC. Induction of monocarboxylate transporter 2 expression and ketone transport following traumatic brain injury in juvenile and adult rats. *Dev Neurosci* 2006;28:447–56.

90. Prins ML, Fujima LS, Hovda DA. Age-dependent reduction of cortical contusion volume by ketones after traumatic brain injury. *J Neurosci Res* 2005;82:413–20.

91. Prins ML, Hovda DA. The effects of age and ketogenic diet on local cerebral metabolic rates of glucose after controlled cortical impact injury in rats. *J Neurotrauma* 2009;26:1083–93.

92. Appelberg KS, Hovda DA, Prins ML. The effects of a ketogenic diet on behavioral outcome after controlled cortical impact injury in the juvenile and adult rat. *J Neurotrauma* 2009;26:497–506.

93. Milstein JM, White JG, Swaiman KF. Oxidative phosphorylation in mitochondria of developing rat brain. *J Neurochem* 1968;15:411–5.

94. Murthy MR, Rappoport DA. Biochemistry of the developing rat brain. II. Neonatal mitochondrial oxidations. *Biochim Biophys Acta* 1963;74:51–9.

95. Holtzman D, Moore CL. Respiration in immature rat brain mitochondria. *J Neurochem* 1975;24:1011–5.

96. Holtzman D, Olson JE, Nguyen H, Hsu J, Lewiston N. Brain cellular and mitochondrial respiration in media of altered pH. *Metab Brain Dis* 1987;2:127–37.

97. Robertson CL, Saraswati M, Fiskum G. Mitochondrial dysfunction early after traumatic brain injury in immature rats. *J Neurochem* 2007;101:1248–57.

98. Kochanek AR, Kline AE, Gao WM, *et al.* Gel-based hippocampal proteomic analysis 2 weeks following traumatic brain injury to immature rats using controlled cortical impact. *Dev Neurosci* 2006;28:410–9.

99. Patel MS, Korotchkina LG. Regulation of mammalian pyruvate dehydrogenase complex by phosphorylation: complexity of multiple phosphorylation sites and kinases. *Exp Mol Med* 2001;33:191–7.

100. Shohami E, Beit-Yannai E, Horowitz M, Kohen R. Oxidative stress in closed-head injury: brain antioxidant capacity as an indicator of functional outcome. *J Cereb Blood Flow Metab* 1997;17:1007–19.

101. Smith SL, Andrus PK, Zhang JR, Hall ED. Direct measurement of hydroxyl radicals, lipid peroxidation, and blood-brain barrier disruption following unilateral cortical impact head injury in the rat. *J Neurotrauma* 1994;11:393–404.

102. Fan P, Yamauchi T, Noble LJ, Ferriero DM. Age-dependent differences in glutathione peroxidase activity after traumatic brain injury. *J Neurotrauma* 2003;20:437–45.

103. Tsuru-Aoyagi K, Potts MB, Trivedi A, *et al.* Glutathione peroxidase activity modulates recovery in the injured immature brain. *Ann Neurol* 2009;65:540–9.

104. Potts MB, Rola R, Claus CP, *et al.* Glutathione peroxidase overexpression does not rescue impaired neurogenesis in the injured immature brain. *J Neurosci Res* 2009;87:1848–57.

105. Hickey RW, Adelson PD, Johnnides MJ, *et al.* Cyclooxygenase-2 activity following traumatic brain injury in the developing rat. *Pediatr Res* 2007;62:271–6.

106. Kolb B, Mychasiuk R, Williams P, Gibb R. Brain plasticity and recovery from early cortical injury. *Dev Med Child Neurol* 2011;53 (Suppl 4):4–8.

107. Fineman I, Giza CC, Nahed BV, Lee SM, Hovda DA. Inhibition of neocortical plasticity during development by a moderate concussive brain injury. *J Neurotrauma* 2000;17:739–49.

108. Ip EYY, Giza CC, Griesbach GS, Hovda DA. Effects of enriched environment and fluid percussion injury on dendritic arborization within the cerebral cortex of the developing rat. *J Neurotrauma* 2002;19:573–85.

109. Hamm RJ, Temple MD, O'Dell DM, Pike BR, Lyeth BG. Exposure to environmental complexity promotes recovery of cognitive function after traumatic brain injury. *J Neurotrauma* 1996;13:41–7.

110. Monyer H, Burnashev N, Laurie DJ, Sakmann B, Seeburg PH. Developmental and regional expression in the rat brain and functional properties of four NMDA receptors. *Neuron* 1994;12:529–40.

111. Tovar KR, Westbrook GL. The incorporation of NMDA receptors with a distinct subunit composition at nascent hippocampal synapses in vitro. *J Neurosci* 1999;19:4180–8.

112. Liu D, Diorio J, Day JC, Francis DD, Meaney MJ. Maternal care, hippocampal synaptogenesis and cognitive development in rats. *Nat Neurosci* 2000;3:799–806.

113. Giza CC, Maria NS, Hovda DA. N-methyl-D-aspartate receptor subunit changes after traumatic injury to the developing brain. *J Neurotrauma* 2006;23: 950–61.

114. Osteen CL, Giza CC, Hovda DA. Injury-induced alterations in N-methyl-D-aspartate receptor subunit composition contribute to prolonged 45calcium accumulation following lateral fluid percussion. *Neuroscience* 2004;128:305–22.

115. Walter B, Brust P, Fuchtner F, *et al.* Age-dependent effects of severe traumatic brain injury on cerebral dopaminergic activity in newborn and juvenile pigs. *J Neurotrauma* 2004;21:1076–89.

116. Babikian T, Prins ML, Cai Y, *et al.* Molecular and physiological responses to juvenile traumatic brain injury: focus on growth and metabolism. *Dev Neurosci* 2010;32:431–41.

117. Li HH, Lee SM, Cai Y, Sutton RL, Hovda DA. Differential gene expression in hippocampus following experimental brain trauma reveals distinct features of moderate and severe injuries. *J Neurotrauma* 2004;21:1141–53.

118. Giza CC, Prins ML, Hovda DA, Herschman HR, Feldman JD. Genes preferentially induced by depolarization after concussive brain injury: effects of age and injury severity. *J Neurotrauma* 2002;19:387–402.

119. Vannucci RC, Vannucci SJ. Perinatal hypoxic-ischemic brain damage: evolution of an animal model. *Dev Neurosci* 2005;27:81–6.

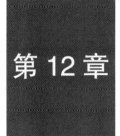

第12章 创伤性轴索损伤的复杂性

Kathryn E. Saatman

弥散性轴索损伤

虽然创伤性脑损伤(TBI)是一种多样性疾病,但脑损伤后,弥散性轴索损伤 (Diffuse Axonal Injury, DAI)是一种常见的病理表现。组织学上,DAI表现为多个脑白质区域的轴突明显扭曲、肿胀、断裂和(或)退化。由于轴突损伤的分散性和微观性,DAI用标准的计算机断层扫描(CT)较难发现。因此,DAI的发生率在很多年并未得到充分认识,特别是在轻度甚至中度TBI病例中。成像技术的进展如使用高分辨率磁共振成像(MRI)和磁共振弥散成像(DTI)极大地促进了DAI的临床检测。最近来自挪威的一项MRI应用研究报道,在超过100例的中至重度脑外伤中,其中72%存在DAI[1]。尸检神经病理学发现,中、重度DAI具有同样高的发生率,50%的严重残疾患者和80%的植物状态患者具有中或重度DAI[2]。轻度TBI也往往伴有白质损伤。研究表明,轻度TBI中轴索损伤的程度和类型与认知和行为障碍之间具有相关性[3]。有研究表明,中、重度TBI中,白质损伤的严重程度与急性神经功能损害和愈合结果之间具有相关性[1]。这些发现支持一个假说,即在所有不同程度的TBI中,DAI是创伤后神经功能不全发生率的一个重要影响因素[4]。

创伤性轴索损伤

最初DAI是用来描述常见轴突损伤类型的一种临床诊断,在死于头部外伤的患者脑内多个区域可观察到[5]。脑外伤中脑实质的快速变形或剪切,引起轴突结构和生化方面的损伤,现在这常指创伤性轴索损伤(Traumatic Axonal Injury,TAI)。因为轴突具有长而细的圆柱形结构,在脑实质变形时发生纵向拉伸。因此,TAI可以这样建模:通过在体外或体内拉伸轴突,或通过诱导大脑迅速变形导致脑白质神经束扭曲,从而引起轴突损伤。

TAI和神经退行性疾病(如多发性硬化或阿尔茨海默病)的轴突退变不同,因为TAI发病非常迅速。初始的损伤机制包括轴突膜的选择性通透性损坏、离子的动态平衡改变和通道功能紊乱、细胞骨架损伤和线粒体功能损害。虽然这些细胞损伤在外伤后迅速发生,但随时间进程继续改变着细胞框架,还引发了继发性级联损伤。虽然鲜有证明短暂可逆性TAI的实验数据,但据推测,在发生轻度TAI后内源性修复过程可限制损害和恢复功能。在更严重的外伤中,进行性的功能和结构损伤,最终导致继发性轴突离断。在病理上,TAI(如穿透性头部外伤)和神经切断术导致的轴突切断损伤也有很大不同。在除了最严重TAI外的其他所有TAI病例中,轴突在脑外伤后最初几个小时甚至数天之后仍保持完好无损,这为轴突发生继发性离断损伤之前采取阻止或逆转损伤的干预措施提供了时机。

至目前为止,TAI的许多研究重点一直是有关蛋白质累积、细胞骨架解体和运输障碍的急性状况。关于轴突损伤的慢性期和TAI的长期结果了解较少。TAI后的继发性轴突切断可能会引起Wallerian变性、靶神经元的传入神经阻滞、逆行性神经元死亡和(或)出芽反应。临床研究表明,在没有明显大片毁损的情况下,DAI导致受外伤的脑白质和灰质区域的慢性萎缩。在人类脑受伤后3年和动物头部受伤6个月的脑组织尸检中可找到TAI的组织学证据[8,9]。这些资料强调了在TBI中考虑轴突病理学上急性和慢性阶段的必要性。

建模研究

有许多TBI实验模型用于研究TAI。有些模型较其他类型损伤如挫伤、出血,产生相对独立的轴突损伤。其他模型可产生更复杂情况下(灰质和血管发生叠加损伤)更独立的TAI。在一般情况下,这些模型有以下几类:旋转加速、开放性颅骨撞击或冲击、闭合性颅骨撞击、视神经拉伸和体外快速拉伸。本章不包括最近几年发展起来的爆炸性 TBI 模型,这个模型用来描述爆炸引起轴突损伤的频率和分布特点。实验模型在阐明施加机械力度和神经轴突结构及功能间关系中至关重要。实验允许设定细胞和分子变化具体时间点,这可提供不同损伤程度和施加重要变量情况下的 TAI 病理学显示。随着成像方式敏感性的增加,如 DTI,实验性轴突的病理学进展可实现监控,这提示 DAI 与临床影像学研究密切相关。重要的是,TAI 实验模型是初步测试治疗措施的基础。模拟"纯粹"弥散性脑白质损伤的模型提供了一个可用于测试针对 TAI 的分子治疗效果的巧妙方法,这能为病因和疗效提供更为直接的解释。然而,在最近一项中度至重度脑外伤研究中,多达 50% 的患者表现为 DAI 合并脑挫伤或血肿[1]。人类 TBI 异质性支持在包括灰质和白质病变的多种 TBI 模型中测试治疗方法的临床意义。

旋转－加速损伤

非常接近于人类 DAI 的体内模型使用具有惯性的头部旋转负荷(非撞击)。灵长类动物(非人类)的头部加速或减速造成胼胝体和小脑脚弥散性轴突损伤和局灶性毁损(在尸体上发现),还伴有昏迷[10]。轴索损伤的严重程度和头部旋转的程度与方向有关,并和意识丧失时间有关,这表明轴突损伤可能是外伤后昏迷的病理基础。在成年猪,头部轴向(水平面)转动可延长昏迷,而不是冠状平面转动,其中昏迷的持续时间和脑干轴索损伤的比例相关,这揭示了脑干 TAI 在外伤性昏迷中的发病机制[11]。有趣的是,相比在脑部

其他区域出现 DAI 的患者,脑干出现 DAI 与结果较差有关[1]。水平和矢状旋转后新生小猪头部受伤导致了短暂昏迷和脑干、额叶和颞叶的轴索损伤[12,13];头部矢状旋转导致了较长的意识丧失时间,并引起脑血流量明显减少。大鼠头部的冠状面旋转并非总能引起轴索病变[14]。尽管大鼠头部的旋转加速直线运动引起了多个脑区包括脑干在内的 TAI[15]。

开放性颅骨撞击或冲击伤

可控皮层打击(Controlled Cortical Impact,CCI)和流体冲击(Fluid Percussion,FP)是把撞击或冲击力作用于开颅后的硬脑膜表面的两个脑损伤模型。在广泛使用的这些大鼠和小鼠模型中,头部被固定,并使用硬杆撞击(CCI)或快速注射流体(FP)造成脑实质变形。在任一模型中,脑部正中(中央)或侧方到正中均可进行损伤,正中损伤可导致贯穿两个半球的更广泛的病变。

正中 CCI 损伤主要导致脑干轴索损伤,尽管在皮层下白质、内囊、丘脑和小脑内也可看到 TAI[16]。皮层挫伤和海马变性中可观察到轴索损伤,短暂性意识丧失发生在较高等级的脑损伤。侧方 CCI 损伤可造成受撞同侧半球显著的皮层挫伤,往往伴随着脑实质出血和海马神经元缺失。TAI 主要发生在受撞击的同侧半球皮层、胼胝体、纹状体和丘脑(图 12.1),尽管在对侧半球可观察到较低程度的轴索变性[17,18]。

外侧 FP 损伤,类似外侧 CCI 损伤,主要在受外伤的同侧半球造成皮层挫伤和选择性海马变性。在尸检中观察到,TAI 遍及胼胝体、内囊和外囊、皮质、海马、纹状体和丘脑[19-21]。在更高程度损伤中,侧方 FP 损伤可引起白质撕裂或原发性切断,在此类头部

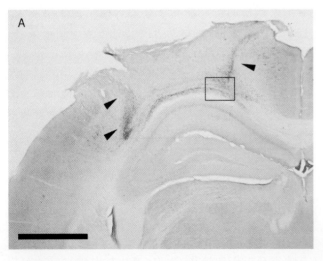
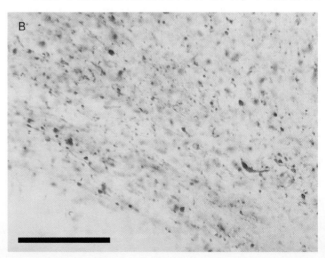

图 12.1　侧方可控皮层打击(CCI)小鼠模型的轴索损伤可用淀粉样前体蛋白(APP)的免疫组织化学方法显示。(A)受伤 24 小时后,轴索损伤大多集中在皮层打击点(箭头)周围和皮层下白质,而在受伤同侧的海马和丘脑受损轴索较少。比例尺＝1mm。　(B)A 图中方框里面的高倍率放大区域显示出许多 APP-标记的轴索球和片段。比例尺＝100μm。

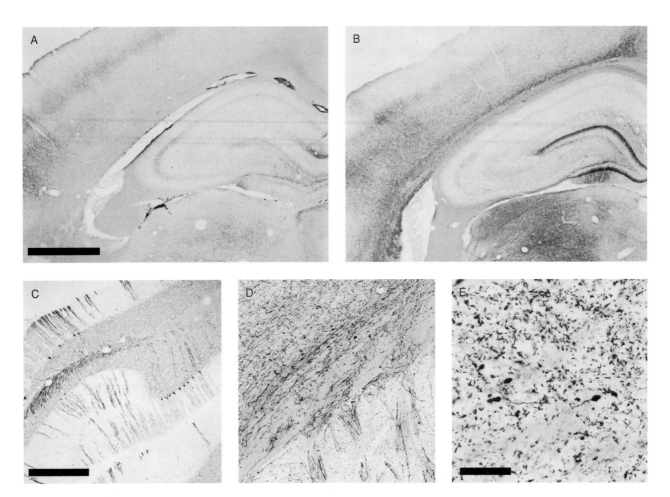

图 12.2　正中流体冲击(FP)大鼠模型的轴索损伤可通过银染方法显示。(A)伤后第 2 天,双侧皮质和丘脑的弥散性变性很明显,海马和皮层下白质变性较少。 (B)伤后 28 天,皮层、皮层下白质、丘脑和海马的退化轴突染色更明显。 (C)整个大脑包括小脑均可见到神经元变性。覆盖在纹状体和(E)丘脑上的(D)皮层下白质的高倍率图像。(A)和(B)中的比例尺 = 1mm。(C)=1mm,D 中的比例尺 = 200μm,(E)中的比例尺 = 50μm。

外伤患者的大脑皮层下白质和伞状白质可观察到白质毁损[22]。

除了很轻微损伤,其他 CCI 损伤和外侧 FP 损伤可引起大脑皮层和海马神经元死亡、血脑屏障破坏以及反应性胶质细胞增生。因此,在这些模型中,TAI 典型病理一定是潜在的叠加性出血、坏死、细胞凋亡、炎症和兴奋性中毒。最近有报道称,在轻度(约 1atm)外侧 FP 损伤后的小鼠中发现,扣带回、外囊和丘脑的 TAI 未发生细胞死亡[23];这表明作用力可进行设定以利用轴突对创伤精确的易感性。同样,正中 FP 最常用于低压力水平(约 2atm 大鼠),可引起没有明显挫伤或出血的 TAI[24,25],尽管较高压力(约 3atm 大鼠)可导致皮质挫伤和脑实质内出血[24]。正中 FP 与脑干、内囊和外囊、胼胝体、小脑、大脑皮层、丘脑 TAI 有关(图 12.2)[26,27]。

闭合性颅骨撞击伤

在闭合性颅骨撞击伤(也称为闭合性头部外伤或

CHI)中,完整的头骨可以分散打向脑部的冲击力,导致了比直接撞击或流体冲击暴露大脑的模型更弥散的损伤模型。CHI 模型可撞击头骨、头皮或固定在头部的硬板或盖子以降低颅骨骨折的发生率。撞击处可选在中线以造成双侧损伤,或选在外侧到中线之间以在一侧半球产生更大的损伤。CHI 模型的一个重要变量是头部是否固定或允许移动,例如将头部放置在可压缩平台如泡沫垫上。允许头部一定程度移动的 CHI 模型越来越多地用于研究 TAI。最近,一些实验室重点研究轻度 TBI 中 TAI 的作用,他们利用头部可移动的 CHI 模型来模拟震荡性 TBI。

最常用研究 TAI 的 CHI 模型是由 Marmarou 及其同事创造的:大鼠头部被固定在泡沫垫上,这样落锤撞击在戴头盔的头部时,可允许头部移动和颈部屈曲[28],这种模式被称为"冲击-加速",主要引起脑干、大脑脚、小脑脚和视束的 TAI 以及胼胝体、内囊较小程度的 TAI,并伴随着弥散性血管损伤、水肿和皮层神经元损伤以及 CA3 细胞死亡[28]。冲击-加速模型被广泛用于研究轴索损伤机制和治疗效果,重点是研究脑干轴索病变[29-31]。研究者已经通过同样原理用具有脑干 TAI 的幼年大鼠创建了弥散性脑损伤模型[32]。最近,有些变异的模型通过空气驱动的活塞冲击未加固定的头部,已经制造出轻度 TBI 模型;这种模型能产生具有弥散性神经元死亡的 TAI[33]。最近的两项研究表明,在一个外侧 CHI 模型中允许头部移动,撞击处的 TAI 集中在皮层下白质及白质与灰质交界处[34,35]。根据撞击力的大小,TAI 可能伴有皮层和海马神经元死亡。

几个改良的 CHI 模型将头部进行了固定。用坠落物对中线进行撞击可获得多个脑区的神经元变性的结果[36]。利用电磁撞击器撞击中线处可造成伴有海马变性的胼胝体 TAI[37,38]。

视神经牵拉伤

通过局灶性或弥散性损伤模型来模拟 TAI,这对于讨论特定大脑区域的轴索损伤特点和脑挫伤与出血之间的相互作用是至关重要的。然而,大脑中的神经元轴索通路的复杂性和损伤的散在分布为轴索损伤的抽样、量化和相关性带来挑战。为了避开一些困难,研究者们首先用豚鼠制造出通过对视神经短暂快速拉伸而引起损伤的 TAI 模型[39],然后又用小鼠[40]和大鼠[41]建模。视神经中的中枢神经系统(CNS)有髓和无髓大轴束具有简单的几何结构和明确的连接,这样就可选择视网膜上起始端细胞和上丘的突触后靶神经元。相对于更广泛应用的神经撞击或切断模型,拉伸损伤模型可以用来研究分级性、进展性发生轴索延迟切断的 TAI(图 12.3)[42]。最近,另一种视神经损伤模型中,中线 FP 损伤后可观察到小鼠视神经束发生广泛 TAI[43]。

体外快速牵拉伤

尽管体外模拟中枢神经系统轴索损伤存在技术方面的挑战,人们已经创建出几种模型,能在培养的神经元中复制 TAI。体外模型的很大优势包括能够实时跟踪轴突变化进展、能够将探针深入细胞中以便观察到亚细胞事件以及相对容易地用药物处理生化级联反应或测试治疗效果。神经细胞受液体剪切应力损伤后,轴突钙增加,钙蛋白酶激活,细胞骨架破坏和轴突呈串珠状,这让人联想到体内的 TAI[44]。流体直接冲击培养的神经元细胞的轴突束,也使细胞内钙离子增加,并导致继发性轴突切断[45]。生长在可变形细胞膜上的轴突牵拉损伤后可触发钙瞬变、细胞骨架变化、可逆性轴索弯曲和迟发性轴索肿胀[46]。解释体外模型得到的结果时应考虑到神经元的幼稚性(往往处于胚胎期)和轴索的髓鞘缺乏,尽管在体外可通过共培养技术来重造髓鞘[47]。

TAI 的病理生物学

利用组织变性染色如银染(图 12.2)或对集中在轴索肿胀或轴索球处的蛋白质进行免疫组织化学标记(图 12.1 和 12.3B)来观察局限性轴索肿胀或轴索球,这是在低倍显微镜下检测 TAI 的最常用方法。"轴索肿胀"是指连续(完整)轴索上局限性的轴索膨胀,而"轴索球"是指轴突切断处近端或远端的轴索肿胀。轴突肿胀可能会出现在节间段和 Ranvier 节点处,Ranvier 节点处节膜的显著变形提示无髓鞘的节点处更容易受损[39,48]。虽然局限性轴索膨胀是 TAI 最典型特征和TBI 最容易检测到的特征,但不是轴索膜损害的唯一形式。对于完整的外伤性轴突,轴膜损坏可能包括膨胀、折叠、膜内蛋白容量改变、分布和(或)通透性改变。

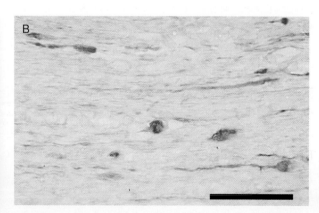

图 12.3 视神经牵拉损伤小鼠模型中的轴索损伤。(A)轴突顺行性运输中断(由右至左),可通过受伤之前注入眼内的荧光结合霍乱毒素–B 显示。 (B)在受伤 24 小时后,应用抗体 SMI-32 可显示穿行于外观正常轴突中的受损轴突,有去磷酸化神经丝蛋白累积。比例尺 =50 μm。

轴膜通透性

轴膜是轴浆和细胞外空间之间的一种选择性渗透屏障。Povlishock 及其同事开展了大量的实验研究,并已经证明,轴膜非选择性通透性增加是 TAI 中发生的最早事件之一[49,50]。在大鼠脑损伤前鞘内产生的辣根过氧化物酶(HRP)在伤后前 5 分钟内就扩散到受损轴突内,这发生在局限性轴索肿胀和轴索膨胀之前,证明了在轴突切断处细胞外的蛋白质并没有扩散到轴索内[49]。更可信的是,在早期,一些轴膜的通透性与轴膜内折有关[50,51]。HRP 指数是按照中度而不是轻度 FP 脑损伤记录的[49],提示可能存在一个引发轴膜通透性改变的阈值。另一个可能就是,在这些实验中轻度 TAI 可能引起膜缺陷过小以至于 HRP 不能通过。体外研究支持通透性破坏程度的连续性,研究表明,随着牵张性损伤等级的增加,神经元的细胞膜可通过越来越大分子量的分子[52]。在 TBI 的动物模型中观察到,进入受伤轴突的小型(3 或 10kDa)和大型(40kDa)的荧光标记的葡聚糖指数模式上无显著差异[53],这可能不支持通透性变化的连续性。然而,这些研究常通过单纯损伤严重程度进行实验。

通透性启动和持续似乎是可变的,一些神经轴突表现为早期短暂的非选择性通透性,而另一些则表现为持久性的轴膜缺陷。在轴突肿胀中观察到的延迟性非选择性轴膜通透性增加可能与继发性轴突断裂有关[53]。脑损伤后的轴膜再封闭或潜在恢复还不是很清楚。有实验提示了一定程度的自我修复,这些实验证明在中度但不严重的电击乌贼巨轴突损伤后轴膜能重新封闭[54]。然而,TAI 后一些轴突的膜通透性最多保持几个小时,这意味着自发急性恢复程度有限[55]。因此,促进膜重新封闭的因子可能对 TAI 的治疗有利。例如,在体外神经元损伤模型中,泊洛沙姆 188 不但能降低创伤后轴突的非选择性通透性,而且能减轻局限性轴突肿胀[44]。然而,外伤后细胞膜通透性增加与 TAI 的其他病理特征如钙调蛋白酶 calpain 激活、转运受损和细胞骨架损害之间的关系是复杂的。细胞通透性增强有时只与淀粉样前体蛋白累积[53]和钙调蛋白酶 calpain 蛋白水解活性[55]有关,但这经常在神经丝密集区可观察到[49]。

离子的动态平衡

神经元受外伤后可引起细胞内钙离子急性增加[56]。增加的原因似乎是多因素的,包括能非特异性增强渗透性的牵拉性膜缺陷(如上面所述)、控制钙离子内流、存储、机械改变的正常钙平衡机制紊乱、离子通道和泵。轴突牵拉后直接引起轴突内游离钙升高反应,这表明轴突内钙的增加不是继发于受外伤的神经元胞体内钙增加[45,57]。外伤引起的钙增加在一定条件下(如轻度损伤)可是短暂的,但也有研究显示,损伤后的钙增加能持续 1 小时,甚至 24 小时。TAI 发生 15 分钟后,电镜下视神经轴突增加证明受损 Ranvier 节点处钙蓄积,这表明有髓轴突的结膜处的钙失调增加[48,58]。

外伤后细胞内钙离子升高似乎对细胞内、外钙库具有复杂的依赖性。细胞外钙离子螯合或细胞内钙离子螯合或电压门控性钙离子通道阻断,减缓了钙升高或钙依赖性轴突变性[45,57]。在体外实验中,外伤性细胞内钙库的消耗降低了轴突损伤后钙离子的初始峰值[45]。外伤引起的钙离子改变还高度依赖于细胞外的钠离子,因为用河豚毒素阻断电压门控离子通道更换细胞外钠离子,阻止了牵拉轴突后的细胞内钙升高[57]。过度激活的电压依赖性钠通道可能会导致 Na^+/Ca^{2+} 交换蛋白逆转和电压依赖性钙通道激活,这表现了缺氧或缺血条件下有髓轴突受损机制[59]。在这一假说支持下,在体外实验中,用药物阻断 Na^+/Ca^{2+} 交换能显著降低 TAI 发生后细胞内钙的急性升高[57]。

一些证据表明,创伤引起轴索离子通道和泵损伤可能加剧了细胞内的信号级联反应,从而导致轴索变性。轻度 TAI 发生 24 小时后轴突内电压门控钠离子通道蛋白的水平轻微但不是显著增加,而未检测到 $[Ca^{2+}]i$ 升高[60]。TAI 严重程度增加时导致培养神经元的轴突钠离子通道蛋白水解断裂,这可能导致通道激活和钙离子内流加剧[61]。TBI 发生后,锚蛋白 G,一种膜固定蛋白,在白质内有髓轴突的神经节和节旁区域被裂解[62],和钙调蛋白介导的膜下细胞骨架蛋白膜收缩蛋白(见下文)裂解相结合,这些蛋白水解作用可能扰乱有髓神经轴突上的特定蛋白质,这些蛋白质对于轴突的高效电导和维持离子稳态很重要。在 TAI 发生后几小时内,神经节膜内的颗粒数量和膜泵(如 Ca^{2+}-ATP 酶和 Na^+/K^+-ATP 酶)活性随着钙的积累而下降[48]。相反,神经节间膜上,在损伤后几分钟之内膜内颗粒数目增加,随后 Ca^{2+}-ATP 酶异常表达[58]。这些有趣的发现提示 TAI 后轴突膜泵从 Ranvier 节到节间区进行了重新分配。神经节 Ca-ATP 酶的减少加上 Na^+/Ca^{2+} 交换的逆转,可能会导致协同性神经节 Ca^{2+} 累积。另外,鉴于 Na^+/K^+-ATP 酶在有髓轴突中维持 Na^+ 和 K^+ 梯度的重要作用,减少神经节 Na^+/K^+-ATP 酶可能会损害轴突传导。

[Ca²⁺]i 持续升高的潜在后果是钙超载造成线粒体损伤。线粒体损伤是一个被广泛报道的 TAI 特征，损伤发生数分钟到数小时内，随着钙在线粒体内累积，可检测到线粒体肿胀[58]。这符合一个假设，即线粒体有早期钙沉降槽的作用，这有可能损害线粒体功能和触发线粒体通透性转换孔开放。在 TAI 发生后几分钟内，紧靠线粒体受损处记录到有钙调蛋白酶激活[87]（见下文），反映了轴突线粒体钙稳态急性紊乱。鉴于线粒体在轴突功能中的重要性和多样性，在 TAI 中，线粒体靶向治疗具有强有力的理论基础。

髓鞘在轴突易损性中的作用

通过电子显微镜可检测到 TAI 与髓鞘的结构变化有关。这种损害可采取髓鞘萎缩或崩解后从轴突分离的形式[50,64]，髓磷脂层间距增加，髓鞘突入轴膜内陷处[29,64]，或鞘变薄[65]。在 TAI 后早期髓磷脂层分离区也可观察到髓鞘的外生-Ca-ATP 酶缺乏活性[58,66]。尽管有了这些髓鞘超微结构变化，目前还不清楚 TAI 和轴突脱髓鞘之间相关程度有多大。在人类头部外伤中，白质发生进行性萎缩，这可能会推迟其发病[67,68]。对发生 DAI 的人类尸检标本进行传统的髓鞘染色，在生存了 3~12 个月而非较短生存期（1~2 个月）的病例中观察到白质中苍白髓鞘缺失和髓鞘球状体出现[2,69]。TBI 实验中可观察到长期存活（如 1 年）对象的白质萎缩和染色髓鞘苍白[70]。虽然 CCI 脑损伤后挫伤的灰质内发生髓鞘碱性蛋白缺失[71]，而在轻度（挫伤）TBI 后的第一周，对尸体胼胝体进行蛋白印迹分析（Western blot）发现，尽管存在轴索肿胀和轴索传导减弱，但没有检测到髓鞘碱性蛋白减少[33]。在体外轴索损伤模型，创伤引起的髓鞘碱性蛋白降解而无轴突脱髓鞘改变[47]。应该进行进一步的研究以便更好地了解创伤引起的长期后果（髓鞘的外伤性断裂）。髓磷脂苍白能否反映轴突变性后髓磷脂缺失和促进轴突病变的脱髓鞘事件。

中枢神经系统的许多轴突是无髓鞘的，有越来越多的证据显示，TAI 后有髓鞘和无髓鞘轴突有不同的反应。利用中线 FP 大鼠模型，Reeves 及其同事[72]首次报道，与胼胝体的有髓鞘轴突相比，无髓鞘的轴突复合动作电位跌幅可能更大，而且无髓鞘轴突还表现出缓慢复苏。虽然损伤的进展在无髓鞘的轴突中更快，但在两种轴突中都观察到了超微结构损伤，包括线粒体损伤、细胞膜破坏、细胞骨架异常和细胞器累积[72]。同样，在体外轴突牵拉模型中，无髓鞘的轴突比有髓鞘的轴突更容易受伤，如更广泛的细胞骨架损伤和退

行性改变[47]。与此相反，小鼠的中线 CHI 损伤造成胼胝体有髓轴突更大的复合动作电位跌幅[33]，提示轴突对创伤性损伤的反应可能存在种间差异。这些研究促使人们进一步调查有髓鞘和无髓鞘轴突的潜在不同反应，这可能会带来对轴突损伤复杂表型和 TAI 机制的新见解。

神经丝

神经丝为神经元细胞骨架的三大组件之一，可提供机械稳定性和神经丝间距。神经丝蛋白亚基的免疫组织化学可用于观察发生 DAI 的人类死后组织中的正常和受损轴突，早在轴索肿胀后 6 小时就可检测到神经丝蛋白累积，而轴索球形成为 1 周后[73]。在动物模型中，TBI 后几个小时内，轴突肿胀和轴索球表现出强有力的神经丝蛋白免疫反应[21,26,40,74]。由于正常轴突的神经丝蛋白是高度磷酸化的，但在局部损坏的区域变为去磷酸化，去磷酸化神经丝蛋白的特异性抗体是 TAI 的有用标记（图 12.3B）。

目前尚不清楚增加的神经丝蛋白免疫反应是否表现为蛋白质累积，是否由于轴突运输受损或免疫反应改变（磷酸化作用的变化造成，磷酸化作用可限制蛋白水解断裂或细丝分解为自由亚基）。人类一些轴突内神经丝的典型线性平行结构在 TAI 发生后几小时就被打乱[75]。神经丝蛋白错位最初可能反映了轻度 TAI，因为在实验中它往往未表现为非特异性轴膜通透性增加、微小管缺失或线粒体肿胀[26,49,65,76]。然而，神经丝蛋白错位也可发生在细胞器累积、轴突肿胀和延迟切断部位[49,75]。因此，神经丝结构缺失可能会被最初的机械性刺激或参与细胞骨架损害发展过程的生化级联反应触发。

神经丝压实，即线性对齐的单丝间距减少，这可能代表一种与神经丝错位截然不同的 TAI 表型[29]。有人认为，神经丝蛋白亚基侧臂区域的分裂或去磷酸化导致了更短的侧臂突起和更紧密的神经丝压实[50]。神经丝压实可能是更严重 TAI 的一个特点，它与非特异性轴膜通透性增加，微管缺失和线粒体肿胀或轴膜撕裂或切断区域一致[49,51,76]。大鼠外伤后，神经丝压实可能会在迟发性轴索肿胀和神经丝错位之前持续几个小时[29]。视神经牵拉伤后，小到中等口径的有髓鞘轴突神经丝压实更加普遍，但一些有轴突旁间隙的更大口径的轴突也表现出神经丝压实[77]。相反，在脑干部位，加速撞击脑外伤后的神经丝压实似乎不依赖于轴突口径[63,80]，虽然标记的较大轴突的空泡形成了压实[29]。在单个轴突中，多个部位的压实神经丝可能会与表现

正常的神经丝片段穿插[76,77]，这提示有关神经丝压实的始发因素性质的有趣问题。

TAI 后神经丝损伤的其他表型包括与髓鞘分离有关的神经丝空间增加、神经丝数量减少或神经丝蛋白免疫反应或蛋白质缺失[21,40,76,79]。在一些情况下，尤其是那些导致原发性或继发性轴突切断的更严重损伤，神经丝蛋白和微管分解是蛋白水解的结果，即使神经丝压实或错位发生这个终末期之前[50,64,77]。更好地了解神经元轴突的神经丝损伤的不同表型，可能会发现能维持或修复 TAI 后轴突结构完整性的治疗靶点。

微管为基础的轴突运输

微管——轴突内最大直径的细胞骨架元素，可通过能量依赖的动力蛋白，顺行（胞体到突触端）或逆行方向运输物质。微管在没有微管相关蛋白（MAP）的稳定作用下是高度动态化的。很多对 TAI 的微管反应的了解源于对外伤后几分钟到几小时的急性期内电子显微镜观察结果。体内实验中，TAI 后微管错位与微管数量和密度减少呈时间依赖性[50,76]。受损部位的微管缺失又似乎是选择性的。这些受损部位包括神经节点处的膜起泡和轴膜折叠、神经丝压实区、髓鞘从轴突芯分离以及轴膜的非特异性通透性增加[48,76]。对 TAI 后微管的长期变化了解较少。猫的中至重度 FP 脑外伤实验中，轴突微管急性缺失持续了 6 小时[49]，而视神经轴突牵拉损伤后 30 分钟内出现 α-微管蛋白缺失，更多报道为 72 小时[79]。经历沃勒变性的轴突内微管和神经丝数量逐渐下降，尽管一些豚鼠视神经轴突内微管数量在牵拉损伤后第一个 24 小时内反弹[76]，这提示了一种内源性修复或恢复尝试。微管损伤的可逆性和轻度 TAI 的微管反应仍然是需要进一步研究的重点问题。

人们预计微管的损坏或缺失将导致轴突运输受损。事实上，在造成 TAI 的动物模型中较好地记录了急性和渐进的细胞器累积[26,42,49]，这在人的头部损伤中也已观察到[75]。在体外轴突损伤模型中，用轴索肿胀后破坏的微管结构来定位沿微管结构双向运输的线粒体累积[44]。在体内，细胞器聚集与增加的神经丝蛋白免疫反应及神经丝网络的解体共同定位[49]。中断运输的轴突的超微结构已用顺行和逆行示踪分子研究直接证实（图 12.3A）。示踪剂如辣根过氧化物酶，注入体内后被原位细胞胞体吸收，已被用于演示顺行运输受损，这与受损轴突内的细胞器累积一致[39,65]。同样，逆行性示踪剂注入包含轴突投射的大脑区域后累积在轴突肿胀和起泡处，证明逆行性轴突运输受损[33,40]。运输受损发生在神经丝累积和轴索肿胀之

前[40]，不与神经丝压实位[33]，再次凸显 TAI 中微管和神经丝蛋白变化之间的复杂关系。重要的是，一个轻度 CHI 和更严重视神经牵拉伤模型中，伤后 1 天呈现的逆行运输损坏程度在 TAI 后的 2 周内没有变化[33,40]，这表明，在不同严重程度的 TAI 中，微管损坏是一个很少能自行恢复的早期变化。

β-淀粉样前体蛋白

跨膜糖蛋白 APP 的免疫组织化学已广泛用于 DAI 尸检中一个敏感的、可靠的和容易理解的方法，因为 APP 是通过快速轴突运输进行顺行运输，所以也可用作运输损坏的替代标记物。APP 阳性的轴索肿胀范围与人类头部受伤后存活时间有关[81]，这意味着运输机制是局部轴突损伤的操作上游，即继续传递蛋白质和加重局部轴索肿胀。在存活时间为 1~3 小时的临床病例中，轴突损伤可用 APP 抗体进行检测[81]或早在伤后 30 分钟至 1 小时的动物模型中即刻检测[20,53]。在啮齿类动物 TBI 模型中，虽然 APP 免疫标记对检测急性 TAI（24~48 小时内）相当敏感（图 12.1），但是较长生存时间（数天至数周）后检测到的受损轴突很少，这表明在啮齿类动物中，APP 可有限地临时用于检测 TAI[33,82]。在一个轻度弥散性 TBI 模型中，APP 阳性轴突数量在伤后 1 周时回到基线（未受伤时）水平，尽管轴突的电导还持续存在损害[33]。有趣的是，使用 N-末端 APP 抗体标记轴突，外侧 FP 脑损伤 7 天后[19]和轻度、反复的外侧 CHI 28 天后[83]，在丘脑中观察到 APP-标记轴突的数量增加延迟。在外伤后急性期可能有 APP 阳性轴突肿胀。在损伤后慢性期，APP 一直与有关神经退行性变的其他蛋白质共同定位，这些蛋白质如 Tau 蛋白、β-淀粉样蛋白、β-位 APP 裂解酶（BACE，β-位淀粉样前体蛋白裂解酶）、早老素-1（PS-1）和半胱天冬酶-3，这提高了 TAI 作为神经退行性变危险因素的可能性[84]。

由于一些轴索损伤潜在标记的增加，并且这些标记用在更广泛的创伤模型中，所以越来越明确的是，一个单一的免疫组织化学标记可能只检测受伤轴突的一个亚基，即需要用一组标记来更全面反映 DAI 中的空间和时间过程。例如 APP 累积并不一定与神经丝压实共同定位，并且积累神经丝标记可能显示受损轴突的一个亚基[80,85]。无论轴突损伤的表型是否由髓鞘化状态决定，轴突口径或受伤机制仍在争论之中。另外，轴索肿胀或伴随蛋白质累积的物理学表现，可能是短暂的和（或）在一些受伤轴突中延迟，这导致特定标记有限的时效性。这可能是由于肿胀部位内源

性修复轴突过程,或由于 TAI 后早期分解和重定向的蛋白质累积。尽管有外伤后轴突的微管和轴突运输破坏的大量临床和实验证据,很少有人知道这些事件的始动因素。激酶和磷酸酶的活性变化可能会改变微管结构和功能关键蛋白的磷酸化状态,这导致微管解聚或运输动力学改变。此外,细胞内钙增加和伴随的蛋白水解增加可能促进蛋白质降解或微管、驱动蛋白或微管稳定蛋白质(如 Tau)修饰。

轴突蛋白酶

钙激活蛋白酶——钙蛋白酶与实验中 TAI 和临床中 DAI 病理有关。一旦被激活,钙蛋白酶可分解轴突蛋白,如神经丝亚基蛋白、微管蛋白、Tau 蛋白、膜收缩蛋白、髓鞘基础蛋白和一定的(某些)离子通道、受体和泵以及细胞内信号传导分子。通过分解的钙蛋白酶膜收缩蛋白的抗体检测 calpain 活化,已在外侧和正中 FP、冲击－加速和视神经牵拉的各种动物模型中轴突外伤后几分钟内被证实[25 40,62,86,87]。利用电子显微镜,产生钙蛋白酶的膜收缩蛋白片段首先在轴膜下及受损线粒体附近看到,与钙高流量部位一致[87]。由于钙蛋白酶可以水解膜稳定蛋白(膜收缩蛋白)和锚蛋白-G[62,85]。所以钙蛋白酶参与早期膜不稳定是可行的,这可能促进轴突泡形成。在轴膜中,有限的钠离子通道蛋白水解已被假设有助于钙失调加剧,进一步增强钙蛋白酶的激活[61,88]。钙蛋白酶除了在 TAI 后急性事件中作用,可能还参与了 Wallerian 变性过程。在受伤发挥视神经中,继发性、延迟性钙蛋白酶激活似乎与受损轴突的变性一致[40]。钙蛋白酶激活的临床相关性是通过头部经受钝伤患者的尸检研究确立的,在头部钝伤后的胼胝体中可看到钙蛋白酶介导的膜收缩蛋白水解和胼胝体神经丝蛋白降解,这是 DAI 中轴突变性的常见部位[89]。

相比钙蛋白酶,人们对 TAI 中半胱氨酸天冬氨酸蛋白酶参与问题知之甚少。凋亡前半胱氨酸蛋白酶的半胱氨酸天冬氨酸蛋白酶-3(caspase-3)可能通过裂解蛋白质如膜收缩蛋白和 APP 促进轴突急性损伤[8,90]。另外,caspase-3 可能与进行性退化有关,因为猪发生 TAI 后,caspase-3 与其他蛋白酶如 β 位 ATP-裂解酶和早老素积聚在肿胀轴突内达 1~6 个月[8]。为了更好地了解蛋白酶作用可能会导致细胞膜、线粒体或细胞骨架破坏,轴突蛋白钙蛋白酶和半胱天冬酶的其他物需要进行鉴定。而且这两种蛋白酶系统之间的相互作用也需要加以探讨。选择性蛋白酶抑制应用研究应阐明 TAI 中蛋白酶激活的作用。

神经细胞死亡

虽然人们公认中枢神经系统神经元在原发性轴突断裂后死亡,但目前还不清楚典型的 TAI 中继发性轴突断裂是否会导致神经元发生同样的命运。最近的几项研究利用正中 FP 模型提出争议,即 TAI 导致胞体萎缩而不是细胞死亡,即使在靠近胞体处发生轴突切断[27,91,92]。与此相反,视神经牵拉损伤在超过受伤期 12 周后导致视网膜神经节细胞死亡,这与视神经横断面的轴突数量减少程度相当[93],意味着发生轴突变性的大多数神经元已死亡。继续调查 TAI 后神经元的命运是必要的,因为这对神经元可塑性和再生及联合治疗策略的必要性有重要意义。

TAI 的治疗

由于 DAI 的损伤机制可能与 TBI 其他病理解剖类型(如挫伤或急性硬膜下血肿)截然不同,所以有效的治疗策略也可能不同[94]。减轻轴突创伤的最佳方法可能没有表现出减少兴奋毒性神经元死亡或自由基介导血管损伤的疗效。因此,设计减少 DAI 病理学或神经学结果的治疗策略应在 TAI 作为主要病理学模型中进行测试是很有必要的。此外,轴索损伤特别检测措施应包含在临床前研究中使用的参数,这些参数可判断任何一项用于治疗人类 DAI 的有效性。到目前为止,测试减少轴突功能障碍或损坏的新疗法的研究数量相对较小,尤其与利用 TBI 其他传统指标(如神经细胞死亡、挫伤体积、水肿或神经行为缺陷)的临床前研究相比。

在体内评估减少 TAI 的治疗方法概要如表 12.1 所示。最常见的检测指标是 APP-标记的轴突数量,虽然轴突损伤的其他免疫组织化学标记(如神经丝压实或累积)已经使用。随着越来越多的证据表明,TAI 的免疫组织化学标记可能是损伤的某种细枝末节,组合标记可能需要进行评估,以更彻底地了解一个给定治疗模式的疗效。一些研究调查了减少创伤性轴突传导或运输缺陷治疗的有效性,如使用电生理或顺行示踪评估疗效。其他参数包括电子显微镜评估轴突数量和线粒体的完整性。由于成像技术分辨率的提高,轴突损伤的放射性检测可能是针对脑白质损伤的临床前试验中功能强大的新测量方法。

研究最多的减少性轴突损伤的两个治疗策略是低温和亲免疫蛋白药物。低温能防止微管和神经丝损失,减轻钙蛋白酶介导的膜收缩蛋白水解和神经丝压实,并减少 APP 阳性的受伤轴突数量。已经有几种模

表 12.1 创伤性轴索损伤(TAI)的治疗研究

治疗	模型/种类	时间/给药途径	剂量	创伤性轴突损伤-特殊结果	参考文献
低温	CCI/小鼠	<40 分钟	32℃,4 小时	↓NF 轴突	[95]
	IA/小鼠	1 小时内	32℃,1 小时	↓APP 轴突	[96]
	IA/小鼠	立即	32℃,90 分钟	↓CMSP,NFC 轴突	[63]
	神经牵拉/豚鼠	立即	32℃~32.5℃,2~4 小时	↓APP 轴突,↑无 MT,↑NF 间隔	[66]
	神经牵拉/小鼠	立即	32℃,3 小时	↑无髓鞘轴突	[41]
	LFP/小鼠	1 小时开始	33℃,1 小时	↓APP 轴突	[97]
CsA	IA/小鼠	预处理/it	10mg/kg	↓丝裂霉素损伤,↓APP/CMSP/NFC 轴突	[98]
	IA/小鼠	30 分钟/it	10mg/kg	↓APP/CMSP/NFC 轴突	[78]
	IA/小鼠	1 小时以上/iv	10~30mg/kg	↓APP 轴突	[99]
	MFP/小鼠	15 分钟/ip	20mg/kg	改善 CAP 区(有髓>无髓);无作用 1 小时延迟	[100]
他罗利姆	IA/小鼠	预处理/iv	2mg/kg	↓APP 轴突	[101]
	IA/小鼠	预处理/iv	3mg/kg	↓APP 轴突;无作用 NFC 轴突	[102]
	MFP/小鼠	预处理/iv	3mg/kg	改善 CAP(无髓>有髓)	[103]
	LFP/小鼠	90 分钟/iv	3mg/kg	↓胼胝体 APP 轴突而非丘脑皮层	[97]
卡配因抑制剂	IA/小鼠	预处理/iv	30mg/kg	↓APP/NFC 轴突	[31]
	IA/小鼠	预处理/iv	30mg/kg	↓HRP 轴突长度	[104]
	MFP/小鼠	前和到 4 小时/iv	30mg/kg	改善 CAP(非髓化>髓化);↓APP+轴突	[105]
兴奋性氨基酸拮抗剂	重物坠落/小鼠	预处理/iv	0.5mg/kg MK801	对 APP 轴突无效果	[106]
	CHI/P17 小鼠	前和 10 分钟时/ip	10mg/kg 艾芬地尔;10mg/kg NBQK	对 APP/NFC 轴突无效果	[85]
可溶性 APP	IA/小鼠	30 分钟/icv	≈1.5mg/kg	↓APP 轴突	[30]
21-氨基甾类	CCI/小鼠	10~40 分钟/iv	10mg/kg U-74389G	↓NF 轴突	[95]
垂体腺苷酸环化酶激活肽	IA/小鼠	预处理/iv;立即/icv	0.125mg/kg; 1、10、100μg	对 APP 轴突无效果; 最高剂量区域选择性↓APP 轴突	[107]

列出的研究只包括那些用轴索损伤的特定检测指标的体内实验模型。 治疗时间是指"预处理"或在外伤后开始治疗的特定时间。预处理实施的具体时间不包括在内。

注:APP:淀粉样前体蛋白;CAP:复合动作电位;CCI:可控皮层打击损伤;CHI:闭合性颅脑损伤;CMSP:钙蛋白酶介导的膜收缩蛋白水解;CsA:环孢素 A;HRP:辣根过氧化物酶;IA:冲击-加速;icv:脑室内;ip:腹腔内;it:鞘内注射;iv:静脉注射;LFP:侧方流体冲击;MFP:正中流体冲击;NF:神经丝蛋白;NFC:神经丝蛋白压实。

式证实了其益处,这增加了效果的可靠性。Povlishoch 及其同事用冲击-加速和正中 FP 脑损伤的大鼠进行了多项研究,以证明免疫抑制药物环孢素 A(CsA)和 FK506 具有防止轴突损伤作用。由于 TAI 中线粒体损伤的重要性,环孢素 A 的有利影响在很大程度上归功于它有阻止线粒体通透性转换孔开放的能力。然而,缺乏这种能力的 FK506 也能防止轴突损伤,这使得越来越多的关注集中在蛋白磷酸酶——钙神经素,FK506 和环孢素 A 对其均有抑制作用。基于早期钙蛋白酶激活的多个证据,钙蛋白酶抑制剂已试用于 TAI 模型,并已显示出一些疗效。

小结

TAI 的临床意义越来越明显以及开发专门为轴突损伤设计的治疗策略需求助长了人们对 TAI 模型的兴趣。研究重点正在从传统的 TBI 模型(如 FP 和 CCI)向产生较弥散的轴索损伤或没有挫伤损害的较轻 TBI 模型转变。体外 TAI 模型的不断进步将有助于进一步了解 TAI 的分子机制。然后可针对分子机制进行治疗干预。但是,随着每个新研究的进行,TAI 概念变得更加复杂。TAI 的机制和表型可能随着轴突口径、髓鞘状态、大脑区域、年龄、受伤的严重程度或接近以前受伤的时间而变化。叠加缺氧、缺血、出血或挫伤可能会改变 TAI 的严重程度和进展。虽然大多数研究探索了轴突内的急性事件,但 TAI 的研究范围日益扩大,包括轴突的长期反应、细胞体伴随反应和神经胶质细胞的作用。在 TBI 中,由轴突断裂和传入阻滞引起的自适应和不适应的可塑性还没有得到足够的重视,这可能是新的治疗目标。

致谢

本文得到美国国立卫生研究院 R01 NS45131 和 P01 NS058484 以及 Kentucky 脊髓和颅脑损伤研究信托基金(6-12,9-13)的支持。影像资料图 12.2 由肯塔基大学的 Jonathan Lifshitz 博士慷慨提供。

（任文庆　钮　竹译）

参考文献

1. Skandsen T, Kvistad KA, Solheim O, et al. Prevalence and impact of diffuse axonal injury in patients with moderate and severe head injury: a cohort study of early magnetic resonance imaging findings and 1-year outcome. *J Neurosurg* 2010;113:556–63.

2. Jennett B, Adams JH, Murray LS, et al. Neuropathology in vegetative and severely disabled patients after head injury. *Neurology* 2001;56:486–90.

3. Niogi SN, Mukherjee P. Diffusion tensor imaging of mild traumatic brain injury. *J Head Trauma Rehabil* 2010;25:241–55.

4. Medana IM, Esiri MM. Axonal damage: a key predictor of outcome in human CNS diseases. *Brain* 2003;126:515–30.

5. Strich SJ. Diffuse degeneration of the cerebral white matter in severe dementia following head injury. *J Neurol Neurosurg Psychiatry* 1956;19:163–85.

6. Sidaros A, Skimminge A, Liptrot MG, et al. Long-term global and regional brain volume changes following severe traumatic brain injury: a longitudinal study with clinical correlates. *Neuroimage* 2009;44:1–8.

7. Tomaiuolo F, Carlesimo GA, Di Paola M, et al. Gross morphology and morphometric sequelae in the hippocampus, fornix, and corpus callosum of patients with severe non-missile traumatic brain injury without macroscopically detectable lesions: a T1 weighted MRI study. *J Neurol Neurosurg Psychiatry* 2004;75:1314–22.

8. Chen XH, Siman R, Iwata A, et al. Long-term accumulation of amyloid-beta, beta-secretase, presenilin-1, and caspase-3 in damaged axons following brain trauma. *Am J Pathol* 2004;165:357–71.

9. Chen XH, Johnson VE, Uryu K, et al. A lack of amyloid beta plaques despite persistent accumulation of amyloid beta in axons of long-term survivors of traumatic brain injury. *Brain Pathol* 2009;19:214–23.

10. Gennarelli TA, Thibault LE, Adams JH, et al. Diffuse axonal injury and traumatic coma in the primate. *Ann Neurol* 1982;12:564–74.

11. Smith DH, Nonaka M, Miller R, et al. Immediate coma following inertial brain injury dependent on axonal damage in the brainstem. *J Neurosurg* 2000;93:315–22.

12. Raghupathi R, Margulies SS. Traumatic axonal injury after closed head injury in the neonatal pig. *J Neurotrauma* 2002;19:843–53.

13. Eucker SA, Smith C, Ralston J, et al. Physiological and histopathological responses following closed rotational head injury depend on direction of head motion. *Exp Neurol* 2011;227:79–88.

14. Fijalkowski RJ, Stemper BD, Pintar FA, et al. New rat model for diffuse brain injury using coronal plane angular acceleration. *J Neurotrauma* 2007;24:1387–98.

15. Wang HC, Duan ZX, Wu FF, et al. A new rat model for diffuse axonal injury using a combination of linear acceleration and angular acceleration. *J Neurotrauma* 2010;27:707–19.

16. Lighthall JW, Goshgarian HG, Pinderski CR. Characterization of axonal injury produced by controlled cortical impact. *J Neurotrauma* 1990;7:65–76.

17. Dunn-Meynell AA, Levin BE. Histological markers of neuronal, axonal and astrocytic changes after lateral rigid impact traumatic brain injury. *Brain Res* 1997;761:25–41.

18. Hall ED, Sullivan PG, Gibson TR, et al. Spatial and temporal characteristics of neurodegeneration after controlled cortical impact in mice: more than a focal brain injury. *J Neurotrauma* 2005;22:252–65.

19. Bramlett HM, Kraydieh S, Green EJ, et al. Temporal and regional patterns of axonal damage following traumatic brain injury: a beta-amyloid precursor protein immunocytochemical study in rats. *J Neuropathol Exp Neurol* 1997;56:1132–41.

20. Pierce JE, Trojanowski JQ, Graham DI, et al. Immunohistochemical characterization of alterations in the distribution of amyloid precursor proteins and beta-amyloid peptide after experimental brain injury in the rat. *J Neurosci* 1996;16:1083–90.

21. Saatman KE, Graham DI, McIntosh TK. The neuronal cytoskeleton is at risk after mild and moderate brain injury. *J Neurotrauma* 1998;15:1047–58.

22. Graham DI, Raghupathi R, Saatman KE, et al. Tissue tears in the white matter after lateral fluid percussion brain injury in the rat: relevance to human brain injury. *Acta Neuropathol* 2000;99:117–24.

23. Spain A, Daumas S, Lifshitz J, et al. Mild fluid percussion injury in mice produces evolving selective axonal pathology and cognitive deficits relevant to human brain injury. *J Neurotrauma* 2010;27:1429–38.

24. Dixon CE, Lyeth BG, Povlishock JT, et al. A fluid percussion model of experimental brain injury in the rat. *J Neurosurg* 1987;67:110–9.

25. McGinn MJ, Kelley BJ, Akinyi L, et al. Biochemical, structural, and biomarker evidence for calpain-mediated cytoskeletal change after diffuse brain injury uncomplicated by contusion. *J Neuropathol Exp Neurol* 2009;68:241–9.

26. Yaghmai A, Povlishock J. Traumatically induced reactive change as visualized through the use of monoclonal antibodies targeted to neurofilament subunits. *J Neuropathol Exp Neurol* 1992;51:158–76.

27. Lifshitz J, Kelley BJ, Povlishock JT. Perisomatic thalamic axotomy after diffuse traumatic brain injury is associated with atrophy rather than cell death.

28. Foda MA, Marmarou A. A new model of diffuse brain injury in rats. Part II: morphological characterization. *J Neurosurg* 1994;80:301–13.

29. Stone JR, Singleton RH, Povlishock JT. Intra-axonal neurofilament compaction does not evoke local axonal swelling in all traumatically injured axons. *Exp Neurol* 2001;172:320–31.

30. Thornton E, Vink R, Blumbergs PC, *et al.* Soluble amyloid precursor protein alpha reduces neuronal injury and improves functional outcome following diffuse traumatic brain injury in rats. *Brain Res* 2006;1094:38–46.

31. Buki A, Farkas O, Doczi T, *et al.* Preinjury administration of the calpain inhibitor MDL-28170 attenuates traumatically induced axonal injury. *J Neurotrauma* 2003;20:261–8.

32. Adelson PD, Jenkins LW, Hamilton RL, *et al.* Histopathologic response of the immature rat to diffuse traumatic brain injury. *J Neurotrauma* 2001;18:967–76.

33. Creed JA, DiLeonardi AM, Fox DP, *et al.* Concussive brain trauma in the mouse results in acute cognitive deficits and sustained impairment of axonal function. *J Neurotrauma* 2011;28:547–63.

34. Prins ML, Hales A, Reger M, *et al.* Repeat traumatic brain injury in the juvenile rat is associated with increased axonal injury and cognitive impairments. *Dev Neurosci* 2010;32:510–18.

35. Huh JW, Widing AG, Raghupathi R. Differential effects of injury severity on cognition and cellular pathology after contusive brain trauma in the immature rat. *J Neurotrauma* 2011;28:245–57.

36. Kupina NC, Detloff MR, Bobrowski WF, *et al.* Cytoskeletal protein degradation and neurodegeneration evolves differently in males and females following experimental head injury. *Exp Neurol* 2003;180:55–73.

37. Venkatesan C, Chrzaszcz M, Choi N, *et al.* Chronic upregulation of activated microglia immunoreactive for galectin-3/Mac-2 and nerve growth factor following diffuse axonal injury. *J Neuroinflammation* 2010;7:32.

38. Laskowitz DT, Song P, Wang H, *et al.* Traumatic brain injury exacerbates neurodegenerative pathology: improvement with an apolipoprotein E-based therapeutic. *J Neurotrauma* 2010;27:1983–95.

39. Gennarelli TA, Thibault LE, Tipperman R, *et al.* Axonal injury in the optic nerve: a model simulating diffuse axonal injury in the brain. *J Neurosurg* 1989;71:244–53.

40. Saatman KE, Abai B, Grosvenor A, *et al.* Traumatic axonal injury results in biphasic calpain activation and retrograde transport impairment in mice. *J Cereb Blood Flow Metab* 2003;23:34–42.

41. Ma M, Matthews BT, Lampe JW, *et al.* Immediate short-duration hypothermia provides long-term protection in an in vivo model of traumatic axonal injury. *Exp Neurol* 2009;215:119–27.

42. Maxwell WL, Irvine A, Graham, *et al.* Focal axonal injury: the early axonal response to stretch. *J Neurocytol* 1991;20:157–64.

43. Wang J, Hamm RJ, Povlishock JT. Traumatic axonal injury in the optic nerve: evidence for axonal swelling, disconnection, dieback, and reorganization. *J Neurotrauma* 2011;28:1185–98.

44. Kilinc D, Gallo G, Barbee KA. Mechanically-induced membrane poration causes axonal beading and localized cytoskeletal damage. *Exp Neurol* 2008;212:422–30.

45. Staal JA, Dickson TC, Gasperini R, *et al.* Initial calcium release from intracellular stores followed by calcium dysregulation is linked to secondary axotomy following transient axonal stretch injury. *J Neurochem* 2010;112:1147–55.

46. Smith DH, Chen XH, Nonaka M, *et al.* Accumulation of amyloid beta and tau and the formation of neurofilament inclusions following diffuse brain injury in the pig. *J Neuropathol Exp Neurol* 1999;58: 982–92.

47. Staal JA, Vickers JC. Selective vulnerability of non-myelinated axons to stretch injury in an in vitro co-culture system. *J Neurotrauma* 2011;28:841–7.

48. Maxwell WL. Histopathological changes at central nodes of Ranvier after stretch-injury. *Microsc Res Tech* 1996;34:522–35.

49. Pettus EH, Christman CW, Giebel ML, *et al.* Traumatically induced altered membrane permeability: its relationship to traumatically induced reactive axonal change. *J Neurotrauma* 1994;11:507–22.

50. Povlishock JT, Marmarou A, McIntosh T, *et al.* Impact acceleration injury in the rat: evidence for focal axolemmal change and related neurofilament sidearm alteration. *J Neuropathol Exp Neurol* 1997;56:347–59.

51. Maxwell WL, Graham DI. Loss of axonal microtubules and neurofilaments after stretch-injury to guinea pig optic nerve fibers. *J Neurotrauma* 1997;14:603–14.

52. Geddes DM, Cargill RS, 2nd, LaPlaca MC. Mechanical stretch to neurons results in a strain rate and magnitude-dependent increase in plasma membrane permeability. *J Neurotrauma* 2003;20: 1039–49.

53. Stone JR, Okonkwo DO, Dialo AO, *et al.* Impaired axonal transport and altered axolemmal permeability occur in distinct populations of damaged axons following traumatic brain injury. *Exp Neurol* 2004;190:59–69.

54. Gallant PE, Galbraith JA. Axonal structure and function after axolemmal leakage in the squid giant axon. *J Neurotrauma* 1997;14:811–22.

55. Farkas O, Lifshitz J, Povlishock JT. Mechanoporation induced by diffuse traumatic brain injury: an irreversible or reversible response to injury? *J Neurosci* 2006;26:3130–40.

56. Weber JT. Calcium homeostasis following traumatic neuronal injury. *Curr Neurovasc Res* 2004;1:151–71.

57. Wolf JA, Stys PK, Lusardi T, *et al.* Traumatic axonal injury induces calcium influx modulated by tetrodotoxin-sensitive sodium channels. *J Neurosci* 2001;21:1923–30.

58. Maxwell WL, McCreath BJ, Graham DI, *et al.* Cytochemical evidence for redistribution of membrane pump calcium-ATPase and ecto-Ca-ATPase activity, and calcium influx in myelinated nerve fibres of the optic nerve after stretch injury. *J Neurocytol* 1995;24:925–42.

59. Stys PK. General mechanisms of axonal damage and its prevention. *J Neurol Sci* 2005;233:3–13.

60. Yuen TJ, Browne KD, Iwata A, *et al.* Sodium channelopathy induced by mild axonal trauma worsens outcome after a repeat injury. *J Neurosci Res* 2009;87:3620–5.

61. Iwata A, Stys PK, Wolf JA, *et al.* Traumatic axonal injury induces proteolytic cleavage of the voltage-gated sodium channels modulated by tetrodotoxin and protease inhibitors. *J Neurosci* 2004;24:4605–13.

62. Reeves TM, Greer JE, Vanderveer AS, *et al.* Proteolysis of submembrane cytoskeletal proteins ankyrin-G and alphaII-spectrin following diffuse brain injury: a role in white matter vulnerability at Nodes of Ranvier. *Brain Pathol* 2010;20:1055–68.

63. Buki A, Koizumi H, Povlishock JT. Moderate posttraumatic hypothermia decreases early calpain-mediated proteolysis and concomitant cytoskeletal compromise in traumatic axonal injury. *Exp Neurol* 1999;159:319–28.

64. Maxwell WL, Watt C, Graham DI, *et al.* Ultrastructural evidence of axonal shearing as a result of lateral acceleration of the head in non-human primates. *Acta Neuropathol* 1993;86:136–44.

65. Erb DE, Povlishock JT. Axonal damage in severe traumatic brain injury: an experimental study in cat. *Acta Neuropathol* 1988;76:347–58.

66. Maxwell WL, Donnelly S, Sun X, *et al.* Axonal cytoskeletal responses to nondisruptive axonal injury and the short-term effects of posttraumatic hypothermia. *J Neurotrauma* 1999;16:1225–34.

67. Levin HS, Williams DH, Valastro M, *et al.* Corpus callosal atrophy following closed head injury: detection with magnetic resonance imaging. *J Neurosurg* 1990;73:77–81.

68. Kim J, Avants B, Patel S, *et al.* Structural consequences of diffuse traumatic brain injury: a large deformation tensor-based morphometry study. *Neuroimage* 2008;39:1014–26.

69. Ng HK, Mahaliyana RD, Poon WS. The pathological spectrum of diffuse axonal injury in blunt head trauma: assessment with axon and myelin strains. *Clin Neurol Neurosurg* 1994;96:24–31.

70. Bramlett HM, Dietrich WD. Quantitative structural changes in white and gray matter 1 year following traumatic brain injury in rats. *Acta Neuropathol* 2002;103:607–14.

71. Liu MC, Akle V, Zheng W, *et al.* Extensive degradation of myelin basic protein isoforms by calpain following traumatic brain injury. *J Neurochem* 2006;98:700–12.

72. Reeves TM, Phillips LL, Povlishock JT. Myelinated and unmyelinated axons of the corpus callosum differ in vulnerability and functional recovery following traumatic brain injury. *Exp Neurol* 2005;196:126–37.

73. Grady MS, McLaughlin MR, Christman CW, *et al.* The use of antibodies targeted against the neurofilament subunits for the detection of diffuse axonal injury in humans. *J Neuropathol Exp Neurol* 1993;52:143–52.

74. Chen XH, Meaney DF, Xu BN, *et al.* Evolution of neurofilament subtype accumulation in axons following diffuse brain injury in the pig. *J Neuropathol Exp Neurol* 1999;58:588–96.

75. Christman CW, Grady MS, Walker SA, *et al.* Ultrastructural studies of diffuse axonal injury in humans. *J Neurotrauma* 1994;11:173–86.

76. Maxwell WL, Domleo A, McColl G, *et al.* Post-acute alterations in the axonal cytoskeleton after traumatic axonal injury. *J Neurotrauma* 2003;20:151–68.

77. Jafari SS, Nielson M, Graham DI, *et al.* Axonal cytoskeletal changes after nondisruptive axonal injury. II. Intermediate sized axons. *J Neurotrauma* 1998;15:955–66.

78. Buki A, Okonkwo DO, Povlishock JT. Postinjury cyclosporin A administration limits axonal damage and disconnection in traumatic brain injury. *J Neurotrauma* 1999;16:511–21.

79. Serbest G, Burkhardt MF, Siman R, *et al.* Temporal profiles of cytoskeletal protein loss following traumatic axonal injury in mice. *Neurochem Res* 2007;32:2006–14.

80. Marmarou CR, Walker SA, Davis CL, *et al.* Quantitative analysis of the relationship between intra-axonal neurofilament compaction and impaired axonal transport following diffuse traumatic brain injury. *J Neurotrauma* 2005;22:1066–80.

81. Wilkinson AE, Bridges LR, Sivaloganathan S. Correlation of survival time with size of axonal swellings in diffuse axonal injury. *Acta Neuropathol* 1999;98:197–202.

82. Li S, Kuroiwa T, Ishibashi S, *et al.* Transient cognitive deficits are associated with the reversible accumulation of amyloid precursor protein after mild traumatic brain injury. *Neurosci Lett* 2006;409:182–6.

83. Laurer HL, Bareyre FM, Lee VM, *et al.* Mild head injury increasing the brain's vulnerability to a second concussive impact. *J Neurosurg* 2001;95:859–70.

84. Uryu K, Chen XH, Martinez D, *et al.* Multiple proteins implicated in neurodegenerative diseases accumulate in axons after brain trauma in humans. *Exp Neurol* 2007;208:185–92.

85. DiLeonardi AM, Huh JW, Raghupathi R. Impaired axonal transport and neurofilament compaction occur in separate populations of injured axons following diffuse brain injury in the immature rat. *Brain Res* 2009;1263:174–82.

86. Saatman KE, Bozyczko-Coyne D, Marcy V, *et al.* Prolonged calpain-mediated spectrin breakdown occurs regionally following experimental brain injury in the rat. *J Neuropathol Exp Neurol* 1996;55: 850–60.

87. Buki A, Siman R, Trojanowski JQ, *et al.* The role of calpain-mediated spectrin proteolysis in traumatically induced axonal injury. *J Neuropathol Exp Neurol* 1999;58:365–75.

88. von Reyn CR, Spaethling JM, Mesfin MN, *et al.* Calpain mediates proteolysis of the voltage-gated sodium channel alpha-subunit. *J Neurosci* 2009;29:10350–6.

89. McCracken E, Hunter AJ, Patel S, *et al.* Calpain activation and cytoskeletal protein breakdown in the corpus callosum of head-injured patients. *J Neurotrauma* 1999;16:749–61.

90. Stone JR, Okonkwo DO, Singleton RH, *et al.* Caspase-3-mediated cleavage of amyloid precursor protein and formation of amyloid Beta peptide in traumatic axonal injury. *J Neurotrauma* 2002;19: 601–14.

91. Greer JE, McGinn MJ, Povlishock JT. Diffuse traumatic axonal injury in the mouse induces atrophy, c-Jun activation, and axonal outgrowth in the axotomized neuronal population. *J Neurosci* 2011;31:5089–105.

92. Singleton RH, Zhu J, Stone JR, *et al.* Traumatically induced axotomy adjacent to the soma does not result in acute neuronal death. *J Neurosci* 2002;22:791–802.

93. Mohammed-Sulaiman A, Denman N, Buchanan S, *et al.* Stereology and ultrastructure of chronic phase axonal and cell soma pathology in stretch-injured central nerve fibers. *J Neurotrauma* 2011;28:383–400.

94. Saatman KE, Duhaime AC, Bullock R, *et al.* Classification of traumatic brain injury for targeted therapies. *J Neurotrauma* 2008;25:719–38.

95. Marion DW, White MJ. Treatment of experimental brain injury with moderate hypothermia and 21-aminosteroids. *J Neurotrauma* 1996;13:139–47.

96. Koizumi H, Povlishock JT. Posttraumatic hypothermia in the treatment of axonal damage in an animal model of traumatic axonal injury. *J Neurosurg* 1998;89:303–9.

97. Oda Y, Gao G, Wei EP, *et al.* Combinational therapy using hypothermia and the immunophilin ligand FK506 to target altered pial arteriolar reactivity, axonal damage, and blood-brain barrier dysfunction after traumatic brain injury in rat. *J Cereb Blood Flow Metab* 2011;31:1143–54.

98. Okonkwo DO, Buki A, Siman R, *et al.* Cyclosporin A limits calcium-induced axonal damage following traumatic brain injury. *Neuroreport* 1999;10:353–8.

99. Okonkwo DO, Melon DE, Pellicane AJ, *et al.* Dose-response of cyclosporin A in attenuating traumatic axonal injury in rat. *Neuroreport* 2003;14:463–6.

100. Colley BS, Phillips LL, Reeves TM. The effects of cyclosporin-A on axonal conduction deficits following traumatic brain injury in adult rats. *Exp Neurol* 2010;224:241–51.

101. Singleton RH, Stone JR, Okonkwo DO, *et al.* The immunophilin ligand FK506 attenuates axonal injury in an impact-acceleration model of traumatic brain injury. *J Neurotrauma* 2001;18:607–14.

102. Marmarou CR, Povlishock JT. Administration of the immunophilin ligand FK506 differentially attenuates neurofilament compaction and impaired axonal transport in injured axons following diffuse traumatic brain injury. *Exp Neurol* 2006;197:353–62.

103. Reeves TM, Phillips LL, Lee NN, *et al.* Preferential neuroprotective effect of tacrolimus (FK506) on unmyelinated axons following traumatic brain injury. *Brain Res* 2007;1154:225–36.

104. Czeiter E, Buki A, Bukovics P, *et al.* Calpain inhibition reduces axolemmal leakage in traumatic axonal injury. *Molecules* 2009;14:5115–23.

105. Ai J, Liu E, Wang J, *et al.* Calpain inhibitor MDL-28170 reduces the functional and structural deterioration of corpus callosum following fluid percussion injury. *J Neurotrauma* 2007;24:960–78.

106. Lewen A, Li GL, Olsson Y, *et al.* Changes in microtubule-associated protein 2 and amyloid precursor protein immunoreactivity following traumatic brain injury in rat: influence of MK-801 treatment. *Brain Res* 1996;719:161–71.

107. Farkas O, Tamas A, Zsombok A, *et al.* Effects of pituitary adenylate cyclase activating polypeptide in a rat model of traumatic brain injury. *Regul Pept* 2004;123:69–75.

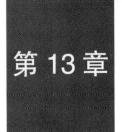

第13章　脑外伤后脑内炎症：继发性损害与修复过程

Bridgcttc D. Scmple, Cristina Morganti-Kossmann

引言

　　大脑历来被视为一种免疫特许的器官,这是由于其通过血脑屏障(Blood Barin Barier,BBB)与周围免疫系统分离,缺乏淋巴管引流和主要组织相容性分子(Major Histocompatability Molecules,MHC)的低表达。然而,事实上大脑对损害或者感染发生明显的免疫反应[1],这一点被广泛接受。炎症最初可能作为旨在恢复组织动态平衡的防御机制,但长期的炎症不可避免地导致神经退行性改变。在过去的10年,通过积累大量实验和临床证据,得出以下结论,即脑外伤后脑的炎症可能导致继发性脑损伤和修复过程[1]。虽然免疫系统的先天和适应性的应答对中枢神经系统(Central Nervous System,CNS)有损害,然而,脑外伤后发生的炎症反应,是很大程度上没有抗原特异性。本章将重点放在局灶脑外伤后大脑炎症的特定方面,包括局部免疫反应、血液来源的免疫细胞的作用、炎症介质的功能,并将讨论在继发性损伤和再生修复中,两种因素的双重作用。

局部免疫监视——宿主小胶质细胞的作用

　　小胶质细胞作为中枢神经系统的宿主免疫细胞,可以作为对正常脑生理学变动的敏感探测器。小胶质细胞通过一系列支持和保护机制对内环境的稳态快速发生响应,旨在协助免疫反应[2]。在大脑中的小胶质细胞的功能类似于在其他器官中的组织特异性巨噬细胞,如Kupffer细胞在肝脏中,这样的小胶质细胞占了胶质细胞总数的10%~20%[3]。小胶质细胞在中枢神经系统胚胎发育过程中的非常早期就可以检测到,并且被认为是骨髓来源的单核细胞谱系的细胞,促进大脑的成熟[2]。小胶质细胞的形态有很大不同,这取决于它们在中枢神经系统的位置。它们不均匀地分布在整个脑和脊髓,但在生理实测中发现,在灰质中比白质占的比例更大[2]。应对中枢神经系统的损伤,小胶质细胞活化并显示增殖活性增强。例如,有人报道轴索损伤后局部小胶质细胞的数量有4~5倍的增加[3]。虽然通过实验操作,如直接组织照射或骨髓移植可诱导循环前体细胞迁移到大脑和转化成小胶质细胞,但小胶质细胞在生理条件下增加被认为是仅仅由于现有常驻细胞的膨胀[4]。

　　遇到压力或损害的反应性激活过程,休眠的小胶质细胞从静态细胞转为吞噬的状态[3]。这种反应是分级和靶向性的,CNS绝大多数病理状态都可引起这种反应。活化的小胶质细胞形态的特点是体积增大,这种体积的增大正好与远端进程的收缩和增厚相吻合。分子的变化同时发生,导致一个增强抗原谱和表达MHC分子,以及分子参与细胞黏附和细胞骨架的组织表达的改变。充分激活小胶质细胞表现阿米巴运动形态,可与从外周循环渗透的巨噬细胞区分[5]。术语“激活的小胶质细胞”通常是用来描述证明它们在免疫表型和变形运动上的变化,但还没有完全转化成阿米巴变形样的巨噬细胞(图13.1B)。

　　脑外伤后,小胶质细胞活化和转化需要广泛的刺激来触发,如受损细胞细胞膜成分,血脑屏障的破坏导致的微环境中的离子型或神经递质水平的改变或血清蛋白的存在。局灶性脑外伤的实验模型已经证明了迅速和广泛的小胶质细胞活化在受伤5分钟后就会出现[6]。脑外伤后激活的小胶质细胞虽然可能协助去除影响神经再生的细胞碎片,但也可以加重神经元的损失,通过对周围细胞的吞噬和释放神经毒素,比如喹啉、谷氨酸[7]。在体内,小胶质细胞被称为是促炎性细胞因子的突出来源,如IL-1和TNF。在体外,激活的小胶质细胞也会产生细胞毒性分子,包括超氧阴离子、氧化亚氮和喹啉酸,因此在受伤的大脑中很可能导致氧化应激[8]。激活的氧自由基能诱发炎性细胞的进一步活化和继发性损害过程的永久化。在对脑外

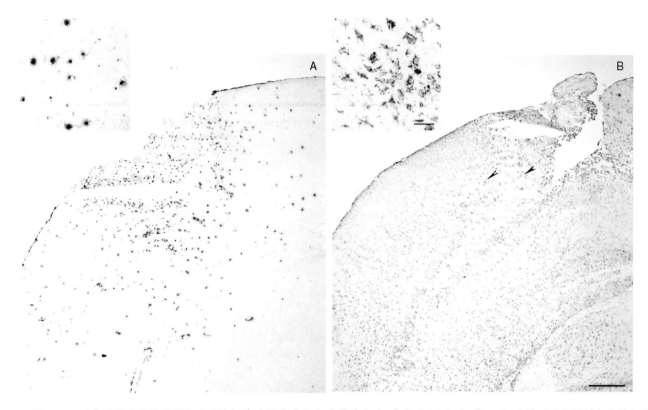

图 13.1 对实验性局灶性脑损伤小鼠脑切片采用免疫组织化学染色法，在伤后 24 小时、第 4 天，分别可以检测到中性粒细胞（A）和巨噬细胞或小胶质细胞（B）。注意阿米巴状巨噬细胞的丰富、广泛分布（箭头）和活化的小胶质细胞与浸润中性粒细胞的数量比较。图像由 Morganti-Kossmann 实验室的 B.D.Semple 提供。比例尺（A 和 B）200μm；20μm 插入图。

伤的实验研究中，常见的做法把一个小胶质细胞活化的减少与神经保护作用起联系。

然而，要注意的是，小胶质细胞也能产生神经营养因子和抗炎介质，包括神经生长因子（Nerve Growth Factor，NGF）、脑源性神经营养因子（Brain Derived Neurotrophic Factor，BDNF）和转化生长因子（Transforming Growth Factor beta，TGF-β）[8]。小胶质细胞可以产生 NGF 与谷氨酸受体结合，提示小胶质细胞分泌功能在氧化应激下调中的作用[10]。人们认为，在脑外伤的病理过程中活化的小胶质细胞的直接作用是复杂的，事实上，许多小胶质细胞抑制剂在受伤的大脑中对其他类型的细胞或进程也发挥效果，所以小胶质细胞对损伤或修复的相对贡献仍然需要进一步阐明。这些常驻的免疫活性细胞的作用某种程度上依赖于处于激活精准状态，以及所处位置、严重程度和刺激的类型。

星形胶质细胞增生与有争议的胶质瘢痕

星形胶质细胞早已被确认为主要的合成免疫介质和脑神经营养因子的细胞。虽然它们在中枢神经的生理稳态维护上有举足轻重的作用，但这些因子在星形胶质细胞应对压力或损害的时候会大量产生，并有可能导致神经退行性疾病或修复。机械性脑损伤中星形胶质细胞的特征性表现就是迅速被激活，使星形胶质细胞能够应对几乎所有已知的神经活性分子[12]。在形态上，星形胶质细胞激活涉及从静止状态到活跃的表型，其特征在于细胞体肿胀和神经胶质原纤维酸性蛋白（Glial Fibrillary Acid Protein，GFAP）的表达增加。星形胶质细胞活化的过程中的复合生化改变，如细胞增殖的增加、增加的代谢活性和基因表达的改变，被称为"星形胶质细胞增生"。GFAP 作为中间纤维细胞骨架蛋白，是最经常使用的，检测到激活的星形胶质细胞（图 13.2）的原型的标记。星形胶质细胞增生是一种神经退行性疾病的常见标志，也是创伤后星形胶质细胞增生与损伤程度正相关的炎症反应的一个重要特征。虽然鉴定星形胶质细胞反应性增生相对比较简单，但确定在不同病理状态的星形胶质细胞增生的启动因素和功能的后果需要更多的努力[13]。

局灶性中枢神经系统损伤 1 小时内，就可以检测到快速活化的星形胶质细胞。伤后 3~5 天，星形胶质细胞从相邻无损伤的脑实质迁移并积聚在病灶边缘。在这里，它们结合自己的之间无序的细胞外基质成分，形成一个密集的、压实的"胶质瘢痕"[13]。假想是尝

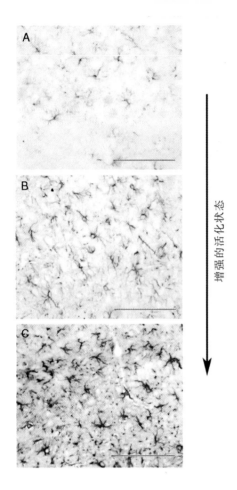

增强的活化状态

图 13.2 TBI 后，在受伤及邻近脑实质中星形胶质细胞通过激活的几个阶段表现出典型的进展。从休眠细胞(A)转化成肿胀的多是星形细胞和 GFAP 的表达(B 和 C)增加平行发生。箭头指示增加激活状态。上图是通过在实验局灶性脑外伤后大鼠皮质中 GFAP 阳性的星形胶质细胞的免疫组织化学染色获得的图像，由 B.D.Semple 在 Morganti–Kossmann 实验室进行的实验提供。比例尺=100μm。

试借此脑组织，隔离受损组织区域，从而恢复动态平衡，胶质瘢痕形成后果仍然存在争议[14]。它们释放促炎细胞因子和其他神经毒性分子，包括氧化亚氮和活性氧，除了上调 MHC 分子，胶质瘢痕的星形胶质细胞被普遍认为加剧炎症和持续的神经退行性疾病[3]。此外，已经有报道胶质瘢痕存在妨碍组织再生和阻碍受损轴突的髓鞘再生[11,15]。由激活的星形胶质细胞释放的细胞外基质的组成部分，特别是硫酸软骨素蛋白聚糖，已经显示出在体内和体外抑制神经轴突生长[15]。

与此相反的是，许多有益的作用已被归因于在中枢神经系统损伤中的胶质瘢痕。Bush 及其同事早在 1999 年具有里程碑意义的研究涉及靶向消融 GFAP 阳性星形胶质细胞，并评估这些细胞在小鼠的皮质刺伤中的作用。除了神经突起生长的预期增加，他们还发现，星形胶质细胞耗竭导致长期的白细胞浸润和 BBB 修复过程的延缓[17]。通过本研究，还有一些其他的报告表明，星形胶质细胞反应性增生，可以通过重要代谢产物和神经营养介质的分泌帮助修复脑损伤，并可以吸收多余的神经递质释放过程中兴奋性毒性[15]。在星形胶质细胞反应性增生中的细胞骨架蛋白，包括 GFAP，它们的水平，通过稳定脆弱的受损组织和提供血运重建框架来帮助修复[13,16]。因此，显而易见，尽管进行了广泛的研究，在受伤的大脑星形胶质细胞增生的确切作用还不清楚。据推测，也许胶质瘢痕产生的时间和程度是决定其作用的关键——胶质瘢痕可能是在受损组织急性损伤阶段的密封过程中起至关重要的作用，但如果长期存在最终会抑制再生[16]。

急性脑损伤后中性粒细胞浸润——主要的有害反应

除了原有中枢神经系统细胞的激活，从外周循环中来源的显著细胞浸润是在受伤或感染的脑炎症反应的常见的一个特征。局灶性脑外伤在几个小时内，中性粒细胞迅速进入人类和啮齿动物的中枢神经系统，主要为挫伤周围区域[18]（图 13.1A）。机械性脑损伤、缺血性脑损伤和脊髓损伤 (Spinal Cord Injury, SCI) 后中性粒细胞浸润的峰值出现在 12~48 小时之间[9,18,19]。在我们的实验室，我们已经发现在小鼠发生闭合性脑损伤后早期 4 小时就会出现中性粒细胞的积累[9,20]。通过使用标记的中性粒细胞和红细胞，它已被证明，进入脑损伤后少于 2 小时内的中性粒细胞浸润，在很大程度上是由于最初的冲击和急性血脑屏障破坏与出血[21]。与此相反，从急性炎症的发病后 4 小时开始进入的中性粒细胞，使得细胞堆积在活性 CXC 趋化因子，也被称为白细胞介素-8(IL-8)，如 CXCL8。

由于中性粒细胞与巨噬细胞浸润比较起来数量较少，导致其在脑外伤继发性损害的贡献往往被忽视。这些多形性细胞其实都有一个强有力增强大脑急性炎症级联反应的能力。即使在受伤的情况下，除了大鼠中性粒细胞，大鼠海马原代培养的导致广泛的神经元丢失和神经胶质细胞的戏剧性的形态变化[22]。激活后，招募到受伤的组织涉及脱颗粒，释放存储的酶，如丝氨酸蛋白酶，它可以破坏细胞膜的完整性和微血管[23]。例如，中性粒细胞弹性蛋白酶，可降解细胞外的结构的基质成分，增加 BBB 通透性增强随后的中性粒细胞轮回，例如该蛋白酶的特异性抑制剂作为潜在的神经保护剂进行试验脊髓损伤和卒中的实验模型[24]。此外，中性粒细胞浸润是氧化亚氮和自由基的关键产生源，从而促进创伤后的氧化应激和随后的神经退行性疾病[22]。对比小胶质细胞和星形胶质细胞在中枢神经系统损伤和修复过程复杂的相互作用,中性粒细胞浸润脑实质的存在主要是有害的,没有什么证据证明活化中性粒细胞具有任何有益的功能。

血源性巨噬细胞浸润的作用——与亚型相关?

虽然小胶质细胞活化、中性粒细胞浸润和星形胶质细胞增生在局灶性神经系统的损伤后早期数小时产生,典型特征单核细胞的出现(来源外周循环)是在伤后 3~5 天(图 13.1B)。在脑和脊髓中,巨噬细胞数量在局灶性损伤后 1 周到达顶峰,此后逐渐下降[25]。本研究实验室已经在弥散性脑损伤后 1~2 周发现广泛的巨噬细胞浸润并伴有轴索损伤区域[26]。而此初始延迟的原因目前还不清楚,有可能的大脑先天的抗免疫反应可能会限制血液衍生的巨噬细胞的浸润。与中性粒细胞浸润比较,巨噬细胞进入损伤的脑组织是一个多步骤的过程,涉及与黏附相关的配体数量上调和单核细胞趋化介质、白细胞、脑血管内皮细胞和 BBB 基质细胞的相互作用,正如文献所述[27,28]。

巨噬细胞早已被牵连在脑实质破坏脑外伤和脊髓损伤后病变扩大的过程中,大量的文献利用一系列的实验模型表明更严重的损伤与较大的巨噬细胞浸润有关,巨噬细胞聚集的衰减改善神经退行性进程,改善预后。这些细胞可能与继发性组织损伤有关,直接的方式有吞噬和细胞毒性,间接的方式有释放的促炎性细胞毒性介质[1]。强调炎症神经损伤长期结果,单核细胞和外周巨噬细胞的氯膦酸二钠治疗的选择性耗尽被证明可以改善 SCI 后大鼠运动和行为学的恢复,恰好和减毒巨噬细胞浸润吻合[29]。大鼠实验 TBI 后,这是与正在进行的继发性脑损伤有关证据的巨噬细胞浸润长达 6 个月后,也进一步表明这些细胞存在于长期的神经退化过程[30]。然而,与活化的小胶质细胞比较,巨噬细胞也可能对脑损伤的修复过程作出重大贡献的,特别是通过吞噬去除坏死的细胞碎片,以使伤口愈合和轴突再生[31]。血源性巨噬细胞也与创伤受损的中枢神经系统血管修复的程度有关,最近大鼠脊髓损伤后的复苏是一个争论的热点[32]。

通过 10 年的研究,现在已经很清楚,分化成巨噬细胞的循环单核细胞渗透到损伤组织后,组成一个异构的群落。已确定在可以区分它们的表达水平的表面分子 LY6C(也称为 Gr1 的)、淋巴细胞功能相关抗原

1 (LFA)、CD43 和趋化因子受体 CCR2 和 CX3CR1 小鼠单核细胞的两个主要的亚群。LY6C+ CCR2+ CX3CR1-单核细胞被认为是炎症细胞,这是选择性地在组织损伤或感染过程中的炎症组织。它们产生肿瘤坏死因子和白细胞介素-1 因子且在杀死微生物感染中必不可少的[33]。

相比之下,LY6C- CCR2-CX3CR1+单核细胞,也产生 LFA 和 CD43 高水平表达,被认为是参与原有组织的巨噬细胞群体的补充并参与血管内皮细胞组成的。在感染或炎症,LY6C-CCR2-CX3CR1+细胞被认为具有免疫调节特性,并促进伤口修复血管内皮生长因子的表达[34]。目前在人类和小鼠单核细胞亚群的功能之间的比较,由于用于它们分类到不同的实验技术是困难的。人类已有三个主要的单核细胞子集,在 CD14 和 CD16 的表达基础上命名,分别是 CD14+CD16-、CD14+CD16+和 CD14-CD16+。CD14+CD16-单核细胞亚群在所有的单核细胞中占了 80%~90%,表达高水平的 CCR2,并且与大鼠的 LY6C+细胞有最相似的表型[34]。

完全活化的巨噬细胞也有不同的组成,可通过离散的功能表型分成不同子集。基于转录谱、功能分析和蛋白质组学,巨噬细胞主要分为两大类。经典活化的或 "M1" 巨噬细胞诱导的 Toll 样受体,LPS 和干扰素-γ(IFN-γ)产生大量的炎性细胞因子和活性氧化代谢产物,将它们定义为促炎性细胞。在大鼠体内这一类细胞最显著的特征,它们被认为是区别于 LY6C+ CCR2+CX3CR1-单核细胞,从激活到浸润的组织[33](图 13.3)。或者激活或"M2"的巨噬细胞,其表型的抗炎细胞因子 IL-4 和 IL-10 诱导的有衰减炎症的属性,更多是促进组织修复。在炎症状态,LY6C-CCR2-CX3CR1+单核细胞分化成巨噬细胞表达的典型标记 M2 样细胞[33]。巨噬细胞在 M1 和 M2 之间的这些不同的分类中有几种不统的中间表型,并有证据表明巨噬细胞能够可逆地改变其表型应对微环境信号[35]。

在中枢神经系统损伤的背景下,一个关键的波波维奇实验室的研究已经证明在脊髓损伤后小鼠模型中功能多样的巨噬细胞的存在。研究发现,M1 巨噬细胞在病变部位和伤后早期创伤周围的组织中为主,并持续超过 28 天,而 M2 的响应时间还早,短暂的,第 7 天就已经消失[36]。在体外实验中证实 M1 巨噬细胞起神经毒性的关键调解作用,而显示 M2 巨噬细胞促进轴突再生能力增强。研究人员推测,病变相关的炎症介质如细胞因子、趋化因子和氧化因素可能会引导小胶质细胞活化和浸润的单核细胞分化成 M1 型为主[36]。有趣的是,M1 和 M2 巨噬细胞的聚集顺序和其不同的功

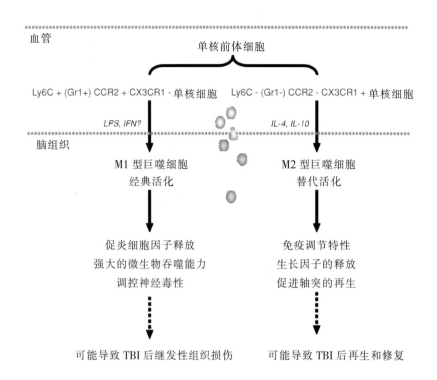

图 13.3 不同巨噬细胞亚群在 TBI 继发损伤及再生中,发挥不同的作用。循环单核细胞前体细胞可以分化成独特的单核细胞亚群,其特点在于由抗原的表达不同的模式。在大鼠体内,如刺激 LPS 或 IL-10 会优先使这些亚群聚集,有利于分别分化成 M1 或 M2 型巨噬细胞。这些巨噬细胞亚群可能在脑损伤的神经炎症过程起不同作用。

能在心肌梗死也有描述[37]。因此,脑损伤后巨噬细胞浸润同样由 M1-和 M2-型细胞组成,这可能有助于在创伤后的变性和修复的单核吞噬细胞的各种不同的功能特性。鉴于此,最近的一次调查发现,M1/M2 比例失衡,在一例多发性硬化病例中 M1 巨噬细胞过多会促进病情的复发,体内前 M2 细胞的占主导会减轻正在进行疾病的严重性[38]。

炎性细胞因子可能作为神经元的丧失和生存的介质

活化的小胶质细胞、巨噬细胞、星形胶质细胞和中性粒细胞,通过炎性细胞因子的合成和释放来介导损伤的中枢神经系统反应。这些活性多肽一般表达很低(无法探测的水平),在大脑中应对压力或中枢神经系统病变可以迅速上调[39]。许多具有多效性和重叠的功能,如急性中枢神经系统损伤后细胞因子产生的最终结果是冲突的。在一般情况下,时间、浓度和靶细胞决定细胞因子的产生是否会引起有害或有益的反应[1]。脑机械性损伤后急性炎症反应阶段的几个关键调节因子进一步的细节将在下面的部分讨论。

促炎性细胞因子 IL-1β 和 TNF

白细胞介素-1 一直被认为是中枢神经系统中主要的促炎性细胞因子。在白介素-1 的两种异构体中,LL-1α,一般仍是膜相关,而 IL-1β 分泌,并通过结合到受体 IL-1R 类型 1 来启动信号转导[40]。许多研究已经表明,实验 TBI 后中枢神经系统中 IL-1β 的 mRNA 和蛋白水平在几个小时内迅速升高,同时在重度脑损伤患者脑脊液中可以检测到增多[9,41]。

IL-1β 是一种重要的免疫反应启动因子,在引发复杂的炎症级联反应的发生和发展中发挥关键作用。实验中,一分钟剂量(皮摩尔)IL-1β 注入脑实质或啮齿动物脑室足够模仿发生的人身伤害和疾病过程中反应。脑外伤后,IL-1β 可以触发趋化因子的表达的诱导,自由基的产生和调制基质金属蛋白酶活性,从而促进白细胞集聚、血脑屏障破坏和水肿[42]。星形胶质细胞和活化小胶质细胞释放的细胞因子,如 IL-1β 也可以以自分泌的方式,有效地诱导胶质细胞的增殖和活化。IL-1β 造成的神经元的损伤被认为是间接的,通过激活细胞因子的能力,和其他促炎分子协同作用和兴奋性毒性的延续[1]。通过实验针对 IL-1β 的信号获得的神经保护作用,如由抗体介导的抑制或受体拮抗作用(i.e.IL-1β),表明该细胞因子在创伤后的神经炎症中起不利作用[41,42]。TNF,如 IL-1β,是一个关键的启动因子,被认为是主要的促炎症因子。此 17kDa 的肽(也简称为肿瘤坏死因子 α,以区别于淋巴毒素或 TNF-β)是通过激活 TNF-R1 受体介导的细胞凋亡的公认的策动者(p55)。有趣的是,肿瘤坏死因子也通过所选细胞类型的第二受体 TNF-R2(p75)发出信号,导致下游调控细胞增殖[40]。与 IL-1β 相似,在各种中枢神经系统损伤的实验模型中,TNF 的 mRNA 和蛋白水平在急性期可探测到升高,以及在脑外伤后的前几个小时期内人的大脑皮层后也可以探测到升高[43],它被认为能够增强白细胞浸润 BBB 退化和神经元变性[42]。

然而,尽管这种细胞因子的抑制被证明是大鼠闭合性脑损伤模型中起神经保护作用的[44],其他采用基因敲除的大鼠研究中,在肿瘤坏死因子基因已被删除没有产生预想中的有益作用,大鼠表现出死亡率增加,预后较差,较长一段时间内神经元的损失加剧[20,45]。TNF 不同种族间的水平差异,也许可以解释这种差异,并且大鼠脑组织正常状态下肿瘤坏死因子的产生是相比脑缺血状态下更低[46]。然而,现在普遍接受的是,肿瘤坏死因子与许多其他炎性介质一样,对损伤的反应具有双重功能,急性期加重组织损伤,但对长期功能的恢复是必需的[44,47]。有趣的是,最近的一项使用 TNF-α 不足、骨髓嵌合体小鼠的研究表明,小胶质细胞所产生的 TNF 起保护作用,但白细胞浸润时释放的 TNF 起损害作用[48]。一些特定的神经保护作用,如拮抗 NMDA 受体介导的钙离子内流保护神经元的能力[49],调节神经营养因子的生成[50],已被归因于肿瘤坏死因子。

多功能细胞因子 IL-6

IL-6 是一个多方面的细胞因子,在受伤的中枢神经系统的修复和再生中具有冲突的角色。IL-6 可以作为一个亲炎性介质,通过上调黏附分子和趋化因子促进白细胞集聚[1]。相反,IL-6 的信号通过 Jak/Stat 信号通路,下游的生长因子受体 gp130,导致其可以促进受伤的中枢神经系统中的神经元的存活和轴突生长。IL-6 基因敲除小鼠氧化应激增加,局部中枢神经系统损伤后细胞的存活率下降和延迟伤口愈合,而转基因表达过度的 IL-6 对大鼠脑损伤的神经保护作用,说明这种细胞因子在限制或调节炎症反应的关键作用[51]。有趣的是,另一组已经证明,缺乏 IL-6 可延迟创伤后的恢复和愈合,暗示该细胞因子在长期修复过程,起着于肿瘤坏死因子的作用[52]。IL-6 的产生和基因表达的升高在颅脑损伤后患者脑脊液及啮齿动物脑实质中可以检测到,并在几个小时内迅速到达高峰[53]。我们的实验室和其他已报道脑外伤后 IL-6 细胞因子在人的脑脊液中浓度最高,无论是成人还是儿童,IL-6 的 mRNA 和蛋白的升高在颅脑损伤坏死皮质组织中可以探测到[43,53,54]。有趣的是,IL-6 水平与神经生长因子的生产有关,在体外数据表明 IL-6 是一种强效诱导星形胶质细胞 NGF 有力的制造者[53]。

抗炎细胞因子 IL-10

IL-10 的已被公认的特征在于在作为许多神经病理中一种抗炎因子。随着转化生长因子 β (TGF-β),IL-10 通过抑制促炎细胞因子,如 IL-1β 和 TNF,发挥其保护作用,调节小胶质细胞和星形胶质细胞的激活,抑制巨噬细胞聚集和诱导 NGF 产生,从而促进神经元的存活和生长[55]。脑外伤后,IL-10 在头部严重受伤的病人的脑脊液和血清检测急性升高,与损伤的严重程度和死亡率密切相关[54,56]。在中枢神经系统损伤的实验模型中 IL-10 的类似增加,而静脉内给药被证明可以改善功能的恢复和减少液压冲击引起的脑外伤,脊髓损伤大鼠的促炎性细胞因子的表达[55]。

TBI 中趋化因子——白细胞聚集和随后的炎症关键介质

通过启动聚集和白细胞迁移到炎症部位,趋化因子有可能在脑创伤后炎症的产生和延续起着重要的核心作用。有许多关于脑外伤显著和迅速诱导多种趋化因子的表达和生产的报告,证实了这一假说。趋化因子 CCL2、CCL3、CCL4、CCL5 和 CXCL8 在人类和啮齿动物脑损伤的脑脊液、血清或脑组织都被检测到升高,暗示趋化因子信号发生于白细胞浸润过程中[9,25,57]。此外,先前实验室研究报告,在重型颅脑损伤患者脑脊液中,CX3CR1(也被称为 fractalkine)会持续增高几天,实验闭合性颅脑损伤大鼠大脑皮质 CX3CR1 的表达会增强,在 1 周到达峰值[58]。

受伤中枢神经系统中,趋化因子 CCL2 对巨噬细胞聚集至关重要

颅脑损伤中趋化因子 CCL2 的一个独特的作用,也称为单核细胞趋化蛋白-1(MCP-1),通过观察在机械性大脑损伤的几种模型中 CCL2 的 mRNA 和蛋白水平的急性增加得到证实。穿刺损伤 3 小时后 CCL2 表达明显升高,并且与白细胞浸润的存在相关[59],而 CCL2 增高在穿刺性皮质损伤 2 小时后已检测到[60]。弥漫性轴索损伤、脊髓挫伤中也有报道 CCL2 增加[62]。我们的实验室已经证实,在大鼠脑弥漫性轴索损伤中 CCL2 水平上调,同时可溶性细胞间黏附分子(sICAM-1)也会升高和随后的白细胞黏附迁移[61]。在人类的研究中也支持 sICAM-I 参与继发性脑损害,即脑脊液中 sICAM-1 增加水平与颅脑损伤患者的脑挫裂伤大小和 BBB 功能障碍相关[63]。大多数涉及颅脑损伤中 CCL2 产生的研究利用非挫裂伤的模型,一些涉及手术渗透

皮层[59]或脑组织切除术[60]。横向液压和闭合性颅脑损伤模型应优先考虑，因为研究伴有脑挫裂伤炎症的形成机制在人脑外伤中是最准确的重现。最近的一项采用横向流体冲击伤模型的研究表明CCL2在受伤皮质中8~12小时达到高峰，并有一过性升高[64]。在我们的实验室，CCL2蛋白水平在局灶性闭合性颅脑损伤的小鼠中4~12小时达到高峰[25]。由于这种上调早于单核吞噬细胞的积累，并在脑伤后3~7天达到高峰，我们猜想CCL2表达是一种对脑外伤的早期的、内在的反应，在免疫细胞的聚集中起主要作用。在CCL2产生的早高峰和在随后的时间里延迟到达脑实质中的巨噬细胞之间，这个时间差之间的相关机制仍是未知数。由于大多数趋化因子有一个以上的受体且大多数趋化因子受体在体内与多种配体结合，需要更多的证据来证明CCL2在颅脑损伤的病理过程中非冗余的作用，如基因缺失、转基因模型的使用来获得。小鼠吸入皮质病变模型中，CCL2-/-使与瞬态改善丘脑神经元的存活的小胶质细胞活化减弱[65]。我们的实验室最近完成的一项研究表明，闭合性颅脑损伤CCL2-/-大鼠在伤后4周由于神经元的损失减少、巨噬细胞聚集的减少和星形胶质细胞活化引起较小的皮质病变[25]。一个CCL2-/-大鼠平行神经改善结果支持CCL2在局灶性脑外伤的主要有害作用。

越来越多的证据表明，与炎性细胞因子相比，CCL2能够激活大脑多样化反应。在敲除基因的局部脑外伤大鼠模型中，可以观察到缺乏CCL2神经保护作用的状况。在实验动物损伤皮层中，发现了加剧或延迟炎症细胞因子分泌的关键证据[25]。这些意外发现同样见于：体外培养的小鼠星形胶质细胞在炎症刺激时；与重组CCL2共同培养，可抑制这种炎症反应，表明CCL2可能在大脑免疫调节中，具有独立的趋化作用[66]。

此外，业已证明CCL2在体外可诱导前体细胞的迁移[67]。在卒中动物模型中，检测出CCL2-CCR2信号[68]；从而提示，趋化因子可能对脑外伤后神经再生也发挥一定作用。

CXCR2 的趋化因子受体是中性粒细胞迁移到损伤脑组织所必需

跨越血脑屏障的中性粒细胞的迁移是依赖于通过趋化因子受体CXCR2的信号，它的激活需要与配体CXCL8（也被称为IL-8），以及小鼠同系物CXCL1（原角质形成细胞衍生的趋化因子，KC）和CXCL2（巨噬细胞炎性蛋白-2，MIP-2）结合。在临床中，我们和其他实验室都报道过在成人和儿童中的重度脑外伤后脑脊液中CXCL8会升高。此外，CXCL8水平与严重BBB功能障碍[69]和死亡率增加[70]有关，这表明，脑脊液中的CXCL8的评估可能是预后不良的指标。CXCL8在脑脊液中水平显著高于血清中，支持鞘内产生是其重要来源。本实验室曾证明，黏附分子-1，其浓度在颅脑损伤患者脑脊液与BBB故障的严重程度有关[63]，在培养的大鼠星形胶质细胞和脑微血管内皮细胞中是能够诱发CXCL2、小鼠同源CXCL8的产生[71]。

本研究小组已经反复证明在实验性局灶性TBI的早期就会有中性粒细胞向受损的脑实质内明显的浸润[19,20]。然而，对CXCR2介导的脑外伤后继发性组织损伤的信号机制的研究却很少。此前业已说明，在小鼠闭合性颅脑损伤中CXCL2和CXCR2在同侧半球迅速地增加，并且在伤后4小时和8小时之间达到高峰[72]。在另一项应用可控皮层打击模型大鼠研究中，Valles及其同事（2006）表明，早的创伤后2小时[72]内趋化因子配体CXCL1、CXCL2的合成增多，这种合成增多会超过24小时。CXCR2的受体水平在患侧皮质伤后8小时升高[73]。另一项研究表明挫伤半球上调CXCR2表达在大鼠的横向流体冲击伤后4小时就会检测到[64]。近日，从我们的实验室已完成的工作表明，CXCR2-/-大鼠在闭合性颅脑损伤后，与野生型对照组相比，中性粒细胞的积累减少80%，强调CXCR2调解中性粒细胞浸润到脑损伤中的必要作用[74]。有趣的是，在大鼠创伤性轴索弥漫性损伤模型中，无论是CXCL2的升高或中性粒细胞浸润没有被观察到[61]，这表明，这些局灶性脑损伤的关键特点与弥漫性脑损伤的模式无关。

值得注意的是，大脑中一些CXCR2信号的非趋化功能已被确认。CXCL2和CXCL8已被证明在培养海马神经元的起保护作用，防止细胞凋亡[75]。研究实验表明，无论重组或从TBI患者的脑脊液中获取的CXCL8的应用，刺激培养星形胶质细胞分泌神经生长因子，这为趋化因子系统的多方面功能提供了进一步的证据[69]。

靶向治疗脑内炎症

脑损伤时，多因素的病理过程同时发生，如大脑炎症，这些病理过程在治疗TBI药物的开发设置障碍，但是也为瞄准干扰特定的进程而进行靶向治疗提供了发展机会。来自药理和遗传改良研究的实验数据一直显示，局灶性脑外伤后，局部炎症的减少至少有一些有益的作用，这是观察相互作用的继发性进程的衰减，如自由基产生和血脑屏障通透性得出的结论，或一个在功能方面巧合的改善[47,76]。通过减轻炎症过程所提供神经保护的时间幅度和长度仍然是有争议的,可能受到脑炎症介导的修复过程的同时抑制。这种神经保护作用是否提供了持久的利益,啮齿类动物的研究是否与人类脑损伤有关,这些目前还不清楚。过去几十年来大量在治疗脑外伤的患者的临床试验中研究了广泛的化合物,其中包括消炎药物,至今仍收效甚微。实验的标准化设计、数据收集和分析方法的发展可能不断提高我们在 TBI 神经治疗制剂的作用[77]。

脑炎症反应的大多数方面被认为对脑外伤引起的继发性脑损害的加重和改善都有作用,未来的研究,旨在独立地针对特定的有害成分,比如研究过多的白细胞趋化,这样与过度的抑制炎症相比可能更有好处。例如,针对巨噬细胞炎性部分可能提供这样一个策略的基础,即通过抑制 M1 巨噬细胞在急性脑外伤的聚集可起到神经保护作用。

与此相反,已作出了一些尝试,使用广谱免疫抑制的药物以减轻大脑中的炎症,例如,通过给予非甾体类抗炎药。在一列脑外伤实验模型的报道及综述中,尤其米诺环素和促红细胞生成素,是很有前途的具有多方面的神经保护特性的制剂[39,78]。相反,长期或过度使用抗炎剂可能会有害的,导致与免疫抑制有关的副作用的高风险和预后较差的高风险[79]。重要的是在一个超过 10 000 例 TBI 患者随机对照试验发现,在用糖皮质激素治疗组比安慰剂组增加了死亡或严重残疾的风险[80]。

由于在受伤的大脑中炎症级联反应的复杂性及免疫介质和细胞之间的相互作用,同时针对在神经退化过程中所涉及的众多产物的多方面的办法将提供最佳的治疗策略[78]。广谱趋化因子抑制剂或组合的抗感染治疗可能会与化合物一起给药来抑制细胞凋亡而促进轴突生长和再生,最终的目的是提供一种脑内环境,支持组织再生。这种组合的可行性已经在对癌症和艾滋病的治疗取得成功[81]。

小结

由于脑外伤原发损害后脑内炎症的长期存在,从数个小时至数周,亚急性治疗干预存在着诱人的潜力。虽然大量的实验证据表明,受伤大脑的炎症过程主要是损害神经元,并加重正在进行的继发性脑损害,而炎症反应潜在的神经保护和修复方面的作用更为必要。正在进行关于炎症的基础和临床研究的许多工作,对提高我们理解脑损伤的基本反应及推动未来

的治疗方法的进展是必不可少的。

(倪伟刚 冷历歌 译)

参考文献

1. Morganti-Kossmann MC, Rancan M, Stahel PF, Kossmann T. Inflammatory response in acute traumatic brain injury: a double-edged sword. *Curr Opin Crit Care* 2002;8:101–5.

2. Lawson LJ, Perry VH, Dri P, Gordon S. Heterogeneity in the distribution and morphology of microglia in the normal adult mouse brain. *Neuroscience* 1990;39:151–70.

3. Raivich G, Bohatschek M, Kloss CUA, *et al.* Neuroglial activation repertoire in the injured brain: graded response, molecular mechanisms and cues to physiological function. *Brain Res Rev* 1990;30:77–105.

4. Mildner A, Schmidt H, Nitsche M, *et al.* Microglia in the adult brain arise from Ly-6ChiCCR2 +monocytes only under defined host conditions. *Nat Neurosci* 2007;10:1544–53.

5. Popovich PG, Hickey WF. Bone marrow chimeric rats reveal the unique distribution of resident and recruited macrophages in the contused rat spinal cord. *J Neuropath Exp Neurol* 2001;60:676–85.

6. Koshinaga M, Katayama Y, Fukushima M, *et al.* Rapid and widespread microglial activation induced by traumatic brain injury in rat brain slices. *J Neurotrauma* 2000;17:185–92.

7. Giulian D. Ameboid microglia as effectors of inflammation in the central nervous system. *J Neurosci Res* 1987;18:155–71, 132.

8. Nakajima K, Kohsaka S. Microglia: neuroprotective and neurotrophic cells in the central nervous system. *Curr Drug Targets Cardiovasc Haematol Disord* 2004;4:65–84.

9. Bye N, Habgood MD, Callaway JK, *et al.* Transient neuroprotection by minocycline following traumatic brain injury is associated with attenuated microglial activation but no changes in cell apoptosis or neutrophil infiltration. *Exp Neurol* 2007;204: 220–33.

10. Lang J, Takeuchi H, Jin S, *et al.* Glutamate induces neurotrophic factor production from microglia via protein kinase C pathway. *Brain Res* 2010;1322: 8–23.

11. Benveniste EN. Inflammatory cytokines within the central nervous system: sources, function, and mechanism of action. *Am J Physiol* 1992;263:C1–16.

12. Liberto CM, Albrecht PJ, Herx LM, Yong VW, Levison SW. Pro-regenerative properties of cytokine-activated astrocytes (Mini-Review). *J Neurochem* 2004;89: 1092–100.

13. Eddleston M, Mucke L. Molecular profile of reactive astrocytes-implications for their role in neurologic disease. *Neuroscience* 1993;54:15–36.

14. McGraw J, Hiebert GW, Steeves JD. Modulating astrogliosis after neurotrauma. *J Neurosci Res* 2001;63:109–15.

15. Carmen J, Magnus T, Cassiani-Ingoni R, et al. Revisiting the astrocyte-oligodendrocyte relationship in the adult CNS. *Prog Neurobiol* 2007;82:151–62.

16. Rolls A, Shechter R, Schwartz M. The bright side of the glial scar in CNS repair. *Nat Rev Neurosci* 2009;10:235–41.

17. Bush TG, Puvanachandra N, Horner CH, et al. Leukocyte infiltration, neuronal degeneration, and neurite outgrowth after ablation of scar-forming, reactive astrocytes in adult transgenic mice. *Neuron* 1999;23:297–308.

18. Clark RS, Schiding JK, Kaczorowski SL, Marion DW, Kochanek PM. Neutrophil accumulation after traumatic brain injury in rats: comparison of weight drop and controlled cortical impact models. *J Neurotrauma* 1994;11:499–506.

19. Nguyen HX, Galvan MD, Anderson AJ. Characterization of early and terminal complement proteins associated with polymorphonuclear leukocytes in vitro and in vivo after spinal cord injury. *J Neuroinflammation* 2008;5:1–13.

20. Stahel PF, Shohami E, Younis FM, et al. Experimental Closed Head Injury: analysis of neurological outcome, blood-brain barrier dysfunction, intracranial neutrophil infiltration, and neuronal cell death in mice deficient in genes for pro-inflammatory cytokines. *J Cerebr Blood F Metab* 2000;20:369–80.

21. Schoettle RJ, Kochanek PM, Magargee MJ, Uhl MW, Nemoto EM. Early polymorphonuclear leukocyte accumulation correlates with the development of posttraumatic cerebral edema in rats. *J Neurotrauma* 1990;7:207–17.

22. Dinkel K, Dhabhar FS, Sapolsky RM. Neurotoxic effects of polymorphonuclear granulocytes on hippocampal primary cultures. *Proc Natl Acad Sci USA* 2004;101:331–6.

23. Scholz M, Cinatl J, Schadel-Hopfner M, Windolf J. Neutrophils and the blood-brain barrier dysfunction after trauma. *Medicinal Res Rev* 2006;27:401–16.

24. Stowe AM, Adair-Kirk TL, Gonzales ER, et al. Neutrophil elastase and neurovascular injury following focal stroke and reperfusion. *Neurobiol Dis* 2009;35:82–90.

25. Semple BD, Bye N, Rancan M, Ziebell JM, Morganti-Kossmann MC. Role of CCL2 (MCP-1) in traumatic brain injury (TBI): evidence from severe TBI patients and CCL2-/- mice. *J Cerebr Blood F Metab* 2010;30:769–82.

26. Hellewell SC, Yan EB, Agyapomaa DA, Bye N, Morganti-Kossmann MC. Post-traumatic hypoxia exacerbates brain tissue damage: analysis of axonal injury and glial responses. *J Neurotrauma* 2010;27:1997–2010.

27. Engelhardt B. Immune cell entry into the central nervous system: involvement of adhesion molecules and chemokines. *J Neurological Sci* 2008;274:23–6.

28. Man S, Ubogu EE, Ransohoff RM. Inflammatory cell migration into the central nervous system: a few new twists on an old tale. *Brain Pathol* 2007;17:243–50.

29. Popovich PG, Guan Z, Wei P, et al. Depletion of hematogenous macrophages promotes partial hindlimb recovery and neuroanatomical repair after experimental spinal cord injury. *Exp Neurol* 1999;158:351–65.

30. Rodriguez-Paez AC, Brunschwig JP, Bramlett HM. Light and electron microscopic assessment of progressive atrophy following moderate traumatic brain injury in the rat. *Acta Neuropathol* 2005;109:603–16.

31. Giulian D, Chen J, Ingeman JE, George JK, Noponen M. The role of mononuclear phagocytes in wound healing after traumatic injury to adult mammalian brain. *J Neurosci* 1989;9:4416–29.

32. Shechter R, London A, Varol C, et al. Infiltrating blood-derived macrophages are vital cells playing an anti-inflammatory role in recovery from spinal cord injury in mice. *PLOS Med* 2009;6:e1000113.

33. Geissmann F, Jung S, Littman DR. Blood monocytes consist of two principal subsets with distinct migratory properties. *Immunity* 2003;19:71–82.

34. Auffray C, Sieweke MH, Geissmann F. Blood monocytes: development, heterogeneity, and relationship with dendritic cells. *Annu Rev Immunol* 2009;27:669–92.

35. Stout RD, Jiang C, Matta B, et al. Macrophages sequentially change their functional phenotype in response to changes in microenvironmental influences. *J Immunol* 2005;175:342–9.

36. Kigerl KA, Gensel JC, Ankeny DP, Alexander MP, Donnelly DJ. Identification of two distinct macrophage subsets with divergent effects causing either neurotoxicity or regeneration in the injured mouse spinal cord. *J Neurosci* 2009;29:13435–44.

37. Nahrendorf M, Swirski FK, Aikawa E, et al. The healing myocardium sequentially mobilizes two monocyte subsets with divergent and complementary functions. *J Exp Med* 2007;204:3037–47.

38. Mikita J, Dubourdieu-Cassagno N, Deloire MS, et al. Altered M1/M2 activation patterns of monocytes in severe relapsing experimental rat model of Multiple Sclerosis. Amelioration of clinical status by M2 activated monocyte administration. *Mult Scler* 2011;17:2–15.

39. Ziebell JM, Morganti-Kossmann MC. Involvement of

pro- and anti-inflammatory cytokines and chemokines in the pathophysiology of traumatic brain injury. *Neurotherapeutics* 2010;7:22–30.

40. Wang CX, Shuaib A. Involvement of inflammatory cytokines in central nervous system injury. *Prog Neurobiol* 2002;67:161–72.

41. Lu K-T, Wang Y-W, Yang J-T, Yang Y-L, Chen H-I. Effect of interleukin-1 on traumatic brain injury-induced damage to hippocampal neurons. *J Neurotrauma* 2005;22:885–95.

42. Tehranian R, Andell-Jonsson S, Beni SM, *et al.* Improved recovery and delayed cytokine induction after Closed Head Injury in mice with central overexpression of the secreted isoform of the Interleukin-1 receptor antagonist. *J Neurotrauma* 2002;19:939–51.

43. Frugier T, Morganti-Kossmann MC, O'Reilly D, McLean CA. *In situ* detection of inflammatory mediators in *post-mortem* human brain tissue after traumatic injury. *J Neurotrauma* 2010;27: 497–507.

44. Shohami E, Bass R, Wallach D, Yamin A, Gallily R. Inhibition of tumor necrosis factor alpha (TNFalpha) activity in rat brain is associated with cerebroprotection after closed head injury. *J Cerebr Blood F Metab* 1996;16:378–84.

45. Scherbel U, Raghupathi R, Nakamura M, *et al.* Differential acute and chronic responses of tumor necrosis factor-deficient mice to experimental brain injury. *Proc Natl Acad Sci USA* 1999;96:8721–6.

46. Schroeter M, Kury P, Jander S. Inflammatory gene expression in focal cortical brain ischemia: differences between rats and mice. *Brain Res Mol Brain Res* 2003;117:1–7.

47. Shohami E, Ginis I, Hallenbeck JM. Dual role of tumour necrosis factor alpha in brain injury. *Cytokine Growth F R* 1999;10:119–30.

48. Lambertsen KL, Clausen BH, Babcock AA, *et al.* Microglia protect neurons against ischemia by synthesis of tumor necrosis factor. *J Neuroscience* 1999;29:1319–30.

49. Carlson NG, Wieggel WA, Chen JW, *et al.* Inflammatory cytokines IL-1a, IL-1b, IL-6 and TNF-a impart neuroprotection to an excitotoxin through distinct pathways. *J Immunol* 1999;163:3963–8.

50. Taoufik E, Petit E, Divoux D, *et al.* TNF receptor 1 desensitizes neurons to erythropoietin- and VEGF-mediated neuroprotection after ischemic and excitotoxic injury. *Proc Natl Acad Sci USA* 2008;105:6185–90.

51. Penkowa M, Giralt M, Lago N, *et al.* Astrocyte-targeted expression of IL-6 protects the CNS against a focal brain injury. *Exp Neurol* 2003;181:130–48.

52. Swartz KR, Liu F, Sewell D, *et al.* Interleukin-6 promotes post-traumatic healing in the central nervous system. *Brain Res* 2001;896:86–95.

53. Kossmann T, Hans V, Imhof HG, Trentz O, Morganti-Kossmann MC. Interleukin-6 released in human cerebrospinal fluid following traumatic brain injury may trigger nerve growth factor production in astrocytes. *Brain Res* 1996;713:143–52.

54. Bell MJ, Kochanek PM, Doughty LA, *et al.* Interleukin-6 and interleukin-10 in cerebrospinal fluid after severe traumatic brain injury in children. *J Neurotrauma* 1997;14:451–7.

55. Knoblach SM, Faden AI. Interleukin-10 improves outcome and alters proinflammatory cytokine expression after experimental traumatic brain injury. *Exp Neurol* 1998;153:143–51.

56. Csuka E, Morganti-Kossmann MC, Lenzlinger PM, *et al.* IL-10 levels in cerebrospinal fluid and serum of patients with severe traumatic brain injury: relationship to IL-6, TNF-alpha, TGF-beta1 and blood-brain barrier function. *J Neuroimmunol* 1999;101:211–21.

57. Buttram SD, Wisniewski SR, Jackson EK, *et al.* Multiplex assessment of cytokine and chemokine levels in cerebrospinal fluid following severe pediatric traumatic brain injury: effects of moderate hypothermia. *J Neurotrauma* 2007;24: 1707–17.

58. Rancan M, Bye N, Otto VI, *et al.* The chemokine fractalkine in patients with severe traumatic brain injury and a mouse model of closed head injury. *J Cerebr Blood F Metab* 2004;24:1110–8.

59. Glabinski AR, Balasingam V, Tani M, *et al.* Chemokine monocyte chemoattractant protein-1 is expressed by astrocytes after mechanical injury to the brain. *J Immunol* 1996;156:4363–8.

60. Muessel MJ, Berman NEJ, Klein RM. Early and specific expression of monocyte chemoattractant protein-1 in the thalamus induced by cortical injury. *Brain Res* 2000;870:211–21.

61. Rancan M, Otto VI, Hans VHJ, *et al.* Upregulation of ICAM-1 and MCP-1 but not of MIP-2 and sensorimotor deficit in response to traumatic axonal injury in rats. *J Neurosci Res* 2001;63: 438–46.

62. Ma M, Wei T, Boring L, *et al.* Monocyte recruitment and myelin removal are delayed following spinal cord injury in mice with CCR2 chemokine receptor deletion. *J Neurosci Res* 2002;68:691–702.

63. Pleines UE, Stover JF, Kossmann T, Trentz O, Morganti-Kossmann MC. Soluble ICAM-1 in CSF coincides with the extent of cerebral damage in patients with severe traumatic brain injury. *J Neurotrauma* 1998;15:399–409.

64. Rhodes JKJ, Sharkey J, Andrews PJD. The temporal expression, cellular localisation, and inhibition of the chemokines MIP-2 and MCP-1 after traumatic brain injury in the rat. *J Neurotrauma* 2009;26: 1–19.

65. Muessel MJ, Klein RM, Wilson AM, Berman NEJ. Ablation of the chemokine monocyte chemoattractant protein-1 delays retrograde neuronal degeneration, attenuates microglial activation, and alters expression of cell death molecules. *Mol Brain Res* 2002;103:12–27.

66. Semple BD, Frugier T, Morganti-Kossmann MC. CCL2 modulates cytokine production in cultured mouse astrocytes. *J Neuroinfl* 2010;7:67.

67. Widera D, Holtkamp W, Entschladen F, *et al.* MCP-1 induces migration of adult neural stem cells. *Eur J Cell Biol* 2004;83:381–7.

68. Lui SX, Zhang ZG, Zhang RL, *et al.* Chemokine Ligand 2 (CCL2) induces migration and differentiation of subventricular zone cells after stroke. *J Neurosci Res* 2007;85:2120–5.

69. Kossmann T, Stahel PF, Lenzlinger PM, *et al.* Interleukin-8 released into the cerebrospinal fluid after brain injury is associated with blood-brain barrier dysfunction and nerve growth factor production. *J Cereb Blood F Metab* 1997;17:280–9.

70. Whalen MJ, Carlos TM, Kockanek PM, *et al.* Interleukin-8 is increased in cerebrospinal fluid of children with severe head injury. *Crit Care Med* 2000;28:929–34.

71. Otto V, Gloor S, Frentzel S, *et al.* The production of macrophage inflammatory protein-2 induced by soluble intercellular adhesion molecule-1 in mouse astrocytes is mediated by src tyrosine kinases and p42/44 mitogen-activated protein kinase. *J Neurochem* 2002;80:824–34.

72. Otto VI, Stahel PF, Rancan M, *et al.* Regulation of chemokines and chemokine receptors after experimental closed head injury. *NeuroReport* 2001;12:2059–64.

73. Valles A, Grijpink-Ongering L, de Bree FM, Tuinstra T, Ronken E. Differential regulation of the CXCR2 chemokine network in rat brain trauma: implications for neuroimmune interactions and neuronal survival. *Neurobiol Dis* 2006;22:312–22.

74. Semple BD, Bye N, Ziebell JM, Morganti-Kossmann MC. Deficiency of the chemokine receptor CXCR2 attenuates neutrophil infiltration and cortical damage following closed head injury. *Neurobiol Dis* 2010;40:394–403.

75. Limatola C, Ciotti MT, Mercanti D, Santoni A, Eusebi F. Signaling pathways activated by chemokine receptor CXCR2 and AMPA-type glutamate receptors and involvement in granule cells survival. *J Neuroimmunol* 2002;123:9–17.

76. Lloyd E, Somera-Molina K, Van Eldik LJ, Watterson DM, Wainwright MS. Suppression of acute proinflammatory cytokine and chemokine upregulation by post-injury administration of a novel small molecule improves long-term neurologic outcome in a mouse model of traumatic brain injury. *J Neuroinfl* 2008;5:28.

77. Maas AI, Steyerberg EW, Marmarou A, *et al.* IMPACT recommendations for improving the design and analysis of clinical trials in moderate to severe traumatic brain injury. *Neurotherapeutics* 2010;7:127–34.

78. Vink R, Nimmo AJ. Multifunctional drugs for head injury. *Neurotherapeutics* 2009;6:28–42.

79. Brown KD, Iwata A, Putt ME, Smith DH. Chronic ibuprofen administration worsens cognitive outcome following traumatic brain injury in rats. *Exp Neurology* 2006;201:301–7.

80. Edwards P, Arango M, Balica L, *et al.* Final results of MRC CRASH, a randomised placebo-controlled trial of intravenous corticosteroid in adults with head injury-outcomes at 6 months. *Lancet* 2005;365:1957–9.

81. Jalving M, Koornstra JJ, De Jong S, De Vries EG, Kleibeuker JH. Review article: the potential of combinatorial regimen with non-steroidal anti-inflammatory drugs in the chemoprevention of colorectal cancer. *Aliment Pharm Therap* 2005;21:321–39.

第 14 章　TBI 中 NMDA 受体作用的争议

Esther Shohami, Anat Biegon

引言

在过去的几十年里，在创伤性脑损伤 (TBI) 中 NMDA 受体 (NMDAR) 可能发挥的作用是研究的热点，原因是需要安全和有效的药物来治疗严重的神经和精神方面的头部外伤后遗症。根据已发表的研究报告，从体外模型到临床试验可以分为明显不同的四类结果：①在各种 TBI 动物模型中研究表明，抑制 NMDA 受体功能可改善脑损伤的结果，过度刺激这些受体在 TBI 病理过程中扮演重要角色；②大型 NMDA 受体拮抗剂的安慰剂对照临床试验表明，在 TBI 患者中没有益处甚或有害影响，表明刺激 NMDA 受体并不重要或许 TBI 结果是有益的；③在各种 TBI 动物模型的研究表明，阻断 NMDAR 可加剧脑损伤的结果；④在 TBI 动物模型的研究表明，使用全部或部分激动剂刺激 NMDA 受体可改善预后。在本章中，我们将介绍 NMDA 受体参与脑损伤的病理生理机制的理论基础，回顾在动物模型和人类脑损伤的体内研究，试图表明，这种明显的矛盾可以通过考虑 NMDA 受体在脑损伤后发生的动态特性来解释。

谷氨酸受体

谷氨酸是脑内主要的兴奋性神经递质。近年来，谷氨酸受体的结构和功能已综合评述[1,2]。谷氨酸的作用于突触后三个离子型受体，以它们的激动剂命名，分别是 N-甲基-D-天冬氨酸(N-methyl-D-aspartate, NMDA)受体，α-氨基-3-羟基-5-甲基-4-异恶唑丙酸(α-amino-3-hydroxy-5-methyl-4-isoxazole-propionic acid, AMPA)受体和钾盐。另一种受体为代谢型谷氨酸受体 (Metabotropic Glutamate Receptor, mGluRs)，这是 G-蛋白偶联受体 (G-protein Coupled Receptors, GPCR)可调节生化途径和离子通道。目前，mGluRs 可分为三个亚组：第一组(mGluRs1, mGluRs5)；第二组(mGluRs2, mGluRs3)和第三组(mGluRs4-8)。与离子型受体相反，mGluRs 可调节神经递质的释放。在癫痫发作和创伤的情况下，可被激活，增加或延长谷氨酸的释放。

NMDA 受体由一个核心 NR1 亚基、不同的调节的 NR2(AD)亚基和不常见的 NR 3(A 和 B)亚基组成的聚合物。NMDA 受体通道的打开需要结合两种不同的激动剂的结合--谷氨酸和甘氨酸[1]。NMDA 受体通道的功能也由几个协同激动剂增强，包括甘氨酸和 D-丝氨酸，和由它的 NR2 亚基通过 Src 家族成员——Src 酪氨酸激酶(Protein Tyrosine Kinases, Src-PTKs)的酪氨酸磷酸化[3]。

谷氨酸结合位点位于 NR2 亚基，甘氨酸结合位点位于 NR1 亚基。在静息电位，离子的跨膜转运由于镁离子而受阻，镁离子绑定通道内的一个位点，可通过膜的去极化移开，允许被动的，非选择性的离子的跨膜转运。由于其四个数量级的梯度，钙离子内流是 NMDA 受体的激活的主要后果。

脑损伤后谷氨酸突触变化及兴奋性毒性的概念

在正常条件下，谷氨酸从突触前终端的囊泡释放，通过 Ca^{2+} 依赖性机制，涉及电压依赖性钙离子通道。然而，在病理情况下 Na^+ 和 K^+ 梯度减少时，它也可被谷氨酸转运体反向释放，最早在脑缺血中出现[4]。NMDA 受体介导的钙依赖的细胞死亡的机制与脑卒中后谷氨酸诱导的"兴奋性毒性"有着共同途径。虽然这种概念并没有被普遍接受[5]。从 20 世纪 90 年代初，大量证据表明，在局部和全脑缺血模型[6]及缺血条件下的神经组织培养中[7]，阻断谷氨酸受体可发挥脑保护作用。

在脑外伤中，细胞外谷氨酸水平也明显增加[8,9]，使谷氨酸受体过度刺激，导致神经细胞死亡[10,11]。在细胞水平上，长时间的去极化和随后的细胞内钙水平的增加是细胞毒性脑水肿的主要因素之一。反过来，这可能会增加颅内压增高，继发血管压迫并可能出现脑疝。如 Bullock 等[10]研究发现颅内压持续增高与患者的预后不佳相关，且与脑内谷氨酸水平的增加显著相关。

微透析研究脑外伤和脑卒中患者细胞外谷氨酸的含量表明，在人类中谷氨酸的增加更为持久（6 小时到几天），而在啮齿类动物中只持续几分钟[4,9,10,12]。

因此，在试验性脑外伤模型及患者中检测到细胞外谷氨酸的急性增加，导致了谷氨酸受体的过度刺激，最终导致神经元损伤。

因此，对基础研究者和制药业来说，会自然地把 NMDA 受体作为在脑外伤的治疗策略。三类拮抗剂可用于进一步的基础研究和临床试验：作用于受体激动剂结合位点的竞争性拮抗剂，非竞争性 NMDA 受体的变构抑制激动剂与结合位点位于 NMDA 受体通道内的阻滞剂[2]。

NMDA 受体拮抗剂可改善 TBI 动物模型的结果

从 20 世纪 80 年代末开始，几个不同的NMDA 受体拮抗剂应用在啮齿类动物脑损伤模型中，取得了阳性的结果。这些研究结果与设计实例总结如下。

Hayes 等用非竞争性 NMDA 受体拮抗剂苯环己哌啶（Phencyclidine，PCP）预处理大鼠，应用流体冲击（Fluid percussion，FP）脑外伤模型，对大鼠的行为和生理反应进行研究[13]。对于行为实验，脑外伤前 15 分钟给予大鼠生理盐水或 PCP。创伤后 10 天评估长期行为（行走、平衡木、平衡梁、斜平面、日间活动和体重）。PCP 并没有改变的急性行为抑制的持续时间，但它明显衰减了除了平衡木行走外的长期行为。观察其对死亡率的影响：在伤后 10 天内，生理盐水治疗的动物死亡 63%，而 PCP 预处理的大鼠死亡率呈剂量依赖性，为 23%~40%。

Faden 等[8]利用 FP 损伤大鼠模型，在脑外伤 30 分钟后应用非竞争性 NMDA 受体拮抗剂去甲右美沙芬或竞争性拮抗剂 3-(2-羧基哌嗪-4-基)丙基-1-膦酸，表明两种制剂均能减轻损伤引起的神经功能障碍；去甲右美沙芬还可提高外伤后的生物能量状态，并可增加细胞内的游离镁。

McIntosh 等[14]研究了另一个非竞争性 NMDA 受体拮抗剂（MK801）对大鼠 FP 脑损伤后心血管和神经功能的影响。在 FP 脑损伤前 15 分钟或 FP 脑损伤后

15 分钟，动物接受 MK801 或生理盐水静脉注射。MK801 预处理显著改善了受伤后的心血管变量和减弱化的神经功能障碍。损伤后应用 MK801 也可显著改善心血管变量，但对神经功能评分影响不大。

Shapira 等[15]在大鼠闭合性颅脑损伤(Closed Head Injury，CIII）模型中用了相同的拮抗剂。伤后 1 小时，MK801 溶于生理盐水给一次性腹腔推注。大鼠的脑水肿（含水量）和神经功能状态在创伤后 24 小时和 48 小时进行评估后。MK801 可在 24 小时有效防止水肿，而不是在 48 小时。由于药物的镇静作用，神经损伤严重程度评分（Neurological Severity Score，NSS）在创伤后 24 小时无法评估。然而，在创伤后 48 小时，该药明显改善大鼠的神经功能状态。

Bernert 和 Turski[16]将小鼠皮层的冲击损伤。形态分析表明，经 NMDA 受体拮抗剂 3-[(+/-)-2-羧基哌嗪-4-基]丙基-1-膦酸[3-(+/-)-2-carboxypiperazin-4-yl]propyl-1-phosphonate，CPP）或非 NMDA 受体拮抗剂 2-，3-二羟基-6-硝基-7-氨磺酰基-苯并[f]喹喔啉（2，3-dihydroxy-6-nitro-7-sulfamoyl-benzo[f]quinoxaline，NBQX）预处理后皮层和海马损伤减轻。两种治疗均不能阻止皮层的原发性损伤。

Kroppenstedt 等使用大鼠可控皮层打击（Controlled Cortical Impact，CCI）损伤模型，检查损伤后 15 分钟非竞争性 NMDA 受体拮抗剂 Cerestat 的水平[17]。24 小时后处死动物。Cerestat 量增加可显著减少脑挫伤体积，半球肿胀减轻，颅内压降低和脑灌注压增加。

Okiyama 等[18]通过连续 24 小时的皮下输液，评估了两种新的 NMDA 受体阻滞剂和艾芬地尔衍生物，CP-98、113，观察对试验性 FP 脑损伤空间记忆和局部脑水肿的影响。在 Morris 水迷宫实验中发现，无论是注射 CP-98、113、CP-101、581 或者 CP-101、606 对未受伤动物均没有影响；但伤后两天评估，可显著改善受伤动物的空间记忆损伤。此外，注射 CP-89、113 但不是 CP-101、581 或 CP-101、606 可显著减少在相邻的损伤部位皮层及同侧海马和丘脑的脑水肿程度。

同一研究小组又测试了 NMDA 受体拮抗剂 CP-98、113[19]。一侧中度 FP 脑损伤后 15 分钟，接收 24 小时 CP-98 皮下输液或坐车。评估动物的神经运动功能，记忆功能和脑水肿情况，所有这些指标都说明对药物反应良好。因此，在损伤后 24 小时和 2 周，CP-98、113 可明显减轻神经运动功能障碍，减轻伤后 48 小时的空间记忆损伤，明显减少伤后 48 小时时，最大损伤部位邻近皮层的脑水肿。

值得注意的是，在所有的研究中，NMDA 受体拮

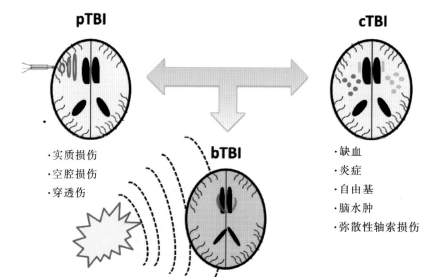

pTBI

- 实质损伤
- 空腔损伤
- 穿透伤

bTBI

- 脑水肿
- 充血
- 蛛网膜下隙出血
- 压力波

cTBI

- 缺血
- 炎症
- 自由基
- 脑水肿
- 弥散性轴索损伤

图 3.2 TBI 经典定义为穿透性脑损伤(pTBI)和闭合性脑损伤(cTBI)。原发性爆炸性脑损伤(bTBI)是第三种,除压力波造成的创伤之外,包含有 pTBI 和 cTBI 的成分。

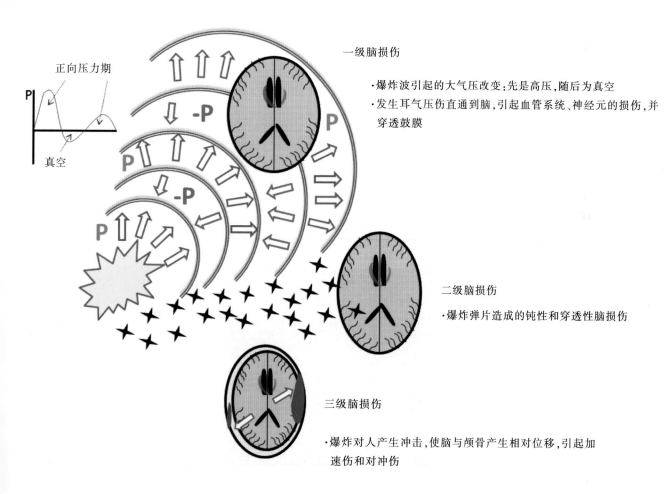

正向压力期

真空

一级脑损伤

- 爆炸波引起的大气压改变:先是高压,随后为真空
- 发生耳气压伤直通到脑,引起血管系统、神经元的损伤,并穿透鼓膜

二级脑损伤

- 爆炸弹片造成的钝性和穿透性脑损伤

三级脑损伤

- 爆炸对人产生冲击,使脑与颅骨产生相对位移,引起加速伤和对冲伤

图 3.3 bTBI 可通过爆炸波之后高压和真空改变造成原发性脑损伤,并可导致气压伤和鼓膜穿孔。二级 bTBI 来自于弹片刺入颅腔。三级 bTBI 产生的钝器伤,战士进入爆炸波区时可发生硬膜下血肿。四级 bTBI 可诱导化学和热烧伤。五级 bTBI 是因为爆炸伤产生的毒性产物,如射线、细菌、金属和有害气体。

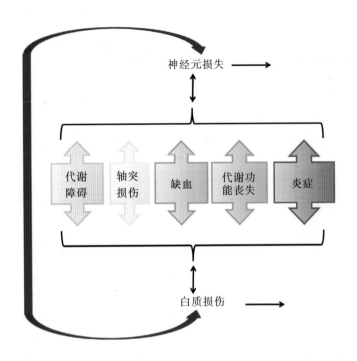

图 5.1　TBI 造成灰质、白质损伤机制。可在损伤发生后多年出现。

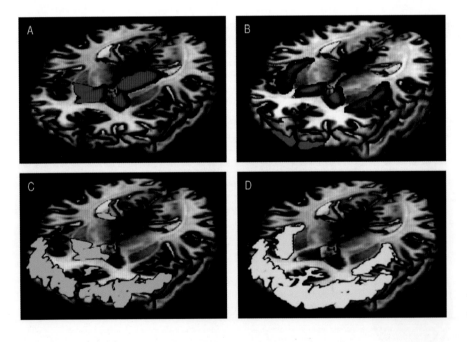

图 5.5　剑桥投注任务组件 (CGTS) 中患者 ADC 区神经解剖和行为的关系(引自 Newcombe 等,2011[23])。多个部位的损伤可见。(A)危险规避;(B)冲动系数;(C)理性选择;(D)深思时间。

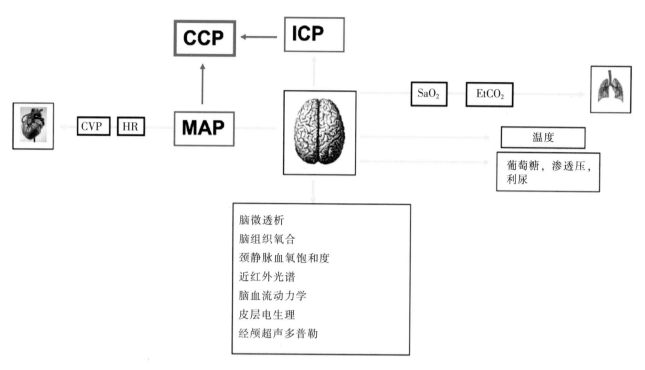

图 6.2 神经重症监护中改善脑缺血和维持 CPP 的调节模式。

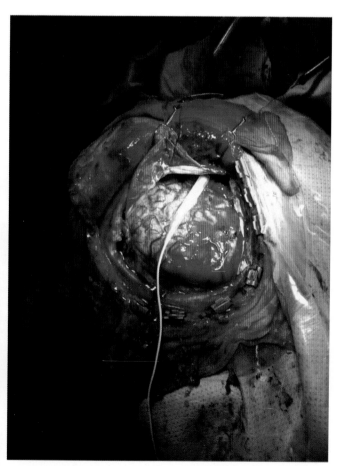

图 6.4 ECoG 记录电极放在脑组织损伤处附近, 监测皮层电活动。

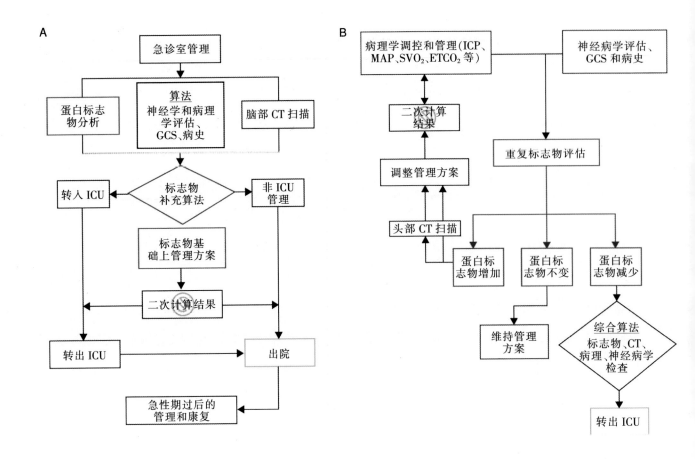

图 9.1　基于生物标志物应用的重度 TBI 诊断及管理改进方法(A)和 ICU 的重度 TBI 患者管理改进方法(B)。

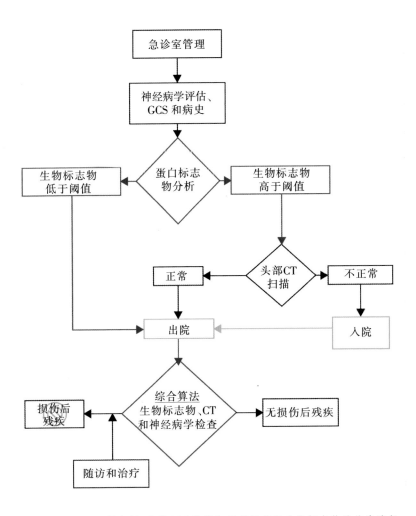

图 9.2 用于提高轻、中度 TBI 诊断和管理的基于生物标志物的临床路径。

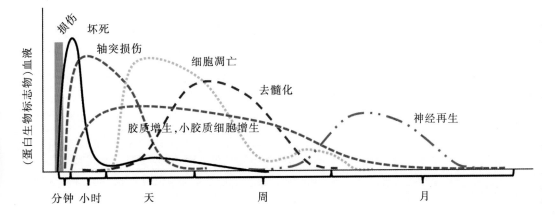

图 9.3 生物标志物用于监测 TBI 不同时段及生化改变。

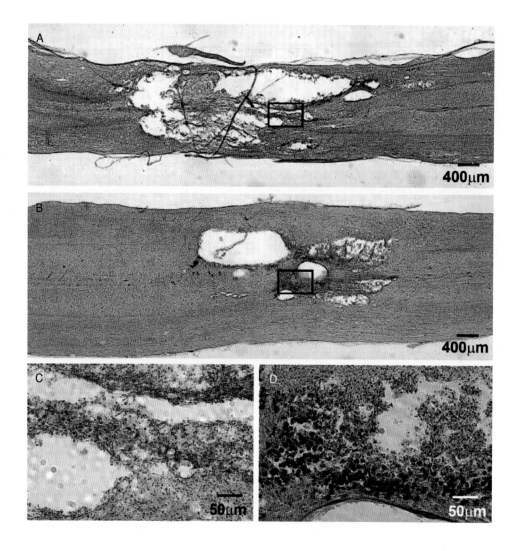

图 24.1 纳米粒子标记的间充质细胞植入脊髓挤压损伤的小鼠体内。(A)普鲁士蓝染色挤压损伤的脊髓(对照组动物)。(B)普鲁士蓝染色静脉注射纳米标记间充质细胞治疗的脊髓损伤。损伤处充满了普鲁士蓝阳性细胞。显示植入组受损面积小于对照组。(C,D)高倍视野下的染色情况。(Modified from[19].From: Journal of Neuroscience Research.©2004.Wiley-Liss,Inc.)。

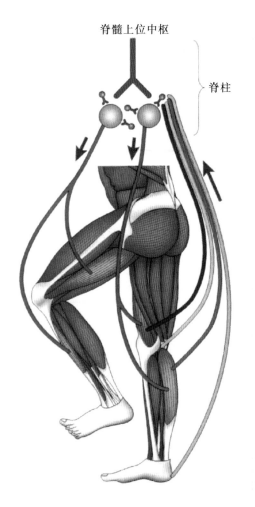

脊髓上位中枢

脊柱

图 26.1 人类步伐的神经原理示意图。腿部肌肉的运动是通过脊髓神经元的环路形成一个程序模式，这个模式会根据多个感觉输入信号来调节，从而来适应不同的需要。程序模式和反复机制是通过脊髓上位中枢控制。另外，屈肌和伸肌的神经控制是不同的。伸肌主要通过本体感觉回馈来激活，而屈肌主要是通过脊髓上位中枢来控制。

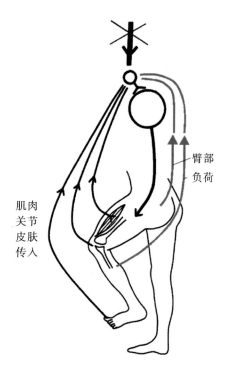

臂部
负荷

肌肉
关节
皮肤
传入

图 26.2 运动模式产生的必要传入通路。为了唤起完全性脊髓损伤患者的运动模式，压力感受和髋相关传输模式很关键。

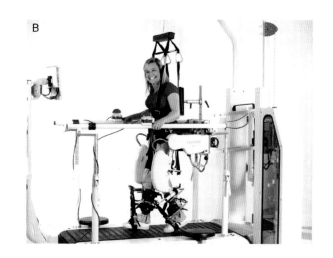

B

图 26.3 卒中/脊髓损伤后的运动锻炼。(B)现在的运动锻炼系统(2007)。

抗剂在脑外伤动物模型的神经保护作用,均为提前或在受伤后段时间内(通常不超过 15 分钟)给予药物。

NMDA 受体拮抗剂不能改善 TBI 结果的临床试验

大多数 NMDA 受体拮抗剂的临床试验应用在脑中风,脑外伤和老年痴呆症领域。在脑中风和脑外伤的系统回顾研究中,由于试验的提前终止,对于大多数药物不能得出明确的结论。此外,因为在试验药物组的死亡率和发病率增加,一些试验必须提前终止。七个中心完成了 TBI 患者的随机对照试验,已报道在 Cochrane 系统回顾中, 共涉及 2700 例患者和五个单独的化合物[20]。尽管一些综述文章对这些试验提供了有效的信息来源[21,22];但证明失败,有时甚至是有不良反应的一些例子。一般总结认为阻断 NMDA 受体治疗 TBI 仍有前途。

塞福太(GCS 19755)是一个竞争性的谷氨酸受体拮抗剂,在重型颅脑损伤患者中,进行了两个独立的多中心、双盲、对照三期临床试验[23]。这些试验是在美国,以色列和欧洲的 93 个医疗中心同时参与进行的,总共注册专利 693 项。最初的治疗是在伤后 8 小时内,然后每天应用,共 4 天。两个治疗组的比较显示,死亡率没有差异,而在塞福太组有轻度的更坏的结果。由于中期分析表明,塞福太治疗组严重的副作用明显增加和死亡率增高,这项研究被过早停止。

D-CCP-烯(EAA494)是一个竞争性的 NMDA 受体拮抗剂,进行了双盲、安慰剂对照的Ⅲ期临床试验。结果没有发表,但 Narayan 等进行了讨论[21]。在 51 个欧洲中心招募了 920 名患者,接受 D-CCP-烯或安慰剂治疗,一天两次,连用 5 天。结果表明,治疗组的患者比安慰剂组的结果稍差,但差异无统计学意义。因此,D-CCP-烯不推荐用于治疗脑外伤。

Traxoprodil(CP-101、606),即 4-苯基哌啶的代替物,是一种非竞争性 NMDA 受体拮抗剂,具有良好的大脑通透性。它作为一个突触后 NMDA 受体拮抗剂,与受体的有高亲和力,包含 NR2B 亚单位,分布在前脑区。Merchant 等在 53 名患者中进行了Ⅱ期临床研究,研究了药代动力学、安全性和耐受性[24]。虽然没有不良反应报告,但结果无统计学差异。另一项双盲,安慰剂对照的Ⅲ期临床试验中,有 404 个受试者[25]在重型颅脑损伤后 8 小时内给予注射 Traxoprodil 或安慰剂。虽然其结果是有趣的,但本研究的结果没有给出明确的建议。

从这些例子中应该牢记 NMDA 受体拮抗剂在脑外伤后至少 8 小时内给予;而在另一些试验中,伤后 4~5 天每天都重复给予。

NMDA 受体拮抗剂加重TBI动物模型预后

在过去 20 年中一些在动物模型的研究表明,延长抑制 NMDA 受体时间对脑损伤后恢复有害。因此,Barth 及其同事发现脑损伤动物 MK801 连续给药几天而不是在损伤后不久给药,导致的神经功能缺损加重和延长[26]。同样,Ikonomidou 等人检测 NMDA 受体拮抗剂 CPP 在损伤之前或之后不同时间点的效果[27]。在创伤开始前 2 小时给 CPP 治疗, 顶叶皮层的损伤体积减小 37%。在损伤后 1 小时或延迟(10 小时)给药,CPP 与对照组的大鼠之间在皮层损伤体积上无显著差异。创伤开始前 2 小时给予 CPP 治疗,CA3 区的损伤减少,但创伤后 1、4 和 7 小时后治疗,皮层损伤增加。

迟发性或慢性脑损伤后的活性受到抑制和脑电刺激受到影响, 研究表明地西泮治疗 14 天影响皮层损害的恢复[28],而安非他明可促进动物和人从手术、创伤和缺血损伤恢复[29,30]。

NMDA 受体激动剂改善创伤性脑损伤动物模型预后

在最初的研究中, 直接应用 NMDA 受体激动剂。严重程度相似的 CHI 小鼠在伤后 24 和 48 小时,随机接受 vehicle、NMDA 和 NMDA + MK801 治疗,并随访 2 周[31]。应用 NMDA 受体激动剂,神经功能恢复明显提高。而联合应用 NMDA 和拮抗剂则可抑制激动剂的效果。此外,在 NMDA + MK801 组的恢复不仅明显不如单独应用 NMDA,也明显不如对照组小鼠;表明 MK801 不仅阻断外源性激动剂, 也影响内源性谷氨酸。在物体识别试验中,CHI 后 14 天,NMDA 治疗动物的表现显着优于对照组,同样剂量对正常动物的性能没有影响。

Temple 和 Hamm[32]在脑损伤模型中最早应用 NMDA 受体间接激动剂 D-环丝氨酸 (D-cycloserine,DCS),发现它可显著改善横向冲击损伤动物认知功能。DCS 是一种特征明确的化学药剂,是临床上用于一些感染性疾病的一种抗菌药[33]。动物损伤后应用 DCS 治疗 2 周(1~15 天),伤后 11~14 天在 Norris 水迷宫中测试。在 DCS 治疗的动物改善存在剂量依赖性,如此处理的动物与对照组没有区别。随后,脑损伤小鼠在伤后 24 小时一次性给予 10mg/kg DCS ,在 3 周后进行测试,了解 DCS 单剂量对功能恢复的影响(运动和认知)[34]。

在 DCS 治疗的小鼠 NSS 在 15 天显著改善，它们在认知测试中的表现（目标识别）从 9 天开始与未受伤的对照组差不多。联合应用 NMDA 受体拮抗剂 MK801 可完全阻断 DCS 的保护作用[35]。DCS 的最佳给药时间和最佳剂量研究显示，在伤后 72 小时给药与伤后 24 小时给药同样有效。此外，在第 1、2 和 3 天同样剂量重复给药，同样有效[35]。有趣的是，在损伤后 8 或 16 小时给药治疗的小鼠与对照组没有差异。

在 TBI 中，NMDA 受体作用的结果真的矛盾吗？

动物实验研究和临床试验表明，NMDA 受体功能的药物影响脑外伤治疗的结果完全取决于开始治疗的时间。当早期给药，即为受伤前或损伤后短时间（15 分钟），NMDAR 拮抗剂可改善预后，不论用的何种药物类型或动物模型。然而，无论是动物或人类脑外伤，在伤后 1 小时以上开始治疗，结果均无效。最后，在试验性脑外伤中，在损伤 24 小时以后给药，NMDA 受体激动剂可持续改善脑外伤预后。因此，在临床试验和动物模型中，在受伤后相似的时间窗内，NMDA 受体作用的结果相当一致。这种强烈的时间依赖性表明，NMDA 受体可能在损伤后在利用率及功能上有与时间相关的显著的动态变化。实验证据支持这一概念，概括如下。

TBI 动物模型的 NMDA 受体活性动态变化

早期的研究记录 NMDA 受体结合的动态变化，损伤后 5 分钟与 3 和 24 小时，应用放射自显影技术在 FP 损伤后检查了 NMDA 受体以及 kainite 受体和 quisqualate 受体的分布[36]。发现损伤后 3 小时，在双侧海马和其覆盖的皮层 NMDA 受体的结合明显减少，而 kainite 受体和 quisqualate 受体结合无明显变化。使用相同的模型，Sihver 等研究了伤后 2 和 12 小时 NMDA 受体的有效性，发现在两个时间点上双侧海马及皮层 NMDA 受体结合电势（Bmax/KD）减少，虽然在稍后的时间点上同侧半球减少较大[37]。使用 CHI 模型研究表明在损伤后 7 天大脑皮质 NMDA 受体显著减少，在同侧半球更明显[38]。在随后进行了针对 NMDA 受体通道开放状态的详细时间过程研究，在 CHI 小鼠处死后 15 分钟和 7 天后。在新鲜冰冻未脱水脑切片中，应用 MK801 定量放射自显影测定激活 NMDA 受体的密度，显示受体结合力与局部损伤距离随时间的变化[31]。双侧受体结合明显增加，可能由于受体激活增加，通道开放，内源性谷氨酸流出增加所致。由于"半暗带"

的影响，在许多部位后损伤后 15 分钟才能测量出来。海马部位增加最明显（>50%），尤其是 CA1 区和齿状回。海马在大脑中的 NMDA 受体的浓度最高，与记忆功能密切相关[39]。其他显著增加的部位包括无名质、杏仁核和撞击部位后侧及腹侧区皮层和皮层下区域。相反，在这个时间点 MK801 结合在撞击邻近的大脑区域双侧显著减少。在 60 分钟和 8~24 小时之间，NMDAR 通道开放结合在所有地区逐渐下降，损伤后 1 周保持低水平。CHI 受影响最严重的皮层区域位于撞击最近的区域，结合下降大于 50%。然而，在海马、边缘皮层和其他损伤的后腹侧，约有 30% 的显著减少。伤后七天，在损伤同侧与对侧相比结合显著降低，损伤附近亦是如此。在较早的时间点或在撞击的后腹侧区域，未观察到这些侧别的影响。

在这点上，NMDA 受体亚单位研究也显示其可用性和功能随部位和时间而变化。Schumann 等在脑外伤小鼠模型研究结果表明，在损伤后几分钟，NMDAR 亚基 NR1，NR2A 和 NR2B 酪氨酸磷酸化的表达，在海马增加而在皮层内下降[40]。此外，这些亚基中 NR2B 磷酸化抑制恢复表达在海马而不是在皮层。他们还发现，在小鼠中这些变化与功能恢复有关。Src 蛋白酪氨酸激酶特异性抑制剂能改善运动功能的长期恢复。结果表明，NR2B 酪氨酸磷酸化可能有助于脑外伤后 NMDA 受体功能或信号转导通路的早期改变，并可能与导致导致神经元损伤的致病原因相关。同时，Giza 等[41]研究表明在年轻大鼠一侧 FP 损伤模型中，伤后 1~7 天损伤诱导海马 NR2A 表达减少，认为对未成熟脑组织损伤后，这是神经可塑性的一个可能的机制。

人类和啮齿类动物的脑能量代谢研究表明，脑外伤后大的动态变化发生在脑损伤急性期，这样的高代谢状态在大鼠中只持续 30 分钟，人类为数小时。之后为一个深度抑制期，大鼠和人类分别为 5~10 天和 30 天[42,43]。癫痫活动及 ATP 含量的减少也局限在大鼠脑损伤急性期[9]。因此，这些神经元兴奋和活动的间接指标也支持随时间动态变化，有一个短期的过度兴奋和较长的低活动期。

最后，与 NMDA 受体长期损失与动态变化也在其他脑损伤模型中观察到，包括全脑和局灶性脑缺血[44]和炎症反应[45]。在大鼠神经炎症诱导后 7 天，区域选择性 NMDA 受体的损失，海马（CA1、CA3 和齿状回）最为敏感。此外，它表明，NMDA 受体的损失和神经炎症从受伤局部到不同的大脑区域，没有明显的神经元死亡，而一些小胶质细胞激活并没有 NMDA 受体的损失，这表明从激活的小胶质细胞分泌的毒素在 NM-

DAR 损失时发挥作用[38,45]。

因此，在不同的实验室及使用不同的模型均证实，脑损伤后的 NMDA 受体的过度激活是一个短暂的现象，其次是一个长期的受体可用性缺失。如上所述，大量研究表明 NMDA 受体拮抗剂可减少细胞死亡，改善脑外伤和卒中动物模型的预后。然而，所有的 NMDAR 拮抗剂提前给予或伤后立即给予都最为有效，而如果损伤超过 30~60 分钟后再用药反而没有效果[15,17,46]。这个 NMDA 受体拮抗短暂的治疗窗口与损伤后 NMDA 受体的可用性下降之前（不超过 1 小时）非常相似；这是很有可能的，前者也是可被后者解释，即 NMDAR 拮抗剂在 NMDA 受体损失后失效。

相反，在这些研究中所描述的持久的 NMDA 受体低功能性状态，需要转变的治疗模式，将 NMDA 受体作为脑损伤治疗底物。伤后亚急性期，是激活而不是抑制这些受体，可以帮助恢复。

为何谷氨酸拮抗剂在脑卒中和 TBI 临床试验中失败？

在文献中关于对于 NMDAR 拮抗剂的人体试验失败的原因有相当多的争论，尽管在动物模型显然是阳性结果[21,47]。然而，在目前的讨论中，临床试验与临床前研究的两个非常重要的因素不同：治疗时间窗口和持续时间[21]。因此，在临床前研究的有效的治疗窗被限于脑外伤后 1 小时内，而在临床试验中的给药时间比较晚。此外，应用 NMDAR 药物方面，动物给药只有一次，而临床试验通常治疗数天（表 14.1）。

虽然应用微透析技术在脑卒中患者研究细胞外的谷氨酸水平，提示在人类中谷氨酸的增加更持久（6 小时到数天）[10,12]，而在啮齿类动物中，持续不到一个小时[4-5]，还不清楚是否持续高谷氨酸水平确实能反映转运释放而不是在受损组织内的去区域化。此外，兴奋毒性理论假设不仅高水平的谷氨酸而且过多的钙离子内流也是 NMDA 受体的激活的原因。一旦受体由于脱敏、内化、基因表达减少或神经元的缺失呈现功能丧失，应用拮抗剂不可能有益处。从不同损伤模型的数据看，包括大脑中动脉闭塞、CHI、视网膜暴露于谷氨酸和内毒素(LPS)诱导的炎症反应等损伤模型，证明在损伤后几个小时 NMDA 受体明显缺失并持续 24 小时以上[36-38,45]。因此，在各种类型的脑损伤后，开始时间以及 NMDA 受体功能障碍持续时间是预测 NMDAR 阻滞剂效果的重要因素。

临床试验证据表明，在急性损伤后期应用 NMDAR 阻滞剂，不仅无用而且实际上可能有害。而晚期应用（治疗窗外用药）可以解释在临床上的 NMDA 受体拮抗剂缺乏有效性，它不能解释意外的毒性：在一些最近的动物试验数据和临床试验中观察到 NMDA 受体拮抗剂治疗有害的结果，一些研究者得出结论，长期阻滞 NMDA 受体是有害无益的，强调替代在创伤后或缺血后神经元存活中 NMDA 受体的角色[47]。

这些观察结果最可能的解释是，恢复期 NMDAR 阻滞 被可塑性的自然恢复妨碍[47-48]。这些作者认为在诊所里 NMDAR 拮抗剂失败不是简单地归咎于药物选择不当、动物试验数据不可靠和临床试验设计缺陷，而事实上是，NMDAR 拮抗被内源性阻滞，对神经可塑性，神经元的存活和神经再生来说，这是一个有益机制；包括对脑源性神经营养因子 (Brain-derived Neurotrophic Factor,BDNF) 表达的抑制作用。越来越多的文献表明，NMDA 受体是必不可少的，如神经发育、中枢神经系统的组织重塑和可塑性、树突棘的形成，这是记忆功能必需的[39]。重要的是谷氨酸受体激动剂的平移能力。最近的研究表明，完全激动剂如谷氨酸或 NMDA 对诱导可塑性是不需要的；由于部分激动剂 D-环丝氨酸(DCS) 已被证实在体外、年长动物和人类中可提高神经可塑性[34]。

D- 环丝氨酸如何提高 TBI 功能恢复？

长时程增强效应

一般认为，功能依赖的突触过程修改海马谷氨酸能突触的强度，称为长时程增强(Long-term Potentiation,LTP)和长时程抑制(Long-term Depression,LTD)，是空间学习和记忆的关键。海马通过激活 NMDA 受体来调节存储信息实现这样的过程[39]。如上所述，脑外伤产生慢性认知学习/记忆障碍，被认为部分由海马功能受损引起。试验性脑外伤导致慢性的功能障碍，由于海马 CA1 区神经元不能维持突触的可塑性和 LTP[49]。脑损伤和 DCS 对海马 LTP 的影响，在小鼠损伤后 16 天进行检测，在伤后 24 小时给予单剂量 DCS[34]。从动物伤后 16 天制备海马 CA1 区切片，记录场兴奋性突触后电位(fEPSPs)，此时为物体识别测试最大恢复期。记录假治疗小鼠与 TBI 注入溶媒或 DCS 小鼠。在假片 LTP 的增加幅度是 35%而在 TBI 片中没有观察到增强作用。然而，在 DCS 后的增强作用恢复到 19%。因此，LTP 在 TBI 小鼠中迟钝而在注射 DCS 小鼠中部分恢复。虽然在注射 DCS 小鼠中 LTP 的幅度恢复是最有可能由于 DCS 增强了 NMDA 受体活性，也有可能在突触前递质释放概率的变化可能参

表 14.1　使用 NMDA 拮抗剂的动物与临床实验

参考文献	损伤	NMDA 拮抗剂	时机和持续时间	随访	结果
Hayes 等,1998[13]	大鼠 FPI	PCP	约 15 分钟(持续)	10 天	减少病死率,改善神经功能评分
Faden 等,1989[8]	大鼠 FPI	苯环利定 CPP	30 分钟 PI(持续)	2 周	改善神经功能评分
McIntosh 等,1989[14]	大鼠 FPI	MK801	约 15 分钟(持续) 15 分钟 PI	2 周	改善心血管和神经功能评分 改善心血管功能
Shapira 等,1990[15]	大鼠 CHI	MK801	1 小时 PI 3 小时 PI	48h	一过性的减少肿胀,改善神经功能评分 无益处
Bernert 和 Turski,1996[16]	大鼠 CCI	CPP	约 2,1.0 小时(持续) 1~6 小时 PI	3 天	减轻神经元损伤 无益处
Okiyama 等,1997[18]	大鼠 FPI	CP-101,581 CP-101,606	15 分钟 PI 24 小时	48 小时	减轻打击体积和肿胀
Kroppenstedt 等,1998[17]	大鼠 CCI	阿替加奈	15 分钟 PI	24 小时	减轻打击体积和肿胀
Okiyama 等,1998[19]	大鼠 FPI	CP-98,113	15 分钟 PI 24 小时	48 小时 2 周	减少水肿,改善运动和认知功能 改善运动评分
Morris 等,1999[23]	人 TBI	塞福太	8 小时 PI 4 天	6 个月	GOS,药物差于安慰剂(趋势)
Narayan 等,2002[21]	人 TBI	D-CPP-ene	12 小时 PI 5 天	6 个月	GOS,药物差于安慰剂(趋势)
Narayan 等,2002[21]	人 TBI	阿替加奈	6 小时 PI 12 小时	3 个月	GOS,无益处
Yurkewicz 等,2005[25]	人 TBI	Taxoprodil	8 小时 PI 3 天	6 个月	GOS,无显著益处

注:CCI:可控皮层打击;FPI:流体冲击损伤;GOS:格拉斯哥预后评分;PI:损伤后。

与了 LTP 的调节。进一步的研究表明,突触前释放概率受 TBI 影响,但 DCS 对突触前释放概率的变化没有影响[34]。

脑源性神经营养因子

刺激 NMDA 受体可增加在培养的海马神经元中 BDNF 的释放,在 LTP 及影响神经元的存活方面,这种营养因子起着至关重要的作用[50]。小鼠 TBI 后 16 天,进行 CA1 区 BDNF 染色,显示 BDNF 阳性细胞数在 TBI 后降低,DCS 治疗后明显增高。从同一组动物制备海马匀浆,应用 Western blot 分析显示,DCS 引起 BDNF 在蛋白水平升高,几乎达到假处理的小鼠的水平[34]。

NMDA 受体调节剂未来的发展方向

本章集中讨论在神经基础科学研究方面,20 多年来进行的针对 NMDAR 治疗 TBI 情况。早期的临床前研究提供的证据表明,阻断或抑制 NMDAR 可有效预防甚至逆转 TBI 破坏性的结果。然而,所有试图把这些成果转化为临床实践均告失败,这是迫切需要解决的问题。本章的叙述,首先,解决了实验结果和临床之间的无法解释的差异之谜;第二提供更新针对这些受体的方法。

现在广为接受的是 NMDA 受体拮抗剂可作为颅脑损伤(以及脑卒中)的神经保护剂,但仅存在一个很短的治疗时间窗。脑损伤后,NMDA 受体持久低功能状态,作为 TBI 治疗的底物,导致治疗模式转向刺激而不是抑制 NMDA 受体。我们认为基于这种思路,临床试验路径十分清晰。考虑到直接应用激动剂如 NMDA 可能发生副作用,应用部分协同激动剂,如 DCS,是非常有前途的。DCS 作为一种安全,特征良好、广泛使用的抗菌药物以及作为在数种慢性神经精神疾病认知增强剂,随着治疗时间窗延长,可作为 TBI 临床试验中理想的候选药物。同样,其他 NMDA 协同激动剂或谷氨酸摄取阻滞剂也可考虑在人类 TBI 临床试验中应用。

致谢

基金支持:BSF#2005-021-01 和 NIH 1R01NS050285。

(孙君昭　田增民 译)

参考文献

1. Paoletti P, Neyton J. NMDA receptor subunits: function and pharmacology. *Curr Opin Pharmacol* 2007;7:39–47.

2. Kalia LV, Kalia SK, Salter MW. NMDA receptors in clinical neurology: excitatory times ahead. *Lancet Neurol* 2008;7:742–55.

3. Salter MW, Kalia LV. Src kinases: a hub for NMDA receptor regulation. *Nat Rev Neurosci* 2004;45:317–28.

4. Benveniste H, Drejer J, Schousboe A, *et al.* Elevation of extracellular concentrations of glutamate and aspartate in rat hippocampus during transient cerebral ischemia monitored by intracerebral microdialysis. *J. Neurochem* 1984;43:1369–74.

5. Obrenovitch TP, Urenjak J, Zilkha E, *et al.* Excitotoxicity in neurological disorders–the glutamate paradox. *Int J Dev Neurosci* 2000;18:281–87.

6. Meldrum BS. Protection against neuronal damage by drugs acting on excitatory neurotransmission. *Cerebrovasc Brain Metabol Rev* 1990;2:27–57.

7. Choi DW. NMDA receptors and AMPA/kainate receptors mediate parallel injury in cerebral cortical cultures subjected to oxygen-glucose deprivation. In Kogure K, Hossmann K-A, Siesjo BK, eds. *Progress in Brain Research* vol. 96. Amsterdam: Elsevier; 1993. pp. 137–43.

8. Faden AI, Demediuk P, Panter SS, *et al.* The role of excitatory amino acids and NMDA receptors in traumatic brain injury. *Science* 1989;244:798–800.

9. Nilsson P, Hillered L, Ponten U, *et al.* Changes in cortical extracellular levels of energy-related metabolites and amino acids following concussive brain injury in rats. *J Cereb Blood Flow Metab* 1990;10:631–37.

10. Bullock R, Zauner A, Woodward JJ, *et al.* Factors affecting excitatory amino acid release following severe human head injury. *J Neurosurg* 1998;89:507–18.

11. Palmer AM, Marion DW, Botscheller ML, *et al.* Traumatic brain injury-induced excitotoxicity assessed in a controlled cortical impact model. *J Neurochem* 1993;61:2015–24.

12. Davalos A, Castillo J, Serena J, *et al.* Duration of glutamate release after acute ischemic stroke. *Stroke* 1997;28:708–10.

13. Hayes RL, Jenkins LW, Lyeth BG, *et al.* Pretreatment with phencyclidine, an N-methyl-D-aspartate antagonist, attenuates long-term behavioral deficits in the rat produced by traumatic brain injury. *J Neurotrauma* 1988;5:259–74.

14. McIntosh TK, Vink R, Soares H, *et al.* Effects of the N-methyl-D-aspartate receptor blocker MK-801 on neurologic function after experimental brain injury. *J Neurotrauma* 1989;6:247–59.

15. Shapira Y, Yadid G, Cotev S, *et al.* Protective effect of MK801 in experimental brain injury. *J Neurotrauma* 1990;7:131–99.

16. Bernert H, Turski L. Traumatic brain damage prevented by the non-N-methyl-D-aspartate antagonist 2,3-dihydroxy-6-nitro-7-sulfamoylbenzo[f] quinoxaline. *Proc Natl Acad Sci USA* 1996;93: 5235–40.

17. Kroppenstedt SN, Schneider GH, Thomale UW, *et al.* Protective effects of aptiganel HCl (Cerestat) following controlled cortical impact injury in the rat. *J Neurotrauma* 1998;15:191–97.

18. Okiyama K, Smith DH, White WF, *et al.* Effects of the novel NMDA antagonists CP-98,113, CP-101,581 and CP-101,606 on cognitive function and regional cerebral edema following experimental brain injury in the rat. *J Neurotrauma* 1997;14 :211–22.

19. Okiyama K, Smith DH, White WF, *et al.* Effects of the NMDA antagonist CP-98,113 on regional cerebral edema and cardiovascular, cognitive, and neurobehavioral function following experimental brain injury in the rat. *Brain Res* 1998;792: 291–8.

20. Willis C, Lybrand S, Bellamy N. Excitatory amino acid inhibitors for traumatic brain injury. *Cochrane Database Syst Rev* 2004;1.

21. Narayan RK, Michel ME, Ansell B, *et al.* Clinical trials in head injury. *J Neurotrauma* 2002;19:503–57.

22. Beauchamp K, Mutlak H, Smith WR, *et al.* Pharmacology of traumatic brain injury - where is the "golden bullet"? *Mol Med* 2008;14:731–40.

23. Morris GF, Bullock R, Marshall SB, *et al.* Failure of the competitive N-methyl-D-aspartate antagonist Selfotel (CGS 19755) in the treatment of severe head injury: results of two phase III clinical trials. The Selfotel Investigators. *J Neurosurg* 1999;91:737–43.

24. Merchant RE, Bullock MR, Carmack CA, *et al.* A double-blind, placebo-controlled study of the safety, tolerability and pharmacokinetics of CP-101,606 in patients with a mild or moderate traumatic brain injury. *Ann N Y Acad Sci* 1999; 890:42–50.

25. Yurkewicz L, Weaver J, Bullock MR, *et al.* The effect of the selective NMDA receptor antagonist traxoprodil in the treatment of traumatic brain injury. *J Neurotrauma* 2005;22:1428–43.

26. Barth TM, Grant ML, Schallert T. Effect of MK801 on recovery from sensorimotor cortex lesion. *Stroke* 1990;11:153–57.

27. Ikonomidou C, Stefovska V, Turski L. Neuronal death enhanced by N-methyl-D-aspartate antagonists. *Proc Natl Acad Sci USA* 2000;97:12885–90.

28. Moratalla R, Barth TM, Bowery NG. Benodiazepine receptor autoradiography in corpus striatum of rat after large frontal cortex lesions and chronic treatment with diazepam. *Neuropharmacology* 1989;28:893–900.

29. Dietrich WD, Alonso O, Busto R, *et al.* Influence of amphetamine treatment on somatosensory function of the normal and infracted rat brain. *Stroke* 1990;21:147–50.

30. Hornstein A, Lennihan L, Seliger G, *et al.* Amphetamine in recovery from brain injury. *Brain Injury* 1996;10:145–48.

31. Biegon A, Fry PA, Paden CM, *et al.* Delayed activation, rather than inhibition, of glutamate NMDA receptors improves neurological outcome after closed head injury in mice. *Proc Natl Acad Sci USA*

32. Temple MD, Hamm RJ. Chronic, post-injury administration of D-cycloserine, an NMDA partial agonist, enhances cognitive performance following experimental brain injury. *Brain Res* 1996;741:246–51.

33. Heifets LB. Antimycobacterial drugs. *Semin Respir Infect* 1994;9:84–103.

34. Yaka R, Biegon A, Grigoriadis N, *et al.* D-cycloserine improves functional recovery and reinstates long-term potentiation (LTP) in a mouse model of closed head injury. *FASEB J* 2007;21:2033–41.

35. Adeleye A, Shohami E, Nachman D, *et al.* D-cycloserine improves functional outcome after traumatic brain injury with wide therapeutic window. *Eur J Pharmacol* 2010;629:25–30.

36. Miller LP, Lyeth BG, Jenkins LW, *et al.* Excitatory amino acid receptor subtype binding following traumatic brain injury. *Brain Res* 1990;526:103–7.

37. Sihver S, Marklund N, Hillered L, *et al.* Changes in mAChR, NMDA and GABA(A) receptor binding after lateral fluid-percussion injury: in vitro autoradiography of rat brain frozen sections. *J Neurochem* 2001;78:417–23.

38. Grossman R, Shohami E, Alexandrovich A, *et al.* Increase in peripheral benzodiazepine receptors and loss of glutamate NMDA receptors in a mouse model of closed head injury: a quantitative autoradiographic study. *Neuroimage* 2003;20:1971–81.

39. Malenka RC, Nicoll RA. Long-term potentiation -- a decade of progress? *Science* 1999;285:1870–74.

40. Schumann J, Alexandrovich AG, Biegon A, *et al.* Inhibition of NR2B phosphorylation restores alterations in NMDA receptor expression and improves functional recovery following traumatic brain injury in mice. *J Neurotrauma* 2008;25:945–57.

41. Giza CC, Maria NS, Hovda DA. N-Methyl-D-aspartate receptor subunit changes after traumatic injury to the developing brain. *J Neurotrauma* 2006;23:950–61.

42. Bergsneider M, Hovda DA, McArthur DL, *et al.* Metabolic recovery following human traumatic brain injury based on FDG-PET: time course and relationship to neurological disability. *J Head Trauma Rehabil* 2001;16:135–48.

43. Yoshino A, Hovda DA, Kawamata T, *et al.* Dynamic changes in local cerebral glucose utilization following cerebral contusion in rats: evidence of a hyper- and subsequent hypometabolic state. *Brain Res* 1991;561:106–19.

44. Dhawan J, Benveniste H, Nawrocky M, *et al.* Transient focal ischemia results in persistent and widespread neuroinflammation and loss of glutamate NMDA receptors. *Neuroimage* 2010;51:599–605.

45. Biegon A, Alvarado M, Budinger TF, *et al.* Region-selective effects of neuroinflammation and antioxidant treatment on peripheral benzodiazepine receptors and NMDA receptors in the rat brain. *J Neurochem* 2002;82:924–34.

46. Rod MR, Auer RN. Pre- and post-ischemic administration of dizocilpine (MK-801) reduces cerebral necrosis in the rat. *Can J Neurol Sci* 1989;16:340–4.

47. Hoyte L, Barber PA, Buchan AM, *et al.* The rise and fall of NMDA antagonists for ischemic stroke. *Curr Mol Med* 2004;4:131–36.

48. Ikonomidou C, Turski L. Why did NMDA receptor antagonists fail clinical trials for stroke and traumatic brain injury? *Lancet Neurol* 2002;1:383–86.

49. Sanders MJ, Sick TJ, Perez-Pinzon MA, *et al.* Chronic failure in the maintenance of long-term potentiation following fluid percussion injury in the rat. *Brain Res* 2000;861:69–76.

50. Cao R, Hasuo H, Ooba S. *et al.* Facilitation of glutamatergic synaptic transmission in hippocampal CA1 area of rats with traumatic brain injury. *Neurosci Lett* 2006;401:136–41.

第 15 章　脑损伤的可塑性及恢复能力

Dorothy A. Kozlowski，Theresa A. Jones

引言

　　神经可塑性是指神经系统改变自身的能力,是对经验和损伤的反应。神经可塑性并不是一个新的说法。1890 年，心理学家 William James 提出它是形成运动、知识、专业技能和其他"习性"的机制[1]。在 19 世纪末和 20 世纪初,Ramóny Cajal 在研究大脑病变中详细描述了神经解剖可塑性[2]。1949 年,Donald Hebb 的假定取得了突出进展,通常简化为神经元互相激惹、互相包绕,学习的发生是由于神经回路功能依赖的调节[3]。然而,神经可塑性依然被看作是一种进展现象。在 20 世纪 60 年代,Hubel 及 Wiesel 进一步认定神经可塑性有"关键期"。他们发现,在一个特定的发育时间窗口,去除幼猫(不是成年猫)一只眼的视觉刺激可引起失明,并通过消除眼优势小柱,明显影响视觉皮层的发育[4]。认为神经可塑性是一种进展现象的观念一直持续到 20 世纪 70 年代。就在此时,Greenough 等发现,通过行为操作,如住在一个条件丰富的房屋或进行迷宫训练,成熟的大鼠皮层神经元可长出新的树突和突触。最初在已经过了发育关键时期的年轻大鼠中发现[5],不久后,在成年大鼠也发现这一现象[6,7]。此外,Merzenich 及其同事[8]发现成人在大脑皮层的功能区可出现更大范围的神经可塑性。研究发现在成年猴手指截肢可引起周边的手指体感皮层代表区来代替它的体感皮层。相反,在感觉运动方面训练一个手指数周,结果其皮层代表区扩展到周围手指皮层代表区域[9]。同一时间,发现了成熟大脑损伤后的明显可塑性。结果发现,当一小部分神经投射大脑区丢失,剩余部分可发芽和形成新的突触连接到部分失神经支配的神经元。这种反应性轴突发芽和突触形成现象是在失神经的隔核[10]、海马[11]中发现,随后在不同的大脑区域均发现这一现象[12]。这些研究结果提示,成人的脑损伤也可通过重建来自我修复。总的来说,在过去的 30 年,研究成年人大脑变化的内在能力成为热点。

　　在 20 世纪 90 年代,对经验依赖的可塑性和脑损伤后的可塑性开始一并进行研究,目前的重点放在如何通过行为经验来促进损伤后大脑重组,并影响功能恢复。关于这个话题已在脑卒中动物模型进行了最初的工作,研究感觉和运动皮层的可塑性和重组。因此,本章的第一部分重点讨论卒中后的皮层可塑性,如何与行为恢复相关,以及它是如何影响脑卒中和脑损伤患者的康复。本章的第二部分重点在创伤性脑损伤(TBI)动物模型中神经可塑性的研究,首先在分子和电生理水平研究可塑性,然后在结构层次研究可塑性,最后以相同的方法研究脑卒中后的皮层可塑性。本章回顾的研究结果表明,皮层结构的可塑性在皮层损伤后即可发生,这种行为的驱动受神经化学调控,并影响损伤后的行为恢复,在 TBI 与脑缺血性脑卒中中的反应并不相同。

卒中后的结构可塑性和功能恢复

　　神经可塑性可在多个层次观察到并可用多种方式检测。在分子水平上,可塑性可反映在基因表达或与神经可塑性相关蛋白质的变化上,如生长因子、突触蛋白、轴突标记物和可塑性的抑制剂。在神经功能水平上,可塑性可用电生理检测神经元之间的信号变化,如出现长时程增强(LTP)或长时程抑制(LTD)。成人神经可塑性也可包括神经发生,即形成新的神经元,其中一些并入现有回路来促进功能。虽然有研究探讨卒中后分子 LTP 和可塑性的神经发生,但本章节的重点是结构的可塑性,即树突分枝、轴突生长、突触形成以及皮层地图的重组。结构的可塑性和皮层地图重组发生在损伤周围区域及与损伤相关的远隔部位。这些可塑性的形式与行为恢复有关,认为是神经康复的一个关键机制。反过来,行为和康复亦影响这种可塑性。

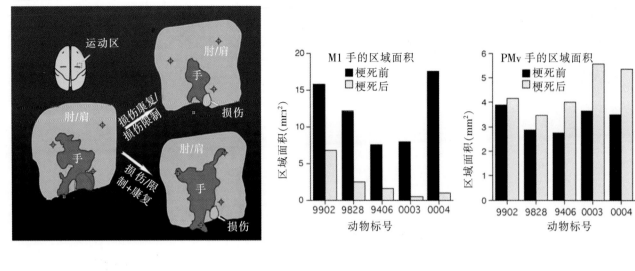

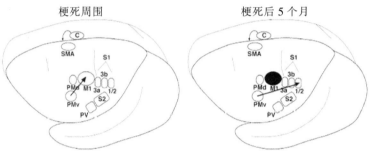

图 15.1 初级运动皮层区(M1)梗死导致支配手的 M1 区域萎缩,可通过康复而逆转(上方左图及左侧柱形图)。相反,它导致在运动前区皮层(PMv)支配手区域增加和连接到初级躯体感觉皮层(S1)来代替 M1(上方右侧和底部图)。图来自 Nudo,1997[15], 2006[13]; Frost 等,2003[18]。

Nudo、Kleim 及其同事多年来一直研究灵长类动物和大鼠运动皮层如何重组[13]。Nudo 及其同事在灵长类动物的初级运动皮层(M1)制造小的梗死,使用皮层内微电流刺激技术 (Intracortical Microstimulations, ICMS)检测大脑代表区(即在猴子的运动皮层放置电极,刺激和检查脸、手、肘等运动引起的指定的皮层区)。使用这种技术他们发现,梗死后手部代表区在M1区(相比于梗死前)明显缩小,周围的肘/肩区域接替曾经的手部代表区(图 15.1)[14,15]。损伤导致手的灵巧性明显缺乏,然而,如果这些动物接受康复训练(包括穿夹克、每日进行受损肢体手部的拿和抓训练),就会有皮层映射出现,M1 手代表区将不会萎缩,动物表现出更好的行为能力(图 15.1)[16]。而在 M1 手代表区面积立即减少,在运动前皮层(Premotor Cortex,PMv)手代表区在梗死后面积有所增加[17,18]。PMv 通常连接M1,但脑梗死后开始更多的连接到初级躯体感觉皮层(S1)(图 15.1)[17]。Kleim 及其同事[19]研究表明,这种在运动皮层图的改变与此区域的突触数量减少和增加与前者研究一致。总的来说,动物卒中模型表明在梗死周边有重组发生,并且这种重组可通过康复来改变。梗死后远处的同侧皮层区域的映射方式也发生了改变。

Jones、Kozlowski、Schallert 等证明在远隔的皮层区,如对侧皮层的相同部位,损伤后也有结构可塑性。Jones 和 Schallert[20]发现,前肢感觉运动皮层的单侧凝损伤后(FL-SMC,和 M1 和 S1 重叠,图 15.2),对侧皮层同部位树突分支增加,并存在时间依赖性,增加的峰值在伤后 14~18 天,然后部分回缩,让人联想到与发育时一样 (图 15.2)。在星形细胞的反应前树突生长,在同一区域的突触的数量和有效性增加后达到峰值[21]。使用内皮素-1 造成 FL-SMC 单侧缺血性损伤得到类似的结果[22]。然而,它不会发生在损伤灶的同一区域[23]。

损伤灶导致大鼠出现单侧前肢运动的协调性和灵巧性受损,产生前肢运用的不对称性,动物减少了运用受损的肢体使用正常的肢体来代偿 (图 15.2)。Jones 及其同事表明,皮层可塑性是由行为需求驱动的并与对侧正常前肢行为有关。由于经胼胝体投射去

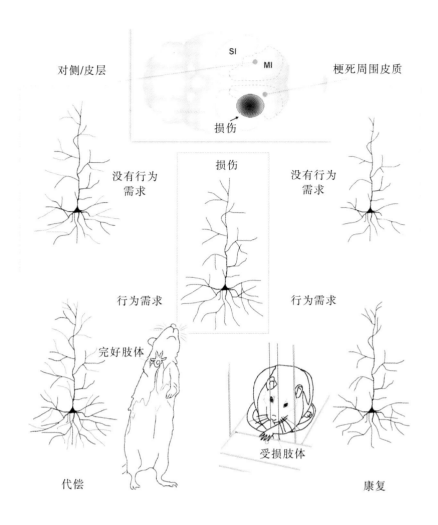

对侧/皮层

梗死周围皮质

损伤

没有行为需求

损伤

没有行为需求

行为需求

行为需求

完好肢体

受损肢体

代偿

康复

图 15.2 大鼠单侧缺血或电凝感觉运动皮层后行为经验影响神经重组。损伤灶导致一侧前肢功能丧失和动物学会依赖正常肢体补偿（损伤灶同侧肢体）。在对侧皮层，胼胝体投射变性可引发树突状重塑、对完好肢体的依赖、树突和突触的进一步增加。正常侧前肢的功能补偿可引起受损肢体的废用，加重功能障碍。针对受损的前肢进行运动康复训练，如熟练达到训练标准，可提高其功能，有助于动用受伤的前肢运动皮层储备。梗死皮层周围活动所依赖的结构可塑性。与致伤皮层类似，但梗死周围皮层神经元的损伤更为严重。适当的行为训练，对梗死周围皮层的树突和突触的存活和再生是必要的，它们有助于恢复受损的肢体功能。MI：初级运动皮层；SI：初级躯体感觉皮层。

神经支配引起的单侧损伤，使对侧正常前肢皮层代表区对新行为的经验更敏感[24]，更容易引起对侧皮层结构改变。这对未受损害肢体产生代偿行为有益，但由于正常肢体学习的单侧前肢新技能，受损肢体应用更加减少，受损肢体康复训练引起的皮层和行为的改变也受到限制[22,68]。

如果损伤后最初 2 周限制正常爪子的使用，损伤对侧的可塑性也不会出现[25]。约束正常的前肢也可被认为是康复的一种手段，因为可鼓励更多使用受损肢体。然而，如果这种限制在伤后前 7 天每天都进行的话（全天，24 小时），也降低受损肢体行为功能和技巧的恢复并导致损伤本身加重[26,27]。因此，过早和大强度地约束对脑损伤后的治疗可能是有害的，最近的 II 期临床试验，在脑卒中住院患者康复中使用强制性运动疗法（Constraint-induced Movement Therapy，CIMT），支持这一观点[28]。卒中后（9±4）天，参与者接受 2 周高强度的 CIMT，在 90 天时上肢功能改善明显不如对照组。因此，受损的肢体过早及超强度的康复训练以及过度依赖对侧正常肢体，均不利于功能恢复。然而，如

果不是高强度的训练受伤前肢，早在梗死后 3 天进行不太激烈的日常运动训练，有助于功能恢复，增加对侧和伤侧皮层的神经可塑性[29]。

可塑性不仅是树突和突触的增加，而且还包括树突和突触生长后的修饰，与在神经发育中看到的一样，树突修饰在损伤对侧皮层也可见到。在修饰阶段（发病后 15~30 天），改变行为，如训练受损肢体并不影响修剪过程或并不显著影响行为恢复[26]。这个过程似乎是由谷氨酸 N–甲基–D–天冬氨酸（NMDA）受体介导的。当在修饰过程开始之前给 NMDA 受体拮抗剂（如 MK801 或 ETOH），可阻止修剪过程的出现和恢复行为缺陷[30,31]。这些结果表明，损伤后神经可塑性在不同阶段受行为和药物的影响不同。

对脑卒中和其他损伤模型进行神经可塑性的基础研究，影响人类脑卒中康复。Taub 建立强制性运动疗法（CIMT）起源于周围神经切断的动物实验研究。脑卒中患者正常手戴手套，对受损的手进行高强度的各种运动训练。这种类型的康复可显著提高脑卒中患者手的灵巧性[32]。Taub 及其同事采用经颅磁刺激，还表

明 CIMT 影响人类大脑中的神经可塑性[33]。发现在人卒中后，拇指在运动皮层指示区尺寸减小。然而，CIMT 2 周后，在受损半球代表区尺寸明显增加[33]。这表明，人卒中后也会出现神经可塑性。CIMT 也可在 TBI 患者中进行。Shaw 及其同事在 TBI 患者伤后 1 年进行 2 周患侧上肢 CIMT，运动测量显示患者得到明显进步[34]。不过，目前缺乏对 TBI 动物模型神经康复的同类型研究。

TBI 后神经可塑性

研究 TBI 神经可塑性的常用动物模型，比如流体冲击损伤(Fluid Percussion Injury，FPI)模型和可控皮层打击(Controlled Cortical Impact，CCI)模型，研究侧重于研究海马的可塑性而不是新皮层可塑性。海马是脑皮层结构，尽管在许多方面它不同于新皮层，但其共性使海马作为研究新皮层十分有用。本文提出利用分子生物学、功能和结构测量研究海马可塑性，然后再讨论以类似的方法研究新皮层可塑性及与行为恢复的关系。

TBI 后海马可塑性

海马分子的可塑性

许多研究采用 TBI 动物模型可塑性的标志物表达的变化。早期的研究主要集中在 CCI 和 FPI 后急性期(数小时至伤后 3 天)神经营养因子及其受体的表达。神经营养因子表达的升高，有利于可塑性和生长。例如，Hicks、Truettner 及其同事发现，轻和中度 FPI后，早期(3~6 小时)脑源性神经营养因子(Brain-derived Neurotrophic Factor，BDNF) 及其受体的表达增加[35-37]。轻度损伤后表达主要局限于伤侧大脑半球，但中度受伤后双侧均增加[36]。此外，这些增加相当短暂，伤后 3 天即恢复到基线水平[37]。一些研究采用基因芯片技术研究 CCI 和 FPI 后，损伤后急性期(24 小时)，参与可塑性的基因家族[38]。使用这种方法再次证明了用其他方法证明的结论，神经营养因子的基因表达CCI 后有上调。相反，细胞骨架蛋白基因的表达(如那些在轴突和树突看到的)，突触囊泡蛋白和转录/翻译相关蛋白下降[38]。CCI 后早期，这些基因家族的表达下调，提示参与正常神经元的结构和功能的因子减少，而这对结构可塑性是必需的。中度 FPI 后，转录因子、生长相关基因、细胞结构相关基因和可塑性在损伤后第一个 24 小时也下调；相反，严重的 FPI 后这些基因多数上调[39]。这些结果表明，在分子水平上的可塑性反应与损伤类型(FPI 与 CCI)、严重程度(轻、中和重

度)有所不同。

基因芯片的研究在本质上是固有描述和特定的基因组，"可塑性"的基因通常排列与另外一个不同。因此，一些研究小组用其他方法来研究 TBI 在促进或使神经可塑性发挥重要作用的基因和蛋白表达上的效果。Scheff 等研究了突触蛋白，如 synapsin-1、突触后致密-95(Post-synaptic Density-95，PSD-95)和突触相关蛋白-97(Synapse-associated Protein-97，sap-97)，以及生长相关蛋白(Growth-associated Protein-43，GAP-43)。虽然在对侧海马突触蛋白没有变化，但在损伤半球表现出随时间进展减少 (最多在 48 和 96 小时之间)，而 GAP-43 没有改变[40]。突触和生长相关蛋白的表达也对损伤严重程度敏感[41]。Hall 及其同事发现，中度 CCI 后 (24~48 小时后)GAP-43 在同侧海马增加，而严重 CCI 48 小时后 GAP-43 减少。中度 CCI 后早期(24~72 小时)和后期(21 天)海马突触素水平也升高，但在严重损伤后则没有看到。这表明损伤的严重程度增加可能会阻碍 TBI 后可塑性。根据这一思路，钙蛋白酶(涉及细胞骨架蛋白的降解蛋白)在严重 CCI 比中度 CCI 在海马含量提高 10 倍[41]。

总的来说，这些研究表明，FPI 和 CCI 后突触蛋白和生长因子早期即发生变化，而变化的大小和趋势与损伤的严重程度和类型有关。突触可塑性相关蛋白的表达，可能对变性和它启动的可塑性反应敏感。因此，严重损伤后突触蛋白更加减少，且伴随神经营养因子和神经生长相关蛋白表达的减少，可能反映了更多的神经变性和突触损失，以及未能动员足够的可塑性来适应这种损失。长期的海马功能的可塑性可在其他水平及稍后的时间点来检测。

海马功能的可塑性

另外，可塑性可通过检测神经元的兴奋性来反应，可检测兴奋性突触后电位 (EPSP)、长时程增强(LTP)和长时程抑制(LTD)。在海马区域，CA3 区细胞为 CA1 区细胞提供主要输入信号。该连接对新的信息获取和记忆的建立是非常重要的。不幸的是，TBI 可造成 CA3 区明显损伤，从而导致与 CA1 区失去联系，进而使学习和记忆上功能产生缺失。许多实验室已经表明，FPI 后，LTP 而不是 LTD，在体内外引起 CA1 区严重破坏[42-44]。这种功能可塑性抑制的机制尚未完全阐明。然而，Cohen 及其同事发现，FPI 削弱 NMDA 电位和 NMDA 电流有关，增加树突棘的大小(可影响钙电流和电容)和降低 α-CaMKII 蛋白参与 LTP 的诱导表达[44]。TBI 后对诱发 LTP 能力的恢复是可能的，Scheff 及其同事证明，CCI 后诱发 LTP 能力也在下降，但这

种下降可在损伤后最初 2 周大体上(但不完全)恢复[45]。此外,这项研究表明,LTP 被保存在损伤后保持完整的纤维中,LTP 的恢复最有可能是由于神经再生和纤维从 CA1 区到 CA3 区发芽。

海马结构可塑性与行为恢复的关系

如上所述,海马对常见的 TBI 动物模型敏感,可表明细胞和突触的显著损失。Scheff 及其同事计算出 CCI 后,伤后 2 天在 CA1 区约 60% 的突触丧失[46]。然而,由于突触丧失,早在伤后 10 天海马就开始神经再生过程。使用体视学方法,Scheff 等[46]研究表明,突触的数量在伤后 30 天增加到伤前水平的 75%。不幸的是,通过 Morris 水迷宫测定(MWM),这种补充不足以弥补记忆力方面的行为缺陷。

Phillips 及其同事通过测量树突分枝数以及突触数量来研究了在海马结构的可塑性。除了传统的 FPI 模型外,他们应用结合海马传入神经阻滞的 FPI[通过损毁内嗅皮层(Entorhinal Cortex,EC)]。这种结合产生的损伤,包括 TBI 和海马传入神经阻滞,产生更为严重和持久的记忆障碍,如在人类看到的一样[47]。利用这个模型,他们证明,FPI 和 EC 病变联合导致海马在损伤后 2 天树突和突触数量均降低(与单独的 TBI 模型类似)。然而,突触和树突再生在单独 FPI 和单独或传入神经阻滞中均可见,但在组合模型中见不到。这种结合的损伤模型不仅在早期时间点 (伤后 2 天),也在稍后的时间点(伤后 15 天),通过抑制 LTP 影响功能的可塑性,而此时 LTP 开始在 TBI 模型恢复[47]。复合伤后(相比单独传入神经阻滞),这种长期中断可塑性的一个可能的机制是调节基质金属蛋白酶-3(MMP-3)表达的延长[48]。在传入神经阻滞的海马,MMP-3 仅在早期退变阶段出现,突触发生时下降。然而,在复合伤模型,MMP-3 蛋白在伤后 15 天出现。在 MWM 中,这个模型注射 MK801 可提高行为恢复。MMP-3 表达显著减少和突触发生增强,提示在 MMP-3、突触发生和行为恢复之间存在某种联系。

TBI 后神经发生

新神经元的形成也是一种形式的神经可塑性。直到最近,神经发生仍被认为在哺乳动物的大脑发育后就停止了。然而,近年来,成人的大脑神经已被证明可出现神经发生。这种情况不仅出现在低等脊椎动物上,而且可在啮齿类动物、非人类的灵长类动物和其他大多数哺乳动物检测到。在成人大脑中神经发生的主要区域位于脑室下区,沿着侧脑室,以及海马齿状回[49]。在啮齿动物中,不同的行为操作,如锻炼和跑步,可增加神经发生,应激可降低神经发生[50]。

神经发生以及非神经细胞的增殖,均明显受 FPI 和 CCI 影响。顶叶 CCI 后,伤后 60 天用溴脱氧尿苷(BrdU)掺入法测定,在海马和损伤周围的皮层细胞的增殖增加[51,52]。这些增殖细胞利用标记物定位,在海马可见成熟和未成熟的神经元,损伤周围可见星形胶质细胞,其中一些来自 SVZ[51-53]。荧光染料标记 SVZ 细胞表明,它们有助于形成病灶周围星形胶质细胞瘢痕。(一侧 FPI 后,受伤的动物海马和 SVZ 损伤后 3 天可见到细胞增殖显著增加,与大多数为星形胶质细胞和小胶质细胞[54]。)细胞增殖可在 FPI 后持续 1 年,许多这些细胞呈现星形细胞表型和未成熟神经元的表型[55]。我们实验室测量 CCI 后的增殖反应,FL-SMC 用 BrdU 掺入的体视学测量。CCI 后,在 SVZ 发现增殖(与以前的研究一致)也在受伤的皮层周围、胼胝体和皮层下区域(与损伤部位相连,但不直接受到损伤)[56],但在海马未见到增殖(未发表的结果)。这种类型的损伤,增殖最多涉及的范围在同侧的 SVZ 背面绝大部分,但不在对侧。最后,通过细胞微管相关蛋白结构的染色(标记成神经细胞的迁移 [56]),可见增殖细胞可从同侧 SVZ 迁移到皮层和皮层下受损伤的区域。

神经损伤后神经发生的功能仍然是有争议的。然而,Colello 及其同事在 FPI 后,通过注入碱性成纤维细胞生长因子 (Basic Fibroblast Growth Factor,bFGF)增加海马神经发生。增强的神经源性反应也导致新生成的细胞更长的生存期,主要分化成神经元。增加增殖反应的动物也通过 MWM 测量表现出认知功能改善[57]。

TBI 后新皮层可塑性

研究 TBI 后皮层可塑性比海马的少。然而,类似的方法已被用来研究神经营养因子和神经突触可塑性的分子标志物的变化以及结构可塑性。

皮层分子的可塑性

损伤皮层周围的神经营养因子和在海马中一样,也以时间依赖性增加,但也有一些不同的发现。虽然一些研究表明,CCI 周围早期 (伤后 3~6 小时)BDNF 和神经生长因子(Nerve Growth Factor,NGF)上调[58],其他则不上调[37]。CCI 后 2 小时和 14 天之间进行皮层的基因表达微阵列分析,显示损伤后 24 小时 BDNF 的短暂增加[59]。此外,同样的研究表明,大多数基因谱改变大偶在伤后数小时至 3 天,很少在 14 天后。上调的基因包括高迁移率族蛋白-1 (High Mobility Group Protein-1,HMG-1)、促进神经轴突启动子、id3(一种诱导蛋白在 NGF 刺激 PC12 细胞分化）及 rgs-2(LTP 迅速诱导的蛋白质)[59]。有趣的是,CCI 后 24 小时比较皮层和海马的基因表达，表明至少有 65 个基因属于同一家族,但表达不同,如细胞内信号、神经递质释放、通道和受体的基因[60]。

与研究海马方法一致,研究 TBI 后新皮层可塑性可更具针对性地检查神经功能和神经可塑性相关的基因和蛋白质。Scheff 及其同事研究了 CCI 后 3~96 小时损伤周围以及等位的对侧皮层突触蛋白的表达。在这些时间点上对侧同部位皮层没有变化。与在海马见到的一样,CCI 损伤后 24 和 96 小时,如 PSD-95 蛋白、突触素-Ⅰ和 SAP-97 在损伤周围下降,而 GAP-43 无明显变化[61]。GAP-43 不受中度 CCI 影响,但严重的 CCI 同侧皮层 GAP-43 下降[41]。然而,中线 FPI(一种轻度的 TBI),在损伤脑皮层 GAP-43 增加,并扩展到伤后 28 天[62]。与海马中一样,CCI 后,在皮层可塑性蛋白的表达是对损伤类型和严重程度敏感。

除了标记可塑性,皮层可塑性抑制剂也进行了研究。Harris 及其同事在皮层 CCI 后测量了硫酸软骨素蛋白多糖(Chondroitin Sulfate Proteoglycan,CSPG)的表达[63]。损伤后 CSPG 普遍上调,被认为是抑制了轴突发生。CCI 后,在 CCI 周边 CSPG mRNA 的表达增加,此处形成胶质瘢痕。然而,在挫伤周围区域,伤后 14 天 CSPG 蛋白降低。这表明,可塑性的抑制作用可能更广泛存在于胶质瘢痕挫伤周围,但远离挫伤区域,抑制蛋白可能会降低,允许可塑性反应。

皮层结构的可塑性

只有少数研究探讨了 TBI 在皮层结构上的可塑性。Harris 及其同事已证实在 CCI 后到 FL-SMC,最初的 2~3 周,挫伤周围轴突发生增加[64]。轴突发生可被 CSPG 抑制剂软骨素酶 ABC 减弱,尽管这并没有提高行为恢复[65]。轴突发生在皮层脊髓束中也检测到。使用顺行示踪方法,研究表明,在单侧 CCI 伤后 1 个月,对侧皮层脊髓束轴突发生到失神经支配的脊髓和皮层下结构,如红核,促红细胞生成素或神经损伤再生蛋白可增强行为恢复[66,67]。

研究了在相同的方式检查卒中模型皮层结构可塑性。我们最近开始研究在局灶性脑卒中模型中发现的皮层结构的可塑性(图 15.2)是否在 CCI 后也发生。一般的假设是,卒中后皮层可塑性也应在类似大小的 CCI 和 FL-SMC 中看到。虽然 CCI 后产生的前肢行为的不对称性和对正常前肢的依赖可在电解或缺血性病变后见到,但是树突分支在任何时间点检查都没有增加，相反却在同样部位的缺血性病变后发现（图

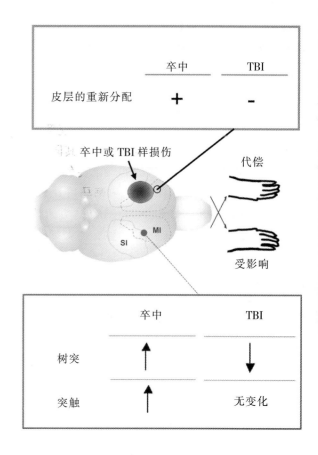

图 15.3 缺血性卒中或 CCI 到 FL-SMC 结构可塑性比较。局灶性缺血性脑卒中对侧皮层的树突分支增加,CCI 引起双侧树突密度降低。对侧皮层突触密度也在卒中后增加,而 CCI 后没有变化。在大鼠和灵长类动物脑卒中后均可见到梗死周围运动皮层图的重组。初步分析表明,CCI 后皮层地图缺乏重组。结果表明,TBI 后皮层功能可能重塑。

15.3)[68]。反而可见到双侧树突分支的下降。伤后 14 天在 CCI 周围,突触蛋白标记显示突触小泡蛋白密度增加,但这种增加在 28 天恢复正常,在对侧皮层未见到这种变化。这些在对侧同位皮层可塑性反应的差异(相比缺血后增强的代偿性反应),不能归因于对侧皮层神经元变性(Fluoro-jade 方法检测),也不是髓鞘相关生长抑制因子 Nogo-A 的表达增强。在受伤皮层增加,但在对侧皮层不增加[68]。

这些结果表明,CCI 后, 缺血性皮层损伤后自发的神经可塑性显著缺失。与此一致,Nudo 及其同事最近发现 CCI 并不能引起典型的局灶性脑卒中自发重组[69]。虽然在猴子运动前区缺血性损伤后手的代表区面积增大,大鼠 CCI 后 M1 区(大致相应的)前肢代表区尺寸减小了约 60%。如上所述,在局灶性脑缺血模型中,康复训练能显著提高运动皮层的可塑性。然而,我们的初步数据表明,缺血性病变 9 周后给予康复训练有效,CCI 后运动区地图未能显著改变, 而且周围

有大量的无反应皮层(图15.3)。虽然更多的研究了解 CCI 和缺血性损伤之间结果的差异,表明 CCI 后可塑性明显受到大幅度的限制,提示康复技术在卒中动物模型的有效性和 TBI 后不同,至少没有重大调整。

总的来说,这些数据表明,尽管一些皮层和皮层下脊髓发生在 TBI 后可能会出现,但 TBI 动物模型与卒中相比,皮层可塑性可能会受到严重限制。这可能对 TBI 后个体如何康复有重大影响。我们的实验室正在进一步研究 TBI 后结构的可塑性,它是如何与功能恢复相关以及它如何提高康复作用。特别是在 TBI 动物模型中进一步研究这些现象,对将来临床应用于脑损伤患者治疗很重要。

小结

本章开头指出,至少在 20 年前,经验依赖和损伤诱导的脑可塑性研究开始融合。这种融合在脑卒中动物模型中十分明显,可帮助理解行为经验在成人脑损伤中神经重组的作用,并能提高功能预后。虽然研究 TBI 取得了巨大的进步,但仍不知如何利用经验依赖的可塑性来提高大脑在慢性恢复期中的康复。在 TBI 动物模型上,许多研究在分子水平上研究可塑性,但很少有集中研究慢性期结构可塑性和功能康复的关系。如果脑卒中和其他损伤模型的结果可简单地扩展到 TBI,这不是主要结果。不幸的是,最近的数据表明,TBI 后同样大小和部位的卒中样损伤,皮层可塑性不同。相反,相比卒中后 TBI 皮层可塑性可能严重受限,对大脑和康复训练行为的反应可能同样受限。对 TBI 与卒中幸存者如何有效实施康复,可能是有差异的。未来研究脑损伤亚型之间这种可塑性差异,可促进我们理解神经可塑性和功能恢复,并将明显影响 TBI 患者康复预后。

(孙君昭 译)

参考文献

1. James W. *The Principles of Psychology*. New York: Henry Holt and Co.; 1890.

2. Cajal R. *Degeneration and Regeneration of the Nervous System*. Oxford: Oxford University Press; 1928.

3. Hebb DO. *The Organization of Behavior: A Neuropsychological Theory*. New York: Wiley; 1949.

4. Hubel DH, Wiesel TN. The period of susceptibility to the physiological effects of unilateral eye closure in kittens. *J Physiology* 1970;206:419–36.

5. Volkmar FR, Greenough WT. Rearing complexity affects branching of dendrites in the visual cortex of the rat. *Science* 1972;176(42):1445–7.

6. Uylings HB, Kuypers K, Veltman WA. Environmental influences on the neocortex in later life. *Prog Brain Res* 1978;48:261–74.

7. Greenough WT, Juraska JM, Volkmar FR. Maze training effects on dendritic branching in occipital cortex of adult rats. *Behav Neural Biol* 1979;26(3):287–97.

8. Merzenich MM, Nelson RJ, Stryker MP, *et al*. Somatosensory cortical map changes following digit amputation in adult monkeys. *J Comparative Neurol* 1984;224:591–605.

9. Jenkins WM, Merzenich MM, Ochs MT, Allard T, Guic-Robles E. Functional reorganization of primary somatosensory cortex in adult owl monkeys after behaviorally controlled tactile stimulation. *J Physiology* 1990;63:82–104.

10. Raisman G. Neuronal plasticity in the septal nuclei of the adult rat. *Brain Res* 1969;14(1):25–48.

11. Steward O, Cotman CW, Lynch GS. Growth of a new fiber projection in the brain of adult rats: re-innervation of the dentate gyrus by the contralateral entorhinal cortex following ipsilateral entorhinal lesions. *Exp Brain Res* 1974;20(1):45–66.

12. Cotman CW, Nieto-Sampedro M, Harris EW. Synapse replacement in the nervous system of adult vertebrates. *Physiol Rev* 1981;61(3):684–784.

13. Nudo RJ. Plasticity. *NeuroRx* 2006;3(4):420–7.

14. Nudo RJ, Milliken GW. Reorganization of movement representations in primary motor cortex following focal ischemic infarcts in adult squirrel monkeys. *J Neurophysiol* 1996;75(5):2144–9.

15. Nudo RJ. Remodeling of cortical motor representations after stroke: implications for recovery from brain damage. *Mol Psychiatry* 1997;2(3):188–91.

16. Nudo RJ, Milliken GW, Jenkins WM, Merzenich MM. Use-dependent alterations of movement representations in primary motor cortex of adult squirrel monkeys. *J Neurosci* 1996;16(2):785–807.

17. Dancause N, Barbay S, Frost SB, *et al*. Extensive cortical rewiring after brain injury. *J Neurosci* 2005;25(44):10167–79.

18. Frost SB, Barbay S, Friel KM, Plautz EJ, Nudo RJ. Reorganization of remote cortical regions after ischemic brain injury: a potential substrate for stroke recovery. *J Neurophysiol* 2003;89(6):3205–14.

19. Kleim JA, Barbay S, Cooper NR, *et al*. Motor learning-dependent synaptogenesis is localized to functionally reorganized motor cortex. *Neurobiol Learn Mem* 2002;77(1):63–77.

20. Jones TA, Schallert T. Overgrowth and pruning of dendrites in adult rats recovering from neocortical damage. *Brain Res* 1992;581(1):156–60.

21. Jones TA, Kleim JA, Greenough WT. Synaptogenesis and dendritic growth in the cortex opposite unilateral sensorimotor cortex damage in adult rats: a

quantitative electron microscopic examination. *Brain Res* 1996;733(1):142–8.

22. Allred RP, Jones TA. Experience – a double edged sword for restorative neural plasticity after brain damage. *Future Neurol* 2008;3(2):189–98.

23. Voorhies AC, Jones TA. The behavioral and dendritic growth effects of focal sensorimotor cortical damage depend on the method of lesion induction. *Behav Brain Res* 2002;133(2):237–46.

24. Bury SD, Adkins DL, Ishida JT, et al. Denervation facilitates neuronal growth in the motor cortex of rats in the presence of behavioral demand. *Neurosci Lett* 2000;287(2):85–8.

25. Jones TA, Schallert T. Use-dependent growth of pyramidal neurons after neocortical damage. *J Neurosci* 1994;14(4):2140–52.

26. Kozlowski DA, James DC, Schallert T. Use-dependent exaggeration of neuronal injury after unilateral sensorimotor cortex lesions. *J Neurosci* 1996;16(15):4776–86.

27. Humm JL, Kozlowski DA, James DC, Gotts JE, Schallert T. Use-dependent exacerbation of brain damage occurs during an early post-lesion vulnerable period. *Brain Res* 1998;783(2):286–92.

28. Dromerick AW, Lang CE, Birkenmeier RL, et al. Very early constraint-induced movement during stroke rehabilitation (VECTORS): a single-center RCT. *Neurology* 2009;73:195–201.

29. Jones TA, Jefferson SC. Reflections of experience-expectant development in the repair of the adult damaged brain. *Developmental Psychobiol* 2011;53:466–75.

30. Kozlowski DA, Hilliard S, Schallert T. Ethanol consumption following recovery from unilateral damage to the forelimb area of the sensorimotor cortex: reinstatement of deficits and prevention of dendritic pruning. *Brain Res* 1997;763(2): 159–66.

31. Kozlowski DA, Jones TA, Schallert T. Pruning of dendrites and restoration of function after brain damage: role of the NMDA receptor. *J Restorative Neurol Neurosci* 1994;7:119–26.

32. Mark V, Taub E. Constraint-induced movement therapy for chronic stroke hemiparesis and other disabilities. *Restor Neurol Neurosci* 2004;22(3–5):317–36.

33. Liepert J, Miltner WH, Bauder H, et al. Motor cortex plasticity during constraint-induced movement therapy in stroke patients. *Neurosci Lett* 1998;250(1):5–8.

34. Shaw SE, Morris DM, Uswatte G, et al. Constraint-induced movement therapy for recovery of upper-limb function following traumatic brain injury. *J Rehab Res Dev* 2005;42(6):769–78.

35. Hicks RR, Numan S, Dhillon HS, Prasad MR, Seroogy KB. Alterations in BDNF and NT-3 mRNAs in rat hippocampus after experimental brain trauma. *Brain Res Mol Brain Res* 1997;48(2):401–6.

36. Hicks RR, Martin VB, Zhang L, Seroogy KB. Mild experimental brain injury differentially alters the expression of neurotrophic and neurotrophin receptor mRNAs in the hippocampus. *Exp Neurol* 1999;160:469–78.

37. Truettner J, Schmid-Kastner R, Busto R, et al. Expression of brain-derived neurotrophic factor, nerve growth factor, and heat shock protein HSP70 following fluid percussion brain injury in rats. *J Neurotrauma* 1999;16(6):471–86.

38. Matzilevich DA, Rall JM, Moore AN, Grill RJ, Dash PK. High-density microarray analysis of hippocampal gene expression following experimental brain injury. *J Neurosci Res* 2002;67(5):646–63.

39. Li HH, Lee SM, Cai Y, Sutton RL, Hovda DA. Differential gene expression in hippocampus following experimental brain trauma reveals distinct features of moderate and severe injuries. *J Neurotrauma* 2004;21(9):1141–53.

40. Ansari MA, Roberts KN, Scheff SW. Oxidative stress and modification of synaptic proteins in hippocampus after traumatic brain injury. *Free Radic Biol Med.* 2008;45(4):443–52.

41. Thompson SN, Gibson TR, Thompson BM, Deng Y, Hall ED. Relationship of calpain-mediated proteolysis to the expression of axonal and synaptic plasticity markers following traumatic brain injury in mice. *Exp Neurol* 2006;201(1):253–65.

42. D'Ambrosio R, Maris DO, Grady MS, Winn HR, Janigro D. Selective loss of hippocampal long-term potentiation, but not depression, following fluid percussion injury. *Brain Res* 1998;786(1–2):64–79.

43. Sick TJ, Perez-Pinzon MA, Feng ZZ. Impaired expression of long-term potentiation in hippocampal slices 4 and 48 h following mild fluid-percussion brain injury in vivo. *Brain Res* 1998;785(2):287–92.

44. Schwarzbach E, Bonislawski DP, Xiong G, Cohen AS. Mechanisms underlying the inability to induce area CA1 LTP in the mouse after traumatic brain injury. *Hippocampus* 2006;16(6):541–50.

45. Norris CM, Scheff SW. Recovery of afferent function and synaptic strength in hippocampal CA1 following traumatic brain injury. *J Neurotrauma* 2009;26(12):2269–78.

46. Scheff SW, Price DA, Hicks RR, et al. Synaptogenesis in the hippocampal CA1 field following traumatic brain injury. *J Neurotrauma* 2005;22(7):719–32.

47. Phillips LL, Reeves TM. Interactive pathology following traumatic brain injury modifies hippocampal plasticity. *Restor Neurol Neurosci* 2001;19(3–4):213–35.

48. Falo MC, Fillmore HL, Reeves TM, Phillips LL. Matrix metalloproteinase-3 expression profile differentiates adaptive and maladaptive synaptic plasticity induced by traumatic brain injury. *J Neurosci Res*

2006;84(4):768–81.

49. Gage FH. Neurogenesis in the Adult Brain. *J Neurosci* 2002;22(3):612–3.

50. Schaffer DV, Gage FH. Neurogenesis and neuroadaptation. *Neuromol Med* 2004;5(1):1–9.

51. Dash PK, Mach SA, Moore AN. Enhanced neurogenesis in the rodent hippocampus following traumatic brain injury. *J Neurosci Res* 2001;63:313–9.

52. Kernie SG, Erwin TM, Parada LF. Brain remodeling due to neuronal and astrocytic proliferation after controlled cortical injury in mice. *J Neurosci Res* 2001;66:317–26.

53. Salman H, Ghosh P, Kernie SG. Subventricular zone neural stem cells remodel the brain following traumatic injury in adult mice. *J Neurotrauma* 2004;21(3):283–92.

54. Chirumamilla S, Sun D, Bullock MR, Colello RJ. Traumatic brain injury induced cell proliferation in the adult mammalian central nervous system. *J Neurotrauma* 2002;19(6):693–703.

55. Chen X-H, Iwata A, Nonaka M, Browne KD, Smith DH. Neurogenesis and glial proliferation persis for at least one year in the subventricular zone following brain trauma in rats. *J Neurotrauma* 2003;20(7):623–31.

56. Ramaswamy S, Goings GE, Soderstrom KE, Szele FG, Kozlowski DA. Cellular proliferation and migration following a controlled cortical impact in the mouse. *Brain Res* 2005;1053(1–2):38–53.

57. Sun D, Bullock MR, McGinn MJ, *et al.* Basic fibroblast growth factor-enhanced neurogenesis contributes to cognitive recovery in rats following traumatic brain injury. *Exp Neurol* 2009;216(1):56–65.

58. Oyesiku NM, Evans CO, Houston S, *et al.* Regional changes in the expression of neurotrophic factors and their receptors following acute traumatic brain injury in the adult rat brain. *Brain Res* 1999;833(2):161–72.

59. Kobori N, Clifton GL, Dash P. Altered expression of novel genes in the cerebral cortex following experimental brain injury. *Brain Res Mol Brain Res* 2002;104(2):148–58.

60. Rall JM, Matzilevich DA, Dash PK. Comparative analysis of mRNA levels in the frontal cortex and the hippocampus in the basal state and in response to experimental brain injury. *Neuropathol Appl Neurobiol* 2003;29(2):118–31.

61. Ansari MA, Roberts KN, Scheff SW. A time course of contusion-induced oxidative stress and synaptic proteins in cortex in a rat model of TBI. *J Neurotrauma* 2008b;25(5):513–26.

62. Hall KD, Lifshitz J. Diffuse traumatic brain injury initially attenuates and later expands activation of the rat somatosensory whisker circuit concomitant with neuroplastic responses. *Brain Res* 2010;1323:161–73.

63. Harris NG, Carmichael ST, Hovda DA, Sutton RL. Traumatic brain injury results in disparate regions of chondroitin sulfate proteoglycan expression that are temporally limited. *J Neurosci Res* 2009;87(13):2937–50.

64. Harris NG, Mironova YA, Hovda DA, Sutton RL. Pericontusion axon sprouting is spatially and temporally consistent with a growth-permissive environment after traumatic brain injury. *J Neuropathol Exp Neurol.* 2010a;69(2): 139–54.

65. Harris NG, Mironova YA, Hovda DA, Sutton RL. Chondroitinase ABC enhances pericontusion axonal sprouting but does not confer robust improvements in behavioral recovery. *J Neurotrauma* 2010b;27(11):1971–82.

66. Smith JM, Lunga P, Story D, *et al.* Inosine promotes recovery of skilled motor function in a model of focal brain injury. *Brain* 2007;130(Pt 4):915–25.

67. Zhang Y, Xiong Y, Mahmood A, *et al.* Sprouting of corticospinal tract axons from the contralateral hemisphere into the denervated side of the spinal cord is associated with functional recovery in adult rat after traumatic brain injury and erythropoietin treatment. *Brain Res* 2010;1353:249–57.

68. Allred RA, Cappellini C, Jones TA. The "good" limb makes the "bad" limb worse: experience-dependent interhemispheric disruption of functional outcome after cortical stroke in rats. *Behav Neurosci* 2010;124: 124–32.

69. Nishibe M, Barbay S, Guggenmos D, Nudo RJ. Reorganization of motor cortex after controlled cortical impact in rats and implications for functional recovery. *J Neurotrauma* 2010;27(12): 2221–32.

第 16 章

TBI 临床试验的设计与分析

Bob Roozenbeek，Andrew Maas

随机对照试验 (Randomized Controlled Trials, RCT)被认为是评价新治疗有效性的金标准。在创伤性脑损伤(TBI)领域,针对神经保护剂和治疗策略开展了试验。涉及的治疗策略包括如外科手术(开颅手术)、医疗处置(如 CBF 靶向处置)、低温治疗等。虽然有一些单中心的研究已显示出各种方法的优越性,Ⅲ期多中心随机对照试验未证实神经保护剂的临床疗效[1],总的结果是令人失望的。作为结论,正在进行的临床研究还没有显示出神经保护剂有重大突破,尽管很多药物在实验室条件下研究时很有潜力。在 TBI,实验室发现在转化到临床时存在明显障碍。神经保护剂的临床发展是复杂、长期而昂贵的,包括四期不同阶段的工作(Ⅰ到Ⅳ期,表 16.1)。

Ⅰ期临床试验以药理学研究为目的,在小样本的健康志愿者中进行,这些研究目的在于收集药代动力学和药效学的数据,尤其是高剂量时短期安全性的数据。

Ⅱ期临床试验,纳入少量患有特定疾病的患者,绘制剂量-反应曲线,寻找新药有效性和安全性的初步证据。

Ⅲ期安全试验是大样本随机对照研究, 比较新药与安慰剂或者标准治疗的有效性。Ⅲ期临床试验在药品开发中具有里程碑式的意义。因为药物通常需要至少两个Ⅲ期临床试验的阳性结果才能被监管机构批准上市, 美国食品药品监督管理局 (FDA)和欧洲药品监督管理局(EMA)均如此规定。例外的是,一个强阳性Ⅲ期临床试验结果,比如 $P<0.01$,可能足以得到监管批准。

Ⅳ期临床试验,或者上市后监查研究,在获监管批准上市后进行。这些试验需要非常大的样本量,旨在观察长期安全性、迟发副作用和药物相互作用。

本章下面的内容,将主要论述研究新神经保护剂或其他治疗措施在中到重度 TBI 的安全性和有效性的Ⅲ期临床试验的设计和分析,同时还将探讨其他可

表 16.1　在药品开发中临床试验的形式

Ⅰ 期	安全和药代动力学/药效学;健康志愿者
Ⅱ A 期	安全和药代动力学/药效学;患者
Ⅱ B 期	设计实验的关键性证据
Ⅲ 期	有效性试验
Ⅳ 期	药物上市后监查,安全性

选治疗策略,以评价经典疗法和新疗法的临床收益。

证明 TBI 的临床有效性的难点

可能存在争议的是:临床前期研究和Ⅱ期临床试验不总是被严格执行。为了获得最佳的临床转化效果,实验性研究必须在一种以上模式中进行,在一种以上物种上进行,并在机制和行为终点上有效。启动Ⅱ期临床研究需要:

- 机制在动物模型中得到验证
- 动物模型中,药物制剂能够逆转损伤
- 该机制在人类 TBI 中有效
- 神经保护剂能穿透血脑屏障
- 在人类 TBI 中的安全可耐受
- 药物-敏感度效应的终点

有阳性实验室结果而临床不能证明有效性的一个重要解释可能是因为人类 TBI 的复杂性和异质性。在动物实验模型,损伤形式和程度可被标准化,此外还可进行早期治疗。在临床条件下,病理形式和外伤严重程度变异大,且无法开展早期治疗,在很短的治疗窗口内进行干预的难度较大。

开展 TBI 临床试验的最大问题在于缺乏早期机制的终点指标。在心血管、肿瘤学和 HIV-AIDS(获得性免疫缺陷综合征)研究领域,比如心肌梗死中应用肌钙蛋白和 HIV 中的 CD4 计量作为早期终点指标,这些指标能够被用于确证临床疗效。因此,在TBI 中无法有效地评价已有和新出现的治疗方法。机制目标

(Mechanistic Targeting,临床试验的设想)可能需要识别个别患者的病理生理学机制的发生和发展进程。神经影像和生物标记物的出现给未来提供了希望。这些方法给疾病过程的定量和示踪提供了可能。未来,应用这些技术,患者能够具备"自我控制"的可能,而我们也可以至少确定正在研究的治疗是否可降低进行性的组织损伤,这正是神经保护的首要原则。

然而,由于目前缺乏早期机制的终点指标(Early Mechanistic Endpoints),临床结局被认为是首要疗效分析的标准指标。为了分析疗效,研究者和监管者都采用格拉斯哥预后评分 (GOS) 或者其拓展版本(GOSE)[2,3]。GOS 包括 5 种分类。GOS 的拓展版本中,重度伤残、轻度伤残和良好恢复分别被区分为低度和高度型(表 16.2)。

从概念上说,GOS 是一种综合评估方法,但不能充分识别 TBI 预后的复杂性。我们非常需要开发一种多维度的指标,用于结局的评估和分类,且该指标能够反映患者对生活质量的看法。作为综合指标 GOS 对预后评价不敏感,在进行首要疗效分析时常将 GOS 转为二类指标,这让 GOS 作为结局综合指标的敏感性更差。而且尽管采用结构性调查(Structured Interview)[4],GOS 评估的错误分类仍有可能发生,对统计学效能带来不良影响[5]。

这说明,TBI 的效果导向性临床试验提出了复杂的方法学挑战。尤其是 TBI 人群病理严重程度和结局的异质性,缺少相关机制的早期终点指标以及更综合的结局测量指标不够敏感。而且可能的有效预期效应程度被过分乐观估计,因此大多数试验实质上功效不足[6]。

加强 TBI 临床试验设计和广泛分析研究,成为国际 TBI 预后和临床试验设计研究组(IMPACT)的工作中心。

IMPACT 的研究

IMPACT 研究组创建于 2003 年,为美国国立卫生研究院(the US National Institutes of Health)支持的合作企业[7]。研究组包括临床、流行病学和统计学研究人员,他们来自比利时安特卫普大学医院、荷兰鹿特丹大学医学中心的伊拉斯谟斯医学中心、苏格兰爱丁堡大学和美国弗吉尼亚里士洲弗吉尼亚联邦大学医学院。IMPACT 研究者被准许调出 8 个随机对照试验和 3 个观察性研究中每个患者的原始数据,患者共计 9205 人[8]。基金支持时期(2007~2011 年),研究数量扩大,数量超过 40 000 患者。来自各研究的相关变量被提取和合并,从而形成一个"培养基"以寻找可以促进 TBI 临床试验的设计的观点。此问题的焦点是处理 TBI 人群内在异质性的方法学措施。找到稳健的协变异和发展预后模型,形成探索如何最好处理 TBI 人群内在异质性的基础。这些探索包括扩展模拟研究、地点选择和预后标定登记、协变量校正和有序的方法分析。

总之,来自于 IMPACT 研究结果的建议,以及主要支持结果已经出版[9]。表 16.3 汇总了这些建议。

异质性和不平衡的风险

临床试验中人群异质性相关的问题总体而言相对简单,主要影响为增加治疗组间不平衡的危险性。这种危险性在具有异质性的人群中高,比如 TBI 多数研究报道多数将包括比较安慰剂和治疗组基线特征的表格。即使最细微的基线特征分布不平衡也可能影响研究结果。在预后因素和结果的相关性密切时尤其如此。基线特征无统计学显著差异时两组间可比。否则,不能排除预后因素在组间分布不平衡的风险。尽管个别参数的统计学没有显著差异,但它们的累积风险仍可能导致不平衡。因此,我们建议分别报道治疗组和安慰剂组的预后危险因素评估结果。这种危险性可通过已有的预后模型计算[10,11]。

大样本是限制不平衡风险的充分保证。在亚群、小样本中不平衡的风险高。其实,不同 TBI 研究报道

表 16.2　格拉斯哥预后评分(GOS)及其拓展版本

GOS 的分类	GOS 的拓展
1.死亡,任何原因致死	1.死亡
2.植物生存状态,与环境不能互动,无反应	2.植物生存状态
3.重度伤残:有意识但不能自理	3.低度:日常活动需他人照料
	4.高度:有些活动需他人照料
4.轻度伤残:能自理但伤残	5.低度:不能重返工作或参与社会活动
	6.高度:重返工作能力下降,社会活动参与能力下降
5.良好恢复:重返正常工作和社会活动,可能轻微残留功能障碍	7.低度:轻度社交或心理缺陷,不损伤正常功能
	8.高度:完全康复:没有残留症状或功能障碍

表 16.3 IMPACT 对改进 TBI 临床试验设计和分析的建议

- 主要基线预后特征的细节必须在每个 TBI 研究报告中列出;在试验中,它们必须在每个治疗组中区分。也建议在确定的预后模型中,报道测定的基线预后危险因素
- 入组标准必须广泛以适应现今评估对干预机制的理解。这将使入组率最大化,而且增加结果的适用范围
- 统计分析必须合并先期指定的协变量校正,以便减少异质性的影响
- 统计分析必须使用有序资料的方法,基于断层二分法或比例优势模型

了亚组中的不平衡性。比如在国际替拉扎特(Tirilazad)研究中,存在不同治疗组间男性患者数字和(或)统计学不平衡,他们的 CT 扫描显示创伤性蛛网膜下隙出血。这些不平衡与 CT 损伤形式相关,治疗前缺氧或低血压的发生和治疗前 CT 显示蛛网膜下隙出血影响了安慰剂治疗患者的结果[12]。同样的不平衡也出现在北美替拉扎特研究中的格拉斯哥昏迷评分(GCS)、治疗前 CT 显示的脑损伤形式和双侧瞳孔无反应的发生频率。

在 TBI,传统降低不平衡风险的方法就是通过制定严格的入组标准,减少异质性。不平衡风险可通过应用随机化过程中分层或在求最小值进一步减少,当在随机化分层时,治疗分配按照先前设定的重要预后因素实行。按照不同的预后因素组合,都应用单独的随机化列表制定不同的分层。这种方法在每层内平衡了治疗分配,产生了平衡各治疗组预后因素的作用。但是如果层数增加,分层随机化的性能将遭到破坏。(求最小值是一种所谓适宜的随机化方法,且没有这个问题。)在这种方法中,入组试验的下一个患者治疗分配决定于已随机化患者的特征和治疗分配。它应用多种预后因素计算每个患者的分派来最小化不平衡。

作为替代方法,宽泛的入组标准包含了更大的异质性,但是大样本研究方法可用来处理人群中增加的变异性。这概念就是在足够大的样本量中,不平衡发生的危险性非常小。在这些所谓"大规模临床试验"中,记录信息的细节水平通常较严格选择方法为低。因为研究人群的差异增大,这种试验的外部有效性被预期得更大。重大头部创伤后糖皮质激素随机化(Corticosteroid Randomisation after Significant Head

Injury,CRASH)试验是 TBI 领域的首个大规模临床试验[13,14]。它是研究甲泼尼龙在轻到重度 TBI 患者中有效性的国际多中心试验(1999~2004 年)。试验计划入组 20 000 患者,但是由于中期分析显示 14 天死亡率在治疗组中高(21.1% vs 17.9%死亡,$P=0.0001$),在进行到 10 008 患者时停止。它采用非常自由的入组标准,以便于鼓励患者入组和增加结果适用的普遍性。其巨大的异质性相较于问题更像财富。虽然研究人群的选择方法本质上与先前 TBI 领域的临床试验不同,但它是在 TBI 领域显示治疗作用有全面统计学意义(但为阴性)的最早试验。

异质性和样本量计算

与基线预后相关变量的异质性不仅对出现获益的机会有不良影响,而且还加大样本量计算的难度。在有极端预后(比如预后危险性评估多于80%或不良结果小于20%)的患者出现获益的概率较低。除了治疗研究,患者有很好的预后将恢复良好,患者有极差的预后将会因伤势过重死亡。这就是为什么许多 TBI 试验研究者质疑这些患者包含进临床试验不能增加任何研究治疗效果的信息。在 IMPACT 研究中,有极端预后患者的总体百分比从 34%到 45%(表 16.4)。

在 TBI 试验中,为了得到患者人群中改良后良好结果 10%的绝对数值,样本量估计传统上背离了患者人群结果 50/50 分布的假设。患者人群中二分类结局测量的 50/50 分布,代表样本量估计中最适宜的情况。如果结果的分布在相当程度上背离这种分布,需要的样本量则更大(图 16.1)。在大多数 TBI 研究中,不利/有利的结果分布其实接近 50%。假定治疗效果为 10%,统计学效力 80%,传统的样本量计算将产生约

表 16.4 TBI 研究中预后危险性的分布

	危险性评估	低危险性	中度危险性	高危险性
	患者数量	0~40%[n(%)]	41%~80%[n(%)]	81%~100%[n(%)]
观察研究	2217	247(11%)	1208(54%)	762(34%)
随机试验	4782	1168(24%)	3160(66%)	454(10%)

TBI 研究来源于 IMPACT 数据库,包括 3 项观察研究和 8 项随机对照试验。危险性评估应用延伸IMPACT 预后模型,评估不良结果的可能性。

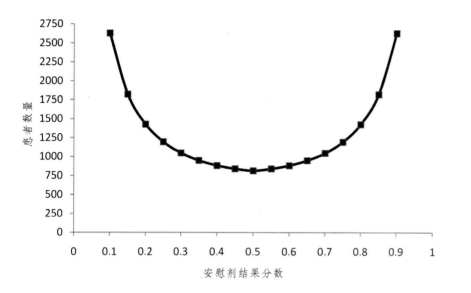

图 16.1　结果分数相关的样本量计算。纵轴表示统计效力 80% 时治疗组间绝对差异好于安慰剂组 10% 所需要的治疗组患者数量。

800 个患者的估算数字。然而，很少意识到假定 50/50 分布支持这些计算并不适合组间水平而适合于每个单独的患者。那么，当危险度值实质上变动时，更多有更极端预后的患者入组，样本量需要修正。如表 16.4 所示，估计 34% 的 TBI 随机对照入组患者有极端预后（低或高危险度）。不考虑这种因素将在已经效力低下的试验中不可避免地降低统计学效力。

入组标准和研究效率

随机临床试验中，何种患者适合入组必须仔细考虑，以避免偏倚和保证结果的合理性。缺乏机制目标的可能性，而机制目标可能增加探测生物或病理生理学作用的敏感性，TBI 临床试验常为了减少异质性设定了严格的入组条件。然而，这样降低结论的外推能力，而且问题是这些方法是否在统计学上是有效的。临床试验的功效很大程度上依赖于患者的选择策略。如果真有治疗效果存在（统计学效力），而且可在试验的一定时间段入组一定数量患者（入组率），试验效力和选择策略相关的因素可能探测治疗效力。总之，研究效力可被表达为相对研究时间，反映了得到统计学效力（需要较少的患者）和由于降低入组率不利作用（需要更多时间入组患者）的网络效应。相对的研究时间可通过所需样本量和原始样本量的比值除以相对

入组率计算：

相对研究时间=（所需样本量/原始样本量）/入组率

比如，如果在给定的研究人群（n=800）人中，严格的入组标准将会增加统计学效力 25%，这将减少所需样本量至 600 人。然而，如果严格入组标准也将导致入组率下降 50%，计算相对入组率会成为：（600/800）/0.5=1.5（等量+50%）。

TBI 中应用严格入组标准的理论基础是期望降低异质性增加统计学效力，尤其从预后因素方面更是如此。这是由于在 TBI 人群中发现高预后异质性[7-9,15-17,19]。即使仅研究中、重度的 TBI 患者时，患者间的结果差异也是可观的。解释这种变异性的不同因素已被提出、全面研究[15]。这包括患者的特点（如年龄）、测量疾病严重程度的方法（如格拉斯哥昏迷评分）和 TBI 相关的病理学本质（如 CT 特征）。然后，这些因素被单独用作实验的入组标准，以便于排除有极端预后的患者。Roozenbeek 等（2009 年）已证实在模拟研究中严格的入组标准在观察性研究中提高统计学效力 33%，在随机对照试验中提高统计学效力 5%。然而，选择的缺点是降低试验的入组率，进而延长试验进行时间。严格的入组标准导致在观察性研究中入组率下降约 65%，在试验人群中下降 41%[16]。模拟研究表明，从统计学效力方面选择所带来的好处被入组率和试验时

表 16.5　通过严格执行入组标准和预后标定选择患者对统计学效力和入组率的影响

	需要患者数（统计学效力）		入组	
	观察	随机对照试验	观察	随机对照试验
原始选择	参考	参考	参考	参考
严格入组	-33%	-5%	65%	41%
预后标定	-28%	-17%	45%	43%

数据基于 IMPACT 数据库进行的模拟研究（Roozenbeek 等，Crit Care Med，2009[17]）。

表 16.6 选择、预后标定和协变量校正在研究效力中的网络作用

	相对研究时间长度	
	观察	随机对照试验
原始选择	参考	参考
严格入组标准	+95%	+60%
预后标定	+5%	+11%
协变量校正	−30%	−16%

数据基于 IMPACT 数据库进行的模拟研究（Roozenbeek 等，Crit Care Med，2009）。正数据表示延长研究时间长度，负数据表示减少。包括在 IMPACT 数据库中的研究原始选择标准用作参考。

间方面的不良作用所超越[17]（表 16.5）。

尽管这种方法从统计学效力方面来看有一些优势，但入组率下降使它的效力下降（表 16.6）。

作为替代方法，可考虑标定研究有中等预后危险因素（比如危险因素 20%~80%）的患者进行研究。这需要经过证实的、联合基线预后信息对每个患者有确定的精确基线预后危险度的预后模型[10,11]。这种预后危险度可被用于选择有中等预后的患者入组到临床试验。这种方法的优点在于联合不同的预后因素和它们各自的权重以确定预后危险度。这似乎比分别用入组和排除标准比较来选择患者更加有效。比如，一名患者超过 65 岁的最大年龄上限，但符合所有其他的入组标准，如果按照分别执行入组标准的方法，这个患者不能加入试验。然而，这名患者的个人预后危险度可能在中等危险度范围内，因此却适合加入试验。如果分别应用入组标准，许多实际上适合加入试验的患者被排除。Machado 等先前证实了这种方法（预后标定）[18]，Roozenbeek 等在研究中确认[17]（表 16.6）。然而，这种方法也排除了有极端预后的患者，使在观察性研究中入组率下降 45%，试验中下降 43%（表 16.5）。选择和目标标定在研究效力中的总体效果见表 16.6。

异质性和协变量校正

与其试图通过（选择）入组降低异质性，还不如在分析过程中考虑应用协变量校正。协变量校正是通过控制不平衡的预后因素以达到减少治疗效果偏倚的评估的过程。

应用 TBI 试验数据的模拟研究显示，应用协变量校正 7 种强烈结果预后因子的 logistic 回归分析能够让统计学效力较未校正分析提高 25%[19]。

Roozenbeek 等通过 IMPACT 数据库的个别患者人群研究显示，在更加具有异质性的人群中能够提高观察性研究统计学效力 30%，在更加严格入组标准的试验人群提高 16% 以上，从而证实了这些早期研究[17]。

协变量校正提供了统计学效力的可观收益且降低了所需试验样本量，同时没有入组率方面的不良作用。在临床试验中应用线性回归模型研究治疗效果，统计学效力的收益可从观察协变量校正导致的提高评估治疗效果精确度（较小的变异）的现象来解释[20,21]。Cox 回归和 logistic 回归模型在选择应用上有轻微差异，后者在 TBI 试验治疗效果的分析中应用更多[22]。实际上，协变量校正将降低某些模型的精确度。然而，评估治疗影响（危险系数或成败优势比）将远不为 0，结果从统计学效力收益和需要样本量下降而带来的相似优势。

实际上，逻辑回归模型可用于达到 TBI 临床试验治疗影响的非修正和修正评估。试验中非修正治疗影响的逻辑回归模型可以如下表示：

对数比值比（不利）=$a+b^1 \cdot Tx$

这里"对数比值比（不利）"是有不利结果可能性的对数，基予二分法的格拉斯哥预后评分（比如死亡、植物生存状态或严重功能障碍）。"a"是截距，"b^1"是治疗影响"Tx"的逻辑递归系数。

在协变量校正模型中，结果的基线预报因子作为变量被加入模型。对 TBI 来说，比如加入的这些东西可以是年龄、GCS 运动评分和瞳孔反应（Hernandez 等，2006[16]）：

对数比值比（不利）= $a+b^1 \cdot Tx+b^2 \cdot$ 年龄$+b^3 \cdot$ GCS 运动评分$+b^4 \cdot$ 瞳孔反应

这里"对数比值比（不利）"也是有不利结果可能性的对数，基予二分法格拉斯哥预后评分（比如死亡、植物生存状态或严重功能障碍）。"a"是截距，"b^1"是治疗影响"Tx"的 logistic 回归系数，"b^2"、"b^3"和"b^4"是我们用来校正的预测因子系数。

可以用不同的方法决定哪些协变量必须被用于校正。一种方法是应用先前研究中对结果的预测性因素知识。IMPACT 研究组对 TBI 后患者长期死亡率和功能结果预后分析证实了多协变量的预测价值，包括年龄、GCS 运动评分、瞳孔反应、脑 CT 扫描特点和二次损伤（低血氧和低血压）[15]。另外一种方法是应用本实验的数据研究那些协变量可能最好。然而，应用这种方法有主观选择变量的危险。模拟研究已经证实这种方法的确会在评估治疗效果中带来偏倚性，尤其在小样本试验中更是如此[23]。强烈建议应用先前指定的校正模型，或者在统计学分析规划中将其作为协变量的最小指定。

分析阶段中的协变量校正没有减少入组率的不良作用。所以 IMPACT 研究组推荐相对广泛的入组标准结合在分析阶段应用协变量校正。这种方法期望减少样本量 20%~25%，比以往临床试验中观察到的情况要大，比如心血管方面[24]。

主要效能的顺序方法

在 TBI 的Ⅲ期（注重实效的）临床试验中，GOS 通常被用于首要结局测量指标，且常被缩减为二分类结局："不理想的结果"（死亡、植物生存状态、严重伤残）和"理想的结果"（轻微伤残、良好恢复）。

这种方法实际上有两种缺陷。

首先，将有序资料缩减为二分类指标放弃了潜在有价值的信息[25]；第二，二分类的值与原始预后风险不相关。Machado 等举例说明了有极端基线预后因素的患者对统计学效力几乎没有价值[18]。患者的预后可能足够，以致无论多么差的治疗预计都会有满意的结果，相反患者的预后之差以至于即使高度有效的干预也几乎不可能从不良结果改善到满意。因此，GOS 法可能给 GOS 的充分有序本质带来好处，和（或）可能预期更加有效地联系个别结局与原始基线预后风险。

IMPACT 研究组广泛研究了两种不同方法的潜力，这两种方法是比例优势分析（Proportional Odds Analysis）和应用断层二分法（Sliding Dichotomy）。表面上两种方法有许多共同之处，但在概念上有很大差异（表 16.7）。两种方法都包括三种比值比的合并估计。

在比例优势模型，合并比值比基于用每一种有序变量可能缩减方法计算疗效的基础上。这样，研究样本不细分，而宁可每个患者对每个比值比的估计都有影响。于是按 GOS 得出结果的变化总体估计便于从事临床工作者的理解。比例优势模型的应用被称作"变化分析（Shift Analysis）"[26]。

在断层二分法，GOS 的二分法点按照基线预后风险区分。对有不良预后的患者，存活可能就是得当的，而在有良好预后的患者所有比良好恢复更差的结果就被认为不令人满意。断层二分法的概念从直觉上吸引了临床工作者，在 TBI、卒中和颅内出血的一些Ⅲ期试验中用作基本分析[27-29]。与 GOS 的传统二分分析相反，断层二分法进行了其他转换，比如考虑到从轻度伤残到良好恢复，而传统方法的患者需要先前指定，定位和人为确定边界。应用断层二分法（和协变量修正）需要鉴定强力预后模型来提供单独患者的可靠基线危险性估计。基于大量患者的 TBI 外部确认预后模型现已出现[10,11]。

IMPACT 研究组已进行广泛的模拟研究来探索有序方法结果分析的优势。比例优势分析和断层二分法的应用都产生了可观的统计学效力，提高 23%~30%。采用协变量修正和有次序分析进一步把总体效力提高到 40%~49%（表 16.8）。

这种方法的优势进一步被新数据设置证实，在 MRC CRASH 研究数据应用这两种方法时，预期优势在临床试验的"真实生活"情况下被证实[43]。这些发现强烈支持在 TBI 试验的结果分析中采用有序的方法。深入的研究被进一步开展，从而为有效分析调整方法。我们所关心的问题可能是当比例优势分析可能性假设（假设程度在二分法组间是相等的）是违反时，存在比例优势分析是否能考虑为有效。令人惊奇的是，这些假设研究显示甚至当比例可能性假设违反时，比例百分比分析是稳健的。在断层二分法中，可能首先按

表 16.7　GOS 有序分析的两种方法

比例优势模型	断层二分法
●在所有的患者中分析治疗效果，假设效果在所有 GOS 的可能断层中相等（比例可能性逻辑回归）： 　D/V↔SD/MD/GR 　D/V/SD↔MD/GR 　D/V/SD/MD↔GR ●计算评估治疗效果：通常 OR	●计算基线预后危险性，并基于本危险性计算患者等级。按预后危险性（三分位数）等分人群到三个频带，通过对每个三分位数 GOS 二分法应用不同断层确定患者是否有良好或不良结果： 　下三分位数：D/V↔SD/MD/GR 　中三分位数：D/V/SD↔MD/GR 　上三分位数：D/V/SD/MD↔GR ●所有三个三分位数的有不良和良好结果的患者数求和 ●分析每个三分位数（逻辑回归）的治疗效果，计算三个 OR 的合并估计：合并 OR

D/V：死亡或植物状态；SD：严重伤残；MD：轻度伤残；GR：良好恢复；OR：比值比（又称优势比）。

表 16.8　有次序分析和(或)协变量修正提高试验效率

统计学方法	中位数	样本量减少(%)	
		四分位区间	区间
传统二分法	参考	参考	参考
传统二分法+协变量修正	26	20~29	14~29
比例优势分析	23	19~24	18~24
比例优势+协变量修正	49	45~53	41~57
改编自 Mc Hugh 等,2010 [42]断	30	29~37	16~45
层二分法			
断层二分法+协变量修正	40	34~44	25~51

改编自 Mc Hugh 等,2010[4]

照预后危险性分级患者，然后划分他们到等量等样本量的组中，或者分配患者到事先鉴别危险性的组中。应用断层二分法的某些较大的收益是应用 7 个协变量和其中的三点(应用 5 点 GOS)中发现的。

在比例优势分析和断层二分法的选择中，与科学性动机相比，涉及更多的价值判断。从统计学方面来看，比例优势分析模型显示更多有效性，但可能更少吸引临床工作者。这样我们考虑两种方法适合分析 TBI。无论选择哪一种有序方法，证据强烈显示传统二分类分析必须剔除了。

数据采集的标准化:一般数据元素

IMPACT 研究已为改善 TBI 的临床试验设计和分析作出重要贡献。研究进一步说明巨大的单个患者资料的荟萃分析应用有巨大潜力。

TBI 研究中变量数据选择和编码程序的异类和变化最近被认为是患者人群研究特点。由于研究数据设计、文献提供差和编码的多样的广泛结构差异，在 IMPACT 方案合并数据到一般形式，以便涉及超过 10 年的单独患者数据进行荟萃分析。变异已经是在研究间进行比较的最大的混淆因素，而且使单独患者荟萃分析复杂化。

研究间分析单独患者的数据可能是 TBI 临床界进步和改善结果的关键。应用将来的观察数据收集，集中多种研究的数据可提供高质量的证据，比随机临床试验有更多的价值和效率。数据的标准化收集不只在科学观点上而且在价值效力观点上都是令人满意的，因为不再需要为新研究重复发展病例记录形式，基金机构的价值逐步下降。为标准化发展协议的第一步是整合国际间导向，部门间首先面向"一种整合方法研究心理健康和 TBI"。这首先涉及神经疾病和卒中国家研究所 (National Institute of Neurological Disorders and Stroke,NINDS)、残疾和康复国家研究所 (National Institute on Disability and Rehabilitation Research,NIDRR)、退役军人事务局(the Department of Veterans'Affairs,VA)、防卫和退役军人脑损伤中心 (Defense and Veterans Brain Injury Center,DVBIC)和卓越防卫中心(DCoE)，包括在 TBI 领域的四个工作组，涉及四个领域:①人口统计学和临床评估;②生物标记物;③神经影像;④结局。总体指南已经出版[30-34]。这些工作组处理的相关主题的多样性和特殊特点在指南中形成了不同的重点。在生物标记物和影像学组重点放在了标准化技术和流程,然而在结果组主要的重点是工具的选择。对于人口统计和临床评估来说,标准化变异的编码最为重要。为临床数据元素发展指南的程序是一致驱使的,从广泛学科范围专家处而来的多学科和国际间输入。达到选择和编码数据元素的总体一致性,总结编码形式,选择动机和指南程序而达到模式化。有些指南涉及新方法,比如面向评估严重损伤患者治疗强度。已经明确的是选择和在数据收集中需要细节的水平可能涉及和特殊研究的目的有重大变化。所以工作组决定避免每个单个研究中必须收集的所谓"核心"变异。编码元素的三种细节水平被发展起来:基础型、改进型和有最大细节水平的扩展形式。这些型的编码在每个病例中更多的细节编码可被拆解为基本型,以方便研究组间比较。建议数据单元和它们的编码被认为是 "建筑街区(Building Blocks)"来设计一份病例报告的形式,可用来"塞进(Plug In)"元素和在一份病例报告形式中多种部分中应用多次。CDE 指南中总体结构中编码和模板可在 IMPACT 网站上浏览:www.tbi-impact.org。

TBI 中标准化数据收集的程序被认为对发展TBI患者的监护是决定性的,而且在这个领域中被良好的接受。神经损伤和危重监护国际和国家神经损伤协会和欧洲脑损伤共同体的 AANS/CNS 组已经得到认证。这应该被认可,然而,标准化的程序是而且将遗留前进的过程,持续反馈、精炼和更新是必要的。非商业的、科学的主管部门,比如美国的国立健康研究所可最好地执行监督。

临床试验的替代方法：比较效果分析和系统生物学方法

　　尽管如 IMPACT 组所建议,发展了设计和分析临床试验,但是我们必须认识到随机对照试验的效力仍不是有效的。有效性反映了在仔细控制选择条件下,干预提供好处的程度,以便观察一种有效的最大可能性。然而,有效性更与在通常环境和更广泛人群中干预的好处和坏处相关。我们必须进一步认识到,我们将不能执行足够有效力的试验以处理“在真实世界中”不同有用的 TBI 临床实践的效果,而这总体上存在局限性。进一步来说,它们的特点是很强的简化。有大样本和充足价值的经典临床试验,可能不适合承载提供我们所有问题的答案。替代方法探索的是除临床试验金标准之外的有效途径。对于 TBI,我们看到比较有效性研究和系统生物学方法有巨大潜力。

比较效果研究

　　TBI 人群中存在异质性,处理方法和结果提供机会来探索这些差异的原因,鉴别给出结果的主要原因,或者个别患者对选择性干预的反应。这表现为比较效果研究(CER)。比较效果研究经常可以更适当地提供策略评估和健康监护决定[35]。CER 的一般特点见表16.9。TBI 的 CER 概念并不是新的。1983 年,Gelpke 等分析荷兰两个中心不同点和结果[36];1989 年,Colohan 等执行美国查罗太斯威利和印度新德里治疗结果的对比分析[37]。有大量 TBI 的特殊特点使 CER 可能形成特殊的争议。首先,中心间和国家间存在处置和结果的巨大不同。这些不同提供主要可能性来对比二选一的干预和处置。第二,死亡率和功能性转归稳健和确认性的危险校准模型已可以利用[10,11]。第三,支持 CER 包括随机有效性分析的复杂的统计学方法已可以利用。然而,比较有效性研究需要在研究间标准化数据收集和变量编码。因此更进一步发展普通数据元素被认为

是高质量 CER 研究的关键。

系统生物学方法

　　传统的临床试验高度依赖假设、基于模型的方法。因此利用本概念可以在不同树种的真性异质性森林中分离出各种单一因素,并可尝试分析各种单一因素的作用及影响。与这种简单的方法对应的是,系统的生物学方法目标来甄别不同因素对疾病的影响[38,39]。在术语上,尽管单独的树在传统方法中被分析,系统生物学方法观察的是森林而不是单个的树木。这种方法可能更像网络搜索引擎的工作方式,从多个资源中收集信息。这种方法也在股市分析和天气预报中普遍应用。现在也有大量应用这种系统方法解决复杂生物学问题的例子。本研究是一个系统的、综合性的分析,包括基因、蛋白质和与时间相关行为,可解决常规简单方法不能充分解决的复杂问题[40,41]。然而,系统生物学方法的重要障碍是文化,尤其这作为新式的更多数据–驱使方法挑战现有临床研究的简单方法,需要一种新方法考虑人的生理和疾病。它也需要学科间的多学科合作,而不是以前的共同工作。这种方法在 TBI 中有巨大潜力,但不能被认为是一种新的“万金油”。它们应当被认为是我们现有方法学的其他补充。

小结

　　TBI 的临床试验,尤其在患者人群的内在异质性、缺乏早期机制终点和结果评估的相对不敏感方面存在困难。神经影像学、生物标记物和现有多种方式在重症监护室监测的进展提供了未来检测、量化病理生理学机制(可能作为机制终点)方面的希望。

　　IMPACT 研究组发展了处理患者人群异质性的方法。不推荐应用严格的入组标准,因为其不具备有效性。宁可采用宽泛的入组标准,GOS 在分析阶段应用协变量修正。GOS 的二分法不被推荐。有序方法分析治疗效果提供了更大的统计学效力和更好的敏感性。为了此目的,可考虑应用比例优势方法和断层二分法。联合有序方法分析治疗效果和协变量修正可增加

表 16.9　对比有效性研究的一般特点

- 以从患者角度直接报告特殊临床决策或以人群角度的健康政策决策为目标
- 对比至少两种不同的干预,每个都有潜力成为“最佳实践”
- 描述人群和亚组水平的结果
- 结果判定——好处和坏处——对患者很重要
- 方法使用和数据资源适合于利益决定
- 在与将在实践中应用的干预相似的环境中有指导作用

统计学效力 40%~50%。这些推荐方法能增加证明临床有重大意义的治疗方法的可行性。

虽然随机对照试验仍然是决定有效性的金标准，我们应该认识到它们的确有一些局限性，目前仍不能解决所有存在于试验治疗中的不确定性。替代的方法可能要考虑包括比较有效性研究和系统生物学方法。标准化数据收集和统一变量编码是未来高质量研究所必需的。

（吴朝晖　李　楠译）

参考文献

1. Maas AI, Roozenbeek B, Manley GT. Clinical trials in traumatic brain injury: past experience and current developments. *Neurotherapeutics* 2010;7:115-26.

2. Jennett B, Bond M. Assessment of outcome after severe brain damage. *Lancet* 1975;1:480-4.

3. Jennett B, Snoek J, Bond MR, Brooks N. Disability after severe head injury: observations on the use of the Glasgow Outcome Scale. *J Neurol Neurosurg Psychiatry* 1981;44:285-93.

4. Wilson JTL, Pettigrew LEL, Teasdale GM. Structured interviews for the Glasgow Outcome Scale and the Extended Glasgow Outcome Scale: guidelines for their use. *J Neurotrauma* 1997;15:573-85.

5. Lu J, Murray GD, Steyerberg EW, *et al*. Effects of Glasgow Outcome Scale misclassification on traumatic brain injury clinical trials. *J Neurotrauma* 2008;25:641-51.

6. Dickinson K, Bunn F, Wentz R, Edwards P, Roberts I. Size and quality of randomised controlled trials in head injury: review of published studies. *BMJ* 2007;320:1308-11.

7. Maas AI, Marmarou A, Murray GD, Teasdale SG, Steyerberg EW. Prognosis and clinical trial design in traumatic brain injury: the IMPACT study. *J Neurotrauma* 2007;24:232-8.

8. Marmarou A, Lu J, Butcher I, *et al*. IMPACT database of traumatic brain injury: design and description. *J Neurotrauma* 2007;24:239-50.

9. Maas AI, Steyerberg EW, Marmarou A, *et al*. IMPACT Recommendations for improving the design and analysis of clinical trials in moderate to severe traumatic brain injury. *Neurotherapeutics* 2010;7:127-34.

10. Steyerberg EW, Mushkudiani N, Perel P, *et al*. Predicting outcome after traumatic brain injury: development and international validation of prognostic scores based on admission characteristics. *PLoS Med* 2008;5:e165

11. MRC CRASH Trial Collaborators, Perel P, Arango M, *et al*. Predicting outcome after traumatic brain injury:

practical prognostic models based on large cohort of international patients. *BMJ* 2008;336:425-9.

12. Maas AI. Clinical trials in head injury: Europe. In Miller LP, Hayes RL, Newcomb JK, eds. *Head Trauma. Basic, Preclinical and Clinical Directions*. New York:Wiley-Liss; 2001.

13. Roberts I, Yates D, Sandercock P, *et al*. Effect of intravenous corticosteroids on death within 14 days in 10008 adults with clinically significant head injury (MRC CRASH trial): randomised placebo-controlled trial. *Lancet* 2004;364:1321-8.

14. Edwards P, Arango M, Balica L, *et al*. Final results of MRC CRASH, a randomised placebo-controlled trial of intravenous corticosteroid in adults with head injury-outcomes at 6 months. *Lancet* 2005;365:1957-9.

15. Murray GD, Butcher I, McHugh GS, *et al*. Multivariable prognostic analysis in traumatic brain injury: results from the IMPACT study. *J Neurotrauma* 2007;24:329-37.

16. Roozenbeek B, Maas AI, Lingsma HF, *et al*. IMPACT Study Group. Baseline characteristics and statistical power in randomized controlled trials: selection, prognostic targeting, or covariate adjustment? *Crit Care Med* 2009;37:2683-90.

17. Roozenbeek B, Maas AI, Marmarou A, *et al*. The influence of enrolment criteria on recruitment and outcome distribution in traumatic brain injury studies: results from the impact study. *J Neurotrauma* 2009;26:1069-75.

18. Machado SG, Murray GD, Teasdale GM. Evaluation of designs for clinical trials of neuroprotective agents in head injury. European Brain Injury Consortium. *J Neurotrauma* 1999;16:1131-8.

19. Hernandez AV, Steyerberg EW, Butcher I, *et al*. Adjustment for strong predictors of outcome in traumatic brain injury trials: 25% reduction in sample size requirements in the IMPACT study. *J Neurotrauma* 2006;23:1295-303.

20. Senn SJ. Covariate imbalance and random allocation in clinical trials. *Stat Med* 1989;8:467-75.

21. Pocock SJ, Assmann SE, Enos LE, Kasten LE. Subgroup analysis, covariate adjustment and baseline comparisons in clinical trial reporting: current practice and problems. *Stat Med* 2002;21:2917-30.

22. Robinson LD, Jewell NP. Some surprising results about covariate adjustment in logistic regression models. *Int Stat Rev* 1991;58:227-40.

23. Beach ML, Meier P. Choosing covariates in the analysis of clinical trials. *Control Clin Trials* 1989;10(4 Suppl):161S-75S.

24. Steyerberg EW, Bossuyt PM, Lee KL. Clinical trials in acute myocardial infarction: should we adjust for baseline characteristics? *Am Heart J* 2000;139:745-51.

25. Altman DG, Royston P. The cost of dichotomising continuous variables. *BMJ* 2006;332:1080.

26. Saver JL. Novel end point analytical techniques and interpreting shifts across the entire range of outcome scales in acute stroke trials. *Stroke* 2007;38:3055–62.

27. Mendelow AD, Gregson BA, Fernandes HM, *et al.* Early surgery versus initial conservative treatment in patients with spontaneous supratentorial intracerebral haematomas in the International Surgical Trial in Intracerebral Haemorrhage (STICH): a randomised trial. *Lancet* 2005;365:387–97.

28. Maas AI, Murray G, Henney H, III, *et al.* Efficacy and safety of dexanabinol in severe traumatic brain injury: results of a phase III randomised, placebo-controlled, clinical trial. *Lancet Neurology* 2006;5:38–45.

29. den Hertog HM, van der Worp HB, van Gemert HM, *et al.* The Paracetamol (Acetaminophen) In Stroke (PAIS) trial: a multicentre, randomised, placebo-controlled, phase III trial. *Lancet Neurol* 2009;8:434–40.

30. Maas AI, Harrison-Felix CL, Menon DK, *et al.* Common data elements for traumatic brain injury: recommendations from the Interagency Working Group on Demographics and Clinical Assessment. *Arch Phys Rehab Med* 2010;91:1641–9.

31. Maas AI, Harrison-Felix CL, Menon D, *et al.* Standardizing data collection in traumatic brain injury. *J Neurotrauma* 2011;8:177–87.

32. Duhaime AC, Gean AD, Haacke EM, *et al.* Common data elements: neuroimaging working group members, pediatric working group members. *Arch Phys Med Rehab* 2010;91:1661–6.

33. Manley GT, Diaz-Arrastia R, Brophy M, *et al.* Common data elements for traumatic brain injury: recommendations from the biospecimens and biomarkers working group. *Arch Phys Med Rehab* 2010;91:1667–72.

34. Wilde EA, Whiteneck GG, Bogner J, *et al.* Recommendations for the use of common outcome measures in traumatic brain injury research. *Arch Phys Med Rehab* 2010;91:1650–60.e17.

35. Committee on Comparative Effectiveness Research Prioritization, Board on Healthcare Services, IOM (Institute of Medicine). *Initial National Priorities for Comparative Effectiveness Research.* Washington DC: The National Academies Press: 2009.

36. Gelpke GJ, Braakman R, Habbema JD, Hilden J. Comparison of outcome in two series of patients with severe head injuries. *J Neurosurg* 1983;59: 745–50.

37. Colohan AR, Alves WM, Gross CR, *et al.* Head injury mortality in two centers with different emergency medical services and intensive care. *J Neurosurg* 1989;71:202–7.

38. Ahn AC, Tewari M, Poon CS, Phillips RS. The limits of reductionism in medicine: could systems biology offer an alternative? *PLoS Med* 2006;3:e208.

39. Ahn AC, Tewari M, Poon CS, Phillips RS. The clinical applications of a systems approach. *PLoS Med* 2006;3:e209.

40. Sears DD, Hsiao A, Yu JG, *et al.* Mechanisms of human insulin resistance and thiazolidinedione-mediated insulin sensitization. *Proc Natl Acad Sci USA* 2009;106:18745–50.

41. Chen J, Arnow BJ, Jegga AG. Disease candidate gene identification and prioritization using protein interaction networks. *BMC Informatics* 2009; 10:73.

42. McHugh GS, Butcher I, Steyerberg EW, *et al.* A simulation study evaluating approaches to the analysis of ordinal outcome data in randomized controlled trials in traumatic brain injury: results from the IMPACT Project. *Clin Trials* 2010;7:44–57.

43. Roozenbeek B, Lingsma HF, Perel P, *et al.* The added value of ordinal analysis in clinical trials: an example in traumatic brain injury. *Crit Care* 2011;15(3):R127. [E pub ahead of print]

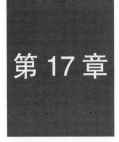

第 17 章

未来 TBI 的治疗前景：去骨瓣减压术、低温和促红细胞生成素

Alistair D. Nichol, Jeffrey V. Rosenfeld, D. James Cooper

引言

创伤性脑损伤(TBI)是导致死亡和长期残疾的首要原因，特别是年轻人[1]。最近，一个国际数据库分析了 2664 例重度 TBI 患者，死亡率为 28%[2]。具有重要社会意义的是，大多数 TBI 幸存者都遗留永久性神经功能障碍。在 6 个月时，只有 52% 的患者有良好的神经学功能恢复(恢复良好或中度残疾)，并能独立生活；48% 的患者神经学结果预后不良(死亡、植物状态或重度残疾)。由于很多严重 TBI 患者比较年轻，以及长期遗留重大残疾，所以这些群体所造成的经济和社会成本非常高。

临床干预可减少继发性脑损伤和改善结果？

目前的 TBI 原发损伤治疗是被认可的，侧重于预防和治疗继发性脑损伤，如使用镇静、静脉输液以及监控供氧、颅内压(ICP)和脑灌注压(CPP)[3]。尽管治疗 TBI 的新药研究了几十年，但是新药治疗的临床试验结果没有表现出根本性改善[4-6]。然而，最近新英格兰医学杂志(New England Journal of Medicine, NEJM)[7] 的一篇文章报道，对原发性脑损伤进行输液治疗，可能通过减少继发性脑损伤而积极影响长期神经学结果。这篇文章对恢复持乐观态度，认为减少继发性脑损伤和改善长期预后是可行的。

最近出现了很多新疗法，均显示有良好效果，例如去骨瓣减压术、预防低温和促红细胞生成素。下面我们将详细介绍这几种方法。

去骨瓣减压术

重度 TBI 后进行药物和手术治疗，以减少继发性脑损伤[8-10]。颅内压升高是重要的继发性损伤[8,10,11]。国际临床实践指南推荐使用颅内压监护仪，还推荐使用

一线疗法(镇静、正常二氧化碳值、甘露醇、高渗盐水、脑室外引流管)，谨慎地将颅内压控制在公认的阈值(通常为 20mmHg)以下[12]。手术清除大量血肿(硬膜外、硬膜下和大脑实质内血肿)是一个既定的处理部分，不存在争议；但清除血肿后，一些外科医生立即放回骨瓣，而其他医生则去除骨瓣，直到水肿减退，然后几个星期到几个月以后再放回原骨瓣或假体。提前或延迟进行颅骨成形术，通常取决于创伤性肿胀的程度或手术偏好，而不是受随机试验数据指导。

过去 10 年临床去骨瓣减压术应用增加

许多重度 TBI 患者的颅内压用一线疗法治疗无效[12,13]，这种情况下，越来越多的神经外科医生采用去骨瓣减压术来控制颅内压[11]。虽然颅骨去除因迅速降低颅内压而备受青睐，但在成人，颅骨去除对功能恢复的影响从未经过随机对照试验证实，直到最近报道的 DECRA 试验[1]。去骨瓣减压术在一些研究中得到支持，如一项动物模型研究[14]、非对照病例系列[15-17]、一项成人的病例对照研究[18] 和一项儿童小型单中心随机对照试验[19]。总之，这些研究发现，去骨瓣减压术可降低颅内压，减少药物治疗而控制颅内压，并改善死亡率和神经功能恢复结果。一项回顾性队列研究也表明，在年轻患者(<40 岁)受伤早期，去骨瓣减压术效果最好[18]。虽然去除骨瓣后有并发症发生[20,21]，但如果手术能改善神经功能结果，这些并发症还是可以接受的。

DECRA 试验

为了客观地检验去骨瓣减压术影响，首次对重度 TBI 患者进行随机对照试验。由澳大利亚、新西兰和沙特阿拉伯的重症监护人员和神经外科医生进行 DECRA 试验，该试验发表在新英格兰医学杂志上[22]。重要的是，DECRA 试验是在成年神经外伤患者中进行的第一个使用各种神经外科技术的随机对照试

验，它针对一个特定的 TBI 患者亚群——钝器伤导致的弥漫性损伤者。DECRA 试验发现，去骨瓣减压手术达到了所有短期目标。去除骨瓣明显降低了颅内压，减少了所有针对颅内压的一线治疗，机械通气时间减少了 4 天，ICU 时间缩短了 5 天。要取得重要的短期效果意味着试验是难以完成的，因为外科医生和重症监护人员在知道进行了组群分配后，可以获得明显收益，并且很多医护人员选择早期去骨瓣手术，而不是将患者纳入 DECRA 试验。

然而，对患者来说，最重要的结果是损伤后 6 个月单盲评估长期神经功能结果。这些单盲评估结果和假定的结果相反。DECRA 惊奇地发现，与最大化的重症监护治疗（包括巴比妥麻醉）相比，当患者进行去骨瓣减压手术后，19% 以上患者有不良神经功能结果，23% 以上患者为严重残疾生存。试验对结果影响非常大，将不良结果提高了 100%（比值，2.21，95%CI，1.14~4.26，P=0.02）；调整预先指定的协变量后，试验对结果影响仍然显著。

去除骨瓣相关的脑损伤潜在机制

去骨瓣减压手术增加不良结果的机制是未知的和推测性的。去骨瓣手术的并发症较为常见，很可能是这些并发症导致了不良结果。例如，10% 的患者发生了需要分流的脑积水。然而，这些并发症的发生率小于普遍报道的发生率，并且去骨瓣术后并发症和后续的颅骨修补术似乎不能全部解释这种情况。施行手术、去骨瓣减压术需要的麻醉剂以及颅骨修补前的持续时间是潜在的不良影响。

因此 DECRA 研究者认为脑肿胀期通过骨瓣缺损处"轴突（脑纤维束）伸长"到颅骨外加重了脑损伤，这可能是一种人们先前未描述过的和未曾预料到的途径。比较典型的例子是临床医生不关心去骨瓣后的脑肿胀程度，因为大脑压力可以控制，并且随着时间的推移脑肿胀最终会解决。然而，DECRA 试验已经促使神经外科医生重新思考脑膨出骨限制的正常范围后的整体病理生理学。明确去骨瓣相关的脑损伤机制还需要进一步研究。

2012 年以后的临床意义

DECRA 证明了一个令人惊讶的方法，目前重度弥漫性 TBI 和难治性颅内高压患者的二线疗法最好首选优化内科治疗，包括脑室引流和巴比妥麻醉，以保持颅内压在 20~25mmHg。本组病例为达到这个目的，已不再需要去除骨瓣。去骨瓣紧急治疗急性占位性病变（血肿和大型挫伤）的关键作用是不变的，而现在去除骨瓣作为一个治疗严重颅内高压而拯救生命的抢救措施是不确定的。

去骨瓣减压手术治疗难治性颅内高压的第二个随机对照试验（救治颅内压）是在欧洲进行的。试验结果很可能进一步帮助临床医生，尤其是处理既有弥漫性损伤又有急性占位性病变的患者。

颅内压的第三个潜在二线治疗是低温治疗。低温是随机对照临床试验的主体，并应仅限于完成这些临床试验。目前公布的弥漫性 TBI 和难治性颅内高压患者的最佳结果为 DECRA 试验中的对照组。患者在高质量重症监护病房中接受优化内科和巴比妥治疗，这是目前的护理标准。

单侧或铰链式去除骨瓣手术的疗效还需要进一步研究。这些技术在 DECRA 研究中没有进行调查。脑部穿透性枪弹伤经常引起相当严重的脑肿胀，对于那些有可能恢复的患者，去骨瓣减压术可能是神经外科医生使用的必要策略。大骨瓣去除（常为单侧）已经成为军队神经外科医生处理爆震伤的常规治疗，而对于平民的钝器减速伤后的脑弥漫性轴索损伤，这并非常规治疗。这些手术通常是在受伤后不久进行，可以及早控制颅内高压、对穿透伤实施手术、控制颅内出血和空运伤病员[23]。

预防性低温：重度的新疗法？

重症 TBI 后有一个很可能减少神经损伤、改善结果的治疗方法，即早期预防性低温治疗[24]。该治疗包括受伤后中心体温迅速降低，以减轻脑损伤。低温经常分为轻度、中度和重度，所依据的目标温度范围分别为 35℃~36℃、33℃~35℃、33℃以下。这种治疗通常是用来减少院外心脏骤停后[24]和新生儿缺血缺氧性脑病[25]的脑损伤。

多个科学理论均支持 TBI 后早期进行预防性低温治疗，这些理论包括实验室数据、支持低温治疗的临床试验和荟萃分析。然而，尽管有一些临床实践建议[3]，但这种疗法缺乏大型多中心随机对照试验的支持性证据，无法明确指导实践。此外，预防性低温不适合有明显全身性外伤合并出血和 TBI 的患者，因为低温可能导致潜在的致命三联症：低体温、酸中毒和凝血功能障碍。

低温治疗 TBI 的实验研究

许多实验研究已经证实，中度低温对缺血性和非缺血性脑缺氧起保护作用[26]。创伤后许多细胞和分子水平的不良事件在受伤的大脑内发生,它们对温度高度敏感,是诱导性低体温的适合目标。在实验模型中,低温已经显示出强大的神经保护作用,并影响TBI(继发性脑损伤)启动的多种生化级联[26]。这些机制是多因素的,包括脑代谢率降低、脑血流改善、兴奋性毒性机制阻断、钙离子内流减少、水肿减轻、炎症反应调节和细胞凋亡调节[26]。此外,实验模型还表明"治疗时间窗"是存在的,在TBI后初期迅速诱导低体温可提供最佳的神经保护,从而改善结果[27-30]。

低温治疗 TBI 的临床研究

在过去的 20 年,已经进行了一些预防性低温治疗 TBI 的临床试验,但对于该治疗的可能获益一直存在争议[24]。这些研究包括一些单中心临床试验[31-35]和 Clifton 等人进行的两项大型多中心临床试验(表17.1)[36,37]。为解释这个疑惑并告知临床医生,脑外伤基金会(Braia Trauma Foundation,BTF)在 2007 年[38]对重度 TBI 最高质量的低温治疗试验进行了荟萃分析,脑外伤基金会是国际认可的医疗机构,颁布了治疗TBI 的循证指南(表 17.2)。这项荟萃分析报告称预防性低温治疗和正常体温治疗的患者相比,长期良性神经学结果明显增加[相对危险度(RR)1.46,95%可信区间(95% CI)为 1.12~1.92,P=0.006],死亡率没有显著降低(RR 0.76,95% CI 为 0.05~1.05,P=0.18)。该荟萃分析得出的建议(C 级)是预防性低温治疗可作为重度 TBI 患者一个潜在的治疗方法。

需要注意的是,与其他荟萃分析一样(表 17.2)[39-44],此分析只包括一个已发表的多中心低温试验(Clifton,

2001[36]),但不包括最近的多中心研究;该研究也报道患者接受预防性低温治疗后结果没有改善[37]。当然,尽管有这些令人鼓舞的荟萃分析,但两个负性的多中心研究(比小单中心研究偏差可能更小)结果将导致作为潜在治疗重度 TBI 的预防性低温被放弃?然而,事情并非如此,主要是因为这两个多中心的研究虽然设计严谨,但方法学上有明显的局限性,这可能影响良性结果(如果真正存在的话)的发现。

首先,2001 年 Clifton 试验中达到目标温度的平均延迟时间为 8.4 小时[36]。这种延迟的部分原因是由于那时冷却技术不佳,可能影响检测保护作用。在本试验中,起初进行低温治疗的亚组患者,随机分配到低温治疗组,与常温治疗组相比,低温治疗组具有明显的长期神经学优势[36,45]。2010 年,Clifton 的第二次随机对照试验虽然诱导低温更快、更早(平均 4.4 小时),其他局限性(见下文)可能再次否定了这项研究设计改进后所取得的任何收益。然而,未来的试验应力求尽早实施低温治疗,理想状态下在外伤事件发生地即实施低温治疗。越来越多的国际经验表明,如果急救医生对心脏骤停患者实施的早期低温治疗,可以用于重度 TBI患者,将使得该治疗可行[38,46]。

其次,重度 TBI 患者广泛的脑组织水肿经常持续48 小时以上。因此,只进行 48 小时的低温治疗(Clifton 试验[36,37])可能完全不够。支持这种说法的证据来自几个荟萃分析,包括 BTF 荟萃分析发现,超过 48 小时的预防性低温治疗与死亡率显著降低有关(RR 0.51,95% CI 为 0.34~0.78)[39,47]。今后研究低温治疗保护作用的试验,应确保维持低温超过 48 小时。

表 17.1 高质量的预防性低温治疗脑外伤临床试验

研究	n	纳入标准	达到目标温度时间(h)	目标温度(℃)	低温持续时间(d)	复温速度(℃/h)	死亡率,低温 vs.常温(%)	不良神经结果,低温 vs.常温(%)
Abiki,2000	26	GCS<8	3~4	32~33	3~4	0.04	6 vs. 27	20 vs. 64
Clifton,1993	46	GCS 4~7	<6	33	2	0.25	33 vs. 36	46 vs. 64
Clifton,2001	392	GCS 4~9	<6(实际是 8.4)	33	2	0.25	28 vs. 27	57 vs. 57
Marion,1997	82	GCS<8	<6	33	1	1.00	23 vs. 24	38 vs. 62[a]
Qiu,2005	86	GCS<9	ASAP	33~35	3~5		26 vs. 51[a]	35 vs. 73[a]
Jiang,2000	87	GCS<9	<6	33~35	3~14	1.00	26 vs. 45	53 vs. 73
Hutchison,2008	225	GCS<9	<6(实际是 10.2)	32.5	1	0.5	21 vs. 14	31 vs. 22
Clifton,2010	232	GCS<9	ASAP(实际是 4.4)	33	2	0.25	23 vs.18	60 vs.56

该表列出了:患者的数量(n);格拉斯哥昏迷评分(GCS)纳入标准;达到所需的目标低温建议所需时间,以小时为单位(多中心研究中达到低温的实际平均时间),目标温度(℃)的指标,这种程度的低温持续天数,复温速度用℃/h,最后为结果指标(i)、死亡率及(ii)低温(H)和常温组(N)的不利神经结果发生率(%)。注意:Hutchison 2008 年的研究纳入 1~17 岁的儿童。

[a] 明显不同于常温组(P<0.05)。

表 17.2　预防性低温治疗脑外伤临床试验的荟萃分析

研究	n	低温对死亡率的影响	低温对不良神经结果的作用
Harris,2002	499	–	0.61(0.26~1.46)
Henderson,2003	748	0.81(0.59~1.13)	0.75(0.56~1.01)
Mclntyre,2003	1069	0.81(0.69~0.96)[b]	0.78(0.63~0.98)[b]
Alderson,2004	1061	0.80(0.61~1.04)	0.75(0.56~1.00)
脑外伤基金会,2007	794	0.76(0.55~1.05)	0.68(0.52~0.89)[a]
Peterson,2008	1339	0.74(0.63~0.88)[a,b]	0.73(0.59~0.90)[a,b]
Fox,2010	1327	0.73(0.62~0.85)[a,b]	0.66(0.56~0.78)[a,b]

此表描述患者的数量(n),低温(H)与常温(N)治疗效果(死亡率和不利神经结果)比值比(除非另有规定)。没有记录的数据被标记为
　NR。注意:这些荟萃分析都不包括 Clifton 2010 年的研究。
[a] 常温组明显不同($P<0.05$)。
[b] 报告为相对风险结果。

第三,Clifton 试验中停止低温是基于时间触发器,而不是生理触发器[36]。患者复温时,尽管颅内压持续增高,但这并不被认为是最佳的临床实践[48]。理想的情况下,停止低温应使用生理触发器(即颅内压)并需要一个渐进的过程,以避免失控性颅内高压[48]。

第四,第一个 Clifton 试验使用降温毯和冰袋来诱导和维持低温。这种做法与难以实现患者体温恒定以及逐渐复温有关。最近开发的电子控制的表皮(皮肤)降温毯(通过灌注冷水)已大大改善了低温的控制性诱导、维持和复温。

最后,Clifton 的第一个试验缺乏一个"磨合"期,缺乏标准流程的大脑特别护理,包括低入住率中心和大型中心间的差别[36],可能进一步影响保护作用检测。有趣的是,当 Clifton 试验被 BTF 荟萃分析除外后,汇总评估表现为死亡率显著降低（RR 0.64,95% CI 为 0.46~0.89)[47]。

最近的预防性低温治疗重度 TBI 的研究如 Clifton 等人的研究[37]和 Hutchison 等人对儿科患者的研究[49],已解决了这些早期试验所关注的问题——以前的预防性低温是否开始得太晚、缺乏磨合期和使用新的冷却技术。然而,他们没解决(i)足够的低温持续时间,可能会再次出现低温持续时间不足以及(ii)低温治疗的颅脑损伤患者在 24 或 48 小时后的标准流程复温（颅内压升高时可能最麻烦)。此外,2010 年 Clifton 的研究[37]提出了新的方法学问题,这需要未来的研究去解决。在早期的低温治疗试验中,为了防止发生全身性低血压,尤其是在复温过程中,应鼓励大量静脉输液。因此,在 ICU 的前 4 天,低体温患者有明显的体液正平衡(5000+毫升),已有作者指出,这

可能会导致低温患者颅内高压不合常理的升高。如果这是一个真实结果,而不是一个由于群体数量小引起的统计学误差[50],那么这种机制建议用于解释他们对亚组分析的结果(弥漫性脑损伤者接受低温治疗的结果较常温治疗差)。相比部分减压组(血肿清除手术组),基于时间的标准流程复温可能导致头盖骨不完整(弥漫性损伤组)时,水肿大脑发生更危险的颅内压升高。这些问题强调,在 ICU 安全使用低温是复杂的,并且为了潜在的获益必须避免可能的不良反应和并发症。

低温治疗的潜在不良反应和并发症

尽管 33℃的温度可能使治疗作用和潜在不良副作用达到理想平衡状态[24],但重要的是要考虑潜在并发症(详见 Polderman 等的综述[51,52]),特别是凝血功能障碍和感染。低温可能会延长凝血时间、改变血小板功能,这会导致失血增加。然而,这可能并不显著增加严重 TBI 时的出血[53]。未来预防性低温治疗试验应包括一项减少潜在出血风险的策略,例如在该领域诱导轻度低温(最低温度为 35℃),以使脑保护最佳化,同时在急诊科评估出血之前严格限制凝血功能障碍风险[37]。荟萃分析称延长低温治疗使肺炎发生率增加[54]。虽然先前一个小型研究已证明,感染率增加似乎并没增加死亡率[49,55],但未来的试验都应采用最佳标准的护理措施,以减少感染并发症。低温也减慢了许多药物的代谢,包括异丙酚和其他镇静剂。因此,在低温治疗过程中镇静治疗方案需要很好地适应降低的清除率。最后,虽然有报道称心脏不稳定(心律失常,特别是心动过缓)与低温有关,但这种情况在 33℃以上很

少发生[50,51]。窦性心动过缓可能最容易处理,常用收缩血管的 α-受体激动剂,还可使用低剂量的 β-受体激动剂升压药。

未来多中心预防性低温治疗重度 TBI 的 III 期临床试验要求

以前的多中心临床试验方法学缺陷,再加上最近荟萃分析的证据有限,导致预防性低温在国际 BTF 指南中只可能是一个治疗建议,而不是一个"护理标准"。荟萃分析最好用于产生假设,而不应成为临床实践中产生变化的基础。因此,尽管有这样的建议,但由于担忧疗效、物流和增加成本,临床医生很少实施预防性低温治疗。一个有能力证明获益的大型多中心随机对照试验是必需的。Polar NCT00987688 是一个大型(514例)随机对照试验,将在 2014 年报道其研究结果。这个试验将解决以往的方法学局限性。在以往的多中心研究中,这些局限性可能已经影响试验对有利作用的证明。目前重度 TBI 的预防性低温治疗,作为一项影响长期神经学功能结果的治疗仍然是一个悬而未决的重要问题,因此应当继续进行临床试验,而不应在临床实践中采用。

促红细胞生成素(EPO)治疗脑外伤

促红细胞生成素(Erythropoietin,EPO)是一种糖蛋白激素,具有多向性细胞因子样作用[56]。EPO 被批准用于治疗贫血患者,如长期透析患者、重大手术患者以及接受治疗的癌症患者。最近,EPO 被认为可用于治疗 TBI 患者[57]。这是因为 EPO 具有许多潜在有利的生物学作用,这些与其促进红细胞生成作用无关。有些作用尤其与 TBI 危重患者密切相关。

EPO 的实验室研究

EPO 具有抗凋亡活性,可以保护细胞免受缺氧和缺血损伤,这种典型损伤在 TBI 出现[56,58,59]。EPO 可以保护急性受损大脑免受继发性脑损伤,其保护机制包括增强神经血管单元修复、减少创伤后脑水肿、减少梗死面积、减少细胞凋亡、增强神经再生、减轻炎症[60-67]。TBI 试验提示 EPO 可防止脑损伤并改善功能恢复[60,68]。此外,在实验模型中,TBI 发生 24 小时后给予 EPO 起到保护作用,能改善神经功能恢复结果[62]。

EPO 的临床研究

几个小型随机对照试验表明,EPO 可以改善很多神经系统疾病的结果,如卒中、外伤、多发性硬化症、

精神分裂症、蛛网膜下隙出血和心脏骤停后[69]。此外,对一个大型随机对照试验中 ICU 的外伤患者(包括 TBI)进行预计亚组分析发现,EPO 比安慰剂组明显降低了 29 天死亡率(3.5% 比 6.6%)[70]。尽管缺乏对输血需求的影响,但这种情况还是存在的[70],并证实以前回顾性亚组(在 ICU 经 EPO 治疗的外伤患者)的死亡率下降(4.8% 比 10.4%)[71]。一个小型初步随机对照试验表明:相比安慰剂组,EPO 没有减少神经细胞死亡;然而,相比安慰剂组,EPO 组的 TBI 严重程度恶化,而 NSE 和 S100β 水平与受伤较轻的安慰剂组类似,这就难以排除其治疗作用[72]。作者的结论是有必要进行一项更大的对照研究,以证实可能的治疗作用[72]。总而言之,这些研究结果表明,对于神经损伤和外伤患者,如 TBI 患者,EPO 可能是一种有效治疗方法。然而,在临床实践改动之前需要一个适合的随机对照试验,尤其当采用可能产生并发症的新疗法治疗危重患者时。当存在特定的担忧时,这就显得尤其正确。

最近对危重患者的多中心研究,评估了 EPO 在危重患者中的作用,研究证明血栓发生率增加(16.5% 比 11.5%,危险比为 1.41,P=0.008)[70]。然而,当检查两项临床相关研究中的静脉血栓栓塞时,EPO 在危重患者[71](总 n=1460)中的作用均未再观察到[73]。虽然这令将该药物用于治疗外伤患者的临床医生和试验人员感到欣慰,但仍应该高度警惕 TBI 患者发生静脉血栓栓塞的风险增加(由于担心出血,很多患者没使用预防静脉血栓栓塞的药物[74]),并且,在以往的研究中对血栓形成的检测是基于低估血栓真实发生率的临床评价[75]。

EPO 治疗严重 TBI 的多中心 III 期试验要求

曾有人建议,重症监护病房中的所有创伤患者都应使用 EPO[76]。尽管缺乏疗效或安全性的明确证据,但国际临床实践在不断变化,目前 EPO 正在用于危重患者。然而我们的观察研究证实,大多数重症护理人员尚未常规使用 EPO[77]。美国医生越来越多地将 EPO 用于标准外适应证[78],如外伤。这些发现最近已经引起警告性评论[78,79]。在标准外处方出现前,我们必须确定 EPO 对 TBI 患者的有效性和安全性。未来显然很需要检测临床上神经功能可能改善的前瞻性随机试验。至关重要的是,这些试验应该不但要控制静脉血栓栓塞的风险,而且应准确地确定 EPO 对血栓形成率的影响,这是许多影响力广泛的期刊文章反映出的意见[76,80,81]。EPO 治疗 TBI 仍然是有希望,然而,在临床医生使用 EPO 治疗之前,EPO 的疗效和安全性首先需要通过临床对照试验证实。EPO -TBI

NCT00987454,大型(606 例)、多中心随机对照试验均能证明获益,预定在 2014 年报道结果。因此,目前用 EPO 治疗严重TBI 以改善长期功能恢复结果,这仍然是一个悬而未决的问题。

小结

TBI 是特别花费人力和财力的灾难性疾病。来自临床试验的大量证据表明,预防性低温和 EPO 治疗 TBI 可能有一些获益。尽管一些学者呼吁将这些疗法纳入到目前临床实践,但未来首先需要的是大型随机对照试验的结果。DECRA 研究表明,只有大型随机对照试验可以准确地指导实践,短期结果会误导临床医生错失平衡。在确定性试验完成前,将看似具有保护性的治疗提早用于 TBI,这对于许多患者实际上是有害的。最后,DECRA 发现也许最佳一线 ICU 治疗(需要时可选择巴比妥休眠)是目前弥漫性非穿透性 TBI 患者获得最好长期功能结果的治疗标准。

财务公开:校对这篇文章没有得到财政资助。然而,作者是从维多利亚(维多利亚创伤基金会和维多利亚神经损伤促进会)国家健康、医学研究委员会、交通事故委员会获得同行评审项目资助的审查者,这些资助金用于完成 DECRA 研究(DJC 和 JVR)和 EPO-TBI 和 POLAR 研究(AND、JVR 和 DJC)。DE-CRA 研究还从重症监护基金会和西澳大利亚医学研究所得到同行评审项目资助。

(任文庆 钮 竹 译)

参考文献

1. Langlois JA, Rutland-Brown W, Wald MM. The epidemiology and impact of traumatic brain injury: a brief overview. *J Head Trauma Rehab* 2006; 21(5):375–8.

2. Hukkelhoven CW, Steyerberg EW, Rampen AJ, *et al*. Patient age and outcome following severe traumatic brain injury: an analysis of 5600 patients. *J Neurosurg* 2003;99(4):666–73.

3. Guidelines for the management of severe traumatic brain injury. *J Neurotrauma* 2007;24(Suppl 1):S1–106.

4. Edwards P, Arango M, Balica L, *et al*. Final results of MRC CRASH, a randomised placebo-controlled trial of intravenous corticosteroid in adults with head injury-outcomes at 6 months. *Lancet* 2005; 365(9475):1957–9.

5. Cooper DJ, Myles PS, McDermott FT, *et al*. Prehospital hypertonic saline resuscitation of patients with hypotension and severe traumatic brain injury: a randomized controlled trial. *JAMA* 2004;291(11): 1350–7.

6. Maas AI, Murray G, Henney H 3rd, *et al*. Efficacy and safety of dexanabinol in severe traumatic brain injury:

7. The SAFE Study Investigators. Saline or albumin for fluid resuscitation in patients with traumatic brain injury. *New Engl J Med* 2007;357(9):874–84.

8. Bullock AR, Chestnut R, Ghajar J, *et al*. Introduction: surgical management of traumatic brain injury. *Neurosurgery* 2006;58(Suppl 3):S2-1–S2 3.

9. Bratton SL, Chestnut RM, Ghajar J, *et al*. Guidelines for the management of severe traumatic brain injury. VIII. Intracranial pressure thresholds. *J Neurotrauma* 2007;24(Suppl 1):S55–8. Practice Guideline.

10. Chestnut RM, Marshall LF, Klauber MR, *et al*. The role of secondary brain injury in determining outcome from severe head injury. *J Trauma* 1993;34(2):216–22.

11. Sahuquillo J, Arikan F. Decompressive craniectomy for the treatment of refractory high intracranial pressure in traumatic brain injury. *Cochrane Database Syst Rev* 2006;1:CD003983.

12. Bratton SL, Chestnut RM, Ghajar J, *et al*. Guidelines for the management of severe traumatic brain injury. *J Neurotrauma* 2007;24(Suppl 1):S14–44.

13. Menon DK. Cerebral protection in severe brain injury physiological determinants of outcome and their optimisation. *Brit Med Bull* 1999;55(1):226–58.

14. Zweckberger K, Eros C, Zimmermann R, *et al*. Effect of early and delayed decompressive craniectomy on secondary brain damage after controlled cortical impact in mice. *J Neurotrauma* 2006;23(7):1083–93.

15. Guerra WK, Gaab MR, Dietz H, *et al*. Surgical decompression for traumatic brain swelling: indications and results. *J Neurosurg* 1999;90(2):187–96.

16. Whitfield PC, Patel H, Hutchinson PJ, *et al*. Bifrontal decompressive craniectomy in the management of posttraumatic intracranial hypertension. *Brit J Neurosurg* 2001;15(6):500–7.

17. Aarabi B, Hesdorffer DC, Ahn ES, *et al*. Outcome following decompressive craniectomy for malignant swelling due to severe head injury. *J Neurosurg* 2006;104(4):469–79.

18. Polin RS, Shaffrey ME, Bogaev CA, *et al*. Decompressive bifrontal craniectomy in the treatment of severe refractory posttraumatic cerebral edema. *Neurosurgery* 1997;41(1):84–92.

19. Taylor A, Butt W, Rosenfeld J, *et al*. A randomized trial of very early decompressive craniectomy in children with traumatic brain injury and sustained intracranial hypertension. *Childs Nerv Syst* 2001;17(3):154–62.

20. Yang XF, Wen L, Shen F, *et al*. Surgical complications secondary to decompressive craniectomy in patients with a head injury: a series of 108 consecutive cases. *Acta Neurochir (Wien)* 2008;150(12):1241–7.

21. Honeybul S. Complications of decompressive craniectomy for head injury. *J Clin Neurosci* 2010;17(4):430–5.

22. Cooper DJ, Rosenfeld JV, Murray L, *et al.* Decompressive craniectomy in diffuse traumatic brain injury. *New Engl J Med* 2011;364(16):1493–502.

23. Ling G, Bandak F, Armonda R, Grant G, Ecklund J. Explosive blast neurotrauma. *J Neurotrauma* 2009;26(6):815–25. Review.

24. Bernard SA, Buist M. Induced hypothermia in critical care medicine: a review. *Crit Care Med* 2003;31(7): 2041–51.

25. Shankaran S, Laptook AR, Ehrenkranz RA, *et al.* Whole-body hypothermia for neonates with hypoxic-ischemic encephalopathy. *New Engl J Med* 2005;353(15):1574–84.

26. Sahuquillo J, Vilalta A. Cooling the injured brain: how does moderate hypothermia influence the pathophysiology of traumatic brain injury. *Curr Pharm Des* 2007;13(22):2310–22.

27. Clifton GL, Jiang JY, Lyeth BG, *et al.* Marked protection by moderate hypothermia after experimental traumatic brain injury. *J Cereb Blood Flow Metab* 1991;11(1):114–21.

28. Clark RS, Kochanek PM, Marion DW, *et al.* Mild posttraumatic hypothermia reduces mortality after severe controlled cortical impact in rats. *J Cereb Blood Flow Metab* 1996;16(2):253–61.

29. Koizumi H, Povlishock JT. Posttraumatic hypothermia in the treatment of axonal damage in an animal model of traumatic axonal injury. *J Neurosurg* 1998;89(2): 303–9.

30. Markgraf CG, Clifton GL, Moody MR. Treatment window for hypothermia in brain injury. *J Neurosurg* 2001;95(6):979–83.

31. Clifton GL, Allen S, Barrodale P, *et al.* A phase II study of moderate hypothermia in severe brain injury. *J Neurotrauma* 1993;10(3):263–71; discussion 73.

32. Marion DW, Penrod LE, Kelsey SF, *et al.* Treatment of traumatic brain injury with moderate hypothermia. *New Engl J Med* 1997;336(8):540–6.

33. Qiu WS, Liu WG, Shen H, *et al.* Therapeutic effect of mild hypothermia on severe traumatic head injury. *Chin J Traumatol* 2005;8(1):27–32.

34. Jiang J, Yu M, Zhu C. Effect of long-term mild hypothermia therapy in patients with severe traumatic brain injury: 1-year follow-up review of 87 cases. *J Neurosurg* 2000;93(4):546–9.

35. Zhi D, Zhang S, Lin X. Study on therapeutic mechanism and clinical effect of mild hypothermia in patients with severe head injury. *Surg Neurol* 2003;59(5):381–5.

36. Clifton GL, Miller ER, Choi SC, *et al.* Lack of effect of induction of hypothermia after acute brain injury. *New Engl J Med* 2001;344(8):556–63.

37. Clifton GL, Valadka A, Zygun D, *et al.* Very early hypothermia induction in patients with severe brain injury (the National Acute Brain Injury Study: Hypothermia II): a randomised trial. *Lancet Neurol* 2011;10(2):131–9.

38. Kim F, Olsufka M, Longstreth WT, Jr., *et al.* Pilot randomized clinical trial of prehospital induction of mild hypothermia in out-of-hospital cardiac arrest patients with a rapid infusion of 4 degrees C normal saline. *Circulation* 2007;115(24):3064–70.

39. Fox JL, Vu EN, Doyle-Waters M, *et al.* Prophylactic hypothermia for traumatic brain injury: a quantitative systematic review. *CJEM* 2010;12(4):355–64.

40. Harris OA, Colford JM, Jr., Good MC, Matz PG. The role of hypothermia in the management of severe brain injury: a meta-analysis. *Arch Neurol* 2002;59(7):1077–83. Meta-Analysis.

41. Henderson WR, Dhingra VK, Chittock DR, Fenwick JC, Ronco JJ. Hypothermia in the management of traumatic brain injury. A systematic review and meta-analysis. *Intensive Care Med* 2003;29(10): 1637–44.

42. Alderson P, Gadkary C, Signorini DF. Therapeutic hypothermia for head injury. *Cochrane Database Syst Rev* 2004;4:CD001048.

43. Peterson K, Carson S, Carney N. Hypothermia treatment for traumatic brain injury: a systematic review and meta-analysis. *J Neurotrauma* 2008;25(1):62–71.

44. McIntyre LA, Fergusson DA, Hebert PC, Moher D, Hutchison JS. Prolonged therapeutic hypothermia after traumatic brain injury in adults: a systematic review. *JAMA* 2003;289(22):2992–9.

45. Clifton GL, Miller ER, Choi SC, *et al.* Hypothermia on admission in patients with severe brain injury. *J Neurotrauma* 2002;19(3):293–301.

46. Bernard SA. The effect on outcome at hospital discharge of paramedic cooling compared with hospital cooling after resuscitation from cardiac arrest. *Australian New Zealand Clinical Trials Registry* 2005;ACTRN12605000179639.

47. Corwin HL, Gettinger A, Fabian TC, *et al.* Efficacy and safety of epoetin alfa in critically ill patients. *New Engl J Med* 2007;357(10):965–76.

48. Narayan RK, Michel ME, Ansell B, *et al.* Clinical trials in head injury. *J Neurotrauma* 2002;19(5):503–57.

49. Hutchison JS, Ward RE, Lacroix J, *et al.* Hypothermia therapy after traumatic brain injury in children. *New Engl J Med* 2008;358(23):2447–56.

50. Nichol AD, Trapani T, Murray L, Vallance S, Cooper DJ. Hypothermia in patients with brain injury: the way forward? *Lancet Neurol* 2011;10(5):405. Letter.

51. Polderman KH. Mechanisms of action, physiological effects, and complications of hypothermia. *Crit Care Med* 2009;37(7 Suppl):S186–202. Review.

52. Polderman KH, Herold I. Therapeutic hypothermia and controlled normothermia in the intensive care unit: practical considerations, side effects, and cooling methods. *Crit Care Med* 2009;37(3): 1101–20. Review.

53. Tokutomi T, Miyagi T, Morimoto K, Karukaya T, Shigemori M. Effect of hypothermia on serum electrolyte, inflammation, coagulation, and nutritional parameters in patients with severe traumatic brain injury. *Neurocrit Care* 2004;1(2):171–82.

54. Alderson P, Gadkary C, Signorini DF. Therapeutic hypothermia for head injury. *Cochrane Database Syst Rev* 2004;4:CD001048.

55. Bernard SA, Mac CJB, Buist M. Experience with prolonged induced hypothermia in severe head injury. *Crit Care* 1999;3(6):167–72.

56. Lykissas MG, Korompilias AV, Vekris MD, et al. The role of erythropoietin in central and peripheral nerve injury. *Clin Neurol Neurosurg* 2007;109(8):639–44.

57. Mammis A, McIntosh TK, Maniker AH. Erythropoietin as a neuroprotective agent in traumatic brain injury. *Surg Neurol* 2009;71(5):527–31; discussion 531. Review.

58. Bramlett HM, Dietrich WD. Pathophysiology of cerebral ischemia and brain trauma: similarities and differences. *J Cereb Blood Flow Metab* 2004;24(2):133–50.

59. Coleman T, Brines M. Science review: recombinant human erythropoietin in critical illness: a role beyond anemia? *Crit Care* 2004;8(5):337–41.

60. Yatsiv I, Grigoriadis N, Simeonidou C, et al. Erythropoietin is neuroprotective, improves functional recovery, and reduces neuronal apoptosis and inflammation in a rodent model of experimental closed head injury. *FASEB J* 2005;19(12):1701–3.

61. Ehrenreich H, Hasselblatt M, Dembowski C, et al. Erythropoietin therapy for acute stroke is both safe and beneficial. *Mol Med* 2002;8(8):495–505.

62. Lu D, Mahmood A, Qu C, et al. Erythropoietin enhances neurogenesis and restores spatial memory in rats after traumatic brain injury. *J Neurotrauma* 2005;22(9):1011–7.

63. Aydin A, Genc K, Akhisaroglu M, et al. Erythropoietin exerts neuroprotective effect in neonatal rat model of hypoxic-ischemic brain injury. *Brain Dev* 2003;25(7):494–8.

64. Catania MA, Marciano MC, Parisi A, et al. Erythropoietin prevents cognition impairment induced by transient brain ischemia in gerbils. *Eur J Pharmacol* 2002;437(3):147–50.

65. Cherian L, Goodman JC, Robertson C. Neuroprotection with erythropoietin administration following controlled cortical impact injury in rats. *J Pharmacol Exp Ther* 2007;322(2):789–94.

66. Brines ML, Ghezzi P, Keenan S, et al. Erythropoietin crosses the blood-brain barrier to protect against experimental brain injury. *Proc Natl Acad Sci USA* 2000;97(19):10526–31.

67. Alafaci C, Salpietro F, Grasso G, et al. Effect of recombinant human erythropoietin on cerebral ischemia following experimental subarachnoid hemorrhage. *Eur J Pharmacol* 2000;406(2):219–25.

68. Ning R, Xiong Y, Mahmood A, et al. Erythropoietin promotes neurovascular remodeling and long-term functional recovery in rats following traumatic brain injury. *Brain Res* 2011;1384:140–50.

69. Nichol AD, Cooper DJ. Can we improve neurological outcomes in severe traumatic brain injury? Something old (early prophylactic hypothermia) and something new (erythropoietin). *Injury* 2009;40(5):471–8. Review.

70. Corwin HL, Gettinger A, Fabian TC, et al. Efficacy and safety of epoetin alfa in critically ill patients. *New Engl J Med* 2007;357(10):965–76.

71. Corwin HL, Gettinger A, Pearl RG, et al. Efficacy of recombinant human erythropoietin in critically ill patients: a randomized controlled trial. *JAMA* 2002;288(22):2827–35. Comment.

72. Nirula R, Diaz-Arrastia R, Brasel K, Weigelt JA, Waxman K. Safety and efficacy of erythropoietin in traumatic brain injury patients: a pilot randomized trial. *Crit Care Res Pract* 2010, 209848.

73. Napolitano LM, Fabian TC, Kelly KM, et al. Improved survival of critically ill trauma patients treated with recombinant human erythropoietin. *J Trauma* 2008;65(2):285–97.

74. Robertson MC, Cade J, Cooper J, et al. A point prevalance survey of venous thromboembolism prophylaxis management in critically ill patients in Australia and New Zealand. *Anaesth Crit Care* 2007;33:79.

75. Crowther MA, Cook DJ, Griffith LE, et al. Deep venous thrombosis: clinically silent in the intensive care unit. *J Crit Care* 2005;20(4):334–40.

76. Corwin HL. Erythropoietin use in critically ill patients: forest and trees. *CMAJ* 2007;177(7):747–9.

77. Myburgh JA, Cooper DJ, Finfer SR, et al. Epidemiology and 12-month outcomes from traumatic brain injury in Australia and New Zealand. *J Trauma* 2008;64(4):854–62.

78. Hebert PC, Stanbrook M. Indication creep: physician beware. *CMAJ* 2007;177(7):697–9. Editorial.

79. Tonks A. Too much of a good thing. *BMJ* 2007;334(7601):978–80. Review.

80. Cook D, Crowther M, Cook D, Crowther M. Targeting anemia with erythropoietin during critical illness. *New Engl J Med* 2007;357(10):1037–9. Comment.

81. Zarychanski R, Turgeon AF, McIntyre L, Fergusson DA. Erythropoietin-receptor agonists in critically ill patients: a meta-analysis of randomized controlled trials. *CMAJ* 2007;177(7):725–34.

第18章

创伤性脊髓损伤的全球流行病学

Julio C. Furlan, Charles H. Tator

引言

流行病学能提供对发病率的评估,包括地区和时间发病率的评估,这对于科研、公共卫生政策的制定以及医疗保健系统的规划是必不可少的。创伤流行病学对于制定特定损伤的预防性策略是必需的。在20世纪70年代,美国加利福尼亚州的Kraus及其同事[1],发表了第一个基于社区的创伤性脊髓损伤的发病率和生存期的研究,发现创伤性脊髓损伤最常见于年轻人的机动车交通事故。本章回顾了世界范围内创伤性脊髓损伤的发病率和患病率,并在不同的地区和时间背景下解释其研究结果。

流行病学调查对于评估疾病的病因、临床特点及其随时间和地区的变化是有价值的。初期流行病学研究发现,年轻人机动车交通事故是创伤性脊髓损伤的最常见原因,而最近的研究却表明,脊髓损伤的年龄分布呈双峰频率曲线,中老年人的跌倒创伤也是常见原因[2]。这种流行病学概况的变化主要归因于人口老龄化,并且已经是许多国家公认的现象。本章回顾脊髓损伤地区和时间的变化,包括损伤原因、损伤水平和严重程度,并且阐释这些结果的地区差异性和时间趋势。本章还提出了未来流行病学调查研究在创伤性脊髓损伤患者的医疗保健计划及防护措施方面的潜在影响和观点。

定义和诊断

评估人群的疾病发病率,需要该疾病的诊断标准或规范的定义。因此,本章将创伤性脊髓损伤定义为创伤原因造成脊髓神经纤维束的损伤,破坏了上行感觉和下行运动信息的传递[1],导致脊髓损伤后患者出现运动、感觉和自主神经功能障碍。

尽管脊髓损伤有一般的定义,但是最常用的损伤严重程度分级本质上仅是根据运动和感觉功能制定的[3]。Frankel分级是最先根据损伤的严重程度进行分级的方法之一。最初的Frankel分级被列入美国脊髓损伤协会(American Spinal Injury Association, ASIA)损伤量表(Impairment Scale, AIS)的第一版。该版AIS进行了修订,被认为是目前最好的和最常用的创伤性脊髓损伤严重程度的分类方法。按照AIS最新的版本,A类是指骶段S4-S5感觉和运动功能完全缺失。而有残留感觉的脊髓损伤,被列为B类("在损伤水平以下,包括骶段S4-S5,有感觉,但没有运动功能")、C类(在神经水平以下保留运动功能,半数以上神经水平以下的关键肌肉的肌力根据医学研究委员会评分小于3),或D类(在神经水平以下保留运动功能,一半以上神经水平以下的关键肌肉的肌力根据医学研究委员会评分大于或等于3)。最后,E类是指脊髓损伤患者保留正常的感觉和运动功能。

虽然脊髓损伤水平的概念在文献中可能会有所不同,但通常指的是"神经水平"。ASIA标准中这一术语的定义是"两侧身体感觉和运动功能正常的最尾段的脊髓"[3]。

疾病频率的测量

疾病频率可以是发病率或患病率。发病率通常是指特定时间内一定人群中某种新病例出现的频率。创伤性脊髓损伤发病率是指每百万人口每年发生创伤性脊髓损伤的病例数。患病率是指在特定时间内一定人群中患有某临床病症的病例数所占的比例。创伤性脊髓损伤患病率通常表示为每百万人口每年发生创伤性脊髓损伤的病例数。

发病率在评估疾病频率时能够提供更多的信息,因为它相对不受疾病生存率的影响,有助于进行疾病的时间和地区比较。在过去的几十年间,由于创伤性脊髓损伤的生存率大幅度上升,使得发病率成为非常重要的评价方法。由于发病率和患病率都可能会受取样人群年龄分布的影响,因此比较总的发病率或患病率时也应该考虑被研究人群的年龄构成。这对于创伤性脊髓损伤人口统计学变化特别重要,如上文提及的人口老龄化。

脊髓损伤的发病率

　　最近一次系统回顾发现,自 1950 年以来发表的 53 个原始研究,评估了几乎每个大陆的创伤性脊髓损伤的发病率[4]。本文使用相同的搜索策略,更新了该系统回顾,并增加了两篇最近发表的论文[5,6]。创伤性脊髓损伤的年发病率(8~174)/100 万,但不同的国家和大洲之间存在很大差异(表 18.1)。在这些报道中,即使利用充分数据进行年龄分层,经年龄校正后的脊髓损伤发病率仍然存在地区差异。少数报道称,脊髓损伤的发病率具有时间变异性,但也没有明确的时间趋势。

表 18.1　全球各地区的创伤性脊髓损伤发病率

地理区域	年发病率/100 万	时间段	参考文献
加拿大安大略省	41.7	1994~1996	47
加拿大安大略省	40.8	1997~2000	14
加拿大马尼托巴省	40	1981~1984	48
加拿大阿尔伯塔省	52.5	1997~2000	49
美国阿拉斯加州	83	1991~1993	12
美国阿肯色州	28.5	1980~1989	50
美国科罗拉多州	29.9	1986~1990	15
美国俄克拉荷马州	51	1988~1990	51
美国犹他州	43	1989~1991	52
美国	40.1	1970~1977	7
美国肯塔基州和印第安纳州	25.2	1993~1998	53
美国密西西比州	77	1992~1994	54
美国加利福尼亚州	40	1992~1997	55
美国	30	1975	23
美国明尼苏达州	54.8	1935~1981	16
美国西弗吉尼亚州	25	1985~1988	56
美国	50	1974	26
美国纽约州	43	1982~1988	57
格陵兰岛	26	1965~1986	58
丹麦	9.2	1975~1984	8
冰岛	21.6	1973~1989	8
保加利亚普罗夫迪夫州	130.6	1983~1992	59
爱尔兰	13.1	2000	60
荷兰	12.1	1994	61
土耳其东南安纳托利亚	12.1	1990~1999	62
土耳其东南部	16.9	1994	63
土耳其伊斯坦布尔	20.8	1992	64
土耳其	12.7	1992	65
葡萄牙中心区	57.8	1989~1992	10
挪威西部	16.3	1952~2001	19
芬兰	86	1970~2004	17
芬兰	13.8	1976~2005	20
罗马尼亚布加勒斯特	28.5	1992~1993	66
联邦德国	36	1983	67
意大利威内托	14.3	1994~1995	68
西班牙	8	1984~1985	69
法国	19.4	2000	70
约旦	18	1988~1993	71
伊朗德黑兰	44	2003~2008	5
俄罗斯新西伯利亚	29.7	1989~1993	72
日本	39.4	1990	73
日本	40.2	1990~1992	74
中国台湾	174	2000~2003	13
日本冈山县	28.6	1988~1989	75

(待续)

（续表）

地理区域	年发病率/100万	时间段	参考文献
中国台湾台北市	14.6	1978~1981	76
中国台湾	18.8	1992~1996	9
中国台湾花莲县	56.1	1986~1990	77
中国天津市	23.7	2004~2008	6
澳大利亚	17.3	1997	31
澳大利亚	14.5	1998~1999	11
澳大利亚新南威尔士州	18.3	1986~1992	21
新西兰	77	1988	78
新西兰	43.3	1979~1988	79
斐济	10	1986~1991	18

发病率的地区差异

在北美,主要基于美国或加拿大的人口数据研究发现,创伤性脊髓损伤的年发病率为(25~83)/100万。在欧洲,估计年发病率为(8~130.6)/100万,这是基于包括保加利亚、丹麦、芬兰、法国、德国、冰岛、爱尔兰、意大利、挪威、葡萄牙、罗马尼亚、西班牙、荷兰和土耳其等国家的人群研究。在亚洲,创伤性脊髓损伤的年发病率范围为(14.6~174)/100万。亚洲研究大多来自中国台湾和日本,但也有来自俄罗斯、伊朗和约旦的单独报道。在大洋洲,估计年发病率为(10~77)/100万,这是基于澳大利亚、新西兰和斐济人口的研究。利用英语文献系统性搜索方法,没有查到有关非洲国家创伤性脊髓损伤发病率的报道。

这些发病率数据说明欧洲和亚洲大陆的人群具有较大的差异性;在比较大洋洲和美洲的发病率时,可见其具有更大的变化范围,这两大洲主要是澳大利亚、加拿大和美国人群。虽然尚无结论性的研究解释这些差异,但我们推测正是由于社会、经济、医疗卫生系统和公共卫生政策在欧洲和亚洲的多样性导致其人群健康状况,包括创伤性脊髓损伤的差别。另一种解释是方法学的问题和受到数据收集准确性及一致性的限制导致上述差异。事实上,由于缺乏登记和数据库的验证研究,建议人们谨慎地比较来自不同国家的数据。研究某种疾病或临床特征的发病率和患病率时,低估分子是主要的方法论问题。另一个可能影响结果的关键因素是人群年龄分布差异的潜在影响。基于人群研究并进行年龄校正后的发病率,包括年龄相关数据进行分析后,仍然可以看到年龄校正后的发病率[7-13](图18.1)在各国家之间有相当大的差异。因此,年龄分布的差异不能作为导致各国脊髓损伤发病率差异的唯一原因。

发病率的时间差异

人们在创伤性脊髓损伤发病率评估的研究中,发现其至少在两个不同的时间段具有时间趋势（表18.2）。大多数研究发现,创伤性脊髓损伤的发病率,在两个或两个以上的时间段中,都有随着时间的推移而增加的趋势。例外的是,在冰岛、中国台湾、新南威尔士州和澳大利亚,发病率随时间推移而有所下降。在1997年至2000年,伦敦(安大略省,加拿大)的创伤性脊髓损伤每百万人口年发病率从21人增加到49[14]。现此类似,1986年至1990年,科罗拉多州(美国)每百万人口的年发病率从26.5上升到38.8[15]。在一个更广泛的时间范围内,另一项人群的研究报道称,奥姆斯特德县(明尼苏达州,美国)的创伤性脊髓损伤每百万人口的年发病率大幅增加,从1935年至1994年的22.2上升到1975年至1981年的70.8[16]。在芬兰的一项研究中,发病率增加了一倍以上,从1970年至2004年,年发病率从52上升到120[17]。人们在斐济也观察到发病率上升,1986年至1991年,发病率从5.6上升至17.9[18]。最近的研究发现,在挪威西部,每百万人口年发病率从20世纪50年代的6.2上升到20世纪90年代的26.3[19]。

Ahoniemi及其同事在芬兰的第一项研究报道中称,从1976年到2005年的30余年间,发病率没有显著变化,但没有公布具体的数据[20]。相比之下,中国台湾的研究报道称,每百万人口年发病率在1993年为24.5,但在1996年只有17.2,呈现下降趋势[9]。在澳大利亚新南威尔士地区,1986年发病率为21.6,1992年为15.6[21]。与此类似,20世纪70年代冰岛的年发病率为24/100万,在随后的10年下降到18/100万[22]。

脊髓损伤发病率的时间趋势差异可能反映了损伤预防措施的影响。未来的研究应考虑特定地区预防措施的效果,使其他国家也能应用这些预防措施并发挥其优势。芬兰的两个研究报道之间存在相反的时间变化趋势[17,20],其原因并不明确,这表明估计疾病的发病率时,合适的样本和可靠的统计数据等方法学问题

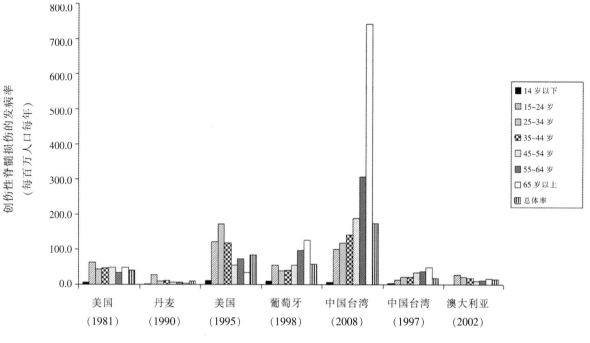

图 18.1 年龄校正后的各国创伤性脊髓损伤发病率。

发挥了重要作用。

脊髓损伤的年发病率

来自许多国家的基于人口的调查显示,创伤性脊髓损伤每百万人口年发病率为(50~906)(表 18.3)。与上述脊髓损伤发病率的研究类似,在世界各地存在着相当大的患病率差异。仅有欧洲两项人群研究提供年发病率的时间比较,均表明患病率呈增加趋势。

年发病率的地区差异

年发病率的研究表明,不同地区的创伤性脊髓损伤人数变化很大(以每百万人口计算)。在美国,估计创伤性脊髓损伤年发病率为 50~906[23-26]。在瑞典和芬兰,年发病率分别为 227 和 280[27,28]。在尼泊尔和印度,年发病率分别为 92.5 和 849.8[29,30]。在澳大利亚,年发病率为 681[31]。目前还无法确定这些区域的差异是表示真正的人群差异,还是主要由方法问题造成。人们认识到,经济、生活质量和卫生保健系统条件的改善可以延长创伤性脊髓损伤患者的寿命[32,33]。当然,一些人口为基础的研究发现,创伤性脊髓损伤的患病率因发生率的增加而扩大了[14-19]。如上所述,不恰当的分子和分母可能显著干扰患病率的评估。低估分子可导致较低患病率的偏差。

患病率的时间趋势

创伤性脊髓损伤的患病率除了存在地区差异外,有两项研究报道称最近几十年患病率呈增加的趋势。Griffin 及其同事的文章中提到,在奥姆斯特德(明尼苏达州,美国)年发病率从 20 世纪 50 年代的 197 增加至 20 世纪 80 年代的 473[25]。同样,Lakhey 及其同事发现,在达朗(尼泊尔)年发病率从 1997 年的 92.5 上升到 2001 年的 849.8[29]。

脊髓损伤的人口统计学

人口统计学指标与人群的社会和经济地位密切相关。发展中国家的人口通常呈金字塔形,这些国家拥有较大比例的年轻群体。不幸的是,与较发达国家相比,由于贫穷、安全问题和缺乏预防措施,这些人群存在更大的暴力或与损伤相关的死亡及伤残的风险。创伤性脊髓损伤更容易影响发展中国家的年轻男子,因为他们代表了相当一部分人群,并且更容易受到贫困、工伤和侵略性行为的伤害。

本病的年龄分布

Ackery 及其同事在系统评价中强调脊髓损伤发病年龄与经济和社会发展之间的潜在关系[34]。与发达国家相比,欠发达国家平均发病年龄较小(表 18.4)。例如,Dincer 及其同事报道在土耳其创伤性脊髓损伤的平均年龄为 26.8 岁,而加拿大平均年龄为 55.4 岁[35,36]。同样,随着发达国家"婴儿潮"一代的老龄化,在对不

表 18.2 创伤性脊髓损伤发病率的时间趋势

地理区域	年发病率/100 万	时间段	参考文献
加拿大安大略省	37.2	1994~1995	47
	46.2	1995~1996	
加拿人安大略省	21	1997	14
伦敦市	26	1998	
	44	1999	
	49	2000	
美国科罗拉多州	26.5	1986	15
	23.9	1987	
	24.7	1988	
	35.9	1989	
	38.8	1990	
美国明尼苏达州	22.2	1935~1944	16
奥姆斯特德县	70.8	1975~1981	
冰岛	24	1973~1982	22
	18	1983~1989	
挪威西部	6.2	1952~1956	19
	26.3	1997~2001	
芬兰	52	1970	17
	120	2004	
中国台湾	24.5	1993	9
	19.6	1994	
	18.2	1995	
	17.2	1996	
澳大利亚新南威	19.2	1986	21
尔士州	21.6	1987	
	20.3	1988	
	18.5	1989	
	18.8	1990	
	14.4	1991	
	15.6	1992	
斐济	5.6	1986	18
	17.9	1991	

表 18.3 创伤性脊髓损伤患病率的地区和时间趋势

地理区域	总患病率(/100 万)	期间患病率(/100 万)	参考文献
美国	906(1975)	无资料	23
美国明尼苏达州	无资料	197(1950)	25
奥姆斯特德县		211(1960)	
		356(1970)	
		473(1980)	
美国	50(1974)	无资料	26
美国	721(1988)	无资料	24
瑞典斯德哥尔摩	227(1975~1994)	无资料	27
芬兰赫尔辛基	280(1999)	无资料	28
尼泊尔达朗	无资料	92.5(1997)	29
		172.2(1998)	
		364.4(1999)	
		557.6(2000)	
		849.8(2001)	
印度克什米尔农村	110.1(1996)	无资料	30
澳大利亚	681(1980~1997)	无资料	31

疾病的性别分布

创伤性脊髓损伤的患病特点是男性高于女性。Ackery 及其同事的回顾文章证实,尽管各国之间存在巨大的社会、经济和文化差异,但男性受到创伤性脊髓损伤的风险均比女性更大[34]。在 1996 年至 2007 年的 10 年间,加拿大一所机构的研究数据结果显示,创伤性脊髓损伤的性别分布保持不变[38]。

大多数研究报道称,男性与女性的创伤性脊髓损伤比例为(3~4):1(表 18.4)。然而在一些欠发达国家,该比例远高于此,如津巴布韦、孟加拉国,比例分别为 8.1:1 和 7.5:1[39,40]。虽然没有任何文献解释这些比率升高的具体原因,但可能的原因是这些国家的女性大多留在家里,而男性则更容易受到工作或运动相关的损伤。

创伤性脊髓损伤的病因

除了创伤性脊髓损伤的发病率和患病率,分析脊髓损伤的原因对评估其全球的发展趋势和制定有效的预防策略至关重要。Ackery 及其同事在回顾文献中报道,较统一的脊髓损伤原因分类有助于不同国家和地区间的比较[34]。例如,在一些刊物中"坠落"类别包括工业和体育类。而且,一些分类,如交通类,包括了各种脊髓损伤的原因,而这些因素在不同国家的文化和社会中呈现多样性。

尽管存在这些差异,但大多数报道中创伤性脊髓损伤的主要原因包括机动车辆碰撞、自我诱发的伤

同人群进行比较研究时,较大影响了年龄相关的差异。Tator 及其同事报道称,1947 年至 1981 年加拿大东部的创伤性脊髓损伤平均年龄为 34.5 岁[37]。最近,Kattail 及其同事发现,1996 年至 2007 年同一地区的脊髓损伤平均年龄为 50 岁[38]。此外,由于较发达国家有较高的预期寿命以及先进的医疗保健,使得创伤性脊髓损伤后的生存时间较长。

需要注意的是,创伤性脊髓损伤仍然多发生于 20~40 岁之间,这是一个比较有生产能力的年龄段,因此常导致严重损伤和残疾,并将给社会和经济带来长期负担。另外值得注意的是,在老龄化人口中创伤性脊髓损伤分布呈双峰形状,在年轻人和中老年人同时存在高峰[38]。

表 18.4　各地区创伤性脊髓损伤频率的年龄、性别及损伤特点分布

地区	年份	年龄(岁)	男女比	损伤节段	损伤程度	参考文献
加拿大西部	1997~2000	中位数 35	2.5:1	颈段:61.5%	完全性损伤:18.2%	49
				胸段:34.4%	不完全性损伤:81.8%	
加拿大东部	1998~2000	均数 55.4	2.9:1	颈段:88%	AIS A、B:79.3%	36
					AIS C、D:20.7%	
美国	1992~1998	均数 32.6	4.0:1	颈段:76%	AIS A、B:80.7%	80
				胸段:24%	AIS C、D:19.3%	
美国	1973~1998	均数 32.3	4.4:1	截瘫:45.8%	完全性损伤:50%	81
				四肢瘫:53.5%	不完全性损伤:50%	
美国	1991~1995	主要年龄 14~34	5.6:1	未报道	完全性损伤:57.7%	82
					不完全性损伤:42.3%	
葡萄牙	1989~1992	均数 50.5	3.4:1	颈段:57.2%	完全性损伤:55.6%	10
				胸段:41%	不完全性损伤:44.4%	
意大利	1997~1999	均数 38.4	4.0:1	截瘫:56.5%	AIS A、B:51.5%	83
				四肢瘫:39.9%	AIS C、D:47.7%	
土耳其	1974~1985	均数 26.8	3.1:1	颈段:8%	完全性损伤:90%	35
				胸段:92%	不完全性损伤:10%	
德国	1976~1996	未报道	2.6:1	截瘫:63%	未报道	84
				四肢瘫:37%		
英国	1985~1988	均数 37.2	1.6:1	颈段:53%	未报道	85
				胸段:33.3%		
瑞典	1995	均数 31	4.3:1	颈段:41.6%	完全性损伤:41%	27
				胸段:36%	不完全性损伤:59%	
津巴布韦	1988~1994	主要年龄 20~40	8.1:1	颈段:51%	AIS A、B:59%	39
					AIS C、D:35%	
南非	1988~1993	主要年龄 20~29	4.0:1	颈段:25%	完全性损伤:66%	41
				胸段:63%	不完全性损伤:34%	
巴西	1988	均数 30.3	3.9:1	截瘫:64.9%	完全性损伤:87%	42
				四肢瘫:35.1%	不完全性损伤:23%	
以色列	1959~1992	均数 34.5	3.1:1	颈段:36.4%	AIS A、B:46.4%	86
				胸段:32%	AIS C、D:53.6%	
日本	1990	均数 48.5	4.3:1	颈段:74.3%	Frankel A、B 级:39.1%	73
				胸段:25.5%	Frankel C、D 级:39.9%	
孟加拉	1994~1995	主要年龄 10~40	7.5:1	截瘫:60%	未报道	40
				四肢瘫:40%		
俄罗斯	1989~1993	未报道	3.5:1	颈段:49%	Frankel A、B 级:43.9%	72
				胸段:27.5%	Frankel C、D 级:56.1%	
澳大利亚	1998~1999	主要年龄 15~24	3.2:1	颈段:57.7%	完全性损伤:37%	11
				胸段:24.9%	不完全性损伤:63%	

害、跌倒、运动、水上活动和暴力伤害(图 18.2)。在发达国家，机动车碰撞是创伤性脊髓损伤的首要原因，占其中 58%[10]，主要危害年轻人[11,36]。在这些国家中，跌倒通常是第二个最常见的原因(47%)，老年人通常会受影响[11,36]。相比之下，在发展中国家和不发达的国家，如孟加拉国、巴西、南非和土耳其，比较常见的原因是跌倒和暴力[35,40-42]。

在创伤性脊髓损伤全球性的原因分析中，人们认为，许多脊髓损伤是可以通过改进预防策略而避免的[34]。机动车碰撞是全球创伤性脊髓损伤的首要原因，可以预防的方案包括速度控制、安全防范措施(如

强制车辆中的司机和乘客使用安全带，并要求使用适合相应年龄和体重的儿童安全座椅)和公共活动刚性规则以减少危险行为，如严禁在酒精和药物影响下驾驶。由于人口老龄化，跌倒成为创伤性脊髓损伤第二个最常见的原因。许多预防方案针对老年人，如家庭辅助设备、跌倒预防方案、避免引起失衡的药物、教会促进身体平衡的锻炼，这些都显著减少了损伤的发病率和患病率。工伤预防方案包括教育，以及采用可以防止脊髓损伤的安全装置。在大多数国家，体育及休闲相关活动是第三个脊髓损伤的常见原因，因此预防策略应该包括教育和预防方案，如在参与体育或娱乐

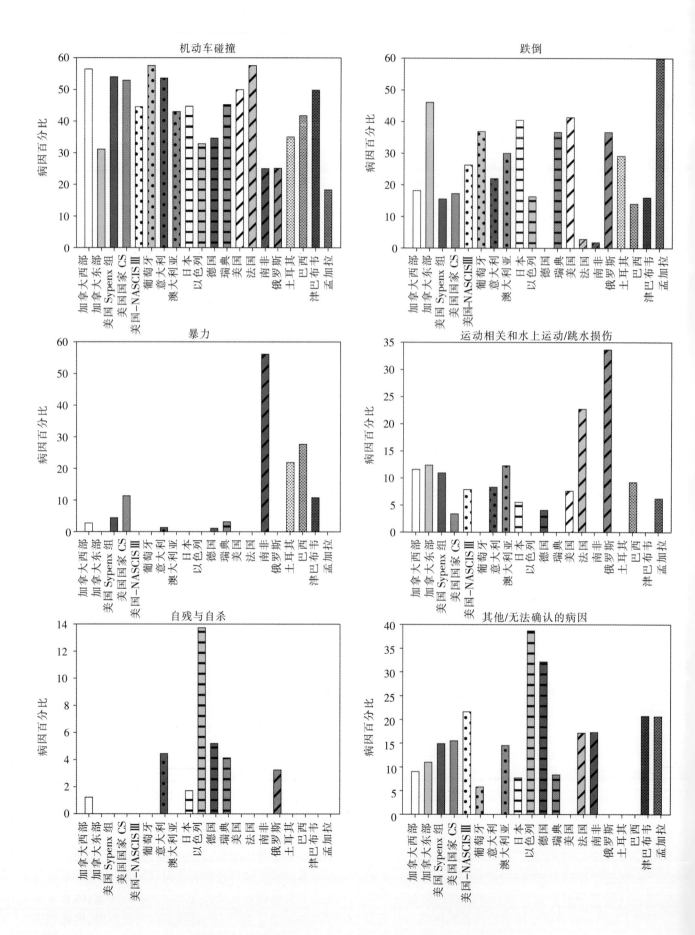

图 18.2 各国创伤性脊髓损伤原因(经 Ackery 等[34]许可后复制)。

的活动时，重视严格遵守规则和注意佩戴安全装备。在足球、橄榄球和冰球等体育项目中，这些措施的综合应用可以减少脊髓损伤的发病率[43,44]。

损伤特点

一般情况下，脊髓损伤的各种原因都与脊髓损伤的程度和严重性有关。例如，机动车碰撞通常会导致严重的伤害，颈髓损伤的比例较高；而跌倒通常会导致较轻的损伤，常见于胸、腰椎的损伤。早期死亡和相关的合并伤也与造成伤害的病因有关。例如，机动车事故比其他原因引起的脊髓损伤早期死亡率更高，更多出现合并伤，如头部、胸部和腹部受伤[45]。以往综述明确指出，创伤性脊髓损伤的原因存在着区域差异，由此可以推测不同国家的脊髓损伤特点也不同[34]。

脊髓损伤水平

虽然大多数文献描述了脊髓损伤的确切解剖水平（即颈椎、胸椎、腰椎或骶椎水平），但也有文献只区分四肢瘫和截瘫[34]。在脊髓损伤的人群研究中，颈髓水平和其他脊柱水平会有所不同（表 18.4）。脊髓损伤水平对个人和社会具有重要的意义，因为四肢瘫痪带来更多的功能缺陷和残疾，并且继发性并发症和再住院的频率更高。尽管来自南非的一个研究报道提及颈椎损伤率只有 25%，但在大多数国家，颈髓损伤却是最常见的脊髓损伤水平，发生率为 41.6%~76%（表 18.4）。一般情况下，颈髓损伤发病率在发达国家更高（加拿大达 76%），可能是由于在这些国家机动车碰撞是最常见的伤害原因。相比之下，发展中国家的其他脊髓损伤发病率更高（在南非高达 75%，暴力是其常见的脊髓损伤原因）。

脊髓损伤的严重性

无论是发达国家还是发展中国家，在评估脊髓损伤严重程度时通常使用 AIS 标准（表 18.4），但在 1995 年前进行的研究中，神经分类普遍采用 Frankel 分级。使用术语"完全性和不完全性脊髓损伤"可能引起误解，因为完全性损伤可能表示完全的运动损伤（即 AIS A 或 B），或者可能是运动和感觉完全性脊髓损伤的同义词（即仅是 AISA）。大多数国家表现出更多的较严重的脊髓损伤（AIS/Frankel 等级 A、B 或完全性损伤）。然而，最近来自发达国家，包括加拿大、瑞典、俄罗斯和澳大利亚的研究表明，不完全性脊髓损伤占主导地位。医疗保健系统也可以影响损伤的严重程度。例如，人们已经发现建立急性脊髓损伤部门，可以减少早期死

亡率并提高不完全性损伤与完全性损伤的比率[37,46]。研究中缺乏标准化可能在判断脊髓损伤严重程度的差异中起到重要作用。其中一个因素可能是公认的首个 48 小时内最初神经系统评估具有变异性，以及已知的创伤后第一年患者具有重大神经功能改善的能力[3]。鉴于此，在任何报道中我们均应考虑脊髓损伤的分级。例如，不完全性脊髓损伤的比例在康复期高于急性损伤期。

小结

各国创伤性脊髓损伤流行病学情况有很大的差别。虽然这些差异可能是方法不一致或数据不完整造成的，但是各国的社会经济因素、文化多样性、公共健康政策包括工伤预防措施和医疗保健系统，造成脊髓损伤流行病学的差异仍然显著。

文献中证据的主体强调预防脊髓损伤最大限度地减少个人的痛苦和社会负担的重要性。虽然已有几个公认的减少脊髓损伤风险计划，但是多数研究表明许多国家在过去的几十年中，创伤性脊髓损伤的发病率越来越高。因此，研究报道称，在过去的几十年中，由于医疗保健系统和福利计划受到财务影响，创伤性脊髓损伤的患病率不断上升。本文认为，在脊髓损伤中，流行病学研究和预防措施是紧密相关的，对减轻个人和社会负担都是必不可少的。

（赵思源 田增民 译）

参考文献

1. Kraus JF, Franti CE, Riggins RS, Richards D, Borhani NO. Incidence of traumatic spinal cord lesions. *J Chronic Dis* 1975;28(9):471–92.

2. Furlan JC. Aging population and traumatic spinal cord injury. In Berkovsky TC, ed. *Handbook of Spinal Cord Injuries: Types, Treatments and Prognosis*. New York: Nova Science; 2009. pp. 427–46.

3. Furlan JC, Fehlings MG, Tator CH, Davis AM. Motor and sensory assessment of patients in clinical trials for pharmacological therapy of acute spinal cord injury: psychometric properties of the ASIA Standards. *J Neurotrauma* 2008;25(11):1273–301.

4. Furlan JC, Krassioukov AV, Miller WC, von Elm E. Epidemiology of traumatic SCI. In Eng JJ, Teasell RW, Miller WC, *et al.*, eds. *Spinal Cord Injury Rehabilitation Evidence*, 3rd ed. Vancouveri; 2010. pp. 1–15.

5. Rahimi-Movaghar V, Saadat S, Rasouli MR, *et al.* Prevalence of spinal cord injury in Tehran, Iran. *J Spinal Cord Med* 2009;32(4):428–31.

6. Ning GZ, Yu TQ, Feng SQ, et al. Epidemiology of traumatic spinal cord injury in Tianjin, China. *Spinal Cord* 2011;49(3):386–90.

7. Bracken MB, Freeman DH, Jr., Hellenbrand K. Incidence of acute traumatic hospitalized spinal cord injury in the United States, 1970–1977. *Am J Epidemiol* 1981;113(6):615–22.

8. Biering-Sorensen E, Pedersen V, Clausen S. Epidemiology of spinal cord lesions in Denmark. *Paraplegia* 1990;28(2):105–18.

9. Chen HY, Chiu WT, Chen SS, et al. A nationwide epidemiological study of spinal cord injuries in Taiwan from July 1992 to June 1996. *Neurol Res* 1997;19(6):617–22.

10. Martins F, Freitas F, Martins L, Dartigues JF, Barat M. Spinal cord injuries–epidemiology in Portugal's central region. *Spinal Cord* 1998;36(8):574–8.

11. O'Connor P. Incidence and patterns of spinal cord injury in Australia. *Accid Anal Prev* 2002;34(4):405–15.

12. Warren S, Moore M, Johnson MS. Traumatic head and spinal cord injuries in Alaska (1991–1993). *Alaska Med* 1995;37(1):11–9.

13. Yang NP, Deng CY, Lee YH, et al. The incidence and characterisation of hospitalised acute spinal trauma in Taiwan – a population-based study. *Injury* 2008;39(4):443–50.

14. Pickett GE, Campos-Benitez M, Keller JL, Duggal N. Epidemiology of traumatic spinal cord injury in Canada. *Spine (Phila Pa 1976)* 2006;31(7):799–805.

15. Starr-Bocian J. Colorado's experience. Spinal cord injuries: five years of support and surveillance. *Colo Med* 1991;88(9):260–1.

16. Griffin MR, Opitz JL, Kurland LT, Ebersold MJ, O'Fallon WM. Traumatic spinal cord injury in Olmsted County, Minnesota, 1935–1981. *Am J Epidemiol* 1985;121(6):884–95.

17. Kannus P, Niemi S, Palvanen M, Parkkari J. Continuously increasing number and incidence of fall-induced, fracture-associated, spinal cord injuries in elderly persons. *Arch Intern Med* 2000;160(14):2145–9.

18. Maharaj JC, Cameron ID. Increase in spinal injury among rugby union players in Fiji. *Med J Aust* 1998;168(8):418.

19. Hagen EM, Rekand T, Gilhus NE, Gronning M. Diagnostic coding accuracy for traumatic spinal cord injuries. *Spinal Cord* 2009;47(5):367–71.

20. Ahoniemi E, Alaranta H, Hokkinen EM, Valtonen K, Kautiainen H. Incidence of traumatic spinal cord injuries in Finland over a 30-year period. *Spinal Cord* 2008;46(12):781–4.

21. Yeo JD. Prevention of spinal cord injuries in an Australian study (New South Wales). *Paraplegia* 1993;31(12):759–63.

22. Knutsdottir S. Spinal cord injuries in Iceland 1973–1989. A follow up study. *Paraplegia* 1993;31(1):68–72.

23. DeVivo MJ, Fine PR, Maetz HM, Stover SL. Prevalence of spinal cord injury: a reestimation employing life table techniques. *Arch Neurol* 1980;37(11):707–8.

24. Harvey C, Rothschild BB, Asmann AJ, Stripling T. New estimates of traumatic SCI prevalence: a survey-based approach. *Paraplegia* 1990;28(9):537–44.

25. Griffin MR, O'Fallon WM, Opitz JL, Kurland LT. Mortality, survival and prevalence: traumatic spinal cord injury in Olmsted County, Minnesota, 1935–1981. *J Chronic Dis* 1985;38(8):643–53.

26. Kalsbeek WD, McLaurin RL, Harris BS, 3rd, Miller JD. The National Head and Spinal Cord Injury Survey: major findings. *J Neurosurg* 1980;Suppl:S19–31.

27. Levi R, Hultling C, Nash MS, Seiger A. The Stockholm spinal cord injury study: 1. Medical problems in a regional SCI population. *Paraplegia* 1995;33(6):308–15.

28. Dahlberg A, Kotila M, Leppanen P, Kautiainen H, Alaranta H. Prevalence of spinal cord injury in Helsinki. *Spinal Cord* 2005;43(1):47–50.

29. Lakhey S, Jha N, Shrestha BP, Niraula S. Aetioepidemiological profile of spinal injury patients in Eastern Nepal. *Trop Doct* 2005;35(4):231–3.

30. Razdan S, Kaul RL, Motta A, Kaul S, Bhatt RK. Prevalence and pattern of major neurological disorders in rural Kashmir (India) in 1986. *Neuroepidemiology* 1994;13(3):113–9.

31. O'Connor PJ. Forecasting of spinal cord injury annual case numbers in Australia. *Arch Phys Med Rehab* 2005;86(1):48–51.

32. Strauss DJ, Devivo MJ, Paculdo DR, Shavelle RM. Trends in life expectancy after spinal cord injury. *Arch Phys Med Rehab* 2006;87(8):1079–85.

33. DeVivo MJ, Krause JS, Lammertse DP. Recent trends in mortality and causes of death among persons with spinal cord injury. *Arch Phys Med Rehab* 1999;80(11):1411–9.

34. Ackery A, Tator C, Krassioukov A. A global perspective on spinal cord injury epidemiology. *J Neurotrauma* 2004;21(10):1355–70.

35. Dincer F, Oflazer A, Beyazova M, et al. Traumatic spinal cord injuries in Turkey. *Paraplegia* 1992;30(9):641–6.

36. Krassioukov AV, Furlan JC, Fehlings MG. Medical co-morbidities, secondary complications, and mortality in elderly with acute spinal cord injury. *J Neurotrauma* 2003;20(4):391–9.

37. Tator CH, Duncan EG, Edmonds VE, Lapczak LI, Andrews DF. Changes in epidemiology of acute spinal cord injury from 1947 to 1981. *Surg Neurol* 1993;40(3):207–15.

38. Kattail D, Furlan JC, Fehlings MG. Epidemiology

and clinical outcomes of acute spine trauma and spinal cord injury: experience from a specialized spine trauma center in Canada in comparison with a large national registry. *J Trauma* 2009;67(5): 936–43.

39. Levy LF, Makarawo S, Madzivire D, *et al*. Problems, struggles and some success with spinal cord injury in Zimbabwe. *Spinal Cord* 1998;36(3):213–8.

40. Hoque MF, Grangeon C, Reed K. Spinal cord lesions in Bangladesh: an epidemiological study 1994-1995. *Spinal Cord* 1999;37(12):858–61.

41. Hart C, Williams E. Epidemiology of spinal cord injuries: a reflection of changes in South African society. *Paraplegia* 1994;32(11):709–14.

42. da Paz AC, Beraldo PS, Almeida MC, *et al*. Traumatic injury to the spinal cord. Prevalence in Brazilian hospitals. *Paraplegia* 1992;30(9):636–40.

43. Tator CH. *Catastrophic Injuries in Sports and Recreation, Causes and Prevention: A Canadian Study.* Toronto: University of Toronto Press; 2008.

44. Tator CH, Provvidenza C, Cassidy JD. Spinal injuries in Canadian ice hockey: an update to 2005. *Clin J Sport Med* 2009;19(6):451–6.

45. Meguro K, Tator CH. Effect of multiple trauma on mortality and neurological recovery after spinal cord or cauda equina injury. *Neurol Med Chir (Tokyo)* 1988;28(1):34–41.

46. Tator CH, Duncan EG, Edmonds VE, Lapczak LI, Andrews DF. Neurological recovery, mortality and length of stay after acute spinal cord injury associated with changes in management. *Paraplegia* 1995;33(5):254–62.

47. Pickett W, Simpson K, Walker J, Brison RJ. Traumatic spinal cord injury in Ontario, Canada. *J Trauma* 2003;55(6):1070–6.

48. Hu R, Mustard CA, Burns C. Epidemiology of incident spinal fracture in a complete population. *Spine (Phila Pa 1976)* 1996;21(4):492–9.

49. Dryden DM, Saunders LD, Rowe BH, *et al*. The epidemiology of traumatic spinal cord injury in Alberta, Canada. *Can J Neurol Sci* 2003;30(2): 113–21.

50. Acton PA, Farley T, Freni LW, *et al*. Traumatic spinal cord injury in Arkansas, 1980 to 1989. *Arch Phys Med Rehab* 1993;74(10):1035–40.

51. Price C, Makintubee S, Herndon W, Istre GR. Epidemiology of traumatic spinal cord injury and acute hospitalization and rehabilitation charges for spinal cord injuries in Oklahoma, 1988–1990. *Am J Epidemiol* 1994;139(1):37–47.

52. Thurman DJ, Burnett CL, Beaudoin DE, Jeppson L, Sniezek JE. Risk factors and mechanisms of occurrence in motor vehicle-related spinal cord injuries: Utah. *Accid Anal Prev* 1995;27(3):411–5.

53. Burke DA, Linden RD, Zhang YP, Maiste AC, Shields CB. Incidence rates and populations at risk for spinal cord injury: a regional study. *Spinal Cord* 2001;39(5):274–8.

54. Surkin J, Gilbert BJ, Harkey HL, 3rd, Sniezek J, Currier M. Spinal cord injury in Mississippi. Findings and evaluation, 1992–1994. *Spine (Phila Pa 1976)* 2000;25(6):716–21.

55. Marshall LF. Epidemiology and cost of central nervous system injury. *Clin Neurosurg* 2000;46:105–12.

56. Woodruff BA, Baron RC. A description of nonfatal spinal cord injury using a hospital-based registry. *Am J Prev Med* 1994;10(1):10–4.

57. CDC. Current trends in traumatic spinal cord injury - New York, 1982–1988. In *Centers for Disease Control and Prevention.* CDC, 1991;40(31):535–7.

58. Pedersen V, Muller PG, Biering-Sorensen F. Traumatic spinal cord injuries in Greenland 1965–1986. *Paraplegia* 1989;27(5):345–9.

59. Stavrev P, Kitov B, Dimov S, Kalnev B, Petrov K. Incidence of spinal cord injuries in Plovdiv and Plovdiv region, Bulgaria. *Folia Med (Plovdiv)* 1994;36(4):67–70.

60. O'Connor RJ, Murray PC. Review of spinal cord injuries in Ireland. *Spinal Cord* 2006;44(7):445–8.

61. van Asbeck FW, Post MW, Pangalila RF. An epidemiological description of spinal cord injuries in The Netherlands in 1994. *Spinal Cord* 2000;38(7):420–4.

62. Gur A, Kemaloglu MS, Cevik R, *et al*. Characteristics of traumatic spinal cord injuries in south-eastern Anatolia, Turkey: a comparative approach to 10 years' experience. *Int J Rehabil Res* 2005;28(1):57–62.

63. Karamehmetoglu SS, Nas K, Karacan I, *et al*. Traumatic spinal cord injuries in southeast Turkey: an epidemiological study. *Spinal Cord* 1997;35(8): 531–3.

64. Karamehmetoglu SS, Unal S, Karacan I, *et al*. Traumatic spinal cord injuries in Istanbul, Turkey. An epidemiological study. *Paraplegia* 1995;33(8): 469–71.

65. Karacan I, Koyuncu H, Pekel O, *et al*. Traumatic spinal cord injuries in Turkey: a nation-wide epidemiological study. *Spinal Cord* 2000;38(11):697–701.

66. Soopramanien A. Epidemiology of spinal injuries in Romania. *Paraplegia* 1994;32(11):715–22.

67. Koning W, Frowein RA. Incidence of spinal cord injury in the Federal Republic of Germany. *Neurosurg Rev* 1989;12(Suppl 1):562–6.

68. Caldana L, Lucca L. Epidemiological remarks on traumatic spinal cord injuries and non- traumatic spinal cord diseases in Veneto 1994–1995. *Europa Medicophysica* 1998;34(3):159–68.

69. Garcia-Reneses J, Herruzo-Cabrera R, Martinez-Moreno M. Epidemiological study of spinal cord injury in Spain 1984–1985. *Paraplegia* 1991;28:180–90.

70. Albert T, Ravaud JF. Rehabilitation of spinal cord injury in France: a nationwide multicentre study of incidence and regional disparities. *Spinal Cord* 2005;43(6):357–65.

71. Otom AS, Doughan AM, Kawar JS, Hattar EZ. Traumatic spinal cord injuries in Jordan – an epidemiological study. *Spinal Cord* 1997;35(4):253–5.

72. Silberstein B, Rabinovich S. Epidemiology of spinal cord injuries in Novosibirsk, Russia. *Paraplegia* 1995;33(6):322–5.

73. Shingu H, Ikata T, Katoh S, Akatsu T. Spinal cord injuries in Japan: a nationwide epidemiological survey in 1990. *Paraplegia* 1994;32(1):3–8.

74. Shingu H, Ohama M, Ikata T, Katoh S, Akatsu T. A nationwide epidemiological survey of spinal cord injuries in Japan from January 1990 to December 1992. *Paraplegia* 1995;33(4):183–8.

75. Ide M, Ogata H, Tokuhiro A, Takechi H. Spinal cord injuries in Okayama Prefecture: an epidemiological study '88–'89. *J Uoeh* 1993;15(3):209–15.

76. Chen CF, Lien IN. Spinal cord injuries in Taipei, Taiwan, 1978–1981. *Paraplegia* 1985;23(6):364–70.

77. Lan C, Lai JS, Chang KH, Jean YC, Lien IN. Traumatic spinal cord injuries in the rural region of Taiwan: an epidemiological study in Hualien county, 1986–1990. *Paraplegia* 1993;31(6):398–403.

78. Danesh JN, Dixon GS, Caradoc-Davies TH. Epidemiology of spinal cord injury. *N Z Med J* 1991;104(915):295–6.

79. Dixon GS, Danesh JN, Caradoc-Davies TH. Epidemiology of spinal cord injury in New Zealand. *Neuroepidemiology* 1993;12(2):88–95.

80. Geisler FH, Coleman WP, Grieco G, Poonian D. Recruitment and early treatment in a multicenter study of acute spinal cord injury. *Spine (Phila Pa 1976)* 2001;26(24 Suppl):S58–67.

81. Nobunaga AI, Go BK, Karunas RB. Recent demographic and injury trends in people served by the Model Spinal Cord Injury Care Systems. *Arch Phys Med Rehab* 1999;80(11):1372–82.

82. Bracken MB, Shepard MJ, Holford TR, *et al*. Administration of methylprednisolone for 24 or 48 hours or tirilazad mesylate for 48 hours in the treatment of acute spinal cord injury. Results of the Third National Acute Spinal Cord Injury Randomized Controlled Trial. National Acute Spinal Cord Injury Study. *JAMA* 1997;277(20):1597–604.

83. Pagliacci MC, Celani MG, Zampolini M, *et al*. An Italian survey of traumatic spinal cord injury. The Gruppo Italiano Studio Epidemiologico Mielolesioni study. *Arch Phys Med Rehab* 2003;84(9):1266–75.

84. Exner G, Meinecke FW. Trends in the treatment of patients with spinal cord lesions seen within a period of 20 years in German centers. *Spinal Cord* 1997;35(7):415–9.

85. Aung TS, el Masry WS. Audit of a British centre for spinal injury. *Spinal Cord* 1997;35(3):147–50.

86. Catz A, Thaleisnik M, Fishel B, *et al*. Survival following spinal cord injury in Israel. *Spinal Cord* 2002;40(11):595–8.

第 19 章

脊柱损伤的分类和固定手术

Ricky Rasschaert，Thomas Kossmann

引言

脊柱和脊髓的创伤性损伤给受伤患者带来了破坏性的影响。脊柱损伤通过许多生物力学和神经系统变化结果触发了肌肉骨骼和神经系统复杂的相互作用。根据脊柱损伤的位置，神经损伤可能是非常严重的，可导致截瘫、四肢瘫，甚至死亡[1]。

尽管在过去几年对脊髓损伤进行了深入研究，完全性脊髓损伤患者的神经功能恢复仍然有限，患者的生活在许多方面受到严重的限制。脊髓损伤患者在初始伤害之后仍然面临着复杂的医学挑战，因为这些患者身体其他部位经常持续受到创伤。随之而来的神经功能缺损可能会引发其他并发症，包括肺功能不全、血压调节困难、胃肠道和泌尿系统的问题、体温调节紊乱以及压疮。这些并发症可能会影响患者的近期和远期恢复。

脊柱损伤的治疗目的是避免脊髓的二次损伤。虽然没有很好的办法可以防止脊髓损伤时的初始伤害，但是通过许多措施可以预防导致脊髓神经结构更大损伤的延迟性病理生理变化。脊柱骨折患者的治疗原则是重新建立脊柱骨性结构的稳定性，必要时进行脊髓减压。这不仅可以缓解机械性压迫，而且可以恢复脊髓充足的血液及氧供应，从而避免永久性的部分或完全截瘫和四肢瘫，并且能够试图逆转这些病理过程。

脊髓损伤治疗的历史里程碑

长久以来，脊柱损伤被认为是一种破坏性的状态。Edwin Smith 的纸莎草纸上记载，脊髓损伤在古埃及被认为是"一种不能治疗的疾病"。在这一记载中全面地描述了一个完全性颈脊髓损伤的患者：如果检查一个脖子脱位的人，你会发现他的两只胳膊和两条腿失去知觉，他的阴茎无法勃起，尿液不自主地流出。他

的身体卒中：两只眼睛布满了血丝；他的颈部椎骨脱位，破坏一直延伸到他的躯干，导致两条胳膊没有知觉——一种不可治疗的疾病。

当时推荐的治疗是卧床休息及支持疗法，这直到不久前仍然是一种通行的治疗措施。人们认为脊髓损伤是一种无法治愈的状态，这种观点一直持续到 20 世纪的初期[2-4]。

在公元前，古希腊的希波克拉底推荐几种技术治疗脊柱受伤，包括牵引治疗，其中一种方法是"在梯子上振荡"。患者被捆绑在一个梯子上，然后垂直摇动使身体的重量牵拉脊椎，以纠正和减少已有的错位[5]。Paulus Aeginata 首次描述了应用手术方法治疗脊髓损伤[6]。他指出，当脊柱椎体出现骨折并且压迫到脊髓时，应当去除压迫脊髓的骨片；对于导致疼痛的损伤，他还建议将骨折的棘突切除。遗憾的是，他并没有发表其手术的结果，但他也提醒读者，此手术过程中存在较高的风险。因为当时的手术技术和无菌程序的欠缺，限制了任何手术的成功[6]。

1815 年，Cline 建议去除骨折错位的椎骨。1887 年，Burrell 采用了石膏夹克以提高患者术后脊柱的稳定性。

真正的进步发生在 20 世纪后半期，前提是医疗、影像、手术技术、无菌术和康复医学的进步。诸如椎弓根螺钉、钩、棒、板、线、笼和水泥等神经骨科材料的发展，在随后的几十年里，真正彻底改变了脊髓损伤的治疗。

初步评估及治疗

对所有受伤患者的早期评估是使脊柱受伤的患者能够得到适当治疗和良好疗效的关键。体格检查必须能够清楚地显示出损伤的性质，以确定脊椎及神经组织实际和潜在的损害程度。在同一受伤过程中存在着相关联部位损伤的可能，如伤害到脑、内脏器官和四

肢。这些损伤尤其是任何神经功能方面的缺损，可以影响治疗方法和结果，因此需要在评估中被检测到。

所有脊柱受伤患者的最初治疗方法相同，即维持心肺功能的稳定和脊柱固定。适当的放射学评估也是必不可少的。现代影像学检查包括多层螺旋计算机断层扫描(CT)和磁共振成像(MRI)，综合这些检查的结果能够为确定脊髓和骨骼损伤的程度提供依据，以便于脊柱损伤的分类。在这些患者中使用专用的分类系统是很重要的。将一定范围内的损伤简化成适用的、重复性好的评估方法，可用于临床医生之间的交流，指导患者的个体化治疗，以及为研究提供基础。

在对一例 C2/C3 水平中央脊髓综合征(图 19.1)患者脊髓损伤的病理评估中，采用不同成像方式非常重要性。一名 33 岁的男性，在一场足球比赛中受伤。事件发生后，立即出现了完全性的四肢瘫，但其上下肢仍保留一些感觉。在抵达急诊室后，他的下肢再次能够移动，但是上肢仍然不能移动。感觉障碍存在于乳头水平以下，但此水平以上有完整的感觉。括约肌张力和反射正常。CT 检查显示 C3 棘突骨折，但没有其他迹象提示脊柱不稳。MRI 表现为一个典型的髓腔内 T2 序列高信号的中央脊髓病变(图 19.1A)。

患者被送往病房进行保守治疗与外部支具固定(费城颈托)。3 个月后他有所恢复，可以移动其上肢

(图 19.1B)。

可采用药物和(或)手术治疗脊柱(脊髓)损伤。然而在脊柱损伤患者的临床管理上，各国家之间存在相当大的不同，甚至在同一医疗机构内也是不同的。例如，尽管有动物模型与神经病学迹象显示脊髓损伤后早期干预可能是有益的，但脊髓损伤的减压手术时机仍存在争议[7]。另一个例子是类固醇作为神经保护剂治疗脊髓损伤后急性期的利弊存在争议[8]。

脊柱损伤患者的手术治疗仍存在几个方面的争议与讨论。何种类型的脊柱骨折应采取保守治疗或手术，仍没有达成共识。此外，在手术时机、外科技术、内固定植入物的种类以及减压手术的指征等方面也存在着争议。不同国家间的决策可能是多种多样的，因为这些决定受到诸多因素的影响，如脊柱损伤的类型、其他合并损伤、外科医生的经验、患者就医地点的基础设施及经济状况等。一个有趣的现象是，目前脊柱外科医生可以选择使用 300 种不同的植入系统治疗脊柱骨折。

本章旨在概述创伤性脊柱外伤的不同分类和脊柱损伤管理中的外科策略。

脊柱损伤管理的优先顺序

脊柱损伤初期管理的优先顺序概念与创伤性脑

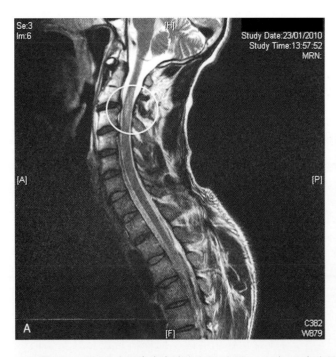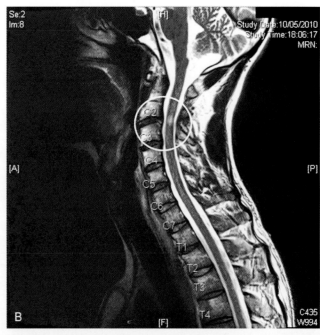

图 19.1 C2/C3 水平中央脊髓综合征(白圈)。一名 33 岁的男性，在一场足球比赛中受伤，事件发生后，他立即出现了完全性的四肢瘫，但在上肢和下肢仍保留一些感觉。抵达急诊室后，他的下肢能够再次移动，但未出现上肢的运动。乳头水平以下存在感觉障碍，此水平以上有完整的感觉。括约肌张力和反射正常。CT 检查显示 C3 棘突骨折，但没有其他征象提示脊柱不稳。MRI 显示在 T2 序列髓内高信号病灶(A)，为典型的中央脊髓病变。患者被送往病房进行保守治疗与外部支具固定(费城颈托)。3 个月后有所恢复，他的上肢可以移动(B)。

损伤的治疗非常相似:第一,要及时诊断和治疗脊柱压迫;第二,防止延迟性组织损伤;第三,确保为促进神经功能的恢复提供最佳的条件。为了防止进一步的损害,在脊柱损伤后需要立即进行固定,也就是说使受损的节段稳定。

占位性病变如血肿在脊柱损伤时较罕见,但如果确诊存在神经功能缺损,由于小关节脱位、椎管内的骨碎片或椎间盘破裂所造成的脊髓压迫,需要立即进行减压。为确保最佳的恢复条件,需要保持足够的脊髓灌注和氧供应,以防止缺氧或低血压等系统性的二次损伤。这一点对脊髓损伤的患者尤其重要,因为他们容易出现额外的并发症,包括肺不张、末梢静脉淤血、自主神经紊乱,最终导致下肢深静脉血栓和肺栓塞。

运用多学科整合的方法来管理脊髓病变患者具有十分重要的意义,在表 19.1 中用首字母“Attention! CHEST CARE”(注意! 胸部护理)突出了相应的医疗方法。

随着时间的推移,脊柱损伤患者的护理被转向日常生活中。在亚急性期,并发症的预防是最重要的,注意力逐渐从神经保护转向神经修复、神经再生和神经

表 19.1　管理脊髓病变患者:“注意! 胸部护理”

注意	A:ABC 急救法
	T:牵引和复位
	T:转换和更改体位
	E:早期康复治疗
	N:护理
	T:团队协作
	I:脊柱不稳定
	O:手术固定和减压
	N:营养保健
	E:情绪与心理护理
胸部	C:胸部护理
	H:心率(心动过缓)
	E:排空膀胱,膀胱训练初期:休眠
	S:睡眠呼吸暂停
	T:温度(体温过低)
护理	C:完整
	A:评估
	R:重复
	E:检查

Adapt from YS Kim. "Atlention! Chest care"—A catch phrase how to care for the cervical spinal cord ingury pathients. *J Neurotrauma* 1998; 15(1): 21 [36].

康复疗法。

分类系统

随着脊柱外科材料的发展和广泛运用,脊柱损伤在处理上出现了重大的变化。此外,对于脊柱损伤的程度的描述说法不一。因此,脊柱损伤分类系统的建立是为了提供一个共同的语言,这也是为了促进患者管理的标准化,并且便于在全球范围内比较管理和治疗方案的优劣。此外,分类系统的建立也便于将不同国家之间的多中心的预后信息进行比较,该系统还可以促进脊柱损伤患者的护理不断改进。一个好的分类系统应该是描述性的,能够体现预后,并且对于研究有促进作用。

神经功能缺损的分类

美国脊柱损伤协会提出了脊髓损伤的神经学分类国际标准 (International Standards for Neurological Classification of Spinal Cord Injury, ISNCSCI)[9]。

在这个方案中评估了关键的运动和感觉功能(表 19.2)。运动功能评分从 0(无)至 5(正常);而感觉功能为 0(无),1(受损)或 2(正常)。基于这些关键评估,ASIA 残损分级提出了从 A(完全性损伤)到 E(神经功能完好)的分级标准。此外,该标准明确了一些明显的临床神经系统综合征,这使得医生能够随时监测患者,也有利于对不同的研究结果进行比较。

脊柱损伤的分类

脊椎是一个复杂的结构,并具有独特的解剖特

表 19.2　ASIA 残损分级

A=完全性损伤。在骶段 S4-S5 无任何感觉或运动功能保留

B=不完全性感觉损伤。神经平面以下包括骶段 S4-S5[S4-S5 轻触觉,针刺觉,或肛门深压觉(DAP)]无运动但有感觉功能保留,且身体任何一侧运动平面以下无三个节段以上的运动功能保留

C=不完全性运动损伤。神经平面以下有运动功能保留,且单个神经损伤平面(NLI)以下超过一半的关键肌肌力小于 3 级(0~2 级)

D=不完全性运动损伤。神经平面以下有运动功能保留,且 NLI 以下至少有一半以上(一半或更多)的关键肌肌力大于或等于 3 级

E=正常。使用 ISNCSCI 检查所有节段的感觉和运动功能均正常,且患者既往有神经功能障碍,则分级为 E。既往无脊髓损伤者不能评为 E 级

点。现代分类系统考虑到了上颈椎、下颈椎、胸椎或腰椎的解剖结构差异因素,将这些脊柱段进行了不同的分类。

上颈椎(C0–C2)

上颈椎(C0–C2)的解剖结构是复杂的,根据损伤的位置,这一节段的损伤有不同的分类系统。

寰枕关节脱位(C0)是指颅底和C1/C2之间的韧带中断,这对脊柱稳定性有极大的影响[10]。

寰椎(C1)骨折通常是因头部受到轴向重击所致。C1的爆裂性骨折比较常见,也被称为Jefferson骨折[11]。原始描述是C1的前弓和后弓的骨折和侧块位移。现在"Jefferson骨折"通常是指寰椎有两处或三处的骨折。

枢椎骨折(C2)被分成三个不同的类别:齿状突骨折、创伤性枢椎滑脱(称为绞刑者骨折,Hangman骨折)和C2体部骨折。

枢椎齿状突骨折,根据Anderson和d'Alonzo的分类分为三种类型骨折[12]:

1型:骨折通过齿状突尖部。

2型:骨折通过齿状突基底部。

3型:骨折涉及C2体部。

Effendi根据损伤的机制将Hangman骨折或创伤性C2滑脱分为三型[13]:

Ⅰ型:轴向负荷及过伸。

Ⅱ型:过度伸展和屈曲反弹。

Ⅲ型:主要是屈伸反弹的扩展。

下颈椎(枢椎下)(C3–C7)

下颈椎损伤的分类包括:根据脊柱损伤机制的分类、根据骨折类型的分类以及综合各因素的分类。

根据机制的分类

三个基本机制是造成下颈椎骨折的原因:压缩、弯曲(即过度屈曲或过伸)和旋转。因此,这些骨折被分为压缩型、过曲–压缩型或过伸–压缩型和旋转型。创伤机制的不同使得某些类型易患某种损伤:过曲–压缩型通常发生韧带损伤或小关节脱位,而压缩损伤常造成爆裂性骨折,而复杂骨折往往伴有旋转因素。

根据骨折类型的分类

根据不同的骨折类型,目前已经提出了几个脊柱伤的分类系统[14-16]。然而,这些分类都没有被广泛使用,因为其在临床上的可靠性有很大的差别。

与此相反,由瑞士的Arheitsgemeinschaft fur Osteosynthese开发的AO分类已在脊柱中心广泛应用超过10年时间(www.aotrauma.org)。这个分类系统将下颈椎损伤的部位划分成两个柱。同样的原则也被用于胸腰椎受伤。

综合分类

在2008年,一种新的更全面的下颈椎损伤的分类被提出,即所谓的枢椎下损伤的分类(Subaxial Injury Classification,SLIC)[17,18]。这种分类方法包含三个主要的内容(表19.3):损伤的形态学、下颈椎的椎间盘韧带复合体和患者的神经状态。SLIC得分是基于对胸腰椎损伤分类(Thoraco-Lumbar Injury Classifica-

表19.3 枢椎下损伤分级系统(SLIC)

特征	分值
骨折形态学	
无异常	0
压缩	1
爆裂	2
牵张(如关节面错位、过伸)	3
旋转(如关节突脱位、不稳定脱位或高度扭曲的压缩损伤)	4
椎间盘韧带复合体	
完整	0
不确定(如单纯棘突间隙增大、仅有MRI信号改变)	1
断裂(如椎间隙增宽、关节突错位或脱位、后凸畸形)	2
神经损伤状态	
无损伤	0
神经根损伤	1
完全性脊髓损伤	2
不完全性脊髓损伤	3
持续脊髓压迫(有神经功能缺损的情况下)	+1

表19.4 胸腰椎损伤分级系统(TLICS)

特征	分值
损伤形态学	
压缩	1
爆裂	1
旋转	3
牵张	4
后韧带复合体完整性	
完整	0
不确定	2
断裂	3
神经损伤状态	
无损伤	0
神经根损伤	2
完全性损伤	2
不完全性损伤(脊髓或马尾)	3

tion，TLIC)（表 19.4)框架的验证，较其他分类已经表现出了良好的交互验证的可靠性[17,18]。分类的主要组成部分用数值表示；分数越高，表示有较差的预后结果和不稳定性增加（表 19.3 和表 19.4)。≥5 分则建议手术；得分≤3 建议非手术治疗；得分为 4 分的患者可以接受手术或非手术治疗。

胸腰椎骨折

在胸腰椎节段同时存在几个分类系统，但哪种方法最好目前没有达成共识。

三种被广泛接受的分类方法是：

Denis 三柱模型[19]；

AO/ Magerl 两柱模型[20]；

胸腰椎损伤分类系统或 TLICS[21]。

Denis 三柱模型的分类方法相对直观，并有利于解释脊柱创伤后的稳定性。前柱由前纵韧带及前半椎体和椎间盘构成。中间柱是形成稳定的必不可少的组成部分，包括椎体和椎间盘的后半部和后纵韧带。构成后柱的元素包括椎弓根、关节突关节、棘突和椎板。如果脊椎的两个或两个以上的柱受到损坏，则被认为是不稳定的。

Magerl-AO 分类是一个两柱的模式，按照 A 型（压缩)、B 型（牵张)、C 型（移位）的不同损伤机制，将骨折分为三大类。每一种类型又被细分为三个类别[20]。

由脊柱创伤研究组提出的胸腰椎损伤的分类系统或 TLICS（表 19.4)是这一节段脊柱损伤的最新分类方法[21]。与下颈椎损伤的 SLIC 分类方法类似，这一分类系统十分全面，主要基于损伤的形态学、后韧带复合体的完整性和患者的神经功能状态。每一个类别分别有相应的得分点数，并最终通过总分来辅助判断是否需要采取手术治疗。得分≥5 分时手术是有利的；如果得分≤3 则建议保守治疗；得分为 4 分时，保守治疗或手术干预均可。

手术和保守治疗

总体考虑

在初始阶段，评估颈椎损伤并有神经功能缺损的患者的重要功能和神经系统疾病是很有必要的。监测心脏、血流动力学和呼吸功能，并使平均动脉血压维持在高于 85mmHg。这个阈值被认为是维持脊髓灌注和氧合的低限。

在使用脊柱植入物之前，可采用保守治疗方法。下颈椎损伤的患者采用颈椎牵引、姿势还原或使用外部矫形器治疗。然而，患者在接受固定 3 个月后常常伴有多种并发症，导致发病率和死亡率的增加。放射学的进展以及 MRI 技术的运用使脊柱损伤的细节变得可视化。随着外科技术的进展和新型植入物的使用，外科固定手术更多地被运用于脊柱损伤。

上颈椎

寰枕关节脱位（C0)

寰枕关节脱位的患者死亡率高，多数患者没能活着到达医疗机构。大多数死里逃生的患者在他们的余生里仍然需要呼吸机的维持，并再也无法从这种状态中恢复。通常，这些患者患有闭锁综合征，这意味着他们完全清醒，但除了眨眼以外无法用其他的方式与他人沟通。

一些患者接受了颅颈融合的内固定手术，他们在一定程度上有所恢复。这一干预方式能提高颅颈交界处的稳定性，但以牺牲 50%的头部前后运动能力为代价，并且头颈部失去旋转能力。尽管接受了最好的护理，但大多数患者在几个月或几年后因心肺或感染等并发症死亡。

寰椎骨折（C1)

寰椎骨折（C1)普遍被认为是稳定的，可用颈托治疗。然而多数临床医师认为伴有横韧带受损的骨折是不稳定的，并建议其接受头-胸支具固定或 C1-C2 融合内固定手术[22]。

枢椎骨折（C2)

齿状突骨折患者的手术选择取决于骨折的类型。1 型骨折患者用颈托或 halo 外固定架保守治疗。2 型或 3 型骨折患者行早期内固定的指征包括：齿状突移位>5mm 和粉碎的齿状突骨折，外固定头-胸或 Minerva 支具没能达到良好的骨折对位，和（或）这些设备不能使骨折复位以及脱白。

Hangman 骨折通常运用费城颈托或头-胸支具的外固定治疗。手术内固定的指征包括：存在严重的 C2-C3 成角 (Effendi Ⅱb 型)，C2-C3 水平的椎间盘间隙中断(Effendi Ⅲ型)，或外固定不能实现和（或）保持良好的骨折对位。手术方法包括颈椎前路椎间盘切除、C2-C3 水平融合和后路棒/螺钉系统内固定。C2 体部骨折有各种不同的类型，但作为一般的原则，建议使用外固定装置[23-26]。

上颈椎多处骨折

由于寰枢椎节段独特的解剖结构和生物力学特性，合并寰枢椎骨折的治疗更具挑战性。多数的 C1-C2 骨折主张采用外固定。考虑手术固定和融合的指征包括：C1-C2 骨折伴有寰枢椎间隔≥5mm，或 C1-

Hangman 骨折伴有 C2-C3 水平成角≥11°[24]。

下颈椎（枢椎下）

这一节段的损伤有其自身的特点，因为常常伴有韧带损伤、小关节脱位和贯穿横突间的椎动脉损伤[25]。棘突或横突骨折虽然不影响稳定性，但韧带的受损可能会危及稳定性。在这些情况下，重要的是要排除椎动脉的创伤。钝击所致的血管损伤可能会影响到动脉壁内结构，从而导致创伤性动脉瘤，或在更极端的情况下，出现椎动脉夹层和血管闭塞。在临床上，最初受到这种伤害可能是无症状的，但有相当大的风险出现迟发性缺血性事件和卒中，尤其影响较大的是小脑，而脑干和脑的其他区域也会受累。对于这类损伤要保持高度的警惕性。即使没有明显的临床症状，也强烈建议对所有怀疑椎动脉损害的患者进行数字减影血管造影（DSA）、CT 血管造影或磁共振血管造影检查[26]。在椎动脉夹层损伤的情况下，全身抗凝是可选的治疗方法。

骨性结构手术治疗方案的选择可以是前路融合、椎体切除和使用其他椎体置换，或用钉棒、椎板夹系统行后路融合，或者联合应用这两种方法[25]。减压手术旨在解放受压的脊髓，尤其是如果病变是局灶性和位于前方。在这种情况下，前路手术较为合适[27]。

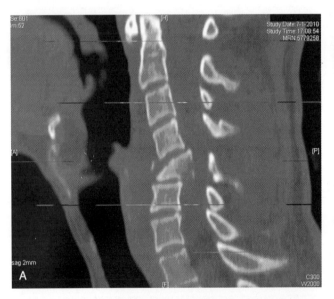
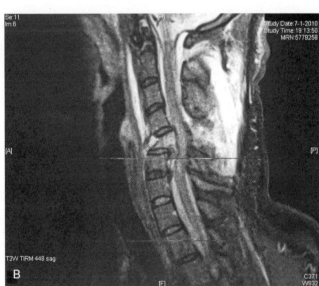
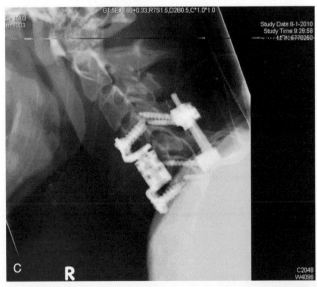
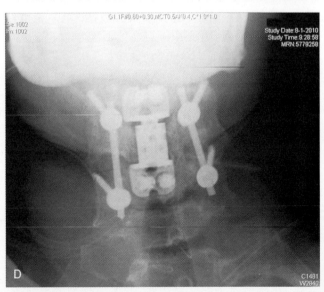

图 19.2 C5 骨折所致的不完全性四肢瘫。一名 32 岁男性，从 2 米高处坠落。受伤后立即出现完全性四肢瘫，只有双侧的二头肌肌力为 3 级。C6 以下出现完全性感觉丧失，阴茎异常勃起。CT 显示 C5 爆裂性骨折（A），MRI 显示额外脊髓损伤及椎管狭窄（B）。立即行 C5 椎体切除，并使用 VBR 笼进行 C4-C6 前路融合，然后通过后路棒/螺钉及侧块螺钉固定 C4 和 C6（C，D）。患者有一些轻微的神经功能恢复，但 C6 水平的不全性四肢瘫是永久性的。

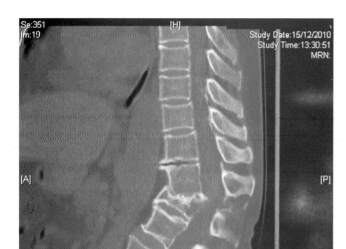

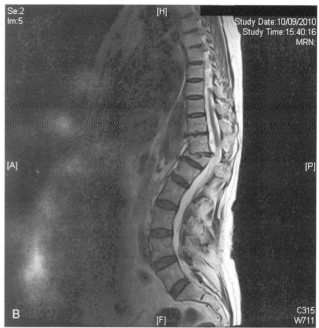

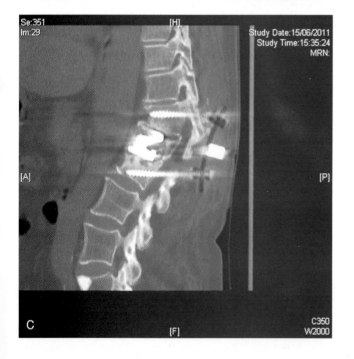

图 19.3　陈旧性 Th12 骨折愈合不良伴进行性后凸畸形和神经病变。一名 60 岁女性患者，25 年前 Th12 骨折并接受保守治疗。多年来，她逐渐出现了严重的后凸与 Th11 到 L1 的骨性联合(A,B)、疼痛及神经病变。她一天内接受了三个阶段的手术以纠正后凸畸形，减轻其对脊髓的压迫。首先，进行后路椎板切除术，切除小关节并放置了椎弓根螺钉(C)。然后患者取侧卧位，进行较小侵袭性的开胸手术以游离膈肌并切除部分椎体，用融合器将畸形复位。最后，患者再次回到俯卧位完成后路固定。

图 19.2 是一个典型的病例，因 C5 骨折所致的不全性四肢瘫，脊髓减压后进行了前路融合，然后进行了后路内固定。这是一名 32 岁男性，从 2 米高处坠落。受伤后即刻出现完全性四肢瘫，只有双侧的二头肌肌力为 3 级。C6 以下存在完全性感觉丧失，并且有阴茎异常勃起。CT 显示 C5 爆裂性骨折(图 19.2 A)，MRI 提示脊髓损伤以及椎管狭窄(图 19.2 B)。同一天进行了 C5 椎体切除，并利用 VBR 笼进行了 C4-C6 前路融合，然后通过后路棒/螺钉与侧块螺钉在 C4 和 C6 (图 19.2C,D)构建其稳定性。患者有一些轻微的神经功能恢复，但 C6 水平的不完全性四肢瘫是永久性的。

小关节脱位是下颈椎一种常见的损伤类型。单侧小关节及双侧小关节脱位常导致脊髓损伤。建议紧急行颅颈牵引闭合复位，以恢复解剖对位。在完全性截瘫患者中，应立即复位双侧绞锁的小关节。这种复位只有在全身麻醉下或神经肌肉完全阻滞时才能够成功。在位于较高的脊髓水平存在合并损伤时进行闭合复位可能是危险的，而开放复位则是首选方法。如果临床条件和时间允许，建议在尝试闭合复位前行 MRI 检查，以排除外伤性椎间盘突出。复位之后，建议先予以刚性外固定，然后用棒/螺钉或椎板夹系统行前路和后路融合。

胸椎

肋骨对胸椎运动有一定的限制作用,并且提供了额外的强度支撑,使得胸椎能够承受的压缩载荷比孤立的脊柱大 2~3 倍。放射韧带和肋横韧带结合各自的椎骨和肋骨,有助于进一步增加脊柱的稳定性。要有很大的力量才能破坏胸椎的完整性,因此胸椎骨折的发生率较低。暴力所致的胸椎损伤往往造成大量的合并损伤,累及升主动脉、肺、肋骨和胸骨。常见的是肋骨和胸骨骨折、血/气胸、肺和(或)心脏挫伤、主动脉剪切损伤。

重要的是椎管解剖最窄处位于胸椎 T6、T7 和 T8 左右的水平,如果此节段的脊椎存在损伤,脊髓损伤的风险更大。由于脊髓周围的空间有限,进入椎管的椎骨碎片可能会通过挤压或伤及脊髓而引起神经功能障碍。

对胸椎损伤患者的管理存在着相当大的差异性。一些外科医生认为,由于有肋骨的额外支撑,T2 和 T10 之间的所有骨折均是稳定的。然而,暴力所造成的骨折合并正常后凸畸形容易发展为渐进性后凸畸形。在创伤后后凸 20°以上的患者中,晚期疼痛综合征甚至神经病损并不罕见。这种情况下主张对脊椎进行固定,以防止进展为严重的胸椎后凸。还有一种选择是密切随访患者,在出现后凸时可以进行晚期固定。然而,外科手术治疗在稍晚阶段往往更加困难[28,29],如图 19.3。在这一病例中,一名 60 岁女性患者 25 年前患 Th12 骨折,并采取保守治疗。多年来,逐渐发展成为严重的后凸,Th11 到 L1 的骨性联合(图 19.3A,B),并出现疼痛和神经病损。她在一天内接受了三个阶段的手术,以纠正后凸畸形,减轻其对脊髓的压迫。首先,进行了后路椎板切除术,切除小关节并放置了椎弓根螺钉。然后患者取侧卧位,进行较小侵袭性的开胸手术以游离膈肌并切除部分椎体[30,31],并用可膨胀的笼将畸形复位。最后,患者再次回到俯卧位完成后路固定。

胸椎的固定手术可以经由后路、前路或联合入路的方法。即使完全性神经功能缺损的患者,也应及早行固定和康复治疗,其目的是为了尽快使脊柱稳定,以便于护理。方法的选择取决于损伤的类型。如果没有骨折碎片位于椎管中,应用棒/螺钉系统的后路内固定可能是优选,这一术式允许对椎骨骨折的上方和下方的两个层面进行融合。这种方法的缺点是将骨折上下的游离段囊括在内并固定。如果骨折的解剖结构能够完全愈合,可以在手术 8~12 个月后去除该结构。如果能够通过二期前路手术切除骨折的椎骨,并植骨或

植入替代物来重建脊柱,则较短的后路内固定是可行的。如果存在脊髓前方压迫,最好选择前一种方法。

在上胸椎(Th1-Th3)不能进行前路或经胸入路手术。这些节段只能够通过切开胸骨或肋骨横突切除术到达胸椎。胸骨切开术是一种侵袭性手术,可能导致患者的发病率增加。另一种方法是行肋骨横突切除术,这一入路允许通过一个切口进行上胸椎的前-后联合重建。

在 Th4 到 Th10 节段,右侧经胸入路是首选的方法。最初此方法采用经典的开胸手术。然而,开胸手术有大面积软组织破坏、大失血、永久性术后疼痛、肋间神经痛的风险[30]。因此人们提出了两种新的替代方法:经胸入路微创手术和胸腔镜手术[30,31]。

胸腔镜方法到达胸椎

胸腔镜方法代表了一种微创技术,使用多个接入端口,通过小切口、胸腔镜、拉钩、吸引器和细长器械进行脊柱手术的工作孔道。这一方法可以将失血、瘢痕、住院天数和缺勤减少到最低限度[30]。

然而,二维的视野意味着能够胜任这一工作的脊椎外科医生需要经过较长的学习周期曲线。并发症的处理困难,特别是出血。使用这种入路进行脊柱的重建可能是具有挑战性的。

经胸入路微创手术

经胸入路微创手术也被称为"开放式胸腔镜"入路,结合了胸腔镜手术的优点,该方法允许外科医生通过约 6cm 的开放小切口到达脊柱[30,31]。该切口足以满足医生的使用,但需要更长的工具。这种方法的优点在于立体视觉,甚至在操作过程中使用显微镜。使用胸腔镜的优势是在胸腔提供了额外的视野,使得器械护士、助手和其他工作人员能够通过观看屏幕跟上手术的进程,并预测医生的下一个步骤[30]。

胸腰椎和腰椎

在胸腰段和腰椎适用同等的原则。在这一节段脊柱损伤可以通过前路、后路或联合入路进行手术治疗。胸腰段以及腰椎的前部微创手术运用已有十年的时间[30]。

胸腰段及 L3 以上的腰椎通过左侧入路。L4 和 L5 水平可以通过经腹或腹膜后入路到达。

其他方法治疗脊柱骨折

另一种防止脊柱畸形的微创技术是注入骨水泥以稳定骨折的椎体。这些方法已经有不同的技术,被称为椎体成形术和椎体后凸成形术[32]。

最初用于治疗骨质疏松性椎体压缩性骨折的方法,现在正越来越多地用于治疗外伤或肿瘤骨折。

这些技术与其他治疗方法相比是否具有相当大的优势还存在争论,一项椎体成形术的随机试验没能证明这种新方法的优越性[33]。

经皮椎体成形术通常在透视引导下进行。Jamshidi 针通过椎弓根,一直到达椎骨深处。然后在透视引导下高压注入骨水泥,重新创建部分椎体高度并重新使椎体稳定。此方法一个潜在的并发症是骨水泥渗漏进入椎管。事实上椎体后壁骨折时,椎体成形术是禁忌。此外,骨水泥有可能泄漏进入血管,增加了到达肺部导致肺栓塞的风险。这些并发症在运用椎体后凸成形术时似乎较低。这两种技术之间的区别是,椎体后凸成形术置入针并将充满造影剂的气囊插入到椎体后,创建了一个空腔。一旦空腔形成则撤除气囊,随后注入黏稠水泥,从而减少了水泥泄漏的风险。不幸的是,与椎体成形术相比,椎体后凸成形术并没有被证明可以减少肺栓塞的概率。此外,椎体后凸成形术的成本比椎体成形术高得多。另一方面,椎体后凸成形术与椎体成形术均能较好地矫正畸形[32]。

围术期脊髓损伤的预防

每年进行脊柱手术的数量几乎成倍增加,特别是对非创伤性病例,因此这种特殊类型手术的相关并发症也成倍增加。在脊柱外科手术中,最可怕的不良后果之一是脊髓损伤具有潜在不可逆的神经功能缺损。幸运的是,这种现象在脊椎手术中的发病率较低,仅为 0%~3%。并发症的发生取决于病理性质、手术节段和手术入路。避免并发症的首要步骤是手术前使用高分辨率成像,在了解(中断的)解剖和血管结构的基础上,能够详细规划手术的策略。

术中神经监测(SSEP、MEP、EMG)可能在手术过程中进一步警告外科医生即将发生的损害,但这些方法也容易出现假阴性的结果。

迄今为止,还没有专门针对预防脊髓损伤围术期影响的研究报道。由于患者数量较少、在不同中心脊椎治疗的多样性以及随机过程的挑战性,尚没有进行随机对照临床试验。目前还缺乏脊柱损伤病理变化、治疗及预后的可靠数据。人们已经意识到这一不足,为了收集脊柱病理变化的细节,已经建立了数据注册。上述注册处之一是德国创伤学会的注册表,在此收集了有关脊柱骨折发病率、治疗和预后信息[34]。一个更具体的注册表是 Spine Tango,这里收集不同类型的脊柱病理信息,以及对手术并发症和疗效的影响[35]。

小结

脊髓损伤的治疗在过去十年中取得了实质性的进展。尤其是在急性期常规应用 MRI 成像,改进手术技术和专门的神经重症监护,改变了这些患者的管理,并有望改善他们的预后。可以预计,各种创新的神经修复、神经再生的方法,包括干细胞移植,可能为脊柱损伤的患者带来更好的生活质量。

(赵思源　田增民 译)

参考文献

1. Van Goethem JW, Maes M, Ozsarlak O, van den Hauwe L, Parizel PM. Imaging in spinal trauma. *Eur Radiol* 2005;15:582-90.

2. Elsberg CA. The Edwin Smith surgical papyrus and the diagnosis and treatment of injuries to the skull and spine 5000 years ago. *Ann Med Hint* 1981;8:271-9.

3. Elsberg CA. The anatomy and surgery of the Edwin Smith surgical papyrus. *J Mt Sinai Hosp* 1945;12:141-51.

4. Hughes JT. The Edwin Smith surgical papyrus: an analysis of the first case reports of spinal cord injuries. *Paraplegia* 1988;(2)71-82.

5. Adams F. *The Genuine Works of Hippocrates* [translated from the Greek]. Baltimore: Williams & Wilkins; 1939.

6. Adams F. *Paulus Aegineta*. London: Sydenham Society, 1846;Vol II:455-6,493-497.

7. Fehlings MG, Perrin RG. The timing of surgical intervention in the treatment of spinal cord injury: a systematic review of recent clinical evidence. *Spine* 2006;31(Suppl 11):S28-35.

8. Bracken MB, Shepard MJ, Hellenbrand KG, *et al.* Methylprednisolone and neurological function 1 year after spinal cord injury. Results of the National Acute Spinal Cord Injury Study. *J Neurosurg* 1992;76(1):23-31.

9. Maynard FM, Jr., Bracken MB, Creasey G, *et al.* International Standards for Neurological and Functional Classification of Spinal Cord Injury. American Spinal Injury Association. *Spinal Cord* 1997;35(5):266-74.

10. Garrett M, Consiglieri G, Kakarla UK, Chang SW, Dickman CA. Occipitoatlantal dislocation. *Neurosurgery* 2010;66(3 Suppl):48-55.

11. Jefferson G. Fracture of atlas vertebra. Report of four cases and a review of those previously recorded. *Brit J Surg* 1920;7:407-22.

12. Anderson LD, D'Alonzo RT. Fractures of the odontoid process of the axis. *J Bone Joint Surg Am* 1974;56(8):1663-74.

13. Effendi B, et al. Fracture of the ring and axis. A classification based on the analysis of 131 cases. *J Bone Joint Surg Br* 1981;63:319–27.

14. Allen BL, Jr., Ferguson RL, Lehmann TR, O'Brien RP. A mechanistic classification of closed, indirect fractures and dislocations of the lower cervical spine. *Spine* 1982;7(1):1–27.

15. Harris JH, Jr., Eideken-Monroe B, Kopaniky DR. A practical classification of acute cervical injuries. *Orthop Clin North Am* 1986;17:15–30.

16. White AA, Panjabi MM, eds. The problem of clinical instability in the human spine: a systematic approach. In *Clinical Biomechanics of the Spine*, 2nd ed. Philadelphia, PA: JB Lippincott; 1990. pp. 277–378.

17. Patel AA, Dailey A, Brodke DS, et al. Subaxial cervical spine trauma classification: the subaxial injury classification system and case examples. *Neurosurg Focus* 2008;25(5):E8.

18. Vaccaro AR, Hulbert RJ, Patel AA, et al. The subaxial cervical spine injury classification system: a novel approach to recognize the importance of morphology, neurology and integrity of the disco-ligamentous complex. *Spine* 2007;32:2365–74.

19. Denis F. The three column spine and its significance. *Spine* 1983;8(8):817–31.

20. Magerl F, Aebi M, Gertzbein SD, Harms J, Nazarian S. A comprehensive classification of thoracic and lumbar injuries. *Eur Spine J* 1994;3(4):184–201.

21. Rihn JA, Anderson DT, Harris E, et al. A review of the TLICS system: a novel, user-friendly thoracolumbar trauma classification system. *Acta Orthop* 2008;79(4):461–6.

22. Hadley MN, Walters BC. Isolated fractures of the atlas in adults. *Neurosurgery* 2002;50(3 Suppl):S120–4.

23. Hadley MN, Walters BC. Isolated fractures of the axis in adults. *Neurosurgery* 2002;50(3 Suppl):S125–39.

24. Hadley MN, Walters BC. Management of combination fractures of the atlas and axis in adults. *Neurosurgery* 2002;50(3 Suppl):S140–7.

25. Hadley MN, Walters BC. Treatment of subaxial cervical spinal injuries. *Neurosurgery* 2002;50(3 Suppl): S156–65.

26. Biffl WL, Moore EE, Elliott JP, et al. The devastating potential of blunt vertebral arterial injuries. *Ann Surg* 2000;231(5):672–81.

27. Lenehan B, Fisher CG, Vaccaro A, et al. The urgency of surgical decompression in acute central cord injuries with spondylosis and without instability. *Spine* 2010; 35(21 Suppl):S180–6.

28. Bohlman HH. Treatment of fractures and dislocations of the thoracic and lumbar spine. *J Bone Joint Surg Am* 1985;67(1):165–9.

29. Bohlman HH, Freehafer A, Dejak J. The results of treatment of acute injuries of the upper thoracic spine with paralysis. *J Bone Joint Surg Am* 1985;67(3): 360–9.

30. Kossmann T, Jacobi D, Trentz O. The use of a retractor system (Synframe®) for open, minimal invasive reconstruction of the anterior column of the thoracic and lumbar spine. *Eur Spine J* 2001;10:396–402.

31. Kossmann T, Rancan M, Jacobi D, Trentz O. Minimally invasive vertebral replacement with cages in thoracic and lumbar spine. *Eur J Trauma* 2001;27:292–300.

32. Liu JT, Liao WJ, Tan WC, et al. Balloon kyphoplasty versus vertebroplasty for treatment of osteoporotic vertebral compression fracture: a prospective, comparative, and randomized clinical study. *Osteoporos Int* 2010;21(2):359–64.

33. Kallmes DF, Comstock BA, Heagerty PJ, et al. A randomized trial of vertebroplasty for osteoporotic spinal fractures. *New Engl J Med* 2009;361: 569–79.

34. Schinkel C, Frangen TM, Kmetic A, Andress HJ, Muhr G. AG Polytrauma der DGU. [Spinal fractures in multiply injured patients: an analysis of the German Trauma Society's Trauma Register]. *Unfallchirurg* 2007;110(11):946–52.

35. Zweig T, Mannion AF, Grob D, et al. How to Tango: a manual for implementing Spine Tango. *Eur Spine J* 2009;18(Suppl 3):312–20.

36. Kim YS. "Attention! Chest Care" – A catch phrase how to care for the cervical spinal cord injury patients. *J Neurotrauma* 1998;15(1):17–49.

第20章　脊髓损伤：减压手术治疗的病理生理学和前景

Jefferson R. Wilson，Michael G. Fehlings

引言

目前，脊髓损伤的年发病率约为 70/100 万[1]；其中 50%~80% 的患者在创伤后不久或在抵达医院时即死亡[2]。患者入院后的死亡率急剧下降至约 10%，其余大部分患者的生活往往依赖于他人[3]。鉴于脊髓损伤主要出现在较年轻的人群中，在整个生命周期中照顾这样的患者负担是相当大的[4,5]。尽管脊髓损伤对个人和社会的影响巨大，但目前仍然缺乏旨在减少早期神经损伤程度、改善患者功能的综合治疗策略[6]。

虽然脊髓损伤相关研究的数量和质量在过去的 20 年中持续升高，但仍然难以寻找到单一、高效和安全的治疗措施[7]。总体而言，按照其作用机制的不同，有潜在疗效的脊髓损伤治疗可以被分为两大类。在本章的后面部分将详细阐述脊髓损伤后的原发性和继发性损伤机制，这二者均能够导致神经功能的损伤[8-10]。第一类疗法旨在减轻继发性损伤后的级联反应，从而减轻神经组织的破坏程度。此前研究中通过这一机制起作用的脊髓损伤疗法包括甲泼尼龙琥珀酸钠和甲状腺激素释放激素[11-13]。与这些神经保护剂治疗相比，第二类治疗目的是刺激或促进新的神经组织再生，而不是保护现有的神经组织；目前正在研究的治疗方法包括药物疗法（如 Rho 的抑制剂 Cethrin）以及细胞移植疗法[14,15]。

创伤性脊髓损伤后持续的脊髓压迫是公认的继发性损伤的原因。实验证据支持这一理论，减压手术的机制为减轻继发性损伤并减少组织破坏。这已转化为临床假说，即接受减压手术的患者比接受保守治疗的患者神经功能更有可能得到改善。然而，脊髓损伤的药物治疗疗效已经通过一系列精心设计的临床试验得到验证，而减压手术的疗效仍然缺乏高质量的临床文献支持。幸运的是，最近完成的一些大型手术试验的结果将有助于阐明脊髓损伤减压治疗的作用[16]。

本章将讨论手术减压在急性创伤性脊髓损伤治疗中的作用，回顾有关的病理生理和临床前期的实验研究，并将现有最新的临床证据加以详细总结。

病理生理学

脊髓损伤的病理变化的核心概念是原发性和继发性损伤。这些损伤造成和延续了局部组织破坏，最终导致临床上观察到神经功能缺损[8-10]（图 20.1）。

原发性损伤即是在脊髓创伤最初阶段的损伤。通常情况下，这种损伤将移位的骨、椎间盘、韧带或硬膜外血肿所形成的压力施加到脊髓[17,18]。椎体骨折后产

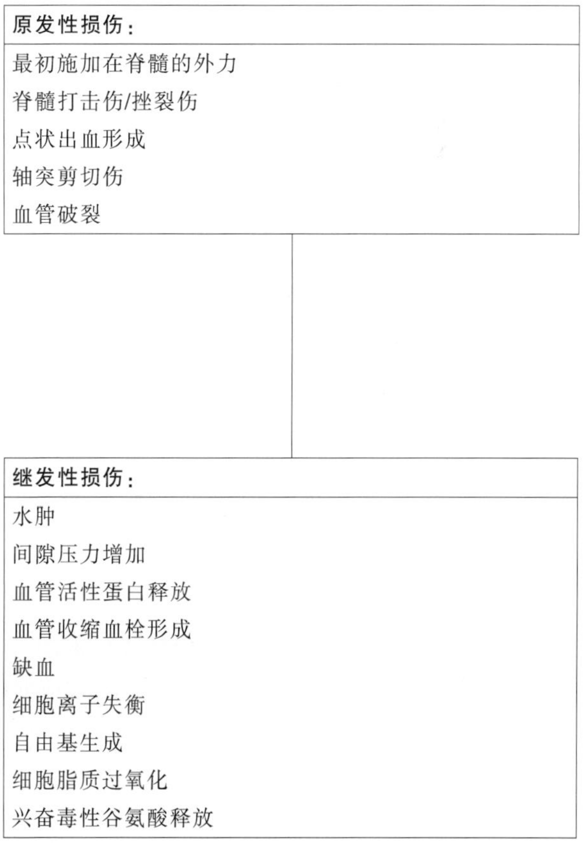

原发性损伤：
最初施加在脊髓的外力
脊髓打击伤/挫裂伤
点状出血形成
轴突剪切伤
血管破裂

继发性损伤：
水肿
间隙压力增加
血管活性蛋白释放
血管收缩血栓形成
缺血
细胞离子失衡
自由基生成
细胞脂质过氧化
兴奋毒性谷氨酸释放

图 20.1　创伤性脊髓损伤后原发性和继发性损伤机制。

生的碎骨片挤压到椎管内,而小关节或韧带损伤则导致椎体不稳,这些因素通常造成脊髓的骨性压迫。虽然原发性损伤被定义为初始阶段的病理生物学事件,脊柱的不稳定性常导致短暂的脊髓压迫不断重复。直到脊柱重新获得稳定性之前,原发性损伤将持续存在。除了压迫性的机制外,原发性损伤可以导致牵张力作用到脊髓,引起轴突剪切或血管破坏[19,20]。原发性损伤的典型表现为脊髓裂伤或髓内点状出血[21]。虽然初级预防工作的目标是降低原发性损伤的发病率,但一旦损伤发生,从治疗的角度来看,修复这些已经发生的伤害可能性很少。

最初的脊髓创伤启动了级联反应信号引起的下游事件统称为继发性损伤。伤后出现血管破坏和形成点状出血,随后出现水肿,髓内间质性压力随之增加,血管活性蛋白质释放[21-26]。这些事件导致动脉血管收缩、局部灌注减少和局部缺血[9,24]。局部缺血性改变促进了许多其他有害进程,增加了组织的破坏程度。这些机制包括:细胞间质和细胞内离子失衡、自由基的形成、谷氨酸能兴奋性毒性、脂质过氧化和产生的花生四烯酸代谢[27-30]。病理结果是最初的创伤性病变向头和尾逐渐扩大,这一过程从损伤后的几秒钟内开始持续到几个星期之后[31]。大多数神经保护治疗干预目的报道就是预防和减轻这种继发性损伤事件的时空演化。

基于减轻特定的继发性损伤机制的原则,已经有许多药物治疗经过测试,用于判定其潜在脊髓损伤后作为神经保护剂的价值。尽管多种治疗方法正处于临床前研究阶段,只有大剂量的甲泼尼龙琥珀酸钠在人体研究中出现改善神经损伤预后的结果[11]。重要的是,即便目前最大规模的脊髓损伤临床治疗试验 NASCIS、SYGHN,也不能阐明减压手术的影响[11,12,32,33]。此外,所有的动物实验已证明神经保护策略是有益的,而手术减压的影响也纳入了这些利用模型进行的研究中。下面的章节将回顾有关的临床前研究的文献,评估减压手术作为一个潜在的神经保护策略,能够减少继发性损伤的程度。

手术减压的临床前证据

正如前面的章节中所介绍的,持续性脊髓压迫作为一种继发性损伤加剧了组织破坏,使神经功能的预后更差[33-44]。多年来发表了相当数量的临床前期研究报道,评估减压手术对持久性脊髓压迫的脊髓损伤动物病理和功能的影响。研究者使用各种压迫模型对脊髓减压术的影响进行了研究,包括狗、猫、大鼠和猴的

重量夹持装置或硬膜外球囊压迫模型。在一项新近的临床前研究中,Rabinowitz 等对 18 只犬进行椎板切除术并用尼龙扎带造成脊髓压迫[45]。动物建模后被随机分为三组:①甲泼尼龙+第 6 小时减压手术;②静脉注射盐水+第 6 小时减压手术;③单独静脉应用甲泼尼龙。伤后 2 周手术治疗的动物神经功能恢复明显优于非手术治疗的动物,并且这一作用独立于应用类固醇治疗。此前的研究已经表明,神经损伤的程度直接与脊髓压迫的持续时间有关,早期减压能够使神经功能成倍的改善。Dimar 及其同事利用重物砸伤引起的大鼠脊髓损伤模型,研究了不同时间的持续性脊髓压迫所造成的影响[37]。经过 6 周的恢复期,脊髓受压持续时间较短的大鼠功能恢复优于其他组。此外,尸检病理分析指出,随着减压时间的后延,脊髓损伤的程度逐渐加重。

在这些研究成果的基础上得出的结论所带来的挑战,同样在于减压的时机以及检查结果差异的异质性。Perrin 和 Fehlings 总结了现有的临床前文献,并且基于 19 项符合纳入/排除标准的研究得出了结论:"各种动物模型中提供了有说服力的证据,证明持久性脊髓压迫是一种潜在的继发性损伤"[46]。最近的一项系统性回顾报道指出,在这 19 项纳入的研究中,11 项表明了脊髓压迫与行为学恢复、脊髓血流量、电生理恢复和病理组织学病变程度呈时间依赖效应[47]。基于这些研究结果,作者认为在创伤性脊髓损伤的情况下,为存在持续性脊髓压迫的患者提供手术很有必要。

虽然大部分临床前证据支持为脊髓损伤和存在脊髓压迫的患者实施手术,但某些固有的缺陷限制了我们将这一方法应用于人群的能力。大多数动物研究仅设立孤立的脊髓损伤模型,而不考虑多发伤或全身性因素的影响。例如缺氧或低血压,这些因素对人类脊髓损伤的预后结果都起着重要的作用[9]。内在的生理和代谢差异使得我们很难基于动物实验研究的结果,准确界定人类继发性损伤机制的确切时空演化过程[48]。因此,很难通过以临床前的研究结果推断一个手术减压能提供最大的神经保护作用的时间窗。此外,大多数的动物实验研究应用单纯后路脊髓压迫,而现实中大多数的病例涉及前方压迫或合并存在前方及后方的压迫[26]。这些因素和其他因素,仅在临床前研究文献的基础上得出;确定人类脊髓损伤的手术管理结论之前,必须考虑这些可能的影响因素。

临床证据

在历史上,创伤性脊髓损伤的减压手术在脊柱外

科领域被认为是徒劳无功的。传统的怀疑论者认为，原发性损伤造成了绝大部分的组织破坏，而继发性损伤机制的作用微乎其微[49-52]。因此他们认为，解除脊髓压迫并阻止正在进行的脊髓压迫所导致的继发性损伤，对于神经功能恢复的作用不大。然而，最近几年一些研究已经转变上述观念，认为急性期减压手术是一个更有利的选择。脊柱内固定技术的发展是脊柱外科历史中最重要的进展之一。以往手术采用的方法会进一步破坏脊柱的稳定性，并有可能增加已有的损伤程度，而现在的脊髓减压手术可以同时进行融合治疗，以防止脊柱持续不稳定造成进一步损伤。其次，已经有越来越多的人认识到，并不是所有的脊髓损伤病例的情况都相同。诚然，如果有一名患者在高速机动车事故中造成了 AIS A 级颈髓损伤，MRI 证实出现了脊髓横断伤，该患者不太可能在减压手术中获益。然而，如果患者是从几英尺的高度坠落受伤，造成了 AIS B 级脊髓损伤，并且 MRI 证实存在脊髓压迫，该患者可能会从减压治疗过程中获益。最后，也许是最重要的，人们重新审视了之前手术对脊髓损伤作用的概念，这些结果主要是从个案与小样本量的低质量的研究中获得。因此，此领域内出现了一种观点，认为应该推动大样本量并且设计完善的临床研究，以明确手术疗效。本文将回顾现有的脊髓减压手术文献，并讨论正在进行的有关研究。

任何以减少继发性损伤为机制的治疗过程，其在损伤后越早实施，组织保存的可能性就越大。然而，现实中对创伤患者的管理，往往遇到各种障碍而不得不在外科护理治疗上采用权宜之计。不同于药物治疗在患者到达创伤治疗中心后不久就能够实施，手术疗法的开始要求患者最起码达到一种稳定的状态，并且能够进行影像学检查并对其结果详细地分析。这些因素加上其他一些因素，如院前运送时间和合并损伤的治疗，都有可能增加从受伤到手术所用的时间。Tator 及其同事对创伤性脊髓损伤的手术实施时间的研究表明，24% 的患者在 24 小时内接受了手术，40% 的患者在 48 小时内接受了手术[53]。在欧洲的一项研究中，51% 的患者在 24 小时内接受了手术[54]。目前的努力目标是要修改现有的院前和院内运行模式，以使患者能够通过一个精简的路径到达手术室接受减压手术治疗。

在将动物实验脊髓减压中取得的成果转化到临床实践中时，遇到的最大挑战之一是如何定义一个合理的治疗时间窗，在这一时间窗中进行减压治疗能够使临床结果得到改善，而这一问题仍然受到实际情况的限制，这也是上面所讨论的内容。与临床前研究的情况相同，临床研究文献历来采用各种时间分界点来定义减压手术的"早"与"晚"。目前研究最集中的两个时间分界点是受伤后的 24 小时和 72 小时。

24 小时治疗时间窗研究

脊髓损伤后 24 小时内进行手术减压的潜在效果已经在一些研究结果中被肯定。至于神经功能的改善，一个系统回顾总结现有的证据后得出结论认为，不完全性损伤的患者早期（<24 小时）手术减压比延迟手术（>24 小时）的神经功能恢复更好[55]。这一结论被 McLain 和 Benson 的发现所支持，他们在历时 5 年的前瞻性外科临床研究中同样发现，脊髓损伤后在 24 小时内接受手术减压的患者比 24~72 小时之间接受手术的患者有更多的机会获得神经功能的改善[56]。研究表明，除神经功能恢复外，在 24 小时内进行了减压手术的患者有较短的医院和 ICU 住院时间，并有较少的术中出血[57,58]。而另外一些研究则未能发现这些阳性表现，他们认为早期减压对神经功能恢复、并发症发生率及术中出血没有影响[56,59,60]。值得注意的是，目前所有评估手术疗效研究的证据质量等级均较低（Ⅲ 或 Ⅳ 级）[47]。现有的文献提醒我们需要较大规模的、高质量的临床试验研究。

72 小时治疗时间窗研究

如同检验在 24 小时内减压作用的研究一样，存在类似的观点认为早期手术减压的时间节点为 72 小时。脊髓损伤后 72 小时内手术，与较低的死亡率相关，同时缩短医院和 ICU 住院时间，减少继发性并发症发生率，提高神经功能的恢复[61,62]。减压手术与死亡率、医院和 ICU 住院时间、继发性并发症发生率和神经功能恢复的研究结果往往是矛盾的，并不能证明较早（<72 小时）与较晚（>72 小时）进行减压手术之间的差异[63-65]。在有关这个问题的唯一一项随机对照试验中，Vaccaro 等将患者随机分为早期手术（<72 小时）或晚期手术（>72 小时）组，发现神经功能恢复或住院天数并无组间差异[63]。这项研究中有较多的患者最终失访（20 人，原有 62 人），该研究被认为能够提供 Ⅱ 类证据。

其他时间窗的研究

两项研究评估对比了早期（脊髓损伤后<8 小时,）与后期（脊髓损伤后>8 小时）减压手术对患者的影响，一致认为伤后 8 小时内手术的患者神经功能恢复较好，并且住院时间较短[66]。然而，由于实际情况的限制,这样一个时间节点的可行性还有待商榷,只有一小部分脊髓损伤患者能在伤后 8 小时内进行手术。另有一项研究显示,48 小时内进行前路减压手术的患者神经功能恢复优于 48 小时后接受手术的患者[67]。

随着时间的推移及相关文献的不断积累,很显然不管具体的时间窗如何,早期手术减压与伤害或不良结果的发生率增加无关。虽然对于早期手术的潜在疗效的研究仍缺乏一致性,文献中类似的临床前研究的实验结果支持早期手术对于神经功能的恢复具有相对优越性。此外,如果不考虑文献的散布性,脊柱外科医生似乎逐渐形成一个共识,即应早期手术治疗干预脊髓损伤。本章的资深作者最近对脊柱外科医生进行了一项调查,衡量其对急性创伤性脊髓损伤早期减压手术作用的意见[68]。971 名受访者中,80%主张在排除脊髓中央综合征的情况下,受伤后 24 小时内进行减压手术。在不完全性脊髓损伤的情况下,72.9%的受访者希望在 6 小时内进行减压手术。作为一个补充调查,10 名脊柱创伤专家通过使用改良的 Delphi 程序进行查询。他们得出的结论是:“如果医疗条件允许,脊髓减压手术应在受伤后 24 小时内进行。”这项研究结果似乎表明,虽然尚无确切的证据支持早期减压,但根据现有证据并结合医生自己的经验,脊柱外科界仍有相当比例的人认为应优先选择早期减压。

正在进行的临床研究

一项名为急性脊髓损伤外科试验 (Surgical Trial in Acute Spinal Cord Injury Study,STASCIS) 的研究于 2002 年开始招收患者,其承诺为脊髓减压手术的最佳时机提供一个具体的答案。这项大型前瞻性研究,涉及五个北美专门治疗脊髓损伤的中心。这项研究的目标是评估早期与晚期手术减压对神经功能恢复的影响,并进行 6 个月的随访,以 24 小时作为时间节点来区分早、晚期。次要的结果将包括评估手术时机对继发性并发症发生率和死亡率的影响。虽然作者原本打算将此研究设计成为一项随机的试验,但由于伦理学的原因而选择了通过观测比较相关的效益进行分析的前瞻性队列设计。外科医生已经有所共识,认为对显著伴随脊髓压迫并且神经功能恶化的患者隐瞒减压手术是不可接受的。突出的一点是,作为适当的随机试验的先决条件,在创伤的人群中实现临床均势几乎是不可能的。

在累积了 300 例患者并经过至少 6 个月的随访后,于 2009 年底停止招收患者,最终的结果最近将会发表[69]。STASCIS 试验表明,颈髓损伤后 24 小时内进行减压手术的患者神经功能改善优于延迟干预的患者。

放射学标准

是否能够将受影响部位相关的骨、神经和软组织解剖结构准确地可视化,决定了脊髓损伤患者是否能够从减压手术中受益。结合特定的解剖损伤和临床检查特征,可以为患者制定个体化的治疗计划。应该对怀疑脊柱损伤的患者进行初步检查,包括脊柱 X 线或 CT 扫描。虽然这些方式能够有效地诊断脊柱骨折脱位,但却无法显示出脊髓的压迫,而 MRI 更适合于对脊髓压迫的识别。由于减压手术需要在持续存在脊髓压迫时进行,因此获得一种可靠的方法来评估脊髓压迫和椎管狭窄的程度是最重要的。开发这种方法从研究的角度来看也极为重要,因为需要特定的放射学方法来界定患者是否存在脊髓压迫,并且这与手术减压的潜在疗效密切相关。

以往人们曾试图利用 MRI 来定义脊髓压迫,如椎管前后径、脊髓面积以及脊髓周长[70-73]。为了定量化地定义椎管压迫,已采用类似的方法,如测量椎管前后径、椎管横径、椎管面积、前后径与横径之比[74-77]。对这些测量技术的一个主要批评是,它们在脊柱创伤中的运用过于繁琐。举例来说,在髓内水肿和出血的情况下,很难通过准确地确定脊髓的边界来测量前后径的。此外,在创伤的情况下,这些措施的可靠性和有效性仍需大量的探索。

为了克服上述技术的不足,Fehlings 等进行了一项多中心的研究,开发出一种可靠的方法,用于创伤性脊髓损伤时解读影像信息[78]。为了方便快速地解读信息,通过正中矢状位 MRI,比较最大损伤平面的脊髓的前后径与相邻正常脊髓的前后径,以确定最大的脊髓压迫节段。同样,计算最大的椎管压迫,是通过正中矢状位 MRI,比较最大损伤平面的椎管的前后径与相邻正常椎管的前后径来确定的。两位放射科医师使用这些标准化的方法分析了 71 例颈段脊髓损伤,急性期成像结果显示出很强的可靠性和重复性。矢状位 T2 序列被认为是最有效的测量脊髓压迫的序列,而矢状位 T1 序列则在测量椎管压迫时最有效。事实上,这些测量仅靠单一的正中矢状位 MRI 图像即可进行,使它们在创伤情况下的应用相对简单并有较高价值;因为此时出血、水肿或骨损伤往往会在 MRI 图像上掩盖损伤的本质和解剖细节。随后的研究从细节上调查了椎管受损和脊髓压迫的检测方法的心理学测量特性,即这些检测方法被证明在测试者间及测试者内部具有高度可信性以及运动和感觉功能变化的高度反应性[79,80]。

除了确定脊髓压迫,急性期MRI还被证明具有预后价值,在随访中能够体现神经功能的恢复。Furlan等通过随访的结果证实,存在脊髓出血、脊髓肿胀的患者神经功能预后较差。可以假定,这些影像学特征能够提示严重的原发性损伤,而对于继发性损伤及最终组织破坏程度的显示相对较少。至于神经功能恢复,似乎是具有这些影像学特点的患者至少能够从减压手术中受益。相反,髓内水肿与不完全性脊髓损伤、相对有利的神经功能恢复相关[81]。在这种情况下,继发性机制可能在确定最终的损伤程度中发挥更大的作用,也许会为如减压等神经保护疗法的干预创造机会。

临床病例说明

一名70岁的男性在家中楼梯上摔倒,送到医院后神经系统检查显示为不完全性脊髓损伤,AIS B级,神经损伤水平在C5。颈椎MRI扫描显示颈髓的中段受压,在这个水平的T2呈高信号(图20.2)。鉴于当时存在脊髓压迫和神经功能缺损,患者接受了手术减压,进行了颈椎后路椎板切除及侧块钉棒融合。在受伤后1年,患者的状态已提高到AIS D级,复查MRI证明颈椎曲度正常,证据显示没有脊髓受压或椎管狭窄。

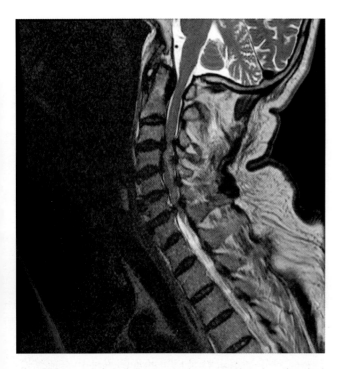

图20.2 正中矢状位MRI T2相显示颈髓压迫,并且脊髓有明显的信号改变。

小结

虽然迄今为止已经有大量的研究结果,但仍然缺少一个高效、安全的脊髓损伤治疗方案。在许多药物治疗的情况下,大量的临床前研究文献支持减压手术是一种很有前景的神经保护疗法;在动物脊髓损伤模型中,可以减少继发性损伤并改善神经功能的预后。虽然现有的临床文献对于这种治疗在人类患者的疗效没有提供统一的答案,但清楚的是减压手术是安全的,并未与并发症的发生率增加有关。此外,最近的一项调查数据显示,目前国际外科学会主张对于脊髓损伤和持久性脊髓压迫症的患者在伤后24小时内进行减压手术。STASCIS试验证实,与延迟干预的患者相比,在24小时内进行减压手术能够改善神经功能的预后。基于最可靠的数据批判性分析,并与现行国际外科意见相一致,脊柱创伤研究小组强烈建议在医疗条件允许时,在脊髓损伤后24小时内尽早手术减压并使脊柱稳定。

最终,基于脊髓损伤的临床和病理异质性,我们认为对于脊髓损伤没有单一的治疗方法被证明是有效的(治愈性的)。更为现实的最终的优化神经功能恢复解决方案,将可能涉及一个综合的治疗方式,其中可能包括减压手术和神经保护、神经再生药物治疗以及细胞移植疗法。

(赵思源 田增民 译)

参考文献

1. Sekhon LS, Fehlings MG. Epidemiology, demographics and pathophysiology of acute spinal cord injury. *Spine* 2001;26:S2–12.

2. Kraus JF, Franti CE, Riggins RS, *et al.* Incidence of traumatic spinal cord lesions. *J Chronic Dis* 1975;28:471–92.

3. Kraus JF. Injury to the head and spinal cord: the epidemiology relevance of the medical literature published from 1960 to 1978. *J Neurosurg* 1980;(Suppl):S3–10.

4. Stover SL, Fine PR. The epidemiology and economics of spinal cord injury. *Paraplegia* 1987;25:225–8.

5. Wyndaele M, Wyndaele JJ. Incidence, prevalence and epidemiology of spinal cord injury: what learns a worldwide literature survey? *Spinal Cord* 2006;44:523–9.

6. Hawryluk GW, Rowland J, Kwon BK, *et al.* Protection and repair of the injured spinal cord: a review of completed, ongoing, and planned clinical trials for acute spinal cord injury. *Neurosurg Focus* 2008;25:E14.

7. Rowland JW, Hawryluk GW, Kwon B, *et al.* Current status of acute spinal cord injury pathophysiology and emerging therapies: promise on the horizon. *Neurosurg Focus* 2008;25:E2.

8. Fehlings MG and Sekhon L. Cellular, ionic and biomolecular mechanisms of the injury process. In: Benzel D, Tator CH, eds. *Contemporary Management of Spinal Cord Injury: From Impact to Rehabilitation.* Chicago, IL: American Association of Neurologic Surgeons; 2000. pp. 33–50.

9. Tator CH, Fehlings MG. Review of the secondary injury theory of acute spinal cord trauma with emphasis on vascular mechanisms. *J Neurosurg* 1991;75:15–26.

10. Amar AP, Levy ML. Pathogenesis and pharmacological strategies for mitigating secondary damage in acute spinal cord injury. *Neurosurgery* 1999;44:1027–39.

11. Braken MB, Shepard MJ, Collins WF, *et al.* A randomized, controlled trial of methylprednisolone or naloxone in the treatment of acute spinal-cord injury. Results of the Second National Acute Spinal Cord Injury Study. *New Engl J Med* 1990;322(20): 1405–11.

12. Bracken MB, Shepard M, Holford T, *et al.* Administration of methylprednisolone for 24 or 48 hours or tirilazad mesylate for 48 hours in the treatment of acute spinal cord injury. Results of the Third National Acute Spinal Cord Injury Randomized Controlled Trial. National Acute Spinal Cord Injury Study. *JAMA* 1997;277:1597–604.

13. Pitts LH, Ross A, Chase GA, *et al.* Treatment with thyrotropin-releasing hormone (TRH) in patients with traumatic spinal cord injuries. *J Neurotrauma* 1995;12:235–43.

14. Fehlings MG, Theodore N, Harrop J, *et al.* A phase I/IIa clinical trial of a recombinant Rho protein antagonist in acute spinal cord injury. *J Neurotrauma* 2011;28:787–96.

15. Tetzlaff W, Okon EB, Karimi-Abdolrezaee S, *et al.* A systematic review of cellular transplantation therapies for spinal cord injury. *J Neurotrauma* 2011;28:1611–82.

16. Fehlings MG, Wilson JR. Timing of surgical intervention in spinal trauma: what does the evidence indicate? *Spine* 2010;35:S159–60.

17. Chapman JR, Anderson PA. Thoracolumbar spine fractures with neurologic deficit. *Orthop Clin N Am* 1994;25:595–612.

18. Schwartz G, Fehlings MG. Secondary injury mechanisms of spinal cord trauma: a novel therapeutic approach for the management of secondary pathophysiology with the sodium channel blocker riluzole. *Prog Brain Res* 2002;137:177–90.

19. Dolan EJ, Transfeldt EE, Tator CH, *et al.* The effect of spinal distraction on regional spinal cord blood flow in cats. *J Neurosurg* 1980; 53:756–64.

20. Tator CH. Spine-spinal cord relationships in spinal cord trauma. *Clin Neurosurg* 1983;30:479–94.

21. Amar AP, Levy ML. Pathogenesis and pharmacological strategies for mitigating secondary damage in acute spinal cord injury. *Neurosurgery* 1999;44:1027–39.

22. Dolan EJ, Tator CH. The effect of blood transfusion, dopamine, and gamma hydroxybutyrate on posttraumatic ischemia of the spinal cord. *J Neurosurg* 1982;56:350–8.

23. Sandler AN, Tator CH. Effect of acute spinal cord compression injury on regional spinal cord blood flow in primates. *J Neurosurg* 1976;45:660–76.

24. Tator CH, Koyanagi I. Vascular mechanisms in the pathophysiology of human spinal cord injury. *J Neurosurg* 1997;86:483–92.

25. Sandler AN, Tator CH. Review of the effect of spinal cord trauma on the vessels and blood flow in the spinal cord. *J Neurosurg* 1976;45:638–46.

26. Schwab ME, Bartholdi D. Degeneration and regeneration of axons in the lesioned spinal cord. *Physiol Rev* 1996;76:319–70.

27. Braughler JM, Duncan LA, Chase RL. Interaction of lipid peroxidation and calcium in the pathogenesis of neuronal injury. *Cent Nerv Syst Trauma* 1985;2: 269–83.

28. Jorgensen MB, Diemer NH. Selective neuron loss after cerebral ischemia in the rat: possible role of transmitter glutamate. *Acta Neurol Scand* 1982;66:536–46.

29. Rothman SM, Olney JW. Glutamate and the pathophysiology of hypoxic-ischemic brain damage. *Ann Neurol* 1986;19:105–11.

30. Wagner FC, Stewart WB. Effect of trauma dose on spinal cord edema. *J Neurosurg* 1981;54:802–6.

31. Baptiste DC, Fehlings MG. Emerging drugs for spinal cord injury. *Expert Opin Emerg Drugs* 2008;13:63–80.

32. Geisler FH, Coleman WP, Grieco G, *et al.* The Sygen multicenter acute spinal cord injury study. *Spine* 2001;26:S87–98.

33. Bracken M, Collins W, Freeman D, *et al.* Efficacy of methylprednisolone in acute spinal cord injury. *JAMA* 1984;251:45–52.

34. Brodkey JS, Richards DE, Blasingame JP, *et al.* Reversible spinal cord trauma in cats. Additive effects of direct pressure and ischemia. *J Neurosurg* 1972;37:591–3.

35. Carlson GD, Minato Y, Okada A, *et al.* Early time-dependent decompression for spinal cord injury: vascular mechanisms of recovery. *J Neurotrauma* 1997;14:951–62

36. Delamarter RB, Sherman J, Carr JB. Pathophysiology of spinal cord injury. Recovery after immediate and delayed decompression. *J Bone Joint Surg Am* 1995;77:1042–9.

37. Dimar JR, II, Glassman SD, Raque GH, *et al.* The influence of spinal canal narrowing and timing of decompression on neurologic recovery after spinal cord contusion in a rat model. *Spine* 1999;24:1623–33.

38. Dolan EJ, Tator CH, Endrenyi L. The value of decompression for acute experimental spinal cord compression injury. *J Neurosurg* 1980;53:749–55.

39. Guha A, Tator CH, Endrenyi L, *et al.* Decompression of the spinal cord improves recovery after acute experimental spinal cord compression injury. *Paraplegia* 1987;25:324–39.

40. Kobrine AI, Evans DE, Rizzoli HV. Experimental acute balloon compression of the spinal cord. Factors affecting disappearance and return of the spinal evoked response. *J Neurosurg* 1979;51:841–5.

41. Nystrom B, Berglund JE. Spinal cord restitution following compression injuries in rats. *Acta Neurol Scand* 1988;78:467–72.

42. Tarlov IM. Spinal cord compression studies. III. Time limits for recovery after gradual compression in dogs. *AMA Arch Neurol Psychiatry* 1954;71:588–97.

43. Tarlov IM, Klinger H. Spinal cord compression studies. II. Time limits for recovery after acute compression in dogs. *AMA Arch Neurol Psychiatry* 1954;71: 271–90.

44. Carlson GD, Gorden CD, Oliff HS, *et al.* Sustained spinal cord compression: Part I: time-dependent effect on long-term pathophysiology. *J Bone Joint Surg Am* 2003;85:86–94.

45. Rabinowitz RS, Eck JC, Harper CM, *et al.* Urgent surgical decompression compared to methylprednisolone for the treatment of acute spinal cord injury: a randomized prospective study in beagle dogs. *Spine* 2008;33:2260–8.

46. Fehlings MG, Perrin RG. The timing of surgical intervention in the treatment of spinal cord injury: a systematic review of recent clinical evidence. *Spine* 2006;11:S28–35.

47. Furlan JC, Noonan V, Cadotte DW, *et al.* Timing of decompressive surgery of spinal cord after traumatic spinal cord injury: an evidence-based examination of pre-clinical and clinical studies. *J Neurotrauma* 2010;27:1–29.

48. Bracken MB, Shepard MJ, Collins WF, *et al.* Methylprednisolone or naloxone treatment after acute spinal cord injury: 1-year follow up data. *J Neurosurg* 1992;76:23–31.

49. Folman Y, Masri WE. Spinal cord injury: prognostic indicators. *Injury* 1989;20:92–3.

50. Davies WE, Morris JH, Hill V. An analysis of conservative management of thoracolumbar fractures and fracture-dislocations with neural damage. *J Bone Joint Surg*;62A:1324–8.

51. Lemons VB, Wagner FC, Montesano PX. Management of thoracolumbar fractures with accompanying neurologic injury. *Neurosurgery* 1992;30:667–71.

52. Wagner FC, Cheharzi B. Surgical results in the treatment of cervical spinal cord injury. *Spine* 1984;9:523–4.

53. Tator CH, Fehlings MG, Thorpe K, *et al.* Current use and timing of spinal surgery for management of acute spinal cord injury in North America: results of a retrospective multicenter study. *J Neurosurg* 1999;91:150–4.

54. Botel U, Glaser E, Niedeggen A. The surgical treatment of acute spinal paralyzed patients. *Spinal Cord* 1997;35:420–8.

55. LaRosa G, Conti A, Cardali S, *et al.* Does early decompression improve neurological outcome of spinal cord injured patients? Appraisal of the literature using a meta-analytical approach. *Spinal Cord* 2004;42:503–12.

56. McLain RF, Benson DR. Urgent surgical stabilization of spinal fractures in polytrauma patients. *Spine* 1999;24:1646–54.

57. Levi L, Wolf A, Rigamonti D, *et al.* Anterior decompression in cervical spine trauma: does the timing of surgery affect the outcome? *Neurosurgery* 1991;29:216–22.

58. Guest J, Eleraky MA, Apostolides PJ, *et al.* Traumatic central cord syndrome: results of surgical management. *J Neurosurg* 2002;97:25–32.

59. Campagnolo DI, Esquieres RE, Kopacz KJ. Effect of timing of stabilization on length of stay and medical complications following spinal cord injury. *J Spinal Cord Med* 1997;20:331–4.

60. Pollard ME, Apple DF. Factors associated with improved neurological outcomes in patients with incomplete tetraplegia. *Spine* 2003;28(1):33–39.

61. Mirza SK, Krengel WF, Chapman JR, *et al.* Early versus delayed surgery for acute cervical spinal cord injury. *Clin Orthop Relat Res* 1999;359:104–14.

62. Schinkel C, Frangen TM, Kmetic A, *et al.* Timing of thoracic spine stabilization in trauma patients: impact on clinical course and outcome. *J Trauma* 2006;61:156–60.

63. Vaccaro AR, Daugherty RJ, Sheehan TP, *et al.* Neurologic outcome of early versus late surgery for cervical spinal cord injury. *Spine* 1997;22: 2609–13.

64. McKinley W, Meade MA, Kirshblum S, *et al.* Outcomes of early surgical management versus late or no surgical intervention after acute spinal cord injury. *Arch Phys Med Rehab* 2004;85:1818–25.

65. Sapkas GS, Papadakis SA. Neurological outcome following early versus delayed lower cervical spine surgery. *J Orthop Surgery (HK)* 2007;15:183–6.

66. Ng WP, Fehlings MG, Cuddy B, *et al.* Surgical treatment for acute spinal cord injury pilot study #2: evaluation of protocol for decompressive surgery within 8h of injury. *Neurosurg Focus* 1999;6:e3.

67. Clohisy JC, Akbarnia BA, Bucholz RD, *et al.* Neurologic recovery associated with anterior decompression of spine fractures at the thoracolumbar junction (T12-L1). *Spine* 1992;17:S325–30.

68. Fehlings MG, Rabin D, Sears W, *et al.* Current practice in the timing of surgical intervention in spinal cord injury. *Spine* 2010;35:S166–73.

69. Fehlings MG, Vaccaro A, Wilson JR, *et al.* Early vs. delayed decompression for traumatic cervical spinal cord injury: results of the Surgical Timing in Acute Spinal Cord Injury Study (STASCIS). *PLoS ONE* 2012;7(2):e32037.

70. Fujiwara K, Yonenobu K, Hiroshima K, *et al.* Morphometry of the cervical spinal cord and its relation to pathology in cases with compression myelopathy. *Spine* 1988;13:1212–6.

71. Hayashi K, Yone K, Ito H, *et al.* MRI findings in patients with a cervical spinal cord injury who do not show radiographic evidence of a fracture or dislocation. *Paraplegia* 1995;33:212–5.

72. Matsuyama Y, Kawakami N, Mimatsu K. Spinal cord expansion after decompression in cervical myelopathy: investigation by computed tomography, myelography, and ultrasonography. *Spine* 1995;20:1657–63.

73. Yu YL, du Boulay GH, Stevens JM, *et al.* Computed tomography in cervical spondylotic myelopathy and radiculopathy: visualization of structures, myelographic comparison, cord measurements and clinical utility. *Neuroradiology* 1986;28:221–36.

74. Edwards WC, LaRocca H. The development segmental sagittal diameter of the cervical spinal canal in patients with cervical spondylosis. *Spine* 1983;8:20–7.

75. Eismont FJ, Clifford S, Goldberg M, *et al.* Cervical sagittal spinal canal size in spine injury. *Spine* 1984;9:663–6.

76. Matsuura P, Waters RL, Adkins RH, *et al.* Comparison of computerized tomography parameters of the cervical spine in normal control subjects and spinal cord-injured patients. *J Bone Joint Surg Am* 1989;71:183–8.

77. Stanley JH, Schabel SI, Frey GD, Hungerford GD. Quantitative analysis of the cervical spinal canal by computed tomography. *Neuroradiology* 1986;28:139–43.

78. Fehlings MG, Rao SC, Tator CH, *et al.* The optimal radiologic method for assessing spinal canal compromise and cord compression in patients with cervical spinal cord injury part 2: results of a multicenter study. *Spine* 1999;24:605–13.

79. Furlan JC, Kailaya-Vasan A, Aarabi B, *et al.* A novel approach to quantitatively assess posttraumatic cervical spinal canal compromise and spinal cord compression: a multicenter responsiveness study. *Spine* 2011;36:784–93.

80. Furlan JC, Fehlings MG, Massicotte EM, *et al.* A quantitative and reproducible method to assess cord compression and canal stenosis after cervical spine trauma: a study of interrater and intrarater reliability. *Spine* 2007;32:2083–91.

81. Silberstein M, Tress BM, Hennessy O. Prediction of neurologic outcome in acute spinal cord injury: the role of CT and MR. *AJNR* 1992;12:1597–608.

第21章　建立与人类状况相匹配的脊髓损伤模型

Jacqueline C. Bresnahan，Michael S. Beattie

难题：人类脊髓损伤

流行病学

脊髓损伤常常给喜欢高速驾驶和极限运动的年轻人带来灾难性后果，其影响是世界性的，人口资料统计发生率随着年龄而变化[1]。以前基于系统数据库模型估计美国的脊髓损伤负担，显然低估了那些忍受某种形式脊髓相关麻痹或功能障碍的人数[2]。Christopher 和 Dana Reeve 基金会目前估计，美国脊髓损伤患者数量约 127.5 万，而不是几十万(http://www.christopherreeve.org)。此外，脊髓损伤常常合并其他损伤，包括合并创伤性脑损伤，经常未被确诊[3]。而且，虽然美国在汽车和运动方面加强了安全措施，可能会减少美国脊髓损伤的发病率，但在全球战争行动仍持续不断的情况下，美国脊髓损伤及其并发症的受害者仍以惊人的速度持续增加。旨在减少脊髓损伤的破坏性后果的治疗策略需要首先在动物身上实验，脊髓损伤和其他中枢神经系统损伤需要既可靠又方便的模型。在过去的几十年里，这类模型的发展一直是神经科学研究的一个重要方面。这些模型的合适与否，取决于它们与人类脊髓损伤引起的各方面后果的一致性。

人类脊髓损伤综合征

"妈妈，为什么那个人在一个大童车里面？"几年前，我的小女儿在电梯里的切中要害评论，引起我们全家讨论脊髓损伤如何剥夺了人们行走的能力——这不是他们自己的错。无法行走是脊髓损伤的重要特征之一，也是大多数脊髓损伤试验的焦点。但是，坐在这把椅子里的患者知道，这只是脊髓损伤综合征的许多表现之一。感觉障碍包括病理性持续疼痛十分常见，并且与心血管功能障碍及自主神经反射异常有关[4]。当脊髓损伤患者被问及他们最迫切的问题

时，回答是小便失禁、肠道功能和性功能障碍[5]。此外，人类脊髓损伤常伴发不同类型的伤害(如挤压伤、部分和完全性损伤、缺血性损伤、枪伤和刀伤等)，并发生在不同的层面，多数发生在颈部区域的挫伤，而动物模型常常模拟运动功能研究[6]。越来越多的动物模型结果正在试图解决这些临床综合征关键问题。此外，越来越多的研究团体致力于了解人类临床状况的复杂性，并且在多个方面评估心理伤害和后果[7]。本章将介绍多种动物模型，以评估各种治疗策略和疗效。有关结果已在实验室测试，包括药物方法、细胞疗法和康复[8-10]。

在实验室模拟人类脊髓损伤的挑战

简史

人类脊髓损伤的多样性和复杂性意味着可用的、重复性好的、"驯良的"动物模型，涉及若干选择、假设和妥协。对损伤本身来说，首先要确定的是：什么样的损伤，在什么水平的损伤。Allen[11]最早研究了使用落重法造成的胸部脊髓挫伤，并检测了运动功能损伤的结果。胸部挫伤持续研究了很多年，研究对象通常为大型动物，包括狗、猫和非人类灵长类动物(Young 的综述，2002[12])。由于这些早期挫伤病变往往难以达到一致性重复，因此很难对结果进行解释，导致这些研究受到相当多的批评。David 和 Aguayo[13]证明，外周神经移植能促进被切断的成人轴突再生，研究人员产生了重新连接方面的兴趣。再生的确切证据被认为是需要完全横断脊髓[14]，通常是在胸部区域。胸髓的完全横断用于研究在隔离脊髓的剩余能力和运动模式生成，率先由 Sten Grillner 研究。Edgerton、Rossignol 等率先进行临床应用 (Rossignol 和 Frigon 综述，2011[15])。这些模型已经大量使用，用于建立功能恢复的原则，并记录使用再生策略促进功能恢复的困难性。但是维持严重或完全的胸部损伤的大型动物具有挑战性，部

分原因是由于在人类脊髓损伤中出现的膀胱及肠道功能障碍也可见于猫中以及所有其他物种,除了狒狒[16]。只有少数几个实验室能够支持这样的工作,如果在大型动物中完全横断是唯一可接受的标准,那么在脊髓损伤的研究中也将比以往更加有限。

在 20 世纪 80 年代以后,越来越多的实验室开始研究啮齿类动物,往往采用部分切断术或半切来研究再生,并且采用控制小动物挫伤病变程度的新方法,以提高啮齿类动物模型的可靠性,用于研究二次损伤和修复[17-20]。在这些努力中迈出的重要一步,由美国国立卫生研究院主要提供在大鼠中一致损伤和结果的措施,后来发展为研究者发起的团体(多中心动物脊髓损伤研究团体:"MASCIS"),旨在规范啮齿动物胸椎损伤模型[12],包括标准化和传播"BBB"运动分级[6,21,22],这将在"结果"一节中进行更详细的讨论。1995 年以来,研究脊髓损伤的实验室数量迅速增多[23]。目前,脊髓损伤研究从边缘学科过渡为神经科学研究的焦点之一。最近,颈髓损伤获得了更多的关注;导致许多颈髓损伤模型的发展,大多是在啮齿类动物中[24-28],也出现在非人类灵长类动物中[29]。这些模型提出了新的挑战:双侧颈部受伤产生双侧前肢功能障碍,这取决于损伤水平,也可产生呼吸方面的问题。此外,用于评估胸髓病变功能恢复的结果评价措施不能用于前肢或手功能恢复,而这对于理解人类四肢瘫痪的恢复非常重要[5]。然而,在这一历史时刻,该领域拥有各种各样的相当完善的动物模型可供选择,物种从大鼠到猴子。下面,我们将尝试提供一些基本原理,有助于根据病变本身作出选择。然后,根据这些选择,我们将提供处理结果的措施。

损伤类型的选择

图 21.1 提供了常用于脊髓损伤研究的病变类型。完全横断提供了一个孤立的尾端脊髓,虽然其中的环路仍然存在,包括运动模式发生器和从外周的传入保持完好[15]。由于没有备用的组织桥梁能够支持再生或发芽,所以需通过提供一个外生的桥梁重新连接才能实现,例如神经膜细胞和细胞外基质通道[30]。这种病变对于再生治疗试验最具挑战性,只有少数的实验室报道可以成功"诱导"轴突成长到尾端脊髓,并在功能上引起有意义的改变[31]。大多是完全横断用于胸椎损伤,动物保留前肢和呼吸功能;完全的颈椎横断对动物护理提出了特殊的挑战,使它们大多无法实施。

脊髓半切或部分切断各种传导束提供了一个范例:研究通过离断的脊髓传导束来获得轴突生

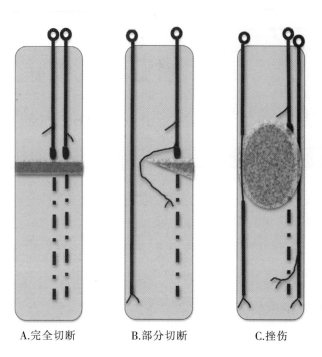

A.完全切断　　　　B.部分切断　　　　C.挫伤

图 21.1　常用的病变范例。(A)完全横断可阻断所有的下行和上升的轴突。剪切轴突切缘远端出现 Wallerian 变性。近侧,轴突形成收缩球,并可以上升到病变上方侧枝出芽部位。(B)部分横断脊髓可以保留部分脊髓完好无损,它可以为轴突再生/发芽提供一个基质,使其可以生长跨过病变部位。(C)挫伤病变可引起囊腔形成,囊腔由含有正常轴突(右一)和脱髓鞘轴突(左一)残留白质包围。病变下方存活轴突可以发芽,占据失神经支配区。病变部位由产生胶质瘢痕活化的星形细胞包绕。

长——真正的再生,同时保持局部上行和下行传导束的联通。在文献中可以找到许多这样的例子,包括了一系列开创性的论文,通过背侧半切切断大鼠皮质脊髓束,发现经多种阻断髓鞘蛋白质抑制剂治疗后,CST 纤维增长超过了病变部位[32]。背侧横断或脊髓背柱束切断术也被用来测试再生能力,背根轴突延伸连接到脊髓背柱核[33,34]。此外,一侧半切或背外侧部分半切被经常用来测试大鼠侧束再生策略,包括红核脊髓束[35]。这种模式产生的大鼠或小鼠损伤更小,而且保留了完整的白质和灰质,可以作为一个新的生长通道。事实上,病灶周围的生长在这种实验中已被多次报道,但并不清楚生长是否代表切断后轴突再生的真实结果;现在已知最常见的是完整的并行轴突发芽[9]。然而,在这两种情况下,由于只能检测到标记选定的传导束生长,欲证明能引起功能性结果的新生长连接是困难的。如何知道功能恢复是那些随意选择的轴突,而不是研究者没有看到的未标记的轴突,甚或是病变上、下局部环路的重组？因此再次提示,应用完全性脊髓横断模型更容易做出解释。不过,部分横断实验有更多的功能恢复。只有出现康复,人们方能研究。此外,部分横断可减少动物护理问题,允许研究较高物种的脊髓损伤,包括非人类灵长类动物。在灵长类动物中,康复可能有特别的机制,在人类中可能也是如此[29];最近一直着重研究恒河猴脊髓半切模型,因此,完全一侧半切导致标记对侧 CST 轴突终端发芽,这与手和前肢功能恢复有关。即使有其局限性,部分横断方法仍可以提供重要的方式来检验与人类脊髓修复和恢复相关的假设。最后,需要注意的是,大多数人类的脊髓损伤至少在解剖上是部分性的,也就是说,存在备用的组织,通常会在脊髓的外周存在纤维围绕囊腔[36,37]。

幸免组织边缘的囊腔如图 21.1 所示之挫伤病变。随着技术的发展,将提供更加可靠的挫伤创伤模型。大多数人类的损伤与这些损伤类似,因此可以获得临床相关性。另外,在幸免组织的边缘性质可能是不同的;挫伤腔被周围密集的神经胶质瘢痕(如剪切)包围,产生抑制分子的梯度,如硫酸软骨素蛋白多糖[38-40]。这也是边缘纤维幸免轴突脱髓鞘的证据[41,42],虽然脱髓鞘和髓鞘再生在脊髓损伤中的重要性还有些不清楚[43,44]。而且,非常重要的是,挫伤产生更多的二次损伤现象(图 21.1 和图 21.2)。向心性的进展(图 21.2)是继发性损伤治疗的一个重要目标[45]。因此,挫伤甚至提供额外的治疗目标。如上所述,这代表了最早的脊髓损伤模型。1911 年,Allen 在狗模型上进行了研究,但大部分较近期的工作一直使用大鼠和小鼠模型。大多数研究都使用胸髓病变,主要研究在运动方面的结果。然而,由于认识到研究颈椎损伤的重要性,最近许多实验室开始研究颈髓挫伤[24-28,46],从研究脊髓半切损伤开始,有的已采用单侧挫伤,以保留挫伤病变程度,避免双侧颈髓损伤并发症。这些研究大多在啮齿类动物中进行。

如何造成损伤

横断或局部横断通常用锋利的刀片或显微剪刀进行,获得结果是具有可比性的。造成挫伤或压缩病变的原因可能存在的差别。多种技术可供选择:快速机械挫伤设备,包括位移控制 OSU/HSCID 设备[47,48]、重降 MASCIS/NYU 冲击器[20]和力学控制的 Infinite Horizons 装置[49]。这些设备在冲击杆和脊髓之间不使用踏板,被认为可减少差异[50]。这些设备的一个优点是可用直接读取冲击的生物力学参数。另一种最常用的方法是加

拿大的 Tator 及其同事开发的钳夹方法[51]。这种方法是在脊髓上放置动脉瘤夹,从而产生缺血性损伤,比上面提到的挫伤稍重。这些不同方法产生的病变可能存在差异,与产生压缩的速度相关。损伤的程度是缺血性与机械性的综合结果。其他影响病变的变量有冲击器的尺寸和形状。Gensel 等使用单侧颈髓挫伤,减少撞击杆直径为 2mm,限制损害到另一侧脊髓是必要的[28]。冲击的角度也可以发挥作用,Simard 及同事研究证明,以一种角度倾斜冲击脊髓可产生对侧脊髓延迟性"绽放样"伤害[52]。

结果及疗效评价

最近对各种脊髓损伤模型的不同结果评价措施进行了一个更为全面的回顾[53,54],比本章引用了更多

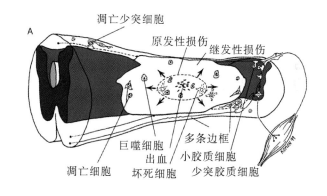

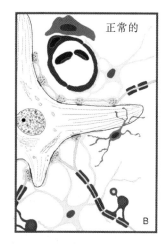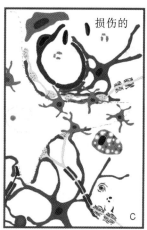

图 21.2　挫伤病变伴随继发性损伤进展。(A)原发性损伤造成机械性的组织破坏、血管损害和细胞膜破碎。病变中央随着时间的推移扩展,引起额外的细胞死亡,包括坏死和凋亡。血管成分进入组织,包括巨噬细胞,小胶质细胞被激活和增殖,病灶部位最终由星形细胞包裹。长束变性(背索断裂成点状)和少突胶质细胞凋亡也可见到。(B,C)损伤后细胞结构方面出现的变化包括出血、神经元死亡、轴突变性、小胶质细胞的激活和增殖、巨噬细胞浸润、星形细胞激活、少突胶质细胞凋亡和髓鞘变性。

的参考资料。这里强调的将是匹配相应的病变类型的工作，并使用多个不同的结果评价措施。

运动功能：胸部和运动功能损伤

多年来，多种措施用于评价运动结果，包括分类 Tarlov 评分标准，用于描述行走，指定的分数为 1~5[55]；各种顺序评分的修改，包括 Basso-Breattie-Bresnahan（"BBB"）运动功能评定量表[6,21,22]，这已成为胸髓损伤大鼠地上行走能力的快速评价标准。这个评分有时被批评缺乏时间间隔的度量性以及主观的分数分配，但是实际上评分的度量属性已经在一些细节方面检验，结果发现对参数统计研究是合适的[22,56]。使用的一些感知问题，可能是源于适应胸部挫伤病变之外的其他伤害，例如胸髓或颈髓的半切病变。针对这些病变范例已产生独立的运动测量措施，并在一些实验室中使用[57]。最初的 BBB 评分目标，是通过提供药理学研究快速评估运动功能和促进实验室间交流。毫无疑问，运动表现的细节可以使用运动学和生理的方法更好地评估[54]，但有趣的是，比较研究显示高分辨率测量与 BBB 评分显著一致[58,59]。有效性的真正检验将来自治疗效果的判定。使用此方法和其他度量方法能成功应用于临床。这也许表明在脊髓损伤实验室研究和临床应用方面存在鸿沟。人类脊髓损伤的效果评估通常不包括这种方法。ASIA 分类描述符（A-E），甚至更全的 ASIA 运动和感觉数值评分系统是基于对抗重力的感觉和运动的。目前已开发了步行评分方法，即"脊髓损伤步行指数"或"WISCI"[60]，但不经常使用。实事上，在实验室和临床之间的交流中，这个评分部分上是 BBB 评分的发展（Ditunno，个人通讯）。还有另一种警告：严重脊髓损伤的大鼠通常通过一个开放的领域重新获得一些移动能力，允许评估十分简单的自发运动，而坐轮椅的重度脊髓损伤的人类直到最近也很少有机会展示他们的剩余能量。使用重量支持踏步和跑步机训练策略正在发生迅速变化，人类的行走能力可以更好地匹配啮齿类动物和灵长类动物仍在不断发展的自发运动，为测量的发展提供了机会[54,61-63]。用于评估步行和爬坡能力更精细的措施和任务，往往是非常有用的。尤其是对于重新获得行走能力的局部病变范例，包括足迹分析[64,65]（图 21.3B）、走在一个网格[17]上或在狭窄的横梁[66]或梯子上行走，以寻找足部问题[28,53,54]。连续运动的措施通常取自动物在跑步机上行走，但也可以在游泳过程中进行评估[63]，可以通过扩大检测机会来检测受伤动物的残余能力。

内脏和自主神经功能的测量

严重的胸椎或颈椎病变可引起动物和人类自主神经和内脏功能的巨大改变，包括膀胱、肠道和性功能、胃肠道功能和心血管功能。功能控制与否取决于病变的水平[67]。这些对脊髓损伤的人群都是至关重要的[5]，最近在实验室研究中日益受到重视。对有严重的胸部脊髓损伤的啮齿动物进行简单的日常护理，并记录膀胱功能恢复的数据，因为管理员需要每天监控和查看膀胱功能情况，这是伤后日常护理工作的一部分。更复杂的膀胱功能检测就是画功能恢复曲线，而且相当稳定[68]，实际上一定程度上恢复曲线与 BBB 评分和功能障碍的其他方面一致，包括抑制阴茎勃起和高反应性肛门括约肌反射[69]。遥测设备也得到了发展，以便监测膀胱和性反射和心血管功能在 24/7 的基础上[70,71]。在相关的交感神经节前神经元池水平以上，大鼠的颈髓或上胸髓病变可表现为自主神经异常反射，这与人类的脊髓损伤非常相似。在人类的脊髓损伤中它可以是致命的，可以通过神经保护疗法改变[72]。因此，这些内脏功能的重要变化，可以在脊髓损伤的大鼠和小鼠模型中测量到，并能提供有价值的信息，替代的结果是临界平移值。

前肢和手的功能

四肢瘫痪患者的生活质量可以通过恢复手和前臂的功能（甚至是部分功能）大大改善[5]。这可以通过相对短距离的下行传导束再生，或在局部病变通过发芽和可塑性实现。因此，现在许多实验室致力于研究大鼠、小鼠及非人类灵长类动物颈髓半切或挫伤后的功能恢复。前肢和手/足功能的恢复需要采取结果评估措施，如行走评估以及各种测试[53,54,73-75]。大鼠有相当显著的数字技能，它们吃不同形状的食物并能从狭小的空间寻找目标。因此，检测它们的分类、数学和运动技能，用于评估颈髓病变后的功能丧失和恢复[76,77]（图 21.3C,D）。这些措施也被用来评估影响前肢功能脑干和端脑皮层的病变[73]。测试小球捡拾任务被用来评估半切后的恢复[78]。这些都是敏感的测试，需要大量的前期训练，大鼠或小鼠中度至重度受损后无法执行这些测试。一些较简单的测试，包括往大鼠脸上洒水，引出大鼠一阵阵的面部理毛行为[28,79,80]。这将引出一个固定的系列动作，控制部位可能位于脑干[80]。最初评估臂丛神经病变[79]，对脊髓半切和半挫伤病变也相当敏感（图 21.4A），并根据受伤的严重程度表现出不同程度的恢复[28]。另一种简单的测试是将大鼠或小鼠放

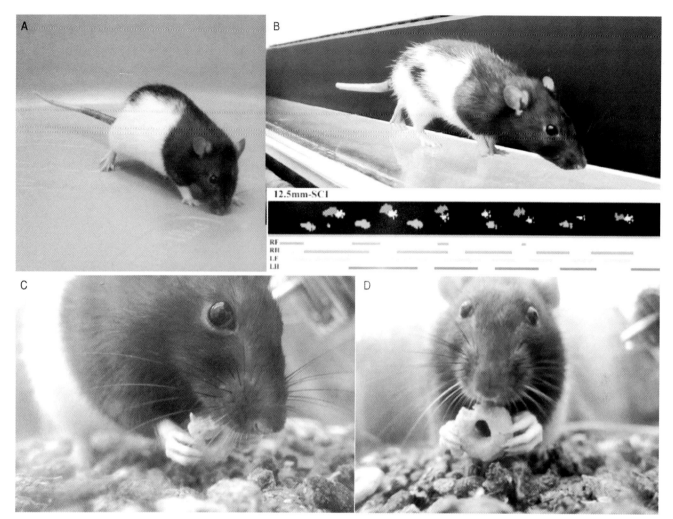

图 21.3　一些行为学实验范例。(A)地面运动是常见的实验形式。(B)猫步逃路实验用来分析足迹。每一肢的足迹显示在上面，每一肢的姿态也显示出来(RF,右前肢;RH,右后肢;LF,左前肢;LH,左后肢)。颈椎水平(C6)单侧 12.5 mm 的 MASCIS 可产生这种足迹。图中可见右前肢跛行,在步态图中可见行走时右前肢未被显示。(C,D)前肢的使用和进食的灵活度可被评价[81]。

置在有一个机玻璃圆筒内,并允许探索它的墙壁,该方法源于 Schallerfs 对皮层病变的研究工作,并已被证明对颈髓损伤和恢复是敏感的[28]。

颈髓病变位于C4 或以上,即膈神经核水平,可对呼吸产生严重影响,这一点已在大鼠中进行了广泛的研究。大量文献记载的可塑性和颈髓半切后呼吸活动部分恢复,是评估治疗策略的生理措施[81]。

感觉、伤害感受和疼痛的测量

感觉丧失和异常疼痛是人类脊髓损伤引起的严重后果,感觉水平和阈值对于测量临床试验中的功能恢复有显著的作用,例如 ASIA 复合感觉运动评分。感觉水平、阈值和疼痛很难在动物身上进行量化,许多试验测试的是"疼痛"阈值而不是衡量感觉运动反射,如肢体回缩反射。有大量证据表明改变触觉(如 von Frey 毛发)和热刺激的阈值可引起肢体回缩[82,83]。

这可能反映了脊髓环路的变化,在神经性疼痛的发展中也发挥了作用,但是并不一定如此。让大鼠根据感觉输入来定位或定向到刺激部位,已经成功用于评估感觉水平;感觉水平与已知试验性脊髓损伤水平相一致,并且可以确定阈值[84]。然而,这些方法有时会产生不一致的结果,不能提供一些不适的实际水平,即疼痛。近来,慢性疼痛的实验已经用一个位置标记图来研究神经性病理疼痛的"有声的标示"[85]。尽管困难重重,但感觉测量应该是脊髓损伤任何实验结果的重要组成部分。

损伤分级及预后

部分横断病变损伤严重程度不一。例如,部分横断最为常见,通过一些措施可获得较高程度的恢复,特别是运动功能。然而, 许多实验室都使用背侧 1/4 象限白质病变来产生持久的功能缺失,前肢的小球拿取困难[35]。使用落重法或可控制的冲击装置如 MAS-CIS、ESCID 或无限地平线的移动装置造成的挫伤病灶,病变强度有相当大的变化,并且可以产生多个级别的损伤严重程度[6]。这对于测试损伤严重程度对治疗效果的影响非常有用。同时还提供了一种评估结果措施范围的方法,例如,损伤的严重程度,通过测定重量跌落高度或冲击速度或压缩率和深度,可预测胸髓损伤 6 周后 BBB 分级[6]。不同重量跌落高度或冲击力造成的单侧挫伤损伤也是如此[28]。此外,在一个多元的主成分分析中,不同损伤程度的生物力学随行为结果和组织学损害而变化[86](未发表的观察结果)。

有关不同的传导束和灰质区域功能丧失的提示

脊髓白质病变仅提供了部分答案,因为多个上行和下行传导束共存于白质的所有区域。脊髓病变产生下位运动神经元的损失,引起功能丧失,是神经保护的目标。在胸髓病变中,灰质损失对运动功能作用较小,主要是下行轴突激活了尾髓的运动环路。但是颈髓挫伤伤害,例如产生了大量的灰质损失,受伤水平节段确定是否运动神经元池损坏,因而引起下位运动神经元的功能缺失。因此,在 C6 病变后理毛行为能力的损失可能是由于前肢运动神经元的受损,而手指运动功能缺失可定位到病灶部位下方相关的运动池,可能是由于白质损失及脱髓鞘造成的[77]。然而,有趣的是,理毛行为对单侧颈髓挫伤损伤的严重程度十分敏感,完全不受对侧大脑皮质损害影响;而圆筒的爪子放置更加依赖于皮质(Inoue 等人未发表的观点)。

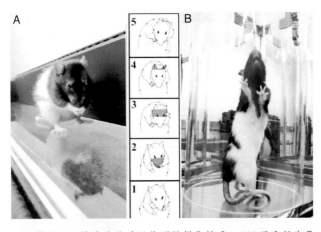

图 21.4 前肢试验对评估颈髓损伤敏感。(A)理毛行为是一个刻板的行为,可以被用来评估脊髓损伤后前肢功能。性能得分在中间面板所示。灰色地带显示达到每分的面积。(B)爪子的偏好可以通过观察有机玻璃圆筒内的大鼠来测量。每只前爪放对位置的次数和比例对评估颈髓损伤很敏感。

多个模型和疗效评价的意义

在神经科学研究领域方面,脊髓损伤研究已经从"家庭手工业"发展为高强度、大容量的研究领域。脊髓损伤后损伤和功能恢复测试被用来研究细胞死亡、干细胞和祖细胞在修复中的作用、神经元轴突的再生、出芽和活动依赖性的可塑性机制。然而,脊髓损伤一直是研究的重点,多数实验室研究的目的是发现人类脊髓损伤的有效疗法。因此,模型的优化和结果的评价措施是实现这一目标的关键,这一点本章已经讨论过。实验室如何选择最佳的模型和结果评价措施来帮助治疗脊髓损伤?多种结果应该如何进行评估?数据应该如何进行分析?采用类似的治疗策略,许多实验室报告阴性或阳性结果,如何进行比较?虽然已取得很大进展,但要回答这些问题,还有更多的工作要做。显然,复制和扩展令人兴奋的发现是必要的。使用一个单变量的结果评价措施,包括 BBB,可能很方便,但不足以真正测试精细功能的提高。另一方面,使用多个"独立"的功能障碍和恢复的评价措施可导致随机的假阳性结果。需要制定更好的策略规划和评估动物脊髓损伤复杂的症状,对试验性脊髓损伤应像在临床和流行病学研究中那样应用多变量分析[29]。此外,许多在啮齿类动物中使用的模式和结果评价措施也可用于非人类灵长类动物。虽然这些实验是困难且昂贵的,劳动密集和受制于如何恰当使用这些宝贵的动物。但最近的研究证实,非人类灵长动物脊髓损伤的功能恢复有特殊的方面,恢复和修复机制的大量信息在啮齿动物实验中无法预见[29]。很明显,建立更多的模型和发展结果评价措施仍有很大的空间。与中枢神经系统的修复快速增长的理解相结合,将导致更好的临床前实验结果,并最终给脊髓损伤患者带来更好的结果。

致谢

本实验室是由 NIH (NS0380,AG032518),Veterans 基金和 CH Neilsen 基金支持的。

(孙君昭 译)

参考文献

1. Furlan JC, Fehlings MG. The impact of age on mortality, impairment, and disability among adults with acute traumatic spinal cord injury. *J Neurotrauma* 2009;26(10):1707-17.

2. Marino RJ, Ditunna JF, Jr., Donovan WH, Maynard F. Neurologic recovery after traumatic spinal cord injury: data from the model spinal cord injury systems. *Phys Med Rehab* 1999;80(11):1391-6.

3. Macciocchi SN, Bowman B, Coker J, Apple D, Leslie D. Effect of co-morbid traumatic brain injury on functional outcome of persons with spinal cord injuries. *Am J Phys Med Rehab* 2004;83(1):22–6.

4. Noreau L, Proulx P, Gagnon L, Drolet M, Laramee MT. Secondary impairments after spinal cord injury: a population-based study. *Am J Phys Med Rehab* 2000;79(6):526–35.

5. Anderson KD. Targeting recovery: priorities of the spinal cord-injured population. *J Neurotrauma* 2004;21(10):1371–83.

6. Basso DM, Beattie MS, Bresnahan JC. Graded histological and locomotor outcomes after spinal cord contusion using the NYU weight-drop device versus transection. *Exp Neurol* 1996;139(2):244–56.

7. Grau JW, Washburn SN, Hook MA, *et al.* Uncontrollable stimulation undermines recovery after spinal cord injury. *J Neurotrauma* 2004;21(12): 1795–817.

8. Beattie MS. Inflammation and apoptosis: linked therapeutic targets in spinal cord injury. *Trends Mol Med* 2004;10(12):580–3.

9. Fouad K, Krajacic A, Tetzlaff W. Spinal cord injury and plasticity: opportunities and challenges. *Brain Res Bull* 2011;84(4–5):337–42.

10. Reier PJ. Cellular transplantation strategies for spinal cord injury and translational neurobiology. *NeuroRx* 2004;1:424–51.

11. Allen A. Surgery of experimental spinal cord injury equivalent to crush injury of fracture dislocation of spinal column. *JAMA* 1911;57:878–80.

12. Young W. Spinal cord contusion models. In McKerracher L, Doucet G, Rossignol S, eds. *Spinal Cord Trauma: Regeneration, Neural Repair and Functional Recovery*. Amsterdam: Elsevier Science; 2002. pp. 231–55.

13. David S, Aguayo AJ. Axonal elongation into peripheral nervous system bridges after central nervous system injury in adult rats. *Science* 1981;214(4523):931–3.

14. Goldberger ME, Bregman BS, Vierck CJ, Brown M. Criteria for assessing recovery of function after spinal cord injury. *Exp Neurol* 1990;107(2):113–7.

15. Rossignol S, Frigon A. Recovery of locomotion after spinal cord injury: some facts and mechanisms. In Hyman SE, Jessell TM, Shatz CJ, Stevens CF, Zoghbi HY, eds. *Annual Review of Neuroscience* vol. 34. Palo Alto: Annual Reviews; 2011. pp. 413–40.

16. Rajaofetra N, Passagia JG, Marlier L, *et al.* Serotonergic, noradrenergic and peptidergic innervation of Onuf nucleus of normal and transected spinal cords of baboons (Papio-Papio). *J Comp Neurol* 1992;318(1):1–17.

17. Bresnahan JC, Beattie MS, Todd FD, 3rd, Noyes DH. A behavioral and anatomical analysis of spinal cord injury produced by a feedback-controlled impaction device. *Exp Neurol* 1987;95(3):548–70.

18. Gale K, Kerasidis H, Wrathall JR. Spinal cord contusion in the rat-behavioral analysis of functional neurologic impairment. *Exp Neurol* 1985;88(1): 123–34.

19. Noble LJ, Wrathall JR. Spinal-cord contusion in the rat – morphometric analyses of alterations in the spinal-cord. *Exp Neurol* 1985;88(1):135–49.

20. Gruner JA. A monitored contusion model of spinal cord injury in the rat. *J Neurotrauma* 1992;9(2): 123–6.

21. Basso DM, Beattie MS, Bresnahan JC. A sensitive and reliable locomotor rating-scale for open-field testing in rats. *J Neurotrauma* 1995;12(1):1–21.

22. Basso DM, Beattie MS, Bresnahan JC, *et al.* MASCIS evaluation of open field locomotor scores: effects of experience and teamwork on reliability. Multicenter Animal Spinal Cord Injury Study. *J Neurotrauma* 1996;13(7):343–59.

23. Furlan JC, Fehlings MG. A web-based systematic review on traumatic spinal cord injury comparing the "citation classics" with the consumers' perspectives. *J Neurotrauma* 2006;23(2):156–69.

24. Schrimsher GW, Reier PJ. Forelimb motor-performance following cervical spinal-cord contusion injury in the rat. *Exp Neurol* 1992;117(3): 287–98.

25. Soblosky JS, Song JH, Dinh DH. Graded unilateral cervical spinal cord injury in the rat: evaluation of forelimb recovery and histological effects. *Behav Brain Res* 2001;119(1):1–13.

26. Anderson KD, Steward O. Quantitative assessment of forelimb motor function after cervical spinal cord injury in the rat: relationship to the corticospinal tract. *Exp Neurol* 2005;194:161–74.

27. Pearse DD, Lo TP, Cho KS, *et al.* Histopathological and behavioral characterization of a novel cervical spinal cord displacement contusion injury in the rat. *J Neurotrauma* 2005;22:680–702.

28. Gensel JC, Tovar CA, Hamers FPT, *et al.* Behavioral and histological characterization of unilateral cervical spinal cord contusion injury in rats. *J Neurotrauma* 2006;23(1):36–54.

29. Rosenzweig ES, Courtine G, Jindrich DL, *et al.* Extensive spontaneous plasticity of corticospinal projections after primate spinal cord injury. *Nat Neurosci* 2010;13(12):1505–10.

30. Fortun J HC, Bunge MB. Combinatorial strategies with Schwann cell transplantation to improve repair of the injured spinal cord. *Neurosci Lett* 2009;456(3):124–32.

31. Cheng H, Cao YH, Olson L. Spinal cord repair in adult paraplegic rats: partial restoration of hind limb function. *Science* 1996;273(5274):510–3.

32. Bregman BS, Kunkel-Bagden E, Schnell L, Dai HN, Gao D, Schwab ME. Recovery from spinal cord injury mediated by antibodies to neurite growth inhibitors. *Nature* 1995;378:498–501.

33. Taylor L, Jones L, Tuszynski MH, Blesch A. Neurotrophin-3 gradients established by lentiviral gene delivery promote short-distance axonal bridging beyond cellular grafts in the injured spinal cord. *J Neurosci* 2006;26(38):9713–21.

34. Lu P, Yang H, Jones LL, Filbin MT, Tuszynski MH. Combinatorial therapy with neurotrophins and cAMP promotes axonal regeneration beyond sites of spinal cord injury. *J Neurosci* 2004;24(28):6402–9.

35. Liu Y, Duckhyon K, Himes BT, Chow S, *et al.* Transplants of fibroblasts genetically modified to express BDNF promote regeneration of adult rat rubrospinal axons. *J Neurosci* 1999;19:4370–87.

36. Bunge RP, Puckett WR, Becerra JL, Marcillo A, Quencer RM. A review and classification of 22 new cases with details from a case of chronic cord compression with extensive focal demyelination. *Adv Neurol* 1993;59:75–90.

37. Kakulas B. Pathology of spinal injuries. *Cent Nerv Syst Trauma* 1984;1:117–29.

38. Hill CE, Proschel C, Noble M, *et al.* Acute transplantation of glial-restricted precursor cells into spinal cord contusion injuries: survival, differentiation, and effects on lesion environment and axonal regeneration. *Exp Neurol* 2004;190(2):289–310.

39. Silver J, Miller JH. Regeneration beyond the glial scar. *Nat Rev Neurosci* 2004;5(2):146–56.

40. Bradbury EJ, Moon LDF, Popat RJ, *et al.* Chondroitinase ABC promotes functional recovery after spinal cord injury. *Nature* 2002;416(6881): 636–40.

41. Beattie MS, Bresnahan JC, Komon J, *et al.* Endogenous repair after spinal cord contusion injuries in the rat. *Exp Neurol* 1997;148(2):453–63.

42. Tripathi R, McTigue DM. Prominent oligodendrocyte genesis along the border of spinal contusion lesions. *Glia* 2007;55(7):698–711.

43. Guest JD, Hiester ED, Bunge RP. Demyelination and Schwann cell responses adjacent to injury epicenter cavities following chronic human spinal cord injury. *Exp Neurol* 2005;192(2):384–93.

44. Fancy SPJ, Chan JR, Baranzini SE, Franklin RJM, Rowitch DH. Myelin regeneration: a recapitulation of development? In Hyman SE, Jessell TM, Shatz CJ, Stevens CF, Zoghbi HY, eds. *Annual Review of Neuroscience* vol. 34. Palo Alto: Annual Reviews; 2011. pp. 21–43.

45. Beattie MS, Hermann GE, Rogers RC, Bresnahan JC. Cell death in models of spinal cord injury. In McKerracher L, Doucet G, Rossignol S, eds. *Spinal Cord Trauma: Regeneration, Neural Repair and Functional Recovery (Progress in Brain Resesarch* vol. 137). Amsterdam: Elsevier; 2002. pp. 37–47.

46. Tom VJ, Sandrow-Feinberg HR, Miller K, *et al.* Combining peripheral nerve grafts and chondroitinase promotes functional axonal regeneration in the chronically injured spinal cord. *J Neurosci* 2009;29(47):

14881–90.

47. Behrmann DL, Bresnahan JC, Beattie MS, Shah BR. Spinal cord injury produced by consistent mechanical displacement of the cord in rats: behavioral and histologic analysis. *J Neurotrauma* 1992;9(3): 197–217.

48. Stokes B, Jakeman L. Experimental modelling of human spinal cord injury: a model that crosses the species barrier and mimics the spectrum of human cytopathology. *Spinal Cord* 2002;40(3):101–9.

49. Scheff SW, Rabchevsky AG, Fugaccia I, Main JA, Lumpp JE. Experimental modeling of spinal cord injury: characterization of a force-defined injury device. *J Neurotrauma* 2003;20(2):179–93.

50. Sparrey CJ, Choo AM, Liu J, Tetzlaff W, Oxland TR. The distribution of tissue damage in the spinal cord is influenced by the contusion velocity. *Spinal Cord* 2008;33(22):E812-E19.

51. Fehlings MG, Tator CH. The relationships among the severity of spinal-cord injury, residual neurological function, axon counts, and counts of retrogradely labeled neurons after experimental spinal-cord injury. *Exp Neurol* 1995;132(2):220–8.

52. Gerzanich V, Woo SK, Tsymbalyuk O, *et al.* De novo expression of Trpm4 initiates secondary hemorrhage in spinal cord injury. *Nat Med* 2009;15(2):185–91.

53. Sedy J, Urdzikova L, Jendelova P, Sykova E. Methods for behavioral testing of spinal cord injured rats. *Neurosci Biobehav Rev* 2008;32:550–80.

54. Muir GD, Webb AA. Assessment of behavioral recovery following spinal cord injury in rats. *Eur J Neurosci* 2000;12(9):3079–86.

55. Tarlov IM, Klinger H. Spinal cord compression studies. II. Time limits for recovery after acute compression in dogs. *Arch Neurol Psychiat* 1954;71:271–90.

56. Ferguson AR, Hook MA, Garcia G, *et al.* A simple post hoc transformation that improves the metric properties of the BBB scale for rats with moderate to severe spinal cord injury. *J Neurotrauma* 2004;21(11):1601–13.

57. Martinez M, Brezun JM, Bonnier L, Xerri C. A new rating scale for open-field evaluation of behavioral recovery after cervical spinal cord injury in rats. *J Neurotrauma* 2009;26(7):1043–53.

58. Metz GA, Merkler D, Dietz V, Schwab ME, Fouad K. Efficient testing of motor function in spinal cord injured rats. *Brain Res* 2000;883:165–77.

59. Semler J, Wellmann K, Wirth F, *et al.* Objective measures of motor dysfunction after compression spinal cord injury in adult rats: correlations with locomotor rating scores. *J Neurotrauma* 2011;28(7): 1247–58.

60. Ditunno JF, Scivoletto G, Patrick M, *et al.* Validation of the walking index for spinal cord injury in a US and European clinical population. *Spinal Cord* 2008; 46(3):181–8.

61. Courtine G, Roy RR, Raven J, et al. Performance of locomotion and foot grasping following a unilateral thoracic corticospinal tract lesion in monkeys (Macaca mulatta). Brain 2005;128:2338–58.

62. Courtine G, Gerasimenko Y, van den Brand R, et al. Transformation of nonfunctional spinal circuits into functional states after the loss of brain input. Nat Neurosci 2009;12(10):1333–42.

63. Zorner B, Starkey ML, Gozenbach R, et al. Profiling locomotor recovery: comprehensive quantification of impairments after CNS damage in rodents. Nat Methods 2010;7(9):701–8.

64. de Mendinaceli L, Freed WJ, Wyatt RJ. An index of the functional condition of rat sciatic nerve based on measurements made from walking tracks. Exp Neurol 1982;77:634–43.

65. Hamers FP, Lankhorst AJ, van Laar TJ, Veldhuis WB, Gispen WH. Automated quantitative gait analysis during overground locomotion in the rat: its application to spinal cord contusion and transection injuries. J Neurotrauma 2001;18(2):187–201.

66. Kunkel-Bagden E, Dai HN, Bregman BS. Methods to assess the development and recovery of locomotor function after spinal cord injury in rats. Exp Neurol 1993;119:153–64.

67. Nout YS, Leedy GM, Beattie MS, Bresnahan JC. Alterations in eliminative and sexual reflexes after spinal cord injury: defecatory function and development of spasticity in pelvic floor musculature. In Weaver L, Polosa C, eds. Autonomic Dysfunction after Spinal Cord Injury (Progress in Brain Resesarch vol. 152). Amsterdam: Elsevier. 2006. pp. 359–72.

68. Pikov V, Wrathall JR. Coordination of the bladder detrusor and the external urethral sphincter in a rat model of spinal cord injury: effect of injury severity. J Neurosci 2001;21(2):559–69.

69. Holmes GM, Van Meter MJ, Beattie MS, Bresnahan JC. Serotonergic fiber sprouting to external anal sphincter motoneurons after spinal cord contusion. Exp Neurol 2005;193(1):29–42.

70. Nout YS, Schmidt MH, Tovar CA, et al. Telemetric monitoring of corpus spongiosum penis pressure in conscious rats for assessment of micturition and sexual function following spinal cord contusion injury. J Neurotrauma 2005;22(4):429–41.

71. Nout YS, Beattie MS, Bresnahan JC. Severity of locomotor and cardiovascular derangements after experimental high-thoracic spinal cord injury is anesthesia dependent in rats. J Neurotrauma 2011; Aug 8[Epub ahead of print].

72. Weaver LC, Gris D, Brown A, Dekaban G. Autonomic dysreflexia after spinal cord injury: central mechanisms and strategies for prevention. In Weaver LC, Polosa C, eds. Autonomic Dysfunction After Spinal Cord Injury. Amsterdam: Elsevier; 2006.

73. Schallert T, Fleming SM, Leasure JL, Tillerson JL, Bland ST. CNS plasticity and assessment of forelimb sensorimotor outcome in unilateral rat models of stroke, cortical ablation, parkinsonism and spinal cord injury. Neuropharmacol 2000;39(5):777–87.

74. Montoya CP, Campbellhope LJ, Pemberton KD, Dunnett SB. The staircase test – a measure of independent forelimb reaching and grasping abilities in rats. J Neurosci Meth 1991;36(2–3):219–28.

75. Ballermann M, Metz GAS, McKenna JE, Klassen F, Whishaw IQ. The pasta matrix reaching task: a simple test for measuring skilled reaching distance, direction, and dexterity in rats. J Neurosci Meth 2001; 106(1):39–45.

76. Allred RP, Adkins DL, Woodlee MT, et al. The vermicelli handling test: a simple quantitative measure of dexterous forepaw function in rats. J Neurosci Meth 2008;170(2):229–44.

77. Irvine KA, Ferguson AR, Mitchell KD, et al. A novel method for assessing proximal and distal forelimb function in the rat: the Irvine, Beatties and Bresnahan (IBB) forelimb scale. J Vis Exp 2010(46), e2246.

78. Garcia-Alias G, Barkhuysen S, Buckle M, Fawcett JW. Chondroitinase ABC treatment opens a window of opportunity for task-specific rehabilitation. Nat Neurosci 2009;12(9):1145–51.

79. Bertelli JA, Mira JC. Behavioral evaluating methods in the objective clinical assessment of motor function after experimental brachial plexus reconstruction in the rat. J Neurosci Meth 1993;46(3):203–8.

80. Berntson GG, Jang JF, Ronca AE. Brainstem systems and grooming behaviors. Ann NY Acad Sci 1988;525: 350–62.

81. Lane MA, Lee KZ, Fuller DD, Reier PJ. Spinal circuitry and respiratory recovery following spinal cord injury. Resp Physiol Neurobiol 2009;169(2):123–32.

82. Lindsey AE, LoVerso RL, Tovar CA, et al. An analysis of changes in sensory thresholds to mild tactile and cold stimuli after experimental spinal cord injury in the rat. Neurorehab Neural Re 2000;14(4):287–300.

83. Gwak YS, Hulsebosch CE. Remote astrocytic and microglial activation modulates neuronal hyperexcitability and below-level neuropathic pain after spinal cord injury in rat. Neuroscience 2009;161(3):895–903.

84. Detloff MR, Clark LM, Hutchinson KJ, et al. Validity of acute and chronic tactile sensory testing after spinal cord injury in rats. Exp Neurol 2010;225(2): 366–76.

85. King T, Vera-Portocarrero L, Gutierrez T, et al. Unmasking the tonic-aversive state in neuropathic pain. Nat Neurosci 2009;12(11):1364–6.

86. Ferguson AR, Gensel JC, Lin A, et al. Bioinformatics for translational spinal cord injury research. Neurorehab Neural Re 2009;23:963.

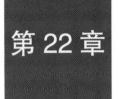

第22章

脊髓损伤后神经突生长的髓鞘抑制因素

Michael F. Azari，Steven Petratos

引言

中枢神经系统(central nervous system，CNS)疾病或损伤后调控轴索再生的分子机制是目前研究的热点，人们希望通过神经再生来恢复受损的神经功能。在脊髓损伤后，限制髓鞘脱失能够增强轴索再生的内源性信号机制[1,2]。目前证据表明，用药物封闭髓鞘相关抑制因子(myelin-associated inhibitory factor，MAIF)，可以作为促进中枢神经系统再生的一种方法[3-6]。本章将主要讨论目前对急性脊髓损伤轴索横断后再生失败的原因，导致轴索退行性变的分子机制，以及如何抑制退行性变和促进轴索再生方面的研究进展。

中枢神经系统神经元再生能力差，部分是由于损伤后中枢神经系统轴索自身固有的再生能力差所致[7]。但是，如果将损伤的中枢神经系统轴索置于允许生长的环境中，比如将周围神经植入损伤的部位时，轴索是能够再生的[8]。这一发现强调了在损伤后的中枢神经系统中，抑制生长的环境是导致再生失败的主要因素。研究发现，在中枢神经系统中存在许多抑制轴索再生的因子，它们可被分为三组：原型的髓鞘相关抑制因子(Nogo、MAG 和 OMgp)；胶质瘢痕的组成成分、硫酸软骨素蛋白多糖(chondroitin sulfate proteoglucal，CSPG)；已经明确的轴突导向分子（信号素、ephrins、Wnts、slits 和 netrins)。在慢性损伤阶段，CSPG 是抑制轴索再生的主要因子，而轴突导向分子在中枢神经系统发育过程中扮演着重要的角色。本章将关注在中枢神经系统急性损伤的情况下，原型的髓鞘相关抑制因子和作为髓鞘组成成分的轴突导向分子与轴索再生抑制的相关性。

成人中枢神经系统的再生能力是有限的。通常在中枢神经系统损伤的文献中所指的再生是指轴索的断端长入或长出损伤区域，而生长则表示轴索的近端或远端发出分支重新支配在损伤中已经失支配的靶区神经元。

与周围神经系统(PNS)不同，由于损伤后 CNS 轴索的生长能力是有限的，因此生长锥缺乏长距离再生的能力[9]。

硫酸软骨素蛋白多糖

中枢神经系统的细胞外基质(extracellular matrix，ECM)由 CSPG 构成，这些蛋白多糖被认为与透明质酸和细胞黏合素一样，对损伤后的神经轴突生长具有体内外抑制作用。成人中枢神经系统创伤后，星形胶质细胞分泌的 CSPG 明显上调，并且在胶质瘢痕中富集。CSPG 包括神经蛋白聚糖、短蛋白聚糖、磷酸聚糖、细胞黏合素和 NG2 等成分，它们都能够通过分泌及膜结合的方式抑制神经轴突的再生[10,11]。

髓磷脂相关的抑制因子(MAIF)

MAIF 是重要的神经突生长抑制因子[12]。急性中枢神经系统创伤后，MAIF 上调，并且由于少突胶质细胞的死亡导致髓磷脂以细胞碎片的形式在损伤部位堆积，从而抑制轴突的再生[12]。目前为止，发现有 5 种 MAIF：髓磷脂相关的葡萄糖蛋白(MAG)、少突胶质细胞-髓磷脂葡萄糖蛋白 (OMgp)、轴突抑制因子-A、(Nogo-A)、酪氨蛋白激酶-B3 抗体(Ephrin-3)和信号素 4D(Semaphorin-4D)[9]。前三个配基是典型的 MAIF，它们与 Nogo 受体结合转导抑制性信号。这三个蛋白质通常位于髓鞘的最内层，与轴突相邻，防止异常出芽[13]。在这三个抑制因子中，Nogo-A(1192a.a.)结构最有趣，它有两个结构域分别抑制轴突的生长[14]。Nogo-A/NgR1 信号下游是RhoA -GTP 和脑衰蛋白反应介导蛋白-2(CRMP-2)，在损伤过程中调节肌动蛋白与微管动力学[15]。MAIF 抑制截断轴突再生，被认为是中枢神经系统损伤后最关键的修复抑制因子之一。MAIF 与 NgR1 的相互作用是高亲和力的配基与受体相互作用，启动受损神经元内信号传递聚集于小的单体 Rho 鸟嘌呤核苷(Rho-GTPases)抑制轴突的再生[16]。通过抑制神经轴突损伤后一系列退化的下游分子事件的发生从而促进轴突的再生,已经成为目前研究的热点[15,17-20]。

轴突再生长抑制的分子机制

Nogo 受体信号复合体

NgR 通过糖基磷脂酰肌醇(GPI)的一部分与神经元质膜外叶相结合。有研究报道,这个受体与 Nogo-66 和 MAG、OMgp 呈高亲和力结合[21]。NgR 分 NgR1 和 NgR2。NgR1 富含亮氨酸重复序列(LRR),NgR1 的配基结合区具有结合 Nogo-A、MAG 和 OMgp 的不同重复结构域[22,23]。NgR1 与 MAIF 的相互作用对于 MAIF 抑制轴突生长是必需的,将 DRG 神经元培养于中枢神经系统髓磷脂底物上,并添加抗 NgR 的抗体,发现该抗体阻止了 NgR 与 Nogo、MAG 和 OMgp 的相互作用,从而观察到了轴突的生长[24]。还有研究进一步发现,通过 SiRNA 或慢病毒 shRNA 使 NgR1 的表达下调后,神经轴突生的长在髓磷脂存在的条件下不能被抑制[25]。但是,NgR 缺少细胞质膜部分,必须以复合受体的形式传导信号。一个是低亲和力的神经营养因子受体,p75^NTR。另一个是 NgR 和 p75^NTR 的协同受体,LRR 和包含有 Nogo 受体相互作用蛋白的 Ig 结构域(LINGO-1)。LINGO 是中枢神经系统特异性蛋白,Mi 等 LINGO 与 p75^NTR 和 NgR 的相互作用对激活 RhoA 是必需的[26]。

一些研究指出,协同受体与 p75^NTR 一样,通过与 NgR 的结合介导轴突生长抑制信号。首先,虽然 p75^NTR 在发育过程中富集,但其并不持续表达在所有中枢神经系统神经元中[27]。其次,髓磷脂抑制 p75^NTR 突变大鼠神经元的再生[28]。两个研究组分别报道了 p75^NTR/NgR/LINGO-1 受体复合物中的 p75^NTR 可以被一个信号转导受体 TROY,即肿瘤坏死因子受体(TNFR)超家族中的另一个成员所置换[29,30]。利用免疫共沉淀和结合实验,研究者证明 TROY 能够与 LINGO-1 和 NgR 以高亲和力结合。与 p75^NTR 不同,TROY 与 LINGO-1 和 NgR 共同表达于大部分成人中枢神经系统神经元胞体和轴突。另外,与 LINGO-1 和 NgR 一起,TROY 能上调 RhoA。两个研究组都发现只有在 LINGO-1 和 NgR 与 p75^NTR 或 TROY 共同表达时,RhoA 才能够活化,这就进一步证明只有完整的受体复合物才能够传导 MAIF 信号[29,30]。当 MAIF 与 p75^NTR 结合时,GDP-RhoA 便转化成分子 GTP-RhoA 介导生长核崩解的活性形式[31]。与轴突生长抑制作用相一致,NgR 主要表达在神经元特别是包括生长锥脂筏的轴突[32],它也表达在星形胶质细胞,而不表达于少突胶质细胞或小胶质细胞[33-35]。

低亲和力的 p75^NTR 受体一旦被激活,能够通过调节 Rho GTPases 酶影响神经轴突的外生[36,37]。神经生长因子(NGF)与 p75^NTR 和酪氨酸激酶 A(TrkA)结合引起轴突丝状伪足的形成[38,39]。还有研究证明 p75^NTR 可以引起生长锥的崩解[40,41]。例如,Williams 等研究显示,在 p75^NTR 缺失的情况下,用多肽刺激 TrkB 可以促进轴突的生长,而刺激 p75^NTR 则可以消除这一效应[42]。

Rho 鸟苷三磷酸酶

发育过程中调节神经元迁移、分化和突触形成的因子包括分泌性分子,如信号素、裂隙素、导素和膜结合受体(如膜附着型配体、p75^NTR 和 NgR)[43]。发育中的神经元以调节蛋白质表达、转运和降解,重塑细胞骨架等形式与这些因子相互作用[44]。对 GTPases 的 Rho 家族的调节是调节神经轴突外生的重要环节[45]。Rho GTPases 的活化也控制创伤性脊髓损伤后损伤轴突生长丘的生长[46]。GTPases 的 Rho 家族包括 RhoA、Rac1 和 Cdc42[47]。Rho 与其相关激酶 ROCK 的活化被证明是 MAIF 生长抑制信号所必需的。而且,Rho 或 ROCK 的失活能够消除 MAIF 存在下的神经轴突外生的抑制作用,并促进轴突在体内的再生[46,48]。

脑衰蛋白反应介导蛋白(CRMP),特别是 CRMP-2,参与了轴突的形成、外生和导向。CRMP-2 能够被细胞周期依赖激酶 5(Cdk5)在 Ser522 位点磷酸化,被糖原合成激酶 3β(GSK3β)在 Thr514/Ser509/ser518 位点磷酸化,被 Rho 激酶在 Thr555 位点磷酸化,所有这些反应均能介导神经突收缩。这些位点的磷酸化破坏了 CRMP-2 与微管蛋白异质二聚体的关联,从而使微管蛋白不能传递到微管的正端进行装配,并阻碍微管定向生长[49]。最近研究证明,创伤性脊髓损伤后每天给予白血病抑制因子,可观察到 CRMP-2 的水平降低;而只接受载体(MSA)处置的动物,损伤部位受损轴突出现活化的 RhoA 和 CRMP-2 的共表达[1]。这些数据证明中枢神经系统损伤后,细胞外基质中 MAIF 的堆积能够活化 RhoA 依赖的信号通路,并使 CRMP-2 磷酸化,从而抑制微管装配和轴突再生。

Strittmatter 等最近通过诱导 Nogo-A/B 突变和 MAG/OMgp 突变,以及 Nogo、MAG 和 OMgp 敲除鼠实验,证实了髓磷脂组分对轴突生长的抑制性作用[50]。这些研究强烈提示,在神经突生长抑制过程中,Nogo 的主要作用和 MAG 与 OMgp 的协同作用。最近,Zheng 等报道了 Nogo 突变鼠,这种大鼠中所有 Nogo 异构体(如 Nogo-A、Nogo-B 和 Nogo-C)均被敲除,从而产生 Nogo/MAG/OMgp 敲除大鼠[51]。该研究应用来自于单一或三方敲除大鼠的髓磷脂，观察到 Nogo 的抑制作用被限制在体外，但不能被 MAG 或 OMgp 增强[51]。与 Strittmatter 研究工作一致，Zheng 研究组也报道了增强 CST 纤维的出芽，而 MAG 突变抑制 CST 的出芽[51]。值得注意的是，虽然 MAG 在多种成人神经元中抑制轴突的生长，但却被证明在新生儿 DRG 神经元中促进神经突的出芽[52]。因此，MAG 在成人体内中枢神经系统损伤后是促进神经突生长还是抑制神经突生长，还有待进一步研究。

少突胶质细胞存活

促进中枢神经系统创伤后神经轴突生长的很有前景的治疗策略是阻止髓磷脂的降解和 MAIF 在细胞外基质的富集。已经证明在中枢神经系统疾病或损伤的过程中，影响轴突生长的发育调节分子可能通过与组织周围诱导因素反应而再表达，从而引起降解和（或）再生的作用。轴突信号改变的情况包括创伤性脑损伤和创伤性脊髓损伤、卒中和神经变性疾病，如多发性硬化。轴突损伤后的病理生理变化是由轴突–胶质单位的崩解造成的。生成髓鞘的少突胶质细胞在继发损伤机制中是最脆弱的。它们会由于损伤传导束中凋亡波的影响而发生死亡，这一现象叫做 Wallerian 降解。少突胶质细胞的凋亡是由于营养支持的缺失引起的，这些营养支持包括轴突来源的 β-神经调节蛋白和星形胶质细胞来源的胰岛素样生长因子（IGF）[53;54]。少突胶质细胞的死亡是由于前炎性细胞因子肿瘤坏死因子 α（TNFα）和不成熟的神经生长因子（pro-NGF）的上调，并分别与 TNF 受体 -1 和 p75^{NTR} 结合后进一步加剧[55;56]。由于每一个少突胶质细胞可以为多个轴突形成髓鞘，它们的死亡会导致许多未受损的神经轴突裸露。因此，这些轴突很容易受伤，从而阻碍神经功能的恢复。

一些研究组最近研究显示，半横断伤创伤性脊髓损伤模型鼠由于每天给予神经调节因子、白血病抑制因子（LIF）等，可以延缓少突胶质细胞的凋亡，限制脱髓鞘的发生，并增强大鼠的运动机能[2;57]。白血病抑制因子依赖的少突胶质细胞死亡的减轻和随之发生的髓鞘脱失，启动了机体内源性再生修复机制。该过程是由于在损伤脊髓中髓磷脂碎片的沉积减轻和 MAIF 信号介导的抑制性底物的减少引起的[1]。由于创伤性脊髓损伤后内源性轴突分子如 GAP -43 和 GTP-Rac1 的水平增加，使给予白血病抑制因子处置的大鼠具有较强的轴突再生能力[1]。上述结果提示，创伤性脊髓损伤损伤部位 MAIF 的减少和白血病抑制因子的相互作用能够启动轴突生长的下游信号。

NgR1 介导轴突降解的遗传学证据

Nogo-A 敲除鼠，nogo-ab$^{trap/trap}$ 和 nogo-a$^{EIII/EIII}$ 已经被证明在创伤性脊髓损伤后，其皮质脊髓束中的轴突具有较强的生长能力[58;59]。相反，另一个 Nogo 突变体，叫做 nogo-ab$^{atg/atg}$ 不表现出轴突再生能力[60]。这些彼此矛盾的研究在 NgR1 突变鼠中被重复验证，结果显示 ngr1$^{-/-}$ 鼠可以在创伤性脊髓损伤后恢复后肢功能，并表现出红核脊髓束和缝核脊髓束的再生[61]。在一个选择性锥体束切断术模式下，观察到完整的皮质脊髓束纤维发生显著的侧枝出芽，穿过中线进入损伤侧脊髓，ngr1$^{-/-}$ 和 nogo-a$^{atg/atg}$ 大鼠前肢功能明显恢复[62]。这些数据证明，中枢神经系统损伤后 Nogo-A 和 NgR1 通过轴突生长抑制剂在限制神经功能恢复中的作用。但是这些研究没有提供轴突再生分子水平的证据。药理学研究证明中枢神经系统损伤与疾病后轴突再生能力的提高是通过阻断 MAIF 与外胚层 NgR1 的结合实现的，对促进轴突降解的信号级联反应的识别是十分必要的，可为中枢神经系统修复提供治疗靶。

视神经挫伤是评价成年哺乳动物中枢神经系统神经再生失败和增强的理想的轴突损伤模型。挫伤后，轴突再生被损伤部位富含髓磷脂的基质所抑制，从而导致许多视网膜神经节细胞（RGC）的凋亡。然而，眼内的操作，如急性晶体损伤，能够逆转 RGC 的丢失，并促进它们的再生能力[63]。这种部分再生为确定 NgR1 信号在急性轴突损伤后的作用提供了一个独特的背景。结果提示抑制 Rho 激酶能够通过阻止 CRMP-2 磷酸化 MAIF/NgR1 信号而限制轴突降解[15]。

药物阻止 Nogo-A/NgR1 信号传递

在细胞培养中观察到阻止 MAIF 能够促进神经突/轴索的长出，从而证明 Nogo 受体信号转导通路能够加速具有治疗潜能的化合物的发育。在最初的实验中观察到对具有 C-和 N-末端 Nogo A 均有对抗作用的抗体可以促进背根神经节和视网膜神经节内神经突/轴索的生长[6]。比如，单克隆抗体 IN-1 可以对抗 Nogo-A 对感觉神经元和交感神经神经突再生的抑制[64]。此外，在创伤性脊髓损伤实验模型中已经应用 IN-1 实现了不同程度的轴索再生和运动功能的恢复。IN-1 的再生能力要归功于它对整个髓鞘特别是 Nogo-A 具有强有力的吸引[65;66]。自从这一发现被报道后，掀起了一股研究的热潮，期望研究出一种药物能够治疗急性创伤性中枢神经系统损伤。持续的抗 Nogo-A 抗体试验研究表明，直接注入 IN-1 的 Fab 片段或纯化的单克隆 IgG 抗 Nogo-

A 抗体可以促进轴索的再生和发芽，并促进大鼠和灵长类创伤性脊髓损伤模型的运动功能的恢复[67,68]。

　　进一步的分子模型证实配体和受体之间存在着高亲和力的结合位点。研究发现有一种肽的羧基端可以与 Nogo-A 胞外区域包绕着 66 个氨基酸序列的 NgR1 的 LRR 区域相互作用[69]。这个肽的前 40 个氨基酸被命名为 NEP1-40，在未活化的情况下就可以与 NgR1 结合。由于具有这一特性，NEP1-40 被用于创伤性脊髓损伤动物模型的治疗，治疗方法为直接注射到大鼠的脊髓或全身系统性用药[6,18]。另外，NEP1-40 还可能具有阻止与 MAG 相互作用的能力[70]。这些研究结果表明，NEP1-40 具有治疗创伤性脊髓损伤的潜能，特别是当它与 HIV 反式激活因子转录蛋白融合后能够突破血脑屏障进入中枢神经系统，这一潜能更加值得期待[71,72]。动物实验已证实阻滞 NgR1 可以成功地缩小卒中的缺血再灌注大鼠模型的梗死范围[72]。然而，融合蛋白的使用是否会加重免疫反应还需要进一步的全面分析。因此，临床前实验也许可以提供证据证明融合蛋白可以用于人类，而无激发自身免疫性脑炎的危险。

　　另一个已经进行了广泛研究并有可能用于治疗创伤性脊髓损伤的药物是 NgR1(310aa) 胞外部分和大鼠 IgG1 的 Fc 部分所构成的融合蛋白[73]。已有研究报道，鞘内和腹腔内应用重组 NgR1(310)-Fc 蛋白可以促进大量的神经突发芽和轴索再生，从而带来明显的神经功能恢复[3,73]。最近对上述融合蛋白进行了修饰，在结合位点加入了 MAG，从而产生了一个新的功能更强的 NgR-Fc 的变体——NgR^OMNI-Fc[74]。然而，这一新的融合蛋白在体内的应用效果还有待实验进一步证实。这些新构成的融合蛋白具有更强的克服髓鞘再生抑制信号的能力，但具体的机制有待进一步的阐述（如是通过阻止髓鞘碎片的形成，还是通过促进髓磷脂的摄取和清除的速率）。

　　尽管现在迫切需要进一步解释这些融合蛋白潜在的治疗机制，但目前已经进行的抗 Nogo-A 抗体的临床前和早期临床阶段试验的结果还是令人鼓舞的[68,75-79]。在随后的啮齿类和恒河猴的创伤性脊髓损伤损伤模型中，对 Nogo-A 抗体进行功能阻滞，已证实有利于促进神经功能的改善。这些功能改善的基础是脊髓内的神经再生发芽和建立新的连接[76-78,80]。诺华公司发起的使用人抗人的 Nogo-A 抗体(ATI335)治疗创伤性脊髓损伤的一期临床试验已经顺利完成(www.clinicaltrials.gov, NCT00406016)。入选这一多中心研究的急性脊髓损伤的患者包括胸椎或颈椎水平损伤，完全性或不完全性损伤的患者(ASIA A-C)。这些患者接受连续 4 周 4 组不同剂量方案的鞘内抗体应用。在药物的耐受性研究上未发现明显的副作用，现在更加期待着二期临床试验能带来令人兴奋的结果。

小结

　　MAIF 不论是在体外还是在受损的中枢神经系统内，其对神经突的生长和轴索的再生有明确的潜在的抑制作用。防止中枢神经系统损伤后少突胶质细胞死亡和随后导致的髓鞘退化，或阻止髓鞘成分所介导的信号转导机制的策略，具有治疗和修复包括脑和脊髓创伤后受伤部位神经组织和促进功能恢复的潜能。事实上，一部分策略已经在临床前试验和现正进行的临床试验中证实具有相当大的潜能。这些试验的结果将决定抗 MAIF 治疗是否具有防止中枢神经系统创伤后永久神经功能缺失的潜能。

（尹　丰　译）

参考文献

1. Azari MF, et al. LIF-treatment reduces Nogo-A deposits in spinal cord injury modulating Rho GTPase activity and CRMP-2 phosphorylation. *J Neurodegen Regen* 2008;1(1):23-9.

2. Azari MF, et al. Leukemia inhibitory factor arrests oligodendrocyte death and demyelination in spinal cord injury. *J Neuropathol Exp Neurol* 2006;5(9):914-29.

3. Wang X, et al. Delayed Nogo receptor therapy improves recovery from spinal cord contusion. *Ann Neurol* 2006;60(5):540-9.

4. Lee JK, et al. Nogo receptor antagonism promotes stroke recovery by enhancing axonal plasticity. *J Neurosci* 2004;24(27):6209-17.

5. Li S, Strittmatter SM. Delayed systemic Nogo-66 receptor antagonist promotes recovery from spinal cord injury. *J Neurosci* 2003;23(10):4219-27.

6. GrandPre T, Li S, Strittmatter SM. Nogo-66 receptor antagonist peptide promotes axonal regeneration. *Nature* 2002;417(6888):547-51.

7. Di Giovanni S. Molecular targets for axon regeneration: focus on the intrinsic pathways. *Expert Opin Ther Targets* 2009;13(12):1387-98.

8. Cheng H, Cao Y, Olson L. Spinal cord repair in adult paraplegic rats: partial restoration of hind limb function. *Science* 1996;273(5274):510-3.

9. Giger RJ, Hollis ER, 2nd, Tuszynski MH. Guidance molecules in axon regeneration. *Cold Spring Harb Perspect Biol* 2010;2(7):1867.

10. Brittis PA, Canning DR, Silver J. Chondroitin sulfate as a regulator of neuronal patterning in the retina. *Science* 1992;255(5045):733-6.

11. Bradbury EJ, et al. Chondroitinase ABC promotes

functional recovery after spinal cord injury. *Nature* 2002;416(6881):636–40.

12. Ng WP, *et al.* Human central nervous system myelin inhibits neurite outgrowth. *Brain Res* 1996;720(1–2):17–24.

13. McKerracher L, Winton MJ. Nogo on the go. *Neuron* 2002;36(3):345–8.

14. Oertle T, Schwab ME. Nogo and its paRTNers. *Trends Cell Biol* 2003;13(4):187–94.

15. Mimura F, *et al.* Myelin-associated glycoprotein inhibits microtubule assembly by a Rho-kinase-dependent mechanism. *J Biol Chem* 2006;281(23):15970–9.

16. Profyris C, *et al.* Degenerative and regenerative mechanisms governing spinal cord injury. *Neurobiol Dis* 2004;15(3):415–36.

17. McGee AW, Strittmatter SM. The Nogo-66 receptor: focusing myelin inhibition of axon regeneration. *Trends Neurosci* 2003;26(4):193–8.

18. Schwab ME. Nogo and axon regeneration. *Curr Opin Neurobiol* 2004;14(1):118–24.

19. Duffy P, *et al.* Rho-associated kinase II (ROCKII) limits axonal growth after trauma within the adult mouse spinal cord. *J Neurosci* 2009;29(48): 15266–76.

20. Fournier AE, Takizawa BT, Strittmatter SM. Rho kinase inhibition enhances axonal regeneration in the injured CNS. *J Neurosci* 2003;23(4): 1416–23.

21. Wang KC, *et al.* Oligodendrocyte-myelin glycoprotein is a Nogo receptor ligand that inhibits neurite outgrowth. *Nature* 2002;417(6892):941–4.

22. Lauren J, *et al.* Characterization of myelin ligand complexes with the neuronal Nogo-66 receptor family. *J Biol Chem* 2007;282(8):5715–25

23. Schimmele B, Pluckthun A. Identification of a functional epitope of the Nogo receptor by a combinatorial approach using ribosome display. *J Mol Biol* 2005;352(1):229–41.

24. Li W, *et al.* A neutralizing anti-Nogo66 receptor monoclonal antibody reverses inhibition of neurite outgrowth by central nervous system myelin. *J Biol Chem* 2004;279(42):43780–8.

25. Xu S, *et al.* Effect of Lentiviral shRNA of Nogo receptor on rat cortex neuron axon outgrowth. *Can J Neurol Sci* 2011;38(1):133–8.

26. Mi S, *et al.* LINGO-1 is a component of the Nogo-66 receptor/p75 signaling complex. *Nat Neurosci* 2004;7(3):221–8.

27. Roux PP, Barker PA. Neurotrophin signaling through the p75 neurotrophin receptor. *Prog Neurobiol* 2002;67(3):203–33.

28. Wang KC, *et al.* P75 interacts with the Nogo receptor as a co-receptor for Nogo, MAG and OMgp. *Nature* 2002;420(6911):74–8.

29. Park JB, *et al.* A TNF receptor family member, TROY, is a coreceptor with Nogo receptor in mediating the inhibitory activity of myelin inhibitors. *Neuron* 2005;45(3):345–51.

30. Shao Z, *et al.* TAJ/TROY, an orphan TNF receptor family member, binds Nogo-66 receptor 1 and regulates axonal regeneration. *Neuron* 2005;45(3):353–9.

31. Tigyi G, *et al.* Lysophosphatidic acid-induced neurite retraction in PC12 cells: control by phosphoinositide-Ca2+ signaling and Rho. *J Neurochem* 1996;66(2):537–48.

32. Vinson M, *et al.* Lipid rafts mediate the interaction between myelin-associated glycoprotein (MAG) on myelin and MAG-receptors on neurons. *Mol Cell Neurosci* 2003;22(3):344–52.

33. Liu H, Ng CE, Tang BL. Nogo-A expression in mouse central nervous system neurons. *Neurosci Lett* 2002;328(3):257–60.

34. Hunt D, *et al.* Nogo receptor mRNA expression in intact and regenerating CNS neurons. *Mol Cell Neurosci* 2002;20(4):537–52.

35. Hunt D, Coffin RS, Anderson PN. The Nogo receptor, its ligands and axonal regeneration in the spinal cord; a review. *J Neurocytol* 2002;31(2):93–120.

36. Domeniconi M, *et al.* MAG induces regulated intramembrane proteolysis of the p75 neurotrophin receptor to inhibit neurite outgrowth. *Neuron* 2005;46(6):849–55.

37. Blochl A, Blumenstein L, Ahmadian MR. Inactivation and activation of Ras by the neurotrophin receptor p75. *Eur J Neurosci* 2004;20(9):2321–35.

38. Gallo G, Lefcort FB, Letourneau PC. The trkA receptor mediates growth cone turning toward a localized source of nerve growth factor. *J Neurosci* 1997;17(14):5445–54.

39. Gallo G, Letourneau PC. Localized sources of neurotrophins initiate axon collateral sprouting. *J Neurosci* 1998;18(14):5403–14.

40. Yamashita T, Tucker KL, Barde YA. Neurotrophin binding to the p75 receptor modulates Rho activity and axonal outgrowth. *Neuron* 1999;24(3):585–93.

41. Gehler S, *et al.* p75 neurotrophin receptor signaling regulates growth cone filopodial dynamics through modulating RhoA activity. *J Neurosci* 2004;24(18):4363–72.

42. Williams G, *et al.* Overcoming the inhibitors of myelin with a novel neurotrophin strategy. *J Biol Chem* 2005;280(7):5862–9.

43. Dickson BJ. Molecular mechanisms of axon guidance. *Science* 2002;298(5600):1959–64.

44. Sahin M, *et al.* Eph-dependent tyrosine phosphorylation of ephexin1 modulates growth cone collapse. *Neuron* 2005;46(2):191–204.

45. Govek EE, Newey SE, Van Aelst L. The role of the Rho

GTPases in neuronal development. *Genes Dev* 2005;19(1):1–49.

46. Dergham P, *et al.* Rho signaling pathway targeted to promote spinal cord repair. *J Neurosci* 2002;22(15):6570–7.

47. Kaibuchi K, Kuroda S, Amano M. Regulation of the cytoskeleton and cell adhesion by the Rho family GTPases in mammalian cells. *Annu Rev Biochem* 1999;68:459–86.

48. Winton MJ, *et al.* Characterization of new cell permeable C3-like proteins that inactivate Rho and stimulate neurite outgrowth on inhibitory substrates. *J Biol Chem* 2002;277(36):32820–9.

49. Fukata Y, *et al.* CRMP-2 binds to tubulin heterodimers to promote microtubule assembly. *Nat Cell Biol* 2002;4(8):583–91.

50. Cafferty WB, *et al.* MAG and OMgp synergize with Nogo-A to restrict axonal growth and neurological recovery after spinal cord trauma. *J Neurosci* 2010;30(20):6825–37.

51. Lee JK, *et al.* Assessing spinal axon regeneration and sprouting in Nogo-, MAG-, and OMgp-deficient mice. *Neuron* 2010;66(5):663–70.

52. Mukhopadhyay G, *et al.* A novel role for myelin-associated glycoprotein as an inhibitor of axonal regeneration. *Neuron* 1994;13(3):757–67.

53. Barres BA, *et al.* Multiple extracellular signals are required for long-term oligodendrocyte survival. *Development* 1993;118(1):283–95.

54. Vartanian T, *et al.* Axonal neuregulin signals cells of the oligodendrocyte lineage through activation of HER4 and Schwann cells through HER2 and HER3. *J Cell Biol* 1997;137(1):211–20.

55. Beattie MS, *et al.* ProNGF induces p75-mediated death of oligodendrocytes following spinal cord injury. *Neuron* 2002;36(3):375–86.

56. Lee YB, *et al.* Role of tumor necrosis factor-alpha in neuronal and glial apoptosis after spinal cord injury. *Exp Neurol* 2000;166(1):190–5.

57. Zang DW, Cheema SS. Leukemia inhibitory factor promotes recovery of locomotor function following spinal cord injury in the mouse. *J Neurotrauma* 2003;20(11):1215–22.

58. Simonen M, *et al.* Systemic deletion of the myelin-associated outgrowth inhibitor Nogo-A improves regenerative and plastic responses after spinal cord injury. *Neuron* 2003;38(2):201–11.

59. Dimou L, *et al.* Nogo-A-deficient mice reveal strain-dependent differences in axonal regeneration. *J Neurosci* 2006;26(21):5591–603.

60. Zheng B, *et al.* Lack of enhanced spinal regeneration in Nogo-deficient mice. *Neuron* 2003;38(2): 213–24.

61. Kim JE, *et al.* Nogo-66 receptor prevents raphespinal and rubrospinal axon regeneration and limits

functional recovery from spinal cord injury. *Neuron* 2004;44(3):439–51.

62. Cafferty WB, Strittmatter SM. The Nogo-Nogo receptor pathway limits a spectrum of adult CNS axonal growth. *J Neurosci* 2006;6(47):12242–50.

63. Yin Y, *et al.* Oncomodulin is a macrophage-derived signal for axon regeneration in retinal ganglion cells. *Nat Neurosci* 2006;9(6):843–52.

64. Caroni P, Schwab ME. Antibody against myelin-associated inhibitor of neurite growth neutralizes nonpermissive substrate properties of CNS white matter. *Neuron* 1988;1(1):85–96.

65. Chen MS, *et al.* Nogo-A is a myelin-associated neurite outgrowth inhibitor and an antigen for monoclonal antibody IN-1. *Nature* 2000;403(6768):434–9.

66. GrandPre T, *et al.* Identification of the Nogo inhibitor of axon regeneration as a Reticulon protein. *Nature* 2000;403(6768):439–44.

67. Fiedler M, *et al.* An engineered IN-1 F(ab) fragment with improved affinity for the Nogo-A axonal growth inhibitor permits immunochemical detection and shows enhanced neutralizing activity. *Protein Eng* 2002;15(11):931–41.

68. Fouad K, Klusman I, Schwab ME. Regenerating corticospinal fibers in the Marmoset (Callitrix jacchus) after spinal cord lesion and treatment with the anti-Nogo-A antibody IN-1. *Eur J Neurosci* 2004;20(9):2479–82.

69. Barton WA, *et al.* Structure and axon outgrowth inhibitor binding of the Nogo-66 receptor and related proteins. *Embo J* 2003;22(13):3291–302.

70. Mehta NR, *et al.* Gangliosides and Nogo receptors independently mediate myelin-associated glycoprotein inhibition of neurite outgrowth in different nerve cells. *J Biol Chem* 2007;282(38):27875–86.

71. Wang Q, *et al.* TAT-mediated protein transduction of Nogo extracellular peptide 1–40 and its biological activity. *Cell Mol Neurobiol* 2009;29(1):97–108.

72. Gou X, *et al.* TAT-NEP1–40 as a novel therapeutic candidate for axonal regeneration and functional recovery after stroke. *J Drug Target* 2011;19(2): 86–95.

73. Li S, *et al.* Blockade of Nogo-66, myelin-associated glycoprotein, and oligodendrocyte myelin glycoprotein by soluble Nogo-66 receptor promotes axonal sprouting and recovery after spinal injury. *J Neurosci* 2004;24(46): 10511–20.

74. Robak LA, *et al.* Molecular basis of the interactions of the Nogo-66 receptor and its homolog NgR2 with myelin-associated glycoprotein: development of NgROMNI-Fc, a novel antagonist of CNS myelin inhibition. *J Neurosci* 2009;29(18):5768–83.

75. Freund P, *et al.* Anti-Nogo-A antibody treatment promotes recovery of manual dexterity after unilateral cervical lesion in adult primates–re-examination and extension of behavioral data. *Eur J Neurosci*

2009;29(5):983–96.

76. Freund P, *et al.* Anti-Nogo-A antibody treatment enhances sprouting of corticospinal axons rostral to a unilateral cervical spinal cord lesion in adult macaque monkey. *J Comp Neurol* 2007;502(4):644–59.

77. Weinmann O, *et al.* Intrathecally infused antibodies against Nogo-A penetrate the CNS and downregulate the endogenous neurite growth inhibitor Nogo-A. *Mol Cell Neurosci* 2006;32(1–2):161–73.

78. Liebscher T, *et al.* Nogo-A antibody improves regeneration and locomotion of spinal cord-injured rats. *Ann Neurol* 2005;58(5):706–19.

79. Zorner B, Schwab ME. Anti-Nogo on the go: from animal models to a clinical trial. *Ann N Y Acad Sci* 2010;1198(Suppl 1):E22–34.

80. Markus TM, *et al.* Recovery and brain reorganization after stroke in adult and aged rats. *Ann Neurol* 2005;58(6):950–3.

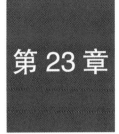

第 23 章

炎症在脊髓损伤中的作用

John C. Gensel, Phillip G. Popovich

引言

炎症、组织形成和组织重塑是伤口修复的过程。在身体的多数器官中,炎症被认为在组织损伤的修复过程中起着至关重要的作用。这种作用在中枢神经系统中却引起争议。尽管典型的炎症反应是由创伤性脑损伤或脊髓损伤触发的,但组织修复效率低下,功能障碍持久。这让很多人对创伤后神经炎症的功能作用产生质疑,并围绕这一话题产生争论。

解决这些争议需要对免疫学有基本了解,明确免疫系统和神经系统在健康和疾病中的相互作用。同时查阅相关文献,了解损伤后炎症的表现和潜在的可能性。本章将历史性回顾先天性免疫细胞(如中性粒细胞、星形胶质细胞和巨噬细胞)在创伤性脊髓损伤中作用,并回顾介绍获得性免疫细胞(如 T 淋巴细胞、B 淋巴细胞和自身抗体)在创伤性脊髓损伤中的作用[1-3]。

脊髓损伤后神经炎症的概述

神经炎症的一般原则在许多优秀杂志及教科书中已有阐述。同时,在中枢神经系统损伤的专门研究领域对神经免疫学的研究也逐渐成熟。这一话题也成为许多杂志的焦点[1,2,4]。因此,本章对损伤后炎症仅做简要概述。

一般来说,组织损伤引起出血和缺血,随后会激活血小板,这在止血过程中至关重要。同时,活化的血小板在炎症反应及伤口愈合中也起着重要作用。随着炎症和伤口愈合的不断进展,细胞因子、蛋白酶和生长因子帮助协调和重组损伤组织,形成新的血管。最终,损伤部位炎症纤维化和瘢痕收缩标志着伤口愈合结束。这些过程同样也发生在脊髓损伤中,但神经组织的修复效率低且不完全。此外,在脊髓损伤阶段,炎症因子异常活跃,并持续较长时间。

细胞的先天免疫反应的最早阶段(<24 小时)是在循环系统中,激活中枢神经系统神经胶质(如小胶质细胞和星形胶质细胞)和中性粒细胞。不久(损伤后的 2~3 天),血液单核细胞迁移到损伤部位,它们分化成在表型和形态上很难区分的巨噬细胞。在不同的菌株和不同种类的动物中,动力学和先天免疫上存在细微差别。这些细胞反应被广泛认为是导致哺乳类动物脊髓损伤后遗症的主要原因。

总体而言,先天性免疫细胞在脊髓中可降低组织损伤和弥补功能缺失。

中性粒细胞

中性粒细胞是第一个在受损伤部位聚集的细胞,也是关键的抗菌效应细胞,主要通过细胞的吞噬作用和释放化学物质来杀伤传染性病原体,包括蛋白酶和氧化代谢物。中性粒细胞的活化和释放的微生物产物可使健康细胞受损。

无论是哪个物种,在损伤后的 2~3 天,脊髓内的中性粒细胞都会达到高峰[5],通常认为在脊髓损伤后其他物质受损导致了中性粒细胞的升高[6]。目前尚无证据表明,中性粒细胞的增高及其发挥的功能对自体是有益的。然而,最近的损伤实验表明,中性粒细胞的升高对于未能愈合的伤口恢复结构和功能是有意义的[7,8]。

对中性粒细胞的历史观点

20 世纪早期,Cajal 及其同时代的学者认为,中性粒细胞和单核细胞/巨噬细胞在神经损伤局部浸润[9]。

Cajal 认为,在损伤的大脑皮层中,中性粒细胞作为一种多核白细胞存在局部浸润,并使受损或死亡的神经元局限化。毫无疑问,"游走细胞"指的是单核细胞和杆体细胞(属于小胶质细胞的一种类型),主要起吞噬作用。除了这一作用,Cajal 并没有发现中性粒细胞还有其他功能。Means 和 Anderson 认为,在脊髓损伤后神经退化过程中,首先被激活的细胞就是中性粒细胞[10]。

此后有更多关于中性粒细胞功能的研究。中性粒细胞的迁移主要是由中性粒细胞和内皮细胞受体之间的相互作用引起。例如,p-选择素和细胞黏附分子-1(ICAM-1)。在脊髓损伤后,可在局部注射单克隆抗体。这些黏附分子阻碍了中性粒细胞结合内皮细胞,并限制中性粒细胞向损伤区域迁移。这些抗体被证实能够限制脊髓内中性粒细胞的活化,加快组织恢复[11,12]。在急性损伤后针对另一种中性粒细胞受体注射特定的单克隆抗体 CD11d/CD8,也降低了中性粒细胞的活化,促进了组织的功能恢复[13,14]。总的来说,这些数据支持了 Means 和 Anderson 的假说。

其他数据表明,中性粒细胞的损害作用是最小的。Dusart 和 Schwab 证实,在受损伤的脊髓细胞死亡达到高峰时,会导致中性粒细胞的大量涌入[15]。

de Castro 等人使用微量透析方法发现,在损伤鼠脊髓内,血氧水平并没有随着中性粒细胞的迁移而增加[16]。在鼠脊髓损伤后,注射抗中性粒细胞血清或类固醇限制中性粒细胞在损伤部位聚积,并不能使组织修复加快[17,18]。最近,在脊髓损伤的小鼠实验中,注射 Ly6G/Gr1 抗体使中性粒细胞减少,但并没有起到神经保护作用,也没有减轻组织损伤并提高功能恢复[8]。总的来说,这些数据论证了在脊髓损伤中,中性粒细胞并没有起到关键作用。

对中性粒细胞耗竭的质疑

如果有人认为众多分子可耗竭或灭活中性粒细胞,那么这些看似矛盾的结果也可以用于解释小胶质细胞、单核细胞和内皮细胞。例如,ICAM-1 可在脊髓实质内的小胶质细胞/巨噬细胞和内皮细胞中至少表达 1 周[19]。尽管在脊髓损伤后的 1~2 天 ICAM-1 抗体阻碍,可减少中性粒细胞的产生,也可能影响小胶质细胞和单核细胞。这可能是 CD11b 在小胶质细胞和单核细胞中表达,它可以约束 ICAM-1[19]。同样,反-CD11d 抗体 和 Gr1 抗体均能够影响中性粒细胞和单核细胞[14,20]。这些相互作用使观察中性粒细胞的消耗更加模糊不清。

物种差异

多数研究都使用鼠进行实验;然而,脊髓损伤后的炎症反应和损伤病理在小鼠和大鼠间存在差异[21]。表明:在脊髓损伤后的实验小鼠数据中性粒细胞可能对机体有益[8]。相对大鼠来说,中性粒细胞在小鼠中的作用存在潜在意义[10,12,15,22]。

尽管脊髓内炎症的程度在脊髓损伤的人类、小鼠和大鼠都是一致的,但很难知道哪一种啮齿动物物种更适合模拟人类炎症[23]。人类脊髓损伤后中性粒细胞的反应时机和大鼠类似[5];然而,人和大鼠中性粒细胞在体外表现出更多的相似[24]。更加精细的临床试验对比研究需要在治疗之前进行。

巨噬细胞

脊髓损伤后,一个健全的巨噬细胞反应是由内在的小胶质细胞和外周的单核细胞聚集产生的。小胶质细胞是组织中固有的巨噬细胞,同星形胶质细胞一起释放趋化因子和细胞因子[7],调控创伤后炎症的早期阶段。通过对损伤作出反应,小胶质细胞变化形态,调控细胞表面和细胞质抗原。血液中的单核细胞浸润到脊髓,分化成巨噬细胞。在脊髓损伤后的 1 周,单核细胞和小胶质细胞衍生为巨噬细胞,通过表型或形态无法将它们区分开来[7]。不管是什么物质或损伤类型,这些细胞在损伤附近无限期的积累[5]。脊髓损伤后长期积累的巨噬细胞与外周神经损伤的修复截然不同。

除了作为吞噬细胞,小胶质细胞和巨噬细胞还对神经组织产生影响。在体外,这些细胞释放有害的混合物质,包括活性氧和氮中间体、细胞因子、趋化因子、蛋白水解酶、神经营养因子和神经介质[5,7]。据估计,类似的分泌也可在体内发生,然而这种机械性控制机制目前仍不清楚。

同时,在损伤的中枢神经细胞和外周神经系统中,巨噬细胞的反应是不同的。巨噬细胞在体内的功能仍存在很大争议,它对提供神经保护及提高中枢神经系统修复的作用仍在激烈的讨论中。

巨噬细胞相关争议的历史背景

研究人员观察脊髓损伤后巨噬细胞的作用已经有 50 多年了。Cajal 发现小胶质细胞(神经胶质)是沃勒变性区域的重要细胞[9]。后来证实,巨噬细胞主要负责脊髓损伤后髓磷脂的清除,但在沃勒变性区域巨噬细胞的聚集是延迟的[25]。

在 20 世纪 80 年代早期,很多杂志就报道了受损伤的周围神经细胞和外周神经系统存在差别。在受损伤的中枢神经系统移植外周神经后,发现轴突长距离的生长,可以说这是世界上最重要的发现[26,27]。科学家们对此产生了浓厚的兴趣,试图了解这种生长的发生机制。事实上,这种现象强有力地反驳了"轴突再生只能存在于中枢神经系统的髓磷脂中,而不能发生在外周神经系统的髓磷脂中"的观点。这一新观点的形成,又重新引发了对于巨噬细胞功能的讨论[28,29]。

Perry 等人报道,在受损伤的视神经(中枢神经系统)和坐骨神经(外周神经系统)中巨噬细胞反应减弱并延迟,在发生沃勒变性的区域这种延迟表现得最为明显,在损伤的中枢神经系统轴突,相对于其他噬菌细胞,巨噬细胞减少得更多[30]。George 和 Griffin 在比较损伤的脊髓和外周神经的实验中,也得到了同样的结论[31]。鉴于在受损伤的外周神经系统中自然再生与巨噬细胞反应同时存在,那么中枢神经系统中自然再生的失败是否与某种程度上巨噬细胞的减少有关呢?随后,进行了多项实验研究,目的是增加小胶质细胞或巨噬细胞的数量或功能[32-34]。最终,一项临床试验将自体的巨噬细胞移植到人类受损伤的脊髓中[35],这一实验的设计和思路在先前的介绍中提到过[36,37]。

大约在同一时间,Perry 明确阐述了关于巨噬细胞和外周神经修复的假说;Blight 认为巨噬细胞在脊髓损伤后造成二次脱髓鞘并导致了慢性损伤[38]。在缺血导致兔脊髓损伤模型实验中,证明了这一假说[39]。具体来说,应用抗炎药物减少巨噬细胞的产生,增加了神经元的存活并使功能得到恢复。Blight 通过更多的证据表明,在脊髓损伤后应用药物抑制巨噬细胞的神经毒性可以起到神经保护及改善预后的作用[40,41]。

Popovich 等针对这些观点进行了扩展实验,并证实减少循环中的单核细胞可以减轻脊髓内急性炎症。具体而言,在脊髓损伤后的第 1 天,使用脂质体包裹的氯屈磷酸二钠静脉输入血液,减少脊髓内的巨噬细胞的积累,可以起到神经保护作用,并改善实验动物下肢的运动功能[42]。

今天,人们普遍认识到,巨噬细胞既可以帮助神经系统,也可以伤害神经系统。为什么这些看似对立的功能可以同时存在?单核细胞和小胶质细胞在功能上是不是截然不同的细胞类型?能否通过利用小胶质细胞和单核细胞衍生的巨噬细胞达到自身修复的功能?对于这些疑问,目前尚不清楚。

解释巨噬细胞的疑问

如何看待控制巨噬细胞的利弊?

现在我们知道,控制巨噬细胞的激活既可以促进轴突的再生又可以导致细胞的死亡[43]。同样,在脊髓损伤中控制巨噬细胞的激活,这些细胞有可能提高轴突的再生或引起神经元的死亡[44]。因此,这取决于实验的设计和解释,应用相同的实验可能会引起争议。事实上,如果实验的功能异质性存在很大的偏差,对巨噬细胞功能的认识仍是不完整的。例如,应用兴奋

剂激活巨噬细胞,并在激活区域限制性跟踪评估轴突的再生,并不能定义这些巨噬细胞对神经胶质、周围血管和神经元产生的影响。

如果认为这些细胞作用于微环境从而改变了它们的表型和功能,那么解释巨噬细胞在体内的功能则更为复杂[44,45],因此,巨噬细胞的功能改变可能会影响病理的改变,如脊髓损伤时间、遗传学、损伤类型(压缩、挫伤、裂伤)、损伤程度和损伤位置(灰质、白质)等。

虽然巨噬细胞是哺乳动物脊髓损伤的病态标志,但脊髓内的这些细胞在大鼠、小鼠和人类中的功能是不同的[46]。在大鼠的试验中,小胶质细胞比巨噬细胞产生更多的氧活性,氧活性的不同对不同物种的损伤也不尽相同[47]。对于中枢神经系统损伤和修复,类似的比较研究是定义巨噬细胞的功能,比物种的原则更为重要。

星形胶质细胞

星形胶质细胞是脊髓损伤后导致炎症和伤口愈合的关键细胞[48]。在应对损伤时,星形胶质细胞增殖、肥大并迁移到损伤部位。在损伤部位,星形胶质细胞释放各种细胞因子、趋化因子,影响蛋白酶和炎症进展[20,49]。当损伤严重时,星形胶质细胞形成胶质瘢痕,有效地阻止白细胞浸润,隔离外部环境。通过这种方式,星形胶质细胞在皮肤伤口形成成纤维细胞,扮演瘢痕形成的角色。

同巨噬细胞一样,星形胶质细胞的功能意义也存在着争议。例如,星形胶质细胞产生白细胞趋化因子,吸引白细胞到损伤部位,但胶质瘢痕限制炎性细胞迁移到受伤实质[20,50]。随着胶质瘢痕的形成,星形胶质细胞增加了硫酸软骨素蛋白聚糖(GSPGs)和轴突导向因子(Ephrins)的表达,这些细胞外基质抑制轴突的生长。相反,星形胶质细胞亚群可以促进轴突的生长,移植星形胶质前体细胞可以促进中枢神经系统的修复[48]。另外,在生长发育过程中,星形胶质细胞可以促进髓鞘形成,但在损伤时却抑制髓鞘形成[51,52]。因此,星形胶质细胞有能力增强或抑制轴突再生,也能促进或抑制髓鞘形成。如同巨噬细胞一样,在损伤环境中星形胶质细胞的不同亚型发挥着不同功能。

星形胶质细胞相关争议的历史背景

Cajal 报道胶质瘢痕在中枢神经系统中再生失败[9]。几乎整个 20 世纪,胶质瘢痕被广泛认为是中枢神经轴突再生的物理屏障[53]。此后认为,通过物理和化学方式,使星形胶质细胞抑制轴突生长[54]。

当前,应用遗传学工具揭示了星形胶质细胞在脊髓损伤后调解轴突生长和诱发炎症上发挥更为复杂的作用。Faulkner 等人[50]应用转基因小鼠敲除了星形胶质细胞基因,表明星形胶质细胞在脊髓损伤中起着重要作用;星形胶质细胞的递减使胶质瘢痕形成减少,但加剧了脊髓内炎症产生和神经元退化,以及轴突和鞘磷脂的损耗。这些病理变化都与损伤后的功能恢复密切相关。去除星形胶质细胞 STAT3,但不抑制细胞因子信号转导抑制因子-3(SOCS3)也产生了同样的不利影响[55]。实际上,在脊髓损伤后,选择性删除 SOCS3,可以减轻炎症和促进功能恢复。同样在星形胶质细胞中拆卸 NF-κB 体系,可以减轻脊柱内炎症和病理损害,促进功能恢复[56,57]。这些数据表明,在脊髓损伤后星形胶质细胞的调控是复杂的。

解释星形胶质细胞的疑问

如同小胶质细胞和巨噬细胞一样,星形胶质细胞也受不同机制调控才能到达损伤区域。研究者们将如何解释星形胶质细胞在脊髓损伤中的作用,特别是在调控炎症时发挥的作用和功能。尽管转基因模型揭示了特定的分子信号通路会影响星形胶质细胞的活性,特别是胶质瘢痕的形成。但如何影响脊髓内炎症的变化机制仍不为人所知。这些机制都是十分重要的,因为任何调控手段都会影响增加或减少巨噬细胞的活化、单核细胞的迁移,从而影响中枢神经的修复。例如,在移植星形胶质细胞或是在星形胶质细胞中去除 STAT3 会使脊髓内炎症增加,但在这些模型中小胶质细胞/巨噬细胞的功能状态都是未知的[50]。

Faulkner 及其同事试图确定巨噬细胞的缺失能否会导致功能损害[50]。他们在脊柱内注射 LPS,一种炎症刺激物,但并没有发现明显的神经元缺失、脱髓鞘或功能障碍。因此,他们得出结论:任何原因造成的星形胶质细胞的活化,都不会影响神经系统功能的改变[50]。然而,一些的数据表明,由 LPS 引起的小胶质细胞、巨噬细胞的激活会导致明显的病理改变,并能够刺激少突细胞分化[43,58]。因此,在脊髓损伤中仅使用 LPS,欲证明巨噬细胞引起的星形胶质细胞的消融是否带来不利的影响是困难的。未来的研究应该包括分析星形胶质细胞、小胶质细胞、巨噬细胞在细胞水平和分子水平之间的相互作用。另外,转基因和分子工具有望在这一过程中取得突破。

如同炎性细胞一样,星形胶质细胞在啮齿动物和人类之间存在差异。例如,骨骼形成蛋白骨骼形成蛋白对人类和大鼠的星形胶质细胞产生影响。在脊髓损伤后,骨骼发育过程中大鼠的星形胶质细胞可以抑制少突胶质前体细胞分化和成熟[51]。在受损伤的脊髓上移植由骨骼形成蛋白刺激产生的星形胶质细胞,可以促进神经元、轴突的生长和功能的恢复[59]。骨骼形成蛋白在不同物种之间存在差异[60],这也使星形胶质细胞在脊髓损伤后的作用更加混淆。

小结

尽管如今的临床模型可以模拟人类脊髓损伤的诸多方面,包括动力学、脊髓内炎症,但这些模型不仅存在着的物种差异,而且不能最佳符合人类的条件。毫无疑问,这些未知因素将继续引发人们的争论。在某种程度上,不断的争论可以激发新的观念,促进新的科学发现。如果我们想真正了解脊髓内炎症的动力学和分子学基础,争论不但是不可避免的,也是必要的。在哺乳动物中枢神经系统损伤中,炎症的产生是必然的,这是一个值得我们去探求的目标。

(刘钰鹏 田增民 译)

参考文献

1. Popovich PG, Longbrake EE. Can the immune system be harnessed to repair the CNS? *Nature Rev Neurosci* 2008;9:481-93.

2. Ankeny DP, Popovich PG. Mechanisms and implications of adaptive immune responses after traumatic spinal cord injury. *Neuroscience* 2009;158:1112-21.

3. Ankeny DP, Popovich PG. B cells and autoantibodies: complex roles in CNS injury. *Trends Immunol* 2010;31:332-8.

4. Lenzlinger P, Morganti-Kossmann MC, Laurer H, *et al.* The duality of the inflammatory response to traumatic brain injury. *Mol Neurobiology* 2001;24:169-81.

5. Donnelly DJ, Popovich PG. Inflammation and its role in neuroprotection, axonal regeneration and functional recovery after spinal cord injury. *Exp Neurology* 2008;209:378-88.

6. Taoka Y, Okajima K. Role of leukocytes in spinal cord injury in rats. *J Neurotrauma* 2000;17:219-29.

7. Jones TB, McDaniel EE, Popovich PG. Inflammatory-mediated injury and repair in the traumatically injured spinal cord. *Curr Pharm Design* 2005;11:1223-36.

8. Stirling D, Liu S, Kubes P, *et al.* Depletion of Ly6G/Gr-1 leukocytes after spinal cord injury in mice alters wound healing and worsens neurological outcome. *J Neurosci* 2009;29:753-64.

9. Ramón y Cajal S. *Degeneration and Regeneration of the Nervous System*. London: Oxford University Press; 1928.

10. Means ED, Anderson DK. Neuronophagia by leukocytes in experimental spinal cord injury. *J Neuropathol Exp Neurol* 1983;42:707–19.

11. Hamada Y, Ikata T, Katoh S, *et al*. Involvement of an intercellular adhesion molecule 1-dependent pathway in the pathogenesis of secondary changes after spinal cord injury in rats. *J Neurochem* 1996;66:1525–31.

12. Taoka Y, Okajima K, Uchiba M, *et al*. Role of neutrophils in spinal cord injury in the rat. *Neuroscience* 1997;79:1177–82.

13. Bao F, Chen YH, Dekaban GA, *et al*. Early anti-inflammatory treatment reduces lipid peroxidation and protein nitration after spinal cord injury in rats. *J Neurochem* 2004;88:1335–44.

14. Gris D, Marsh DR, Oatway MA, *et al*. Transient blockade of the CD11d/CD18 integrin reduces secondary damage after spinal cord injury, improving sensory, autonomic, and motor function. *J Neurosci* 2004;24:4043–51.

15. Dusart I, Schwab ME. Secondary cell death and the inflammatory reaction after dorsal hemisection of the rat spinal cord. *Eur J Neurosci* 1994;6:712–24.

16. de Castro R, Hughes MG, Xu GY, *et al*. Evidence that infiltrating neutrophils do not release reactive oxygen species in the site of spinal cord injury. *Exp Neurol* 2004;190:414–24.

17. Holtz A, Nystrom B, Gerdin B. Spinal cord injury in rats: inability of nimodipine or anti-neutrophil serum to improve spinal cord blood flow or neurologic status. *Acta Neurol Scand* 1989;79:460–67.

18. Bartholdi D, Schwab ME. Methylprednisolone inhibits early inflammatory processes but not ischemic cell death after experimental spinal cord lesion in the rat. *Brain Res* 1995;672:177–86.

19. Isaksson J, Farooque M, Holtz A, *et al*. Expression of ICAM-1 and CD11b after experimental spinal cord injury in rats. *J Neurotrauma* 1999;16:165–73.

20. Pineau I, Sun L, Bastien D, *et al*. Astrocytes initiate inflammation in the injured mouse spinal cord by promoting the entry of neutrophils and inflammatory monocytes in an IL-1 receptor/MyD88-dependent fashion. *Brain Behav Immun* 2010;24:540–53.

21. Sroga JM, Jones TB, Kigerl KA, *et al*. Rats and mice exhibit distinct inflammatory reactions after spinal cord injury. *J Comp Neurol* 2003;462:223–40.

22. Kigerl KA, McGaughy VM, Popovich PG. Comparative analysis of lesion development and intraspinal inflammation in four strains of mice following spinal contusion injury. *J Comp Neurol* 2006;494:578–94.

23. Fleming JC, Norenberg MD, Ramsay DA, *et al*. The cellular inflammatory response in human spinal cords after injury. *Brain* 2006;129:3249–69.

24. Bergman I, Basse PH, Barmada MA, *et al*. Comparison of in vitro antibody-targeted cytotoxicity using mouse, rat and human effectors. *Cancer Immunol Immunother* 2000;49:259–66.

25. Lampert PW, Cressman MR. Fine-structural changes of myelin sheaths after axonal degeneration in the spinal cord of rats. *Am J Pathol* 1966;49:1139–55.

26. David S, Aguayo AJ. Axonal elongation into peripheral nervous system "bridges" after central nervous system injury in adult rats. *Science* 1981;214:931–3.

27. Richardson PM, McGuinness UM, Aguayo AJ. Axons from CNS neurons regenerate into PNS grafts. *Nature* 1980;284:264–65.

28. Caroni P, Schwab ME. Two membrane protein fractions from rat central myelin with inhibitory properties for neurite growth and fibroblast spreading. *J Cell Biol* 1988;106:1281–8.

29. McConnell P, Berry M. Regeneration of axons in the mouse retina after injury. *Bibl Anat* 1982:26–37.

30. Perry VH, Brown MC, Gordon S. The macrophage response to central and peripheral nerve injury. A possible role for macrophages in regeneration. *J Exp Med* 1987;165:1218–23.

31. George R, Griffin JW. Delayed macrophage responses and myelin clearance during Wallerian degeneration in the central-nervous-system - the dorsal radiculotomy model. *Exp Neurol* 1994;129:225–36.

32. Prewitt CMF, Niesman IR, Kane CJM, *et al*. Activated macrophage/microglial cells can promote the regeneration of sensory axons into the injured spinal cord. *Exp Neurol* 1997;148:433–43.

33. Rapalino O, Lazarov-Spiegler O, Agranov E, *et al*. Implantation of stimulated homologous macrophages results in partial recovery of paraplegic rats. *Nat Med* 1998;4:814–21.

34. Rabchevsky AG, Streit WJ. Grafting of cultured microglial cells into the lesioned spinal cord of adult rats enhances neurite outgrowth. *J Neurosci Res* 1997;47:34–48.

35. Knoller N, Auerbach G, Fulga V, *et al*. Clinical experience using incubated autologous macrophages as a treatment for complete spinal cord injury: Phase I study results. *J Neurosurg Spine* 2005;3:173–81.

36. Kigerl K, Popovich P. Drug evaluation: ProCord – a potential cell-based therapy for spinal cord injury. *Idrugs* 2006;9:354–60.

37. Gensel JC, Donnelly DJ, Popovich PG. Spinal cord injury therapies in humans: an overview of current clinical trials and their potential effects on intrinsic CNS macrophages. *Exp Opin Ther Targets* 2011;15:505–18.

38. Blight AR. Delayed demyelination and macrophage invasion: a candidate for secondary cell damage in spinal cord injury. *Cent Nerv Syst Trauma*

1985;2:299–315.

39. Giulian D, Robertson C. Inhibition of mononuclear phagocytes reduces ischemic-injury in the spinal-cord. *Ann Neurol* 1990;27:33–42.

40. Blight AR. Effects of silica on the outcome from experimental spinal-injury - implication of macrophages in secondary tissue-damage. *Neuroscience* 1994;60:263–73.

41. Blight AR, Cohen TI, Saito K, *et al.* Quinolinic acid accumulation and functional deficits following experimental spinal cord injury. *Brain* 1995;118(Pt 3):735–52.

42. Popovich PG, Guan Z, Wei P, *et al.* Depletion of hematogenous macrophages promotes partial hindlimb recovery and neuroanatomical repair after experimental spinal cord injury. *Exp Neurol* 1999;158:351–65.

43. Gensel JC, Nakamura S, Guan Z, *et al.* Macrophages promote axon regeneration with concurrent neurotoxicity. *J Neurosci* 2009;29:3956–68.

44. Kigerl KA, Gensel JC, Ankeny DP, *et al.* Identification of two distinct macrophage subsets with divergent effects causing either neurotoxicity or regeneration in the injured mouse spinal cord. *J Neurosci* 2009;29:13435–44.

45. Stout RD, Suttles J. Functional plasticity of macrophages: reversible adaptation to changing microenvironments. *J Leukocyte Biol* 2004;76:509–13.

46. Mestas J, Hughes CC. Of mice and not men: differences between mouse and human immunology. *J Immunol* 2004;172:2731–8.

47. Colton C, Wilt S, Gilbert D, *et al.* Species differences in the generation of reactive oxygen species by microglia. *Mol Chem Neuropathol* 1996;28:15–20.

48. White RE, Jakeman LB. Don't fence me in: harnessing the beneficial roles of astrocytes for spinal cord repair. *Restor Neurol Neurosci* 2008;26:197–214.

49. Pineau I, Lacroix S. Proinflammatory cytokine synthesis in the injured mouse spinal cord: multiphasic expression pattern and identification of the cell types involved. *J Comp Neurol* 2007;500:267–85.

50. Faulkner JR, Herrmann JE, Woo MJ, *et al.* Reactive astrocytes protect tissue and preserve function after spinal cord injury. *J Neurosci* 2004;24:2143–55.

51. Wang Y, Cheng X, He Q, *et al.* Astrocytes from the contused spinal cord inhibit oligodendrocyte differentiation of adult oligodendrocyte precursor cells by increasing the expression of bone morphogenetic proteins. *J Neurosci* 2011;31:6053–8.

52. Ishibashi T, Dakin KA, Stevens B, *et al.* Astrocytes promote myelination in response to electrical impulses. *Neuron* 2006;49:823–32.

53. Clemente CD, Windle WF. Regeneration of severed nerve fibers in the spinal cord of the adult cat. *J Comp Neurol* 1954;101:691–731.

54. McKeon RJ, Schreiber RC, Rudge JS, *et al.* Reduction of neurite outgrowth in a model of glial scarring following CNS injury is correlated with the expression of inhibitory molecules on reactive astrocytes. *J Neurosci* 1991;11:3398–411.

55. Okada S, Nakamura M, Katoh H, *et al.* Conditional ablation of Stat3 or Socs3 discloses a dual role for reactive astrocytes after spinal cord injury. *Nat Med* 2006;12:829–34.

56. Brambilla R, Bracchi-Ricard V, Hu WH, *et al.* Inhibition of astroglial nuclear factor kappaB reduces inflammation and improves functional recovery after spinal cord injury. *J Exp Med* 2005;202:145–56.

57. Brambilla R, Hurtado A, Persaud T, *et al.* Transgenic inhibition of astroglial NF-kappa B leads to increased axonal sparing and sprouting following spinal cord injury. *J Neurochem* 2009;110:765–78.

58. Schonberg DL, Popovich PG, McTigue DM. Oligodendrocyte generation is differentially influenced by toll-like receptor (TLR) 2 and TLR4-mediated intraspinal macrophage activation. *J Neuropathol Exp Neurol* 2007;66:1124–35.

59. Davies SJ, Shih C, Noble M, *et al.* Transplantation of specific human astrocytes promotes functional recovery after spinal cord injury. *PLoS ONE* 2011;6:e17328.

60. Oberheim N, Wang X, Goldman S, *et al.* Astrocytic complexity distinguishes the human brain. *Trends Neurosci* 2006;29:547–53.

第 24 章

细胞移植治疗脊髓损伤

Nataliya Romanyuk，Pavla Jcndclova，Eva Sykova

引言

尽管医学和手术技术已经突飞猛进，但现阶段临床上对于脊髓损伤的治疗方法还是十分有限。近年来，干细胞治疗是包括神经创伤在内的很多疾病的进展热点。应用成人和胚胎干细胞在动物模型上治疗这些疾病已经取得了良好的结果。然而，建立作用于临床的细胞来源，仍面临着技术和伦理上的诸多问题。最新多能干细胞的发现开启了自体移植的新机会，并能减少宿主排斥，解决一系列伦理问题。本章将检验并比较不同类型干细胞在脊髓损伤方面的生物效果，以及它们在体内的作用机制；另外，还将回顾连接脊髓损伤处的生物顺应性支架的优点和标记转载干细胞的纳米粒子作用。

脊髓损伤后的病理生理变化

理解脊髓损伤后的病理生理变化，是决定应用不同干细胞治疗脊髓损伤的基础。脊髓损伤的病理生理变化可以分为两个复合阶段。(见第 20 章"脊髓损伤：减压手术治疗的病理生理学和前景"，Wilson 和 Fehlings 著)。

第一阶段

脊髓损伤的第一阶段是机械损伤，包括冲击力或挤压力。上运动神经元的损伤导致腱反射亢进、肌张力增高和肌无力。相反，下运动神经元的损伤导致腱反射减弱、肌张力降低和肌萎缩。许多因素都导致脊髓损伤后的级联反应，包括打破离子平衡、脂质过氧化和谷氨酸释放。脊髓损伤可导致急性局部缺血，进而产生第二阶段的变化。

第二阶段

第二个损伤阶段可以描述为一个复合损伤，这个复合损伤发生在细胞水平，并包含一系列病理变化：宿主免疫系统应答损伤所导致的大量细胞死亡，紧接着发生坏死和凋亡、过氧化损伤、神经兴奋性中毒和轴索损伤[1]。

血管破裂缺血导致患处大量神经元和胶质细胞细胞膜破裂死亡，大量的细胞死亡延长了第二阶段。程序性细胞死亡的激活(凋亡)增加了脊髓损伤后的二次损伤，并持续数周之久。脊髓神经元多会发生坏死和神经兴奋性损伤，但也会在脊髓损伤后的 24 小时内偶发凋亡。与此相反，少突细胞会在两个不同的时期发生凋亡：损伤后 24~48 小时的急性期和损伤后数周的亚急性期。少突细胞凋亡的作用机制尚不清楚。研究显示，凋亡是通过活化的小胶质细胞表达的 Fas 配体激活了少突胶质细胞表面的 Fas 受体产生的，进而激发了半胱天冬酶级联反应并导致了细胞的凋亡。接下来，血清蛋白激酶也有神经毒性作用，可通过其自身或通过激发小胶质细胞上的蛋白酶活化受体来导致细胞的死亡[2]。同神经元细胞一样，少突胶质细胞发生神经兴奋性细胞死亡也是通过其 N-甲基-D-天冬氨酸受体(NMDA)，它的失活导致了轴索的失髓鞘，阻断了动作电位的传导。应用干细胞治疗的一个主要目的就是要阻止凋亡或替代损伤的细胞，尤其是少突胶质细胞，使损伤的轴索能够复髓鞘。

脊髓损伤的另一个结果就是胶质瘢痕的形成，瘢痕形成阻止了轴索的再生。中枢神经系统损伤后，星形细胞过度增生并伴随如胶质纤维酸性蛋白中间丝的生成反应，称为星形细胞增生症或星形细胞胶质症。中枢神经系损伤数小时后，这些星形细胞因其巨大的细胞体积和形态而连接在一起。随着时间的推移，更多类型的细胞，包括小胶质细胞、巨细胞、螺旋状脑膜细胞、分化的祖细胞，都聚集并累积形成胶质瘢痕。这样的结构给轴索恢复髓鞘造成了障碍：除了形成物理的阻碍，堆积的分子也妨碍了轴索的生长，如软骨素表面蛋白多糖。组织胶质瘢痕的形成是脊髓损伤的另一个治疗目标。减少增多的胶质瘢痕或降低其阻碍作用都可以促进轴索恢复髓鞘。但另一方面，活化的星形细胞也能在脊髓损伤的早期起积极的作用。这些细胞降低了血脑屏障的滤过率，并且促进了这一屏障的修复，从而加快止血，限制组织的受损程度[3]。调节星形细胞在早期出现的治疗策略可能弊大于利[4,5]。

中枢神经损伤具有很强的免疫成分。血脑屏障的损伤可导致周围免疫细胞（如白细胞和巨细胞）和小胶质细胞的入侵，而小胶质细胞可通过凋亡和坏死导致脊髓损伤第二阶段的损伤。激活的小胶质细胞开始过表达主要组织相容性复合体 I/II 蛋白，从而使它们自身成为有效的抗原呈递细胞；结果当 T 细胞跨过血脑屏障，它们可能与这些活化的小胶质细胞结合。T 细胞可以通过释放亲神经素和调节小胶质细胞、巨细胞的功能，在脊髓损伤的第二个阶段保护神经元。免疫激活和免疫抑制的方法可以防止进一步的组织损伤、第二阶段的细胞凋亡和轴索损伤，从而促进感觉、运动功能的恢复[6]。其他的治疗策略为阻止抑制分子，例如髓鞘蛋白多糖，减少有害作用或调节免疫应答。例如，通过实验性注射移植自体巨噬细胞，激活体内外周髓鞘，促进脊髓损伤后瘫痪小鼠功能的恢复[7]。

干细胞治疗脊髓损伤

所有干细胞都有两个基本特性：通过不对称的细胞分裂的自我更新（干细胞性）——产生了一个不同于母细胞的子细胞和一个新的细胞；这个细胞产生了不同分化途径，保持了"干细胞龛"，有分化成多种细胞类型的能力。理论上，干细胞可通过分化细胞的类型不同而区分。全能干细胞可以生成整个器官，如胚细胞就是这种类型的干细胞。亚全能性干细胞能够分化出三个胚层（外胚层、中胚层、内胚层）的任何类型的细胞；胚胎干细胞（ESC）就是这种类型的细胞。多能干细胞可以产生一个胚层的细胞类型，成人干细胞（从成人组织中分离）和所有类型的祖细胞（从胎儿组织中分离）或限制性祖细胞都属于这一类型干细胞。

许多类型的干细胞和祖细胞已被移植到受伤的脊髓，主要目的是为了促进损伤恢复。脊髓损伤后的干细胞移植治疗，主要用于代替缺失或损伤的细胞（主要是神经元和少突胶质细胞），提供神经元的营养支持和调整损伤脊髓的环境来促进轴索恢复。接下来，本章将讨论不同类型干细胞在体外、体内的特征

及其在动物模型和临床实验中的最新进展。

胚胎干细胞

胚胎干细胞是亚全能干细胞，来源于发育的胚囊内层细胞。它们具有无限扩张和分化成任何细胞的能力，其中包括特殊神经元[8]和胶质细胞系[9]，使它们成为脊髓损伤后的移植细胞来源。

未分化的胚胎干细胞在移植后可能会形成畸胎瘤，所以移植前研究和试验治疗方案是必要的。分化前的胚胎干细胞移植入脊髓损伤小鼠后，分化出多种细胞系并促进了部分功能恢复。胚胎干细胞在小鼠脊髓损伤后 7 天注射到受伤脊髓处，可分化成少突前体细胞，然后再分化为成熟的少突细胞，促进剩余轴索的髓磷脂化，从而改善局部运动功能 [1,5]。

胚胎干细胞除了个体功能表型的替代机制之外，这些细胞还提供营养支持。胚胎干细胞分化的少突祖细胞可表达神经营养因子 HGF、BDNF、转化生长因子 β_2(TGF-β_2) 和活化素 A，可在体外促进神经生长和神经元的存活。这些因子在脊髓损伤后具有促进功能恢复的作用。此外，胚胎干细胞分化的神经细胞可激活 BDNF 和白介素 6(IL-6) 途径，增加环腺苷酸(cAMP)/蛋白激酶 A(PKA) 丝蛋白和突触蛋白的磷酸化，进而减少组织损伤和增强脊髓损伤后移植的抗损伤效果。人胚胎干细胞分化的神经前体细胞经脑室内注射，可阻止 T 淋巴细胞在共培养实验中的激活，减少免疫渗透，从而减少轴索损伤和脱髓鞘[10]。

值得一提的是，胚胎干细胞只在轻中度脊髓损伤的实验模型中起作用。当评价干细胞的治疗作用时[5]，在重度脊髓损伤中收效甚微。临床研究必须要克服的其他困难：分化方案中去除不确定因素（如 PA6 或 MS5 细胞或其他非人源性成分）、纯化分化前群体和伦理问题。除去这些困难，2010 年 10 月 11 日美国食品药品管理局(FDA)授权 Geron(门罗,加州,美国)应用人胚胎干细胞分化少突前体细胞移植到完全性胸椎损伤患者体内，进行临床 I 期试验，研究这些细胞的可行性和安全性。不幸的是,Geron 的试验因资金问题于 2011 年 11 月中止。

神经干细胞

神经干细胞(NSC)是多能干细胞，可分化成神经元、星形细胞、少突细胞，而胶质祖细胞可分化成大胶质细胞而不是神经元细胞。这些细胞可从胎儿的不同部位或成人中枢神经系统获得，它们的特性是显著一致的。然而，大多数星形样多形性细胞（它们是GFAP阴性）对 Sox9 和波形蛋白有免疫反应，而形态小一点

的这类细胞群体则是一种不成熟的少突细胞表型,表达 Olig2[1]。

一些研究证明,脊髓损伤动物模型植入不同类型的神经干细胞后,有功能的改进和运动的恢复[1,5]。总体来看,细胞替代机制的原理是植入的神经干细胞可分化为少突细胞和星形细胞,促进了轴索的复髓磷脂化,帮助损伤康复。然而,植入神经元细胞系限制性前体细胞也会有不好的一面:限制细胞的存活、迁移和分化成为神经元[11]。显而易见,脊髓损伤后神经干细胞的替代作用主要取决于移植的自然发展和移植的时机。

植入细胞的营养作用取决于它们的培养环境。在体外环境下,神经干细胞几代后仍保持着自我更新能力并能分泌神经营养因子。体外培养用于临床治疗的神经干细胞的一个缺点(非永生干细胞系)是几代后分化潜能逐渐下降。另外,神经干细胞分化为纯神经细胞群尚无报道[12]。内源性神经祖细胞不能有效分化成单一细胞群是因为 Ngn2 和 Olig2 的比例,决定单一神经元和少突细胞的分化,在神经祖细胞中十倍低于胚胎干细胞。这个问题可以通过过表达某些参与单一源性神经细胞发生的基因来实现,包括 HB9、NKX6.1 和 NGN2;或通过促进神经干细胞分化为单一源性神经元的内皮细胞共培养系统来解决。相应的,神经干细胞分化的单一神经元祖细胞可促进脊髓损伤模型的功能恢复。移植前神经干细胞的分离和制备方法,对于植入后的存活和结合至关重要。例如,单层细胞培养促进了多能神经干细胞的增殖,然而神经球培养导致更多限制性神经干细胞群。有趣的是,单细胞培养和神经球培养在植入后作用的途径不同[1]。在体外一个共培养体系(初级运动细胞与神经干细胞)实验中,显示神经干细胞能够延长轴索长度和通过分泌 GDNF、BDNF、TGF-α、NT3、VEGF 和抑制 T 淋巴细胞的激活,从而促进运动神经元的存活[10]。

神经干细胞与胚胎干细胞移植对比的另一个缺点是神经干细胞几乎都分化为星形细胞,只分化少部分少突细胞,偶尔分化一些神经元细胞。神经干细胞产生的星形细胞与异常性疼痛的神经病理性疼痛有关[13]。多能神经祖细胞的有限性和它们在脊髓损伤中生成细胞种类的有限性限制了它们的临床效用。克服这种困难的途径是移植过表达神经营养生长因子如 NT3[14]、Olig2[15]或神经发生素 2[13]的转基因神经干细胞。

间充质细胞

间充质细胞(MSC)在脊髓损伤的治疗中显得非常有吸引力,因为相比于其他干细胞,它们更容易从患者那里分离收集而没有一系列的伦理和技术问题。过去这些细胞被称为间充质干细胞;但 2006 年国际细胞治疗委员会定义这些从骨髓和其他组织分离出来的贴壁细胞为"多能间充质细胞"[16]。植入脊髓损伤的动物模型后,间充质细胞可以迁移入周围组织。形态检测显示了损伤的修复(图 24.1)和损伤处轴索的恢复,脊髓损伤植入间充质细胞后行为学检测也证明有功能的恢复[17,18]。

最初移植间充质细胞的原理基于这些细胞有产生神经元和胶质细胞的潜能。然而在许多报道中,没有人实际反映出"真的"分化:从一个器官细胞系产生不同器官的细胞系。植入间充质干细胞只是改变其细胞骨架从而重塑神经元形态,但对于它们是否能产生成熟的神经细胞实际上并不确定。根据电镜检查结果,只有不到 3% 的细胞发生了上述改变[19]。高比例的细胞分化产生细胞替代作用似乎不太可能,更多的证据显示,间充质细胞在体内移植后起营养作用。

间充质细胞和骨髓间充质干细胞(BMSC)表达各种血管、免疫抑制、抗凋亡、刺激生长和神经营养因子:神经生长因子 (NGF)、脑源性神经营养因子 (GDNF)、神经营养素 3 (NT3)、血管内皮生长因子 (VEGF) 和肝细胞生长因子(HGF)。骨髓间充质细胞表达的神经营养因子是对环境变化的反应,尤其是在炎性或缺血状态下[10]。通过为轴索生长提供引导[20]和通过抑制髓磷脂与 SDF-1 酸结合来增加神经生成[21],骨髓间充质干细胞可在损伤中心提供结构支撑。

人间充质细胞有显著免疫调节作用。这些细胞可移植共培养的小胶质细胞,减少它们生成肿瘤坏死因子 α (TNFα)、氧化亚氮(NO),下调可诱导性 NO 的合成。此外,人间充质细胞还显示可减少星形细胞胶质症和少突细胞的激活,增加运动神经元的存活,以及移植后肌萎缩侧索硬化中超氧化物歧化酶 1(SOD1)转化模式下的运动能力。尽管只有一小部分细胞在脑脊液注射后进入脊髓实质,它们仍然延长了运动神经元的存活,并提高了运动能力[10]。

一些报道[22-25]描述了应用间充质细胞治疗脊髓损伤患者。总共 65 名患者参与了这些研究。细胞通过多种途径注入:直接进入脊髓、直接进入椎管和静脉注射。在一些干细胞治疗中,还联合了粒细胞-巨细胞集落刺激因子(35 名患者是完全性脊髓损伤[24])。患者随访 1~2 年,没有观察到不良反应;此外,观察到一些功能的恢复[22,23,25]。

自体骨髓干细胞(BMC)移植正在应用于急慢性

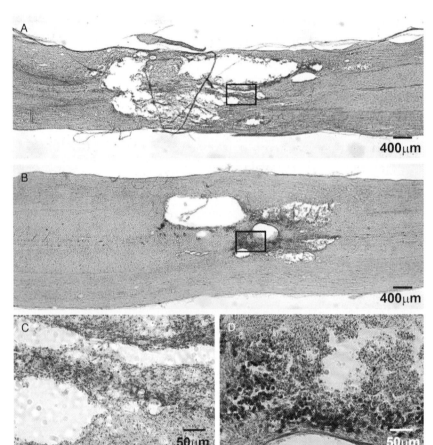

图 24.1　纳米粒子标记的间充质细胞植入脊髓挤压损伤的小鼠体内。(A)普鲁士蓝染色挤压损伤的脊髓(对照组动物)。(B)普鲁士蓝染色静脉注射纳米标记间充质细胞治疗的脊髓损伤。损伤处充满了普鲁士蓝阳性细胞。显示植入组受损面积小于对照组。(C,D)高倍视野下的染色情况。(Modified from[19]. From: *Journal of Neuroscience Research.* ⓒ 2004.Wiley-Liss,Inc.)。(见彩图)

颈胸段脊髓损伤的临床 I / II 期实验[25]。41 名横断性脊髓损伤患者经局麻后取骶骨骨髓。单次自体骨髓间充质细胞在损伤后的 10 天到 17.5 个月后注入。通过沉淀分离出单核细胞，并调整到一个最终剂量:20~30mL(ia)或 500mL(iv)。约 1.5×10⁸ 个细胞植入每名患者体内。评价结果判定采用:美国脊髓损伤协会评分(ASIA)、运动和本体感觉诱发电位(MEPs,SEPs)和磁共振成像(MRI)。如果可能,待稳定后用一个金属植入物评定损伤大小。这个实验显示植入是安全的,治疗窗为损伤后的 3~4 周。脊髓动脉经导管动脉注射的效果要好于静脉注射。80%的急性患者注射后出现显著疗效,尽管 ASIA 评分发现部分患者损伤后 467 天有轻微改善。直到目前为止,没有观察到细胞治疗的任何严重副作用(第一名患者已移植 7 年之久)。最终的治疗结果,尚不能从这个小样本实验中得出;进一步治疗应包括一系列与损伤相关的细胞治疗。

施万细胞和嗅鞘胶质细胞

周围神经移植物植入小鼠脊髓后显示中枢神经系统的再生失败主要是由于损伤脊髓的微环境限制了轴索有限的生长。轴索再生的较理想移植物是施万细胞或嗅鞘胶质细胞(OEG)。

施万细胞有一些利于轴索再生的特征。它们表达一系列利于中枢轴索再生的因子:神经生长因子(NGF)、BDNF 和 NT3,以及纤毛神经营养因子(CDNF)和胶质细胞源性神经营养因子(GDNF)、FGF。施万细胞还表达表面分子,如 L1/Ng-细胞黏附分子(CAM)和 N-CAM,二者都被证明通过接触诱导来支持轴索生长。最终,施万细胞生成轴索生长促进物质,如层粘连蛋白、纤连蛋白和粘蛋白[26]。嗅鞘胶质细胞的特征与施万细胞十分相似。它们表现出施万细胞和星形细胞的表型,但是比起星形细胞更像施万细胞[27]。

根据 20 世纪 90 年代的实验结果,施万细胞被植入脊髓损伤处,能促进轴索再生,以及再生轴索的髓鞘再生和髓磷脂化。在一些轴索去磷脂但是没有严重损伤的病例中,施万细胞促进患处轴索复髓鞘,重新达到正常的传导速率并达到功能的修复。然而,后来发现因为患处周围的胶质瘢痕抑制环境,植入后轴索没有再生。为了克服这一胶质瘢痕抑制作用,进一步的治疗应该是联合性的,如增加轴索再生能力和去除活化的星形细胞和少突细胞髓磷脂的分子抑制性[26,28]。嗅鞘细胞植入通过调节星形细胞,促进血管生成和髓磷脂化降低瘢痕的形成,也明显地减少了白质和灰质的损伤。此外,在脊髓损伤实验中,植入嗅鞘细胞也可观察到功能的改进[29]。

　　Saberi 等报道,临床试验中有 4 名患者腓神经纯化的施万细胞,在受伤 28~30 个月后自体植入受损脊髓。患者植入后一年,根据 ASIA 评分和 MRI 对括约肌和性功能进行了评估。施万细胞移植没有副作用报道[30]。临床研究表明,髓鞘细胞移植是可行和安全的,术后结合康复对于慢性脊髓损伤的患者有治疗作用[5]。

刺激后的巨噬细胞

　　许多组织损伤后的修复都需要巨噬细胞的作用。然而,在成人哺乳动物中,这一作用受限于中枢神经系统的免疫优先地位。因此,脊髓的再生能力差是由于巨噬细胞没有能够聚集。小鼠脊髓内植入刺激后的巨噬细胞显示能促进组织修复和恢复部分运动功能,并能促进行为学和电生理方面的改善。解剖方面,顺行标记的轴索被发现出现在跨越横断层和远侧下行部位[7]。而且,随着周围巨噬细胞的消耗,在小鼠脊髓损伤后炎症反应最严重时,显示小鼠地上运动后肢功能最好,白质损伤和组织空洞形成更少[31]。

　　一项应用刺激的自体巨噬细胞来进行的临床实验是该领域内第一次严格设计的研究。巨噬细胞从患者血液中提取,并在离体与皮肤一起培养,受伤后 14 天植入。8 名患者中的 3 名显示有恢复,没有严重的副作用[32]。

诱导的多潜能干细胞

　　尽管以上列出很多干细胞的名单,但是似乎它们都不是脊髓损伤治疗的最理想手段。创造患者特异性的、像胚胎干细胞一样有增殖能力的多分化细胞是康复医学的一个主要目标,并派生出许多治疗手段。2006 年,Takahashi 和 Yamanaka 第一次介绍了经反转录病毒转染入细胞的四个基因 Pou5f1(也叫 Oct3/4)、Sox2、Klf4 和 c-Myc[33]。这些转染的细胞被称为诱导的多能干细胞(iPS)。它们不同于胚胎干细胞,但在形态学、标记物表达和注入裸鼠后形成畸胎瘤的能力上与胚胎干细胞相似。其次,iPS 细胞是从人体细胞来源,在此之后不但没有表达 c-Myc(一个众所周知的原癌基因)甚至没有发生基因改变。重新编码细胞的蛋白直接转变成胎囊,因此引起了人们对于原癌基因的激活和肿瘤形成的关注[34]。

　　这一项成果革命性改变了移植生物学,提高了患者特异性自体干细胞系的可能性,降低了移植物排斥,克服了应用人胚胎干细胞所带来的伦理问题。

一系列研究评价了 iPS 神经分化的能力,也检测了 iPS 细胞在脊髓损伤实验模型上的作用,以及在脊髓肌肉萎缩、脊髓侧索硬化和帕金森等神经损伤和疾病状态上的作用[35]。这些细胞在安全性和移植后脊髓损伤动物模型的功能恢复上有很好的效果(尚无发表结果)。然而,在 Takahashi 和 Yamanaka 第一次描述 iPS 细胞系时,他们指出其全基因组表达和组蛋白甲基化与对照的胚胎干细胞不同。表观遗传学中甲基化和去甲基化是开关 DNA 转录的,并可能影响细胞潜能的下一级的改变。需要进一步检测 iPS 并与胚胎干细胞对比,以决定这些不同是否对安全和移植后的效果产生影响。用于脊髓损伤细胞治疗的几种细胞的特性见表 24.1。

SPIO 纳米粒子追踪植入细胞

　　细胞移植的一个关键成功点在于追踪和控制植入细胞在患者体内位置。几项技术用来追踪在体内的细胞:MRI、生物发光技术、正电子发射断层成像和多光子显微镜[36]。然而,在所有这些方法中,超顺磁性氧化铁(SPIO)纳米颗粒在 MRI 上的可见性使其更适合应用于医疗。

　　SPIO 纳米颗粒是一种阴性对比物,能呈现短 T2 松弛像信号,可在组织中呈现低信号而被检测到。MRI 是一种无创的方法,不但可以用来检测细胞是否成功植入,也可以用来控制细胞移植的时间和它们在植入组织存活的时间。这一信息可以帮助明确注入过程中所需细胞的数量、方法或植入细胞的定位、损伤后最佳的治疗时间窗。

　　超顺磁性氧化铁纳米颗粒通常是由氧化铁晶体核心和聚合物外壳形成。为了能使这样的纳米颗粒稳定和可溶(如防止它们聚集),右旋糖酐是最常用的外衣。右旋糖酐包被的 SPIO 纳米粒子可以商业化并被美国药品食品监督局批准为对比剂,如 Feridex® 和 Endorem®,或者超小 SPIO 纳米粒子(Combidex®,Sinerem®)。为了顺利观察纳米粒子进入细胞,一种常用的标记方法是将商业化对比剂和植入物结合(如 Supergect、poly-L-lysine、Lipofectamine™、Fugene 或 protamine)。然而,Lipofectamine™ 多方面影响细胞。

　　Endorem® 以及羧基右旋糖苷包被的铁羧葡胺(Resovist®)的优点,在于适合作为对比剂来标记人 MSCs、ESCs 和 OEGs,而不需要转染试剂[37]。新的超顺磁性氧化铁纳米颗粒包被多聚赖氨酸、D-甘露糖或多聚(N,N-二甲基丙烯酰胺),显示出更好的细胞标记性,更易被 MRI 检测到,与商业化试剂比较,细胞中的

表 24.1　脊髓损伤细胞治疗的几种细胞特性

	来源	脊髓损伤实验效果	作用机制	临床实验	缺点
亚全能干细胞					
ESC	胎囊(5~7 天)	分化成多种细胞系并促进部分功能恢复，包括分化成成熟的少突胶质细胞、对损伤的轴索修复髓鞘，改善局部运动功能[1,5]	1.细胞替代 2.营养支持 　(HGF、BDNF、TGF-β2、Activin A) 3.移植 T 淋巴细胞活化	Geron(门罗，加州，美国)应用人胚胎干细胞分化少突前体细胞移植到完全性胸椎损伤患者体内，进行临床 I 期试验	1.伦理问题 2.宿主免疫系统排斥植入物
iPS	成人任何器官的胚层	与胚胎干细胞形似，但是还不甚明确		—	表观遗传学的改变会调节细胞的潜能，需要进一步检测
多能干细胞					
NSC	胎儿的不同区域或成人的中枢神经系统	功能改进和运动恢复[1,5]	1.细胞替代 2.营养支持 　(GDNF、BDNF、TGF-α、NT-3、VEGF) 3.移植 T 淋巴细胞活化	即将投入临床，已经进行 ALS 和卒中的治疗	体内仅有限的前体细胞变成神经元，其他则转变成星形细胞
MSC	成人器官中的脂肪组织或骨髓	促进损伤恢复，刺激伤痕周围轴索再生，促进功能恢复[17,18]	1.营养支持(NGF、GDNF、NT-3、VEGF、HGF) 2.免疫优势，抑制小胶质细胞的活化	临床 I/II 期实验，无副作用，功能恢复[22-24]	低繁殖力和分化潜能
非干细胞					
施万细胞和嗅鞘细胞	成人组织	促进轴索再生、轴索复髓鞘和髓磷脂化，通过调节星形细胞和促生血管和髓磷脂化来减少瘢痕的形成，促进功能恢复[26,28,29]	通过表达 NGF、BDNF、NT3、CNTF、GDNF、FGF 来创造轴索再生的环境。促进轴索生长的物质：层粘连蛋白、纤连蛋白和粘蛋白	4 名患者随访一年，无副作用[30]	
刺激的巨噬细胞	成人组织	促进组织修复，减少组织空洞化，减少白质损伤，恢复部分运动功能	刺激的巨噬细胞可以作为细胞分裂素、生长因子和创伤修复因子的来源，控制创伤中星形细胞应答和瘢痕形成[7]	8 名患者中有 3 名恢复，无不良反应[32]	较干细胞治疗潜能有限，可作为综合治疗的一部分

铁离子浓度更低[38]。SPIO 纳米粒子包被聚乙烯吡咯烷酮明显或者介孔硅石也发展成为有效的对比剂。

　　静脉注射 Endorem® 标记的 MSCs，明显促进了脊髓挤压伤小鼠下肢的恢复[39]。Endorem® 标记的 MSCs 在 MRI 体内示踪与体外一样好。在植入后一周，发现损伤处有一个增强 MRI 信号，并持续 50 天。普鲁士蓝染色显示，许多纳米粒子标记的细胞出现在患处，患处空腔明显小于对照组动物[39]。

　　Hu 等证明 SPIO 标记的人脐带间充质细胞在成鼠脊髓损伤区域植入，并在 MRI 的 T2 加权像上可持续显示 2 周[40]。右旋糖酐包被的 SPIO 标记的施万细胞和嗅鞘细胞产生的信号，在植入成鼠脊髓后可持续显示 4 周。它们还可显示鼠脊髓脱髓鞘损伤处的轴索的复髓鞘[41]。

　　直到现在，尚无临床实验检验 SPIO 纳米粒子对脊髓损伤的治疗作用。然而，朗格汉斯节来源的 SPIO 包

被的 β 细胞已经成功应用于糖尿病的治疗[42]。氧化铁鱼精蛋白表面复合体(FE-Pro)是一种被 FDA 批准的 SPIO 复合体。根据 FDA 的规定，想要用 FE-Pro 复合体标记细胞的研究组需要咨询 FDA 并需要如下证明：

　　标记技术是可重复的；

　　标记细胞与非标记细胞有相似的生存能力，在标记的过程中不会有明显丢失；

　　干细胞或其他哺乳动物细胞的表型标记了 FE-Pro 后不会改变；

　　磁性标记细胞可被区分，在细胞的功能与体积方面，磁性标记细胞与非标记细胞保持不变；

　　最终产品无毒、无感染性。

　　临床前的疾病实验模型研究可能需要证明 FE-Pro 标记的细胞可以被 MRI 和组织学检查检测到。临床前研究中的标记产品应与临床实验中的一致[43]。应用 SPIO 复合物标记的细胞，有从实验室过渡到临床

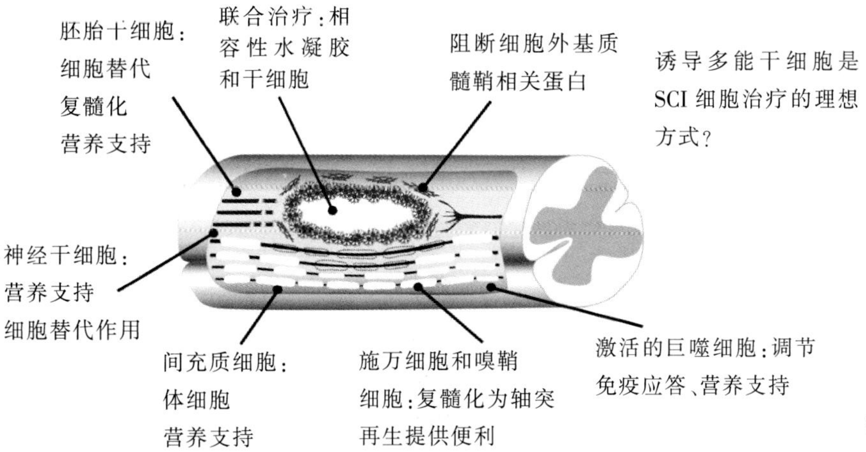

胚胎干细胞：
细胞替代
复髓化
营养支持

联合治疗：相
容性水凝胶
和干细胞

阻断细胞外基质
髓鞘相关蛋白

诱导多能干细胞是
SCI 细胞治疗的理想
方式？

神经干细胞：
营养支持
细胞替代作用

间充质细胞：
体细胞
营养支持

施万细胞和嗅鞘
细胞：复髓化为轴突
再生提供便利

激活的巨噬细胞：调节
免疫应答、营养支持

图 24.2　脊髓损伤和可能的干细胞治
疗手段图解。

治疗的潜力。磁性标记细胞的这一方法需与 MRI 结合，以发展新的指导治疗方法或使细胞在组织中有更高的密度。

生物相容性植入物和干细胞：脊髓损伤的综合治疗

作为治疗脊髓损伤的一个重要方法，人工植入物的优点仍需讨论。近期，许多脊髓损伤研究热点集中在新型水凝胶材料，调节这些材料以提供适合并刺激神经再生的环境。这大体上是由于水凝胶支架具有内在可塑性。它们可以变成不同形状，并可以用来做填充剂，是植入慢性脊髓损伤腔隙的理想材料。水凝胶的另一个重要特性就是柔软的 3D 材料，可模仿在体 ECM 的环境。水凝胶的 3D 结构是高度溶涨性，多孔网络聚合物可对周围组织提供营养交换的环境。聚合物也可用来组成纳米纤维支架，与水凝胶特性相似，适合细胞在其表面生长[38]。为促进细胞再生，水凝胶支架常常设计成平板的，用来传送药物、生长因子、蛋白（或肽段）或细胞[44,45]。

载神经干细胞的 3D 生物材料支架方法是一种通过增加细胞多变性、增强细胞替代治疗和减少急性宿主免疫反应的双重策略。在这一领域的研究可被分为两类：在生物材料支架上培养细胞评价干细胞增殖和分化能力的离体实验，以及评价载干细胞支架与宿主组织相互作用以及宿主功能恢复的在体实验。

离体实验检测干细胞在生物材料上的相容性，包括材料表面的形态和细胞的毒性、细胞密度、存活性、增殖能力、分化潜能和在此过程中血清和生长因子的影响效果。当设计好细胞培养的环境后，考虑的因素越多，达到的效果越好[38,46]。

在体的实验已经显示，在脊髓损伤模型中，载干细胞的生物材料支架的植入有其优点。动物植入载 NSC 多聚支架（乳酸并乙醇酸）（PLGA），伤后 70 天下肢行走能力提高，说明此植入物能减少二次损伤过程中的组织损伤，并减少胶质瘢痕的形成[47]。移植后功能性微血管网络的存在也在载脑内皮细胞和神经祖细胞的多溶素多聚（乙烯乙醇）（PEG）水溶胶植入中发现[48]。实验应用综合 N-(2-羟乙烯)甲基丙烯酰胺结合氨基酸序列 Arg-Gly-Asp(HPMA-RGD) 水凝胶载 MSCs 治疗慢性脊髓损伤模型。实验显示，植入物能显著防止组织萎缩，促进鼠脊髓损伤 6 个月后功能的恢复[49]。尽管水溶胶植入脊髓损伤中仍有许多困难，其中一个困难就是在体植入后细胞缺少营养，但生物相容性支架从实验室到临床应用的转变仍充满了希望。

小结

脊髓损伤后影响多种细胞，引发了一系列细胞分子的级联反应，从而演变成一个复杂的病理过程。因此，脊髓损伤的恢复需要众多治疗手段及多方法学的整合。干细胞治疗是近年来发展迅速的一种治疗手段，并在动物实验模型中取得了良好的结果。不同的移植方法促进了不同方面的恢复（图 24.2），最终的临床治疗显然要应用到以上描述的几种方法。尽管经过了多年的研究，干细胞移植还没有得到广泛的临床应用。在脊髓损伤中成功应用干细胞的治疗还需要更深入工作，以期获得对干细胞分化途径、干细胞移植后分布和移植后的作用机制更完整的理解。研究表明，多方法的发展与常规方法的联合，对于成功应用干细胞治疗脊髓损伤是极为必要的。同时也需要开展更多关于干细胞的研究。即将开展的临床研究将会给脊髓损伤的患者带来希望。

致谢

感谢 James Dutt 对本文的审阅。研究资金来源于 GA AV：AV0Z50390，GA AV：IAA500390902，MSMT：1M0538，MSMT：LC554，GA　CR：GAP108/10/1560 和 GACR：GA203/09/1242。

（冷历歌　田增民　译）

参考文献

1. Ronaghi M, Erceg S, Moreno-Manzano V, Stojkovic M. Challenges of stem cell therapy for spinal cord injury: human embryonic stem cells, endogenous neural stem cells, or induced pluripotent stem cells? *Stem Cells* 2010;28(1):93–9.

2. Sokolova E, Reiser G. Prothrombin/thrombin and the thrombin receptors PAR-1 and PAR-4 in the brain: localization, expression and participation in neurodegenerative diseases. *Thromb Haemost* 2008;100(4):576–81.

3. Okada S, Nakamura M, Katoh H, *et al*. Conditional ablation of Stat3 or Socs3 discloses a dual role for reactive astrocytes after spinal cord injury. *Nat Med* 2006;12(7):829–34.

4. Fawcett JW, Asher RA. The glial scar and central nervous system repair. *Brain Res Bull* 1999;49(6): 377–91.

5. Sahni V, Kessler JA. Stem cell therapies for spinal cord injury. *Nat Rev Neurol* 2010;6(7):363–72.

6. Chan CC. Inflammation: beneficial or detrimental after spinal cord injury? *Recent Pat CNS Drug Discov* 2008;3(3):189–99.

7. Rapalino O, Lazarov-Spiegler O, Agranov E, *et al*. Implantation of stimulated homologous macrophages results in partial recovery of paraplegic rats. *Nat Med* 1998;4(7):814–21.

8. Wichterle H, Lieberam I, Porter JA, Jessell TM. Directed differentiation of embryonic stem cells into motor neurons. *Cell* 2002;110(3):385–97.

9. Brustle O, Jones KN, Learish RD, *et al*. Embryonic stem cell-derived glial precursors: a source of myelinating transplants. *Science* 1999;285(5428): 754–6.

10. Rossi SL, Keirstead HS. Stem cells and spinal cord regeneration. *Curr Opin Biotechnol* 2009;20(5): 552–62.

11. Lepore AC, Fischer I. Lineage-restricted neural precursors survive, migrate, and differentiate following transplantation into the injured adult spinal cord. *Exp Neurol* 2005;194(1):230–42.

12. Coutts M, Keirstead HS. Stem cells for the treatment of spinal cord injury. *Exp Neurol* 2008;209(2): 368–77.

13. Hofstetter CP, Holmstrom NA, Lilja JA, *et al*. Allodynia limits the usefulness of intraspinal neural stem cell grafts; directed differentiation improves outcome. *Nat Neurosci* 2005;8(3):346–53.

14. Lu P, Jones LL, Snyder EY, Tuszynski MH. Neural stem cells constitutively secrete neurotrophic factors and promote extensive host axonal growth after spinal cord injury. *Exp Neurol* 2003;181(2):115–29.

15. Hwang DH, Kim BG, Kim EJ, *et al*. Transplantation of human neural stem cells transduced with Olig2 transcription factor improves locomotor recovery and enhances myelination in the white matter of rat spinal cord following contusive injury. *BMC Neurosci* 2009;10:117.

16. Dominici M, Le Blanc K, Mueller I, *et al*. Minimal criteria for defining multipotent mesenchymal stromal cells. The International Society for Cellular Therapy position statement. *Cytotherapy* 2006;8(4):315–7.

17. Chopp M, Zhang XH, Li Y, *et al*. Spinal cord injury in rat: treatment with bone marrow stromal cell transplantation. *Neuroreport* 2000;11(13):3001–5.

18. Urdzikova L, Jendelova P, Glogarova K, *et al*. Transplantation of bone marrow stem cells as well as mobilization by granulocyte-colony stimulating factor promotes recovery after spinal cord injury in rats. *J Neurotrauma* 2006;23(9):1379–91.

19. Jendelova P, Herynek V, Urdzikova L, *et al*. Magnetic resonance tracking of transplanted bone marrow and embryonic stem cells labeled by iron oxide nanoparticles in rat brain and spinal cord. *J Neurosci Res* 2004;76(2):232–43.

20. Hofstetter CP, Schwarz EJ, Hess D, *et al*. Marrow stromal cells form guiding strands in the injured spinal cord and promote recovery. *Proc Natl Acad Sci USA* 2002;99(4):2199–204.

21. Opatz J, Kury P, Schiwy N, *et al*. SDF-1 stimulates neurite growth on inhibitory CNS myelin. *Mol Cell Neurosci* 2009;40(2):293–300.

22. Geffner LF, Santacruz P, Izurieta M, *et al*. Administration of autologous bone marrow stem cells into spinal cord injury patients via multiple routes is safe and improves their quality of life: comprehensive case studies. *Cell Transplant* 2008;17(12):1277–93.

23. Moviglia GA, Fernandez Vina R, Brizuela JA, *et al*. Combined protocol of cell therapy for chronic spinal cord injury. Report on the electrical and functional recovery of two patients. *Cytotherapy* 2006;8(3): 202–9.

24. Yoon SH, Shim YS, Park YH, *et al*. Complete spinal cord injury treatment using autologous bone marrow cell transplantation and bone marrow stimulation with granulocyte macrophage-colony stimulating factor: Phase I/II clinical trial. *Stem Cells* 2007;25(8):2066–73.

25. Sykova E, Homola A, Mazanec R, *et al*. Autologous bone marrow transplantation in patients with subacute and chronic spinal cord injury. *Cell Transplant* 2006;15(8–9):675–87.

26. Oudega M, Xu XM. Schwann cell transplantation for repair of the adult spinal cord. *J Neurotrauma* 2006;23(3–4):453–67.

27. Rojas-Mayorquin AE, Torres-Ruiz NM, Ortuno-Sahagun D, Gudino-Cabrera G. Microarray analysis of striatal embryonic stem cells induced to differentiate by ensheathing cell conditioned media. *Dev Dyn* 2008;237(4):979–94.

28. Bunge MB. Novel combination strategies to repair the injured mammalian spinal cord. *J Spinal Cord Med* 2008;31(3):262–9.

29. Amemori T, Jendelova P, Ruzickova K, Arboleda D, Sykova E. Co-transplantation of olfactory ensheathing glia and mesenchymal stromal cells does not have synergistic effects after spinal cord injury in the rat. *Cytotherapy* 2010;12(2):212–25.

30. Saberi H, Moshayedi P, Aghayan HR, *et al.* Treatment of chronic thoracic spinal cord injury patients with autologous Schwann cell transplantation: an interim report on safety considerations and possible outcomes. *Neurosci Lett* 2008;443(1):46–50.

31. Popovich PG, Guan Z, Wei P, *et al.* Depletion of hematogenous macrophages promotes partial hindlimb recovery and neuroanatomical repair after experimental spinal cord injury. *Exp Neurol* 1999;158(2):351–65.

32. Knoller N, Auerbach G, Fulga V, *et al.* Clinical experience using incubated autologous macrophages as a treatment for complete spinal cord injury: phase I study results. *J Neurosurg Spine* 2005;3(3): 173–81.

33. Takahashi K, Yamanaka S. Induction of pluripotent stem cells from mouse embryonic and adult fibroblast cultures by defined factors. *Cell* 2006;126(4):663–76.

34. Kim D, Kim CH, Moon JI, *et al.* Generation of human induced pluripotent stem cells by direct delivery of reprogramming proteins. *Cell Stem Cell* 2009;4(6): 472–6.

35. Salewski RP, Eftekharpour E, Fehlings MG. Are induced pluripotent stem cells the future of cell-based regenerative therapies for spinal cord injury? *J Cell Physiol* 2009;222(3):515–21.

36. Sykova E, Jendelova P. Migration, fate and in vivo imaging of adult stem cells in the CNS. *Cell Death Differ* 2007;14(7):1336–42.

37. Horák D, Jendelová P, Herynek V, *et al.* Effect of different magnetic nanoparticle coatings on the efficiency of stem cell labeling. *J Magn Mater* 2009;321(10):1539–47.

38. Kubinova S, Sykova E. Nanotechnology for treatment of stroke and spinal cord injury. *Nanomedicine (Lond)* 2010;5(1):99–108.

39. Sykova E, Jendelova P. Magnetic resonance tracking of transplanted stem cells in rat brain and spinal cord. *Neurodegener Dis* 2006;3(1–2):62–7.

40. Hu SL, Zhang JQ, Hu X, *et al.* In vitro labeling of human umbilical cord mesenchymal stem cells with superparamagnetic iron oxide nanoparticles. *J Cell Biochem* 2009;108(2):529–35.

41. Dunning MD, Lakatos A, Loizou L, *et al.* Superparamagnetic iron oxide-labeled Schwann cells and olfactory ensheathing cells can be traced in vivo by magnetic resonance imaging and retain functional properties after transplantation into the CNS. *J Neurosci* 2004;24(44):9799–810.

42. Saudek F, Girman P, Herynek V, *et al.* Magnetic resonance imaging of pancreatic islets transplanted into the liver in humans. *Transplantation* 2010;90:1602–6.

43. Frank JA, Anderson SA, Kalsih H, *et al.* Methods for magnetically labeling stem and other cells for detection by in vivo magnetic resonance imaging. *Cytotherapy* 2004;6(6):621–5.

44. Straley KS, Foo CW, Heilshorn SC. Biomaterial design strategies for the treatment of spinal cord injuries. *J Neurotrauma* 2010;27(1):1–19.

45. Hejcl A, Lesny P, Pradny M, *et al.* Biocompatible hydrogels in spinal cord injury repair. *Physiol Res* 2008;57(Suppl 3):S121–32.

46. Zhong Y, Bellamkonda RV. Biomaterials for the central nervous system. *J R Soc Interface* 2008;5(26):957–75.

47. Teng YD, Lavik EB, Qu X, *et al.* Functional recovery following traumatic spinal cord injury mediated by a unique polymer scaffold seeded with neural stem cells. *Proc Natl Acad Sci USA* 2002;99(5):3024–9.

48. Ford MC, Bertram JP, Hynes SR, *et al.* A macroporous hydrogel for the coculture of neural progenitor and endothelial cells to form functional vascular networks in vivo. *Proc Natl Acad Sci USA* 2006;103(8):2512–7.

49. Hejcl A, Sedy J, Kapcalova M, *et al.* HPMA-RGD hydrogels seeded with mesenchymal stem cells improve functional outcome in chronic spinal cord injury. *Stem Cells Dev* 2010;19(10):1535–46.

第 25 章　移植和药物结合行为训练对慢性脊髓损伤恢复的作用

Marion Murray，Laura Krisa，John Houle

引言

脊髓损伤后,妨碍脊髓修复和功能恢复的因素包括中枢神经系统神经元的内在和外在因素。限制可塑性和恢复的治疗目标包括刺激轴突生长信号的低表达、细胞外环境中生长抑制分子的存在、生理上兴奋性和抑制性通路的不平衡和训练新形成回路的可能性。在治疗急性脊髓损伤动物模型中,已显示出具有一定疗效的干预措施, 包括以细胞为基础的治疗、神经组织移植、肢体康复(运动/训练)和使用药物(递质激动剂、神经营养因子、Rho 抑制剂等)。最初的受伤类型和严重性是决定最有效治疗策略的基础。脊髓完全横断的治疗,强调利用离断脊髓损伤平面以下的残存功能和切断轴突再生通过受损处长入远端脊髓的潜能。脊髓不完全性损伤的治疗主要集中在加强残存轴突的功能,但是一些残存通路中可能存在降低其功能的延迟性病变[1]。

在慢性损伤中,这些问题很复杂。在以前的一篇实验方法综述中,提出了有关慢性损伤的特殊问题,这些问题在治疗急性脊髓损伤中没有遇到[2]。这些问题包括确定性瘢痕的存在、囊腔、广泛的细胞凋亡、进行性组织坏死和损伤的继发性并发症。因此,一些对急性损伤有效的治疗对慢性损伤无效。例如受伤 2 周后使用能在椎管内分泌 NT3 的病毒载体, 可促进皮质脊髓束的轴突发芽, 但在伤后 4 个月使用时则无效[3]。有人报道,在急性损伤后皮质脊髓束轴突跨嗅鞘细胞桥增长[4],但这并非出现在延迟性移植后[5]。慢性损伤轴突似乎也出现了较慢的再生,并且, 外源性神经营养因子的支持对"快速启动"增长方式往往是必要的[6-8]。

为了写这篇综述,在过去的 8~10 年里,我们强调将慢性损伤定义为伤后至少 1 个月未经治疗者。急性和亚急性损伤研究将在联合治疗背景下进行简要讨论。本文认为,急性期为伤后 10 天;损伤后 2~4 周为炎症消退的亚急性期, 一些细胞发生死亡或瘢痕形成,这可能是开始临床修复治疗的最早时机[9]。

细胞移植和营养因子

移植到受损脊髓的细胞修复特性包括:细胞(保护神经并提供轴突生长的适宜环境)、充填病灶腔、替换丧失的神经元和胶质细胞。因为避免了终身使用免疫抑制剂,所以自体移植很有吸引力。嗅鞘细胞、骨髓间充质干细胞和成纤维细胞可以从供体获得并扩增;如有必要, 还可以进行遗传学修饰以产生生物活性分子,如神经营养因子(NTF),然后再植入供体的损伤脊髓内。神经祖细胞可以替换损伤中丧失的神经元和神经胶质细胞。施万细胞和预变性周围神经移植为轴突再生提供了一个宽松的环境。

急性、亚急性损伤的细胞移植

已经研究的细胞移植物, 包括周围神经节段(PNG)移植、施万细胞、嗅鞘神经胶质细胞(OEG)、神经前体细胞(NPC)、干细胞、成纤维细胞(Fb)和骨髓间充质干细胞(MSC)。大多数细胞移植物在伤后 2 周内显示出作用,通常和神经保护作用有关,它们还作为支持轴突发芽和再生的基质。尽管很难将这种恢复归因于再生或残存的轴突,但有迹象表明,在不完全性损伤的情况下,神经功能具有一定的恢复。当移植细胞伴有神经营养因子时,轴突生长的存活和支持方面往往具有更好的结果, 神经营养因子是移植前通过病毒载体或基因修饰细胞产生[10-12]。通过锻炼患肢也能增加损伤脊髓的内源性神经营养因子水平,从而提供了一种可能增加受损脊髓可塑性的非侵入性疗法[13-15]。无论细胞来源是什么,轴突再生范围主要局限在移植细胞的附近区域,轴突很少超过宿主脊髓组织的远端断面。这种普遍表现促进了对进展性胶质瘢痕形成中的可抑制因素研究,并形成许多治疗组合策略。

慢性损伤的细胞移植

神经祖细胞

将从成年小鼠前脑的脑室下区分离的 NPC 移植到钳夹损伤 2 周或 8 周后的成年大鼠,并经鞘内联合给予多种生长因子和抗炎剂[16]。亚急性损伤组的细胞存活、分化和整合很明显,示踪分析发现,这些动物的 BBB、步行和步态有所改善。在受伤时间更长的动物,尽管使用生长因子(PDGF、bFGF 和 EGF),NPC 的存活仍较差。在类似的研究中,用慢病毒转染海马以获得 D15A(一种双功能分子,和 TrkB、TrkC 受体都能结合)的修饰性 NT3,从该胚胎海马分离的供移植祖细胞使得胸髓剪切损伤 6 周后的 BBB 评分和残存髓鞘体积改善,但没有发现轴突再生的迹象[17]。在这两项研究中,NPC 分化为星形胶质细胞和少突胶质细胞,但不是神经元。相反,在最近一项研究中,将人神经干细胞移植到胸髓损伤 4 周后的 NOD-SCID 小鼠,不加生长或营养因子,接近同等数目的神经元和少突胶质细胞迁移到病变部位周围,但星形胶质细胞数目较少[18]。将干细胞直接分化成神经元表型是一个重大进步。

嗅鞘胶质细胞

在急性、亚急性期移植嗅鞘细胞时,嗅鞘细胞存活和整合较好的例子很少,延长移植前时间(45 天或 4 个月)取得了功能恢复的强有力征象,而没有发现轴突广泛长入和通过该移植物的解剖学证据[19,20]。在这些研究中,OEG 移植到一个完全切断脊髓的头端和尾端。公布的图像显示细胞没有迁移到病灶腔,因此整个病变的轴突生长不明显并不奇怪。BBB 评分和爬坡功能改善的机制仍不清楚。OEG 复合体移植物可帮助充填脊髓断端的间隙,但即使在这种情况下,很少有轴突延伸到移植物,也没有观察到功能恢复[5]。这些研究最有希望的方面是经过漫长的损伤后,OEG 能显著存活,这表明了自体细胞在慢性脊髓损伤中具有潜在移植用途。目前临床上使用这种方法似乎还为时过早,虽然一些试验已经证实他们的安全性。

周围神经移植

最近,我们对 PNG 在急性、亚急性和慢性脊髓损伤模型中的应用进行了综述[15],并请读者参阅有关最新 PNG 移植试验详情的文献。PNG 移植技术值得讨论的方面是这种方法在侵入性和不完全性损害大鼠模型中观察到的问题。在创伤性脊髓损伤前、后 4 周

内,每周进行广泛的前肢感觉运动测试,然后在 PNG 移植后第 3 天和第 7 天进行测试[21]。在测试早期有一些前肢使用缺陷复发又出现一些前肢功能障碍,但这并没有持续存在。PNG 移植后第 7 天移植大鼠和非移植大鼠的行为表现相同。脊髓损伤后使用细胞移植可能进一步造成功能缺陷是所有调查者关注的一个问题,但结果表明,使用这种方法后并没有引起进一步损伤。

转基因成纤维细胞

通过转染成纤维细胞来传递神经营养因子[BDNF 和(或)NT3]的治疗效果已经在一些慢性损伤模型中进行过测试。这些成纤维细胞被移植到一种慢性(6 周)横向半切损伤中[22,23],引起红核脊髓或中缝脊髓轴突微小生长并进入移植物。背侧半切损伤后和引入 NT3 前 12 周,皮质脊髓束轴突也出现类似结果[24]。在这些情况下,移植物周围发现许多轴突,这很可能提示从移植部位扩散的神经营养因子可引起发芽。非转染的成纤维细胞在轴突生长方式上并不支持这种变化。虽然感觉运动测试表明在 Grid 和 von Frey 实验恢复和 BBB 评分增加约 1.5 个百分点,在有效功能恢复方面这些结果是相当微小的。

慢性脊髓损伤的细胞移植小结

细胞移植到慢性损伤的脊髓可促进发芽和保护神经,但充其量是适度再生、短距离长入远端脊髓和功能恢复的混合研究报告。相比急性和亚急性治疗结果,这些结果不太可靠,并且解剖和功能上的修复证据之间几乎没有什么关联。不管移植源材料是什么,慢性损伤中都有助于轴突生长,表明持续的修复潜力。观察发现,极少数轴突生长达到移植宿主的远端界面,这可能需要采取其他治疗策略来克服慢性脊髓损伤的抑制性。

训练和锻炼

运动训练是一种非侵入性干预,通过不断提高脊髓的神经营养因子水平,增加潜在可塑性。训练可以改变脊髓损伤后运动皮层和脊髓的结构和功能[25]。脊髓病变以下通路保持了许多脊髓功能和神经元特性,并可以应答感觉输入。因此,在缺乏正常脊髓上传输入的情况下,训练是一种激活离断脊髓功能的有效方法[26-28]。物理治疗的形式,已用于刺激和强化:模式化运动活性(运动训练、功能性电刺激、测功仪)、感觉系统(感觉运动治疗)和非模式化运动活性(补充和强化、特殊任务训练)。此外,饲养在优越环境下的动物可以刺激运动活性,在这里,当动物养在几个动物共

享的装置管道、斜坡、梯子、运行车轮等的大笼子中时，自发活动增加，这些装置可增加运动、提供感官反馈，并鼓励交流互动[29]。在未受损的动物中，这种养殖场所可诱导皮层神经元的可塑性(树突状发芽和突触发生[30])。这些研究已证实，优越环境增加了损伤诱导的突触发生率、稳定在运动皮层新形成的突触，并改变神经营养因子的表达。

运动中枢模式发生器位于腰椎脊髓，可调节后肢运动的节律模式。它是由相互连接的脊髓上神经元和感官通路支配的脊髓神经元组成，因为它所处的位置，所以前部受伤后它能很大程度上幸存。因此，训练激活中枢模式发生器考虑到这样的可能性，即这种训练可以用来诱导中枢模式发生器的表现，并可能恢复某些方面的运动[31]。结果评估集中于运动和(或)熟练的前肢功能恢复。测试可能是行为测试或生理学测试，因为它们的敏感性不同，所以这会影响解释。综合这些评估可能提供更好的运动/训练效果信息。

急性、亚急性期开始训练

在大多数动物实验研究中，在脊髓损伤后急性、亚急性期开始训练，结果证明这可能比延迟治疗更有效[32]。这是基于一个假设，即在异常反射连接形成之前，神经元通路更可塑，并且神经营养因子水平增加有助于形成新的突触或现有突触强度增加。脊髓横断后，康复锻炼通过增加内源性神经营养因子，确实显示出神经保护和神经可塑性的作用，这些因子包括肌肉内的 BDNF、GDNF 和脊髓的 GAP43、突触蛋白 1[13,33,34]。锻炼后脊髓内的 BDNF 增加，提示神经肌肉活动增强来自肌肉的脑源性神经营养因子 BDNF 的逆行运输，从而为脊髓神经元提供外周源性神经营养因子[15]。锻炼也可以通过提高感官的输入而改善功能，这似乎是由依赖于神经营养作用的系统介导[15]。

Sandrow-Feinberg 等[35]观察到，在中度挫伤大鼠的病灶中心，BDNF 和 HSP-27 水平适度增高，该大鼠在受伤后 3 天开始接受 5 天的强制性电动轮锻炼。尽管在 8 周时接受了 5 天锻炼的动物已经恢复到整个 8 周都在接受锻炼的动物相同水平，但是接受 8 周强迫运动的动物前肢运动和感觉功能加速复苏。脊髓损伤猫通过强化训练可以逐步恢复后肢功能，这表明训练能够逐步修复脊髓通路。伤后 5 个月每天接受活动平板训练的脊髓损伤猫，除了具有运动学、动力学和肌电图特征外，还能够负全重行进，这与进行慢速活动平板运动的正常猫的后肢类似[36]。明显的物种差异可能依赖于不同的训练和测试。

脊髓损伤后现存通路的使用依赖性活性已被证实可通过训练进行改变[37]，从而加强在训练中所用神经通路。熟练的训练、新运动组合的获取和后续细化，可能会伴随着运动皮质和脊髓的解剖以及神经电生理变化，这表明活性依赖的突触具有可塑性[25,38]。在人类和动物研究中，特定任务训练的重要性均有记载[39,43]。例如，训练脊髓损伤的猫走路比在跑步机上训练的猫可实现更快的行走速度[43]。

急性、亚急性期的训练比慢性受伤动物的训练会更有效，但急性期训练并非总是有益[32]。在抓取任务中，脊髓损伤后 4 天开始熟练运动训练的动物表现优于未经训练的同类者，但在一个未经训练过的任务中——通过绳梯，它们比同类表现差[44]。当运动训练被推迟到受伤后 12 天时，熟练抓取任务与立即训练效果一样，另外，在过横梯任务中，动物表现也没有变差[45]。

慢性期开始训练

相比伤后立即训练大鼠，背侧象限受损后 3 个月方训练大鼠通过横梯，会出现更多的明显错误(步伐错位)[46]。这表明，在不完全性脊髓损伤后立即开始训练，对一个依赖于下行控制的熟练运动任务更有益。

为了评估慢性受伤动物在优越环境屋中的效果，Fischer 和 Peduzzi 将胸髓损伤 3 个月后的动物放置在优越环境屋[47]。优越环境屋动物的 BBB 评分及组合行为评分较大改善，这提示慢性受伤大鼠脊髓的持续可塑性。优越环境屋影响是一个有争议的问题，并且急性和慢性受伤动物在优越环境中结果混杂，这主要是因为实验房间类型多样和持续时间可能差别较大[47]。一些研究指出，交流互动是最重要的组成部分；也有人认为，训练(转轮运动或攀爬)及环境的新颖性才是最重要的。

运动培训纲要

目前已经使用各种增加活动方法(部分负重跑步机训练、电动自行车、电动转轮、优越环境)和结果评估(BBB、运动学、步态)。如果为动物提供一些体重支撑和平衡，猫和鼠的跑步机运动就会良好。因此，即使横断伤后中枢模式发生器似乎也工作良好。康复训练的类型和开始时间需要进行调整，以适应个体的特殊需求。当训练猫站立时，它们行走较差[43]。当训练大鼠抓取饭团时，它们的任务表现有所改善，但比过阶梯任务表现较差[44]。训练一个任务(熟练抓取)可能会牺牲非训练任务的表现[44,48,49]。训练有明显的实用性优点,但也有缺点。急性跑步机训练提高了横断损伤大鼠的 BBB 评分,但也夸大了自主神经的反射异常[50-52]。虽然大多数动物实验是在急性–亚急性阶段开始运动训练,但这在临床上并不切实际,因为人类脊髓损伤常伴多发伤和脊髓休克[45,50]。在人类中,步态训练是以治疗中心为基础,并且只能在一个治疗师的直接监督下进行。此外,步态训练因患者的耐力而受限,并且对于无法控制的反射和痉挛患者来说可能存在困难[51,52]。适用于慢性脊髓损伤研究的动物模型的锻炼/训练研究应该受到鼓励。

脊髓损伤的药物(分子)治疗目标

全身性药物治疗相对容易进入临床。不能穿透血脑屏障的治疗药物或者局部作用的治疗药物需注入鞘内或脊髓实质内。因此,这些侵入性的治疗,还需要更广泛的临床前安全测试。这些研究的结果评估通常都集中在运动功能的生理学或行为学评估方面。

急性、亚急性期给药

传递介质相关疗法

脊髓损伤减少或消除了下行投射,从而降低了这些途径提供的传递介质供应。这可能会导致以这些丧失的通路为作用目标的受体上调,然后这些通路可以由外源性传递介质激活。即使没有下行输入,调节中枢模式发生器也可以药理性改善运动功能。中枢模式发生器调节剂,包括单胺 5-HT 和 NE,自从 Rossignol 及其同事前期工作以来已被广泛研究[39,53-58]。目前,尚无慢性受伤的动物单独使用调节剂的文献报道。然而,Rossignol 及其合作者研究慢性脊髓横断猫,在横断后不久即在跑步机上训练运动。1 个月后,他们运用各种单胺治疗,并且评估运动确实发生了明显改善。然而,尚不清楚术后早期训练有助于达到何种程度的改善。这些试验表明,即使在慢性期,脊髓运动中心对调节剂仍保持敏感。如果这些药物作用于上调的目标神经元受体,相信慢性损伤的治疗价值将取决于目标神经元受体是否仍保持上调,就像 5-HT2 受体一样[56,57]。治疗价值也将依赖于延长激活可能有害的程度[55-57]。r 氨基丁酸能、谷氨酸能和甘氨酸能通路也被脊髓损伤改变,因此成为治疗目标[59]。脊髓损伤后可以改变这些通路的失衡,并能改变兴奋/抑制平衡,从而影响功能表现。这些通路的变化也牵涉到脊髓损伤引起的神经性疼痛和痉挛状态,并且大多数旨在修改脊髓损伤后这些通路的药理研究,是针对疼痛或可塑性,而不是运动。

细胞外环境的修饰

未受伤的成年中枢神经系统因髓鞘相关蛋白(Nogo、MAG、OMGP)的存在而提供了抑制轴突生长的环境,这些蛋白因胶质瘢痕相关的蛋白聚糖的存在而具有更强的抑制性。这两种抑制剂可使生长圆锥萎陷[60,61]。阻滞这些蛋白质可让一些轴突生长、开始发芽,但可能是有限的再生。用药物阻滞髓鞘抑制的三个组成部分可以实现更好的再生性增长,例如,sNgR(NgR1 的可溶性片段)[62,63],或 PirB(免疫球蛋白样受体 B)[64]。髓鞘抑制剂通过 RhoA 通路,导致生长圆锥萎陷,通过阻滞 RhoA 防止生长圆锥萎陷,使轴突生长。干预措施通过增加受伤的神经元内 cAMP 水平(例如磷酸二酯酶抑制剂咯利普兰),修改神经元内在增长潜力,或条件损伤通过类似机制起作用[65,66]。脊髓损伤激活星形胶质细胞时,细菌酶硫酸软骨素酶(ChASE)消化硫酸软骨素蛋白多糖(CSPG)可成功改变细胞外基质成分[10,67,68]。单纯椎管内注射 ChASE,足以减少 CSPG 含量达 2 周时间[6];而且,ChASE 与海藻糖络合产生了一种耐热形式,生物活性至少可保持 4 周,导致椎管内传送 CSPG 继续消化[69]。在慢性损伤条件下,调节胶质瘢痕抑制剂明显增加了轴突生长跨过病灶的潜力和促进与宿主神经元整合的潜力。

慢性损伤的特征是致密瘢痕,从而造成物理和化学屏障(Bradbury 和 Carter 综述[70])。瘢痕在几个星期内不断发展,因此,在亚急性期进行治疗是一个有吸引力的策略[71]。但是,伤后应用 1 个月 ChASE 可以将已形成的瘢痕降解[61]。这些动物的轴突再生和功能恢复增加,但轴突生长低于急性治疗。如果提供足够的神经营养因子去除抑制作用,轴突再生甚至可以穿过慢性瘢痕[72,73]。因此,神经细胞内促进轴突生长的分子机制在慢性状态下也可以采用,尽管不如急性/亚急性状态下的反应稳定。

药理学方法概要

刺激可以改变腰骶脊髓神经元的活动,单胺组合给药在改善功能上优于单独给药,能够有效改善慢性损伤动物的运动。使用发射器相关药物改善运动的潜在问题是种属差异和病变模式差异。可乐定、α-2 激动剂,促进了脊髓损伤猫的运动恢复[37],但并非出现于脊髓损伤啮齿动物或不完全性损伤的猫[53,54]。相反,可乐定不能诱导完全性损伤患者的运动,但可能有助于诱导不完全性损伤患者的运动(Lapointe 等综述[54])。对中度或重度挫伤大鼠使用 5-羟色胺的前体 L-5-

HTP，改善了中度挫伤大鼠的负重和后肢活动(用5-羟色胺综合征评分测量)，但严重挫伤大鼠的5-羟色胺综合征评分增加，并且其中1/3死于血清素过度激活、5-羟色胺激活[55]。通过阻滞瘢痕内髓鞘蛋白或蛋白聚糖的表达调节，可引起轴突发芽和(或)有限的再生。髓鞘相关抑制和瘢痕提供了增加成年脊髓损伤后轴突再生的药理性目标，但是，它们阻止轴突生长的机制不同。也许令人惊讶的是，人们很少注意这两种抑制组合有望进一步减少抑制性环境。

脊髓损伤后的联合治疗

脊髓损伤的个体化治疗对恢复功能的作用有限效。联合治疗的目标是针对限制恢复的几种机制来修复慢性脊髓损伤。损伤后急性期的联合治疗测试研究总结在表25.1至表25.3中。

慢性期的细胞移植和药物治疗

慢性脊髓损伤的药物治疗需要结合外周神经或NPC移植，并使用ChASE调节长期胶质瘢痕的成分[6,74]。在这些研究中，受伤后6~8周开始进行ChASE治疗。在进行PNG移植时，神经前给予胶质细胞源性神经营养因子(GDNF)，以促进慢性神经元损伤的再生反应，并对PNG移植物进行7天的生长因子鸡尾酒治疗，以促进细胞的存活和分化。ChASE消化CSPG开始3~7天后移植PNG[6]或NPC[74]，并在每周检查轴突再生的基础上测试动物的行为活动。每一项研究中都有一些运动功能改善与轴突生长通过移植物并长回脊髓的迹象。在PNG试验的一个动物亚组中，对移植物进行电刺激，并将远端脊髓神经元的cFos表达作为再生轴突连接功能的一个征象。总之，这些研究利用联合治疗方法提供了解剖、行为和生理

表 25.1 细胞移植联合药物

作者	种属/性别	损伤类型	干预措施	结果
Fouad 等[76]	大鼠/雌性	横断伤	软骨素酶+施万细胞+嗅神经鞘胶质细胞	BBB评分增加，前肢/后肢耦合，有髓神经轴突和5-羟色胺纤维
Pearse 等[77]	大鼠/雌性	挫伤	施万细胞+嗅鞘细胞	颞叶存活、迁移、轴突的SCs和OEG联合和功能恢复
Taylor 等[11]	大鼠/雌性	背索病变	骨髓间充质干细胞 +神经营养因子3	轴突出现桥接，但距离不长
Hwang 等[78]	大鼠/雌性	挫伤	人类神经干细胞表达Olig2转录因子	BBB评分好转和髓鞘形成
Lu 等[79]	大鼠/雌性	双侧脊髓背柱切断	环磷腺苷+骨髓间充质干细胞+神经营养因子3	轴突再生通过并跨越损伤部位
Kadoya 等[73]	大鼠/雌性	双侧脊髓背柱切断	上调内在因素的神经压伤+骨髓间充质干细胞+神经营养因子3	轴突再生通过并跨越损伤部位
Pearse 等[80]	大鼠/雌性	挫伤	施万细胞+咯利普兰+环磷腺苷	环磷腺苷水平增加和功能改善
Mitsui 等[81]	大鼠/雌性	挫伤	神经祖细胞/胶质祖细胞+坦洛新	膀胱和运动功能改善
Karimi-Abdolrezaee 等[16]	大鼠/雌性	挤压伤	神经前体细胞+生长因子+米诺环素	细胞分化为少突胶质细胞和功能改善
sharp 等[82]	大鼠/雌性	挫伤	施万细胞+咯利普兰+环磷腺苷	联合治疗没有改善恢复

表 25.2 细胞移植联合锻炼

作者	种属/性别	损伤类型	干预措施	结果
Carvalho 等[83]	大鼠/雄性	挫伤	骨髓间充质干细胞注入+游泳训练	后肢功能改善
Yoshihara 等[84]	大鼠/雌性	挫伤	骨髓间充质干细胞+后肢被动单车运动	功能没有改善。没有出芽/保护
Kubasak 等[85]	大鼠/雌性	横断伤	嗅鞘细胞+踏步机训练(踏步健身训练法)	踏步改善
Boyce 等[86]	大鼠/雌性	横断伤	成纤维细胞分泌脑源性神经营养因子+神经营养因子3+活动平板训练(跑步机)	联合治疗改善步幅
Ma 等[87]	猕猴/雄性	半切伤	腓肠神经移植+αFGF(α纤维母细胞生长因子)+活动平板训练(跑步机)	步行改善
Lee 等[88]	大鼠/雌性	横断伤	PNG+αFGF(α纤维母细胞生长因子)+踏步机训练(活动平板训练)	联合治疗改善步态和病变以下5-羟色胺神经纤维功能

表 25.3　联合锻炼和药物治疗

作者	种属/性别	损伤类型	干预措施	结果
Garcia-Alias 等 [48]	大鼠/雄性	脊髓后索切断	硫酸软骨素酶+特殊任务或普通训练	硫酸软骨素酶+特殊训练改善熟练任务训练
Park 等[89]	大鼠/雄性	挫伤	褪黑激素(N-乙酰-5-甲氧基色胺)+踏步机训练(活动平板训练)	BBB 评分增加+诱导型氧化亚氮合成酶减少
Sandrow-Feinberg 等[90]	大鼠/雌性	挫伤	聚乙二醇干扰素-β +被动转轮锻炼	聚乙二醇化干扰素-β 在 1 周时只增加前肢功能
Eaton 等[91]	大鼠/雌性	挫伤	5-羟色胺细胞+优越环境	适度改善运动功能
Liu 等[92]	大鼠/雌性	横断伤	左旋多巴 +被动单车运动	个体化治疗改善 H 反射,无其他益处
de Leon 和 Acosta [93]	大鼠/雌性	横断伤	哌喹嗪+机器人辅助训练	踏步无效果
Krisa 等[94]	大鼠/雄性	挫伤	苯丙胺+熟悉运动训练	前肢抓取功能改善

恢复证据。

在另一项研究中，通过实施调节损伤来刺激 cAMP 路径，尝试提高受伤感觉神经元的内在反应，努力提升并结合骨髓间充质细胞移植和在脊髓背柱受伤 6 周或 15 个月的大鼠创造神经营养因子（NT3）梯度[73]。研究表明，当延迟 15 个月时，受损部位出现桥接，但只发生在接受调节损伤和创造 NT3 梯度的动物。该研究没有报道任何行为或电生理评估。这一观察结果提示，促进受损神经元的内在反应可能就足以克服受损/移植部位远端的一些抑制因素，但它会过早消除ChASE 的治疗作用。目前，我们不知道有助于下行脊髓通路的神经元是否具有与感觉神经元相同的调节反应。虽然需要进一步的研究来优化慢性损伤的最佳联合治疗，但结果是令人鼓舞的，特别是初始损伤 1 年后轴突再生得到证明。

移植、锻炼、药物联合治疗

Nothias 等[75]在脊髓损伤大鼠应用成纤维细胞分泌的神经营养因子，以刺激轴突生长和保护损伤神经元；应用被动的转轮运动锻炼来产生运动通路和保持肌肉质量；应用 5-羟色胺药物刺激受损下方的去神经支配的 5-羟色胺神经元。锻炼和分泌神经营养因子的移植联合应用时，BBB 评分得到相应改善，急性移植的成纤维细胞分泌神经营养因子。当动物损伤 4 周和 8 周后，尝试使用 5-羟色胺的药物、mCPP 或哌喹嗪，所有治疗组的 BBB 评分进一步改善，哌喹嗪治疗的动物可行简短负重运动。对于急性期训练和慢性药物治疗的脊髓损伤猫，我们尚不知道急性期何时治疗有助于改善功能。

在实验室的初步试验中，慢性期开始锻炼是联合治疗策略的一部分。单侧颈髓挫伤 8 周后，在 PNG 移植前对损伤部位用 ChABC 治疗大鼠，移植后 1 周开始每天在运动轮上锻炼 20 分钟。虽然初步观察表明，相比未行锻炼的动物,PNG 远端的轴突生长并没有明显改善，但是对这些动物仍需要一份完整的行为评估报告。

小结

慢性损伤神经元在受损 1 年以后仍具有轴突再生的潜力，当提供一个合适的基质，如祖细胞或神经组织移植时，会出现广泛再生。提高整体再生能力可通过增加由近端传送到远端病变内的神经营养因子，也可通过酶调节移植物–宿主脊髓连接处形成的胶质瘢痕组织的抑制成分。迄今为止，最成功的联合治疗方法是移植配合药物。许多研究已经证实了锻炼瘫痪四肢的有利作用（例如，增加椎管内神经生长因子生成、恢复运动神经元反射、参与衔接中枢模式发生器），即使开始这种治疗前有数月的延迟。有许多问题仍然与慢性脊髓损伤的联合治疗有关，其中包括联合何种治疗、治疗的时间和治疗的强度。慢性损伤者功能恢复的最佳时机取决于联合移植、药物治疗和锻炼等方面。

对脊髓损伤群体有重大意义的是试验治疗向临床应用的转化。当然，绝大多数的脊髓损伤患者处于慢性阶段，并已进行了单一方法治疗的多项临床试验。根据目前对动物实验的了解，还没有用于人体损伤的联合治疗可促进功能恢复的令人信服证据。然而，已经有了继续开发切实可行的治疗策略，就会有足够的积极结果。这种治疗策略结合了移植、锻炼和药物治疗，以实现功能恢复。

（任文庆　田增民 译）

参考文献

1. Arvanian VL, Schnell L, Lou L, *et al.* Chronic spinal hemisection in rats induces a progressive decline in transmission in uninjured fibers to motoneurons. *Exp Neurol* 2009;216(2):471–80.

2. Houle JD, Tessler A. Repair of chronic spinal cord injury. *Exp Neurol* 2003;182(2):247–60.

3. Chen Q, Zhou L, Shine HD. Expression of neurotrophin-3 promotes axonal plasticity in the acute but not chronic injured spinal cord. *J Neurotrauma* 2006;23(8):1254–60.

4. Li Y, Field PM, Raisman G. Regeneration of adult rat corticospinal axons induced by transplanted olfactory ensheathing cells. *J Neurosci* 1998;18(24):10514–24.

5. Deumens R, Koopmans GC, Honig WM, *et al.* Limitations in transplantation of astroglia-biomatrix bridges to stimulate corticospinal axon regrowth across large spinal lesion gaps. *Neurosci Lett* 2006;400(3):208–12.

6. Tom VJ, Sandrow-Feinberg HR, Miller K, *et al.* Combining peripheral nerve grafts and chondroitinase promotes functional axonal regeneration in the chronically injured spinal cord. *J Neurosci* 2009;29(47):14881–90.

7. Houle JD, Skinner RD, Garcia-Rill E, Turner KL. Synaptic evoked potentials from regenerating dorsal root axons within fetal spinal cord tissue transplants. *Exp Neurol* 1996;139(2):278–90.

8. Ye JH, Houle JD. Treatment of the chronically injured spinal cord with neurotrophic factors can promote axonal regeneration from supraspinal neurons. *Exp Neurol* 1997;143(1):70–81.

9. Ditunno JF, Jr. Chronic spinal cord injury. *New Engl J Med* 1994;330(8):550–6.

10. Jones LL, Margolis RU, Tuszynski MH. The chondroitin sulfate proteoglycans neurocan, brevican, phosphacan, and versican are differentially regulated following spinal cord injury. *Exp Neurol* 2003;182(2):399–411.

11. Taylor L, Jones L, Tuszynski MH, Blesch A. Neurotrophin-3 gradients established by lentiviral gene delivery promote short-distance axonal bridging beyond cellular grafts in the injured spinal cord. *J Neurosci* 2006;26(38):9713–21.

12. Lynskey JV, Sandhu FA, Dai HN, *et al.* Delayed intervention with transplants and neurotrophic factors supports recovery of forelimb function after cervical spinal cord injury in adult rats. *J Neurotrauma* 2006;23(5):617–34.

13. Hutchinson KJ, Gomez-Pinilla F, Crowe MJ, Ying Z, Basso DM. Three exercise paradigms differentially improve sensory recovery after spinal cord contusion in rats. *Brain* 2004;127(Pt 6):1403–14.

14. Ying Z, Roy RR, Edgerton VR, Gomez-Pinilla F. Exercise restores levels of neurotrophins and synaptic plasticity following spinal cord injury. *Exp Neurol* 2005;193(2):411–9.

15. Côté MP, Azzam GA, Lemay MA, Zhukareva V, Houlé JD. Activity-dependent increase in neurotrophic factors is associated with an enhanced modulation of spinal reflexes after spinal cord injury. *J Neurotrauma* 2011;28(2):290–309.

16. Karimi-Abdolrezaee S, Eftekharpour E, Wang J, Morshead CM, Fehlings MG. Delayed transplantation of adult neural precursor cells promotes remyelination and functional neurological recovery after spinal cord injury. *J Neurosci* 2006;26(13):3377–89.

17. Kusano K, Enomoto M, Hirai T, *et al.* Transplanted neural progenitor cells expressing mutant NT3 promote myelination and partial hindlimb recovery in the chronic phase after spinal cord injury. *Biochem Biophys Res Commun* 2010;393(4):812–7.

18. Salazar DL, Uchida N, Hamers FP, Cummings BJ, Anderson AJ. Human neural stem cells differentiate and promote locomotor recovery in an early chronic spinal cord injury NOD-scid mouse model. *PLoS One* 2010;5(8):e12272.

19. Lopez-Vales R, Fores J, Navarro X, Verdu E. Chronic transplantation of olfactory ensheathing cells promotes partial recovery after complete spinal cord transection in the rat. *Glia* 2007;55(3):303–11.

20. Munoz-Quiles C, Santos-Benito FF, Llamusi MB, Ramon-Cueto A. Chronic spinal injury repair by olfactory bulb ensheathing glia and feasibility for autologous therapy. *J Neuropathol Exp Neurol* 2009;68(12):1294–308.

21. Sandrow HR, Shumsky JS, Amin A, Houle JD. Aspiration of a cervical spinal contusion injury in preparation for delayed peripheral nerve grafting does not impair forelimb behavior or axon regeneration. *Exp Neurol* 2008;210(2):489–500.

22. Shumsky JS, Tobias CA, Tumolo M, *et al.* Delayed transplantation of fibroblasts genetically modified to secrete BDNF and NT-3 into a spinal cord injury site is associated with limited recovery of function. *Exp Neurol* 2003;184(1):114–30.

23. Tobias CA, Shumsky JS, Shibata M, *et al.* Delayed grafting of BDNF and NT-3 producing fibroblasts into the injured spinal cord stimulates sprouting, partially rescues axotomized red nucleus neurons from loss and atrophy, and provides limited regeneration. *Exp Neurol* 2003;184(1):97–113.

24. Tuszynski MH, Grill R, Jones LL, *et al.* NT-3 gene delivery elicits growth of chronically injured corticospinal axons and modestly improves functional deficits after chronic scar resection. *Exp Neurol* 2003;181(1):47–56.

25. Adkins DL, Boychuk J, Remple MS, Kleim JA. Motor training induces experience-specific patterns of plasticity across motor cortex and spinal cord. *J Appl Physiol* 2006;101(6):1776–82.

26. Ichiyama RM, Gerasimenko YP, Zhong H, Roy RR, Edgerton VR. Hindlimb stepping movements in complete spinal rats induced by epidural spinal cord stimulation. *Neurosci Lett* 2005;383(3):

339–44.

27. Cha J, Heng C, Reinkensmeyer DJ, *et al.* Locomotor ability in spinal rats is dependent on the amount of activity imposed on the hindlimbs during treadmill training. *J Neurotrauma* 2007;24(6):1000–12.

28. Gomez-Pinilla F, Huie JR, Ying Z, *et al.* BDNF and learning: evidence that instrumental training promotes learning within the spinal cord by up-regulating BDNF expression. *Neuroscience* 2007;148(4):893–906.

29. Kim BG, Dai HN, McAtee M, Bregman BS. Modulation of dendritic spine remodeling in the motor cortex following spinal cord injury: effects of environmental enrichment and combinatorial treatment with transplants and neurotrophin-3. *J Comp Neurol* 2008;508(3):473–86.

30. Dahlqvist P, Zhao L, Johansson IM, *et al.* Environmental enrichment alters nerve growth factor-induced gene A and glucocorticoid receptor messenger RNA expression after middle cerebral artery occlusion in rats. *Neuroscience* 1999;93(2):527–35.

31. Vaynman S, Gomez-Pinilla F. License to run: exercise impacts functional plasticity in the intact and injured central nervous system by using neurotrophins. *Neurorehab Neural Re* 2005;19(4): 283–95.

32. Brown AK, Woller SA, Moreno G, Grau JW, Hook MA. Exercise therapy and recovery after SCI: evidence that shows early intervention improves recovery of function. *Spinal Cord* 2011;49(5):623–8. Epub 2011 Jan 18.

33. Houle JD, Morris K, Skinner RD, Garcia-Rill E, Peterson CA. Effects of fetal spinal cord tissue transplants and cycling exercise on the soleus muscle in spinalized rats. *Muscle Nerve* 1999;22(7): 846–56.

34. Dupont-Versteegden EE, Houle JD, Dennis RA, *et al.* Exercise-induced gene expression in soleus muscle is dependent on time after spinal cord injury in rats. *Muscle Nerve* 2004;29(1):73–81.

35. Sandrow-Feinberg HR, Izzi J, Shumsky JS, Zhukareva V, Houle JD. Forced exercise as a rehabilitation strategy after unilateral cervical spinal cord contusion injury. *J Neurotrauma* 2009;26(5):721–31.

36. Lovely RG, Gregor RJ, Roy RR, Edgerton VR. Weight-bearing hindlimb stepping in treadmill-exercised adult spinal cats. *Brain Res* 1990;514(2):206–18.

37. Edgerton VR, Leon RD, Harkema SJ, *et al.* Retraining the injured spinal cord. *J Physiol* 2001;533(Pt 1):15–22.

38. Kleim JA, Boychuk JA, Adkins DL. Rat models of upper extremity impairment in stroke. *ILAR Journal / National Research Council, Institute of Laboratory Animal Resources* 2007;48(4):374–84.

39. Barbeau H, Julien C, Rossignol S. The effects of clonidine and yohimbine on locomotion and cutaneous reflexes in the adult chronic spinal cat. *Brain Res* 1987;437(1):83–96.

40. Barbeau H, Nadeau S, Garneau C. Physical determinants, emerging concepts, and training approaches in gait of individuals with spinal cord injury. *J Neurotrauma* 2006;23(3–4):571–85.

41. Behrman AL, Bowden MG, Nair PM. Neuroplasticity after spinal cord injury and training: an emerging paradigm shift in rehabilitation and walking recovery. *Phys Ther* 2006;86(10):1406–25.

42. Hicks AL, Ginis KA. Treadmill training after spinal cord injury: it's not just about the walking. *J Rehabil Res Dev* 2008;45(2):241–8.

43. Edgerton VR, de Leon RD, Tillakaratne N, *et al.* Use-dependent plasticity in spinal stepping and standing. *Adv Neurol* 1997;72:233–47.

44. Girgis J, Merrett D, Kirkland S, *et al.* Reaching training in rats with spinal cord injury promotes plasticity and task specific recovery. *Brain* 2007;130(Pt 11): 2993–3003.

45. Krajacic A, Ghosh M, Puentes R, Pearse DD, Fouad K. Advantages of delaying the onset of rehabilitative reaching training in rats with incomplete spinal cord injury. *Eur J Neurosci* 2009;29(3):641–51.

46. Norrie BA, Nevett-Duchcherer JM, Gorassini MA. Reduced functional recovery by delaying motor training after spinal cord injury. *J Neurophysiol* 2005;94(1):255–64.

47. Fischer FR, Peduzzi JD. Functional recovery in rats with chronic spinal cord injuries after exposure to an enriched environment. *J Spinal Cord Med* 2007;30(2):147–55.

48. Garcia-Alias G, Barkhuysen S, Buckle M, Fawcett JW. Chondroitinase ABC treatment opens a window of opportunity for task-specific rehabilitation. *Nat Neurosci* 2009;12(9):1145–51.

49. Krajacic A, Weishaupt N, Girgis J, Tetzlaff W, Fouad K. Training-induced plasticity in rats with cervical spinal cord injury: effects and side effects. *Behav Brain Res* 2010;214(2):323–31.

50. Laird AS, Carrive P, Waite PM. Effect of treadmill training on autonomic dysreflexia in spinal cord–injured rats. *Neurorehab Neural Re* 2009;23(9):910–20.

51. Sadowsky CL, McDonald JW. Activity-based restorative therapies: concepts and applications in spinal cord injury-related neurorehabilitation. *Dev Disabil Res Rev* 2009;15(2):112–6.

52. Boulenguez P, Vinay L. Strategies to restore motor functions after spinal cord injury. *Curr Opin Neurobiol* 2009;19(6):587–600.

53. Brustein E, Rossignol S. Recovery of locomotion after ventral and ventrolateral spinal lesions in the cat. II. Effects of noradrenergic and serotoninergic drugs. *J Neurophysiol* 1999;81(4):1513–30.

54. Lapointe NP, Ung RV, Rouleau P, Guertin PA. Tail pinching-induced hindlimb movements are suppressed by clonidine in spinal cord injured mice. *Behav Neurosci* 2008;122(3):576–88.

55. Hayashi Y, Jacob-Vadakot S, Dugan EA, *et al.* 5-HT precursor loading, but not 5-HT receptor agonists, increases motor function after spinal cord contusion in adult rats. *Exp Neurol* 2010;221(1):68–78.

56. Kong XY, Wienecke J, Chen M, Hultborn H, Zhang M. The time course of serotonin 2A receptor expression after spinal transection of rats: an immunohistochemical study. *Neuroscience* 2011;177:114–26.

57. Kim D, Adipudi V, Shibayama M, *et al.* Direct agonists for serotonin receptors enhance locomotor function in rats that received neural transplants after neonatal spinal transection. *J Neurosci* 1999;19(14):6213–24.

58. Kim D, Murray M, Simansky KJ. The serotonergic 5-HT(2C) agonist m-chlorophenylpiperazine increases weight-supported locomotion without development of tolerance in rats with spinal transections. *Exp Neurol* 2001;169(2):496–500.

59. Byrnes KR, Loane DJ, Faden AI. Metabotropic glutamate receptors as targets for multipotential treatment of neurological disorders. *Neurotherapeutics* 2009;6(1):94–107.

60. Giger RJ, Hollis ER, 2nd, Tuszynski MH. Guidance molecules in axon regeneration. *Cold Spring Harb Perspect Biol* 2010;2(7):a001867.

61. Carter LM, McMahon SB, Bradbury EJ. Delayed treatment with chondroitinase ABC reverses chronic atrophy of rubrospinal neurons following spinal cord injury. *Exp Neurol* 2011;228(1):149–565.

62. Wang YZ, Liu YY, Liu JP, You SW, Ju G. Nogo-66 receptor at the gap junctions between pituicytes of the rat. *Neuroreport* 2006;17(6):605–9.

63. Harvey PA, Lee DH, Qian F, Weinreb PH, Frank E. Blockade of Nogo receptor ligands promotes functional regeneration of sensory axons after dorsal root crush. *J Neurosci* 2009;29(19):6285–95.

64. Atwal JK, Pinkston-Gosse J, Syken J, *et al.* PirB is a functional receptor for myelin inhibitors of axonal regeneration. *Science* 2008;322(5903):967–70.

65. Nikulina E, Tidwell JL, Dai HN, Bregman BS, Filbin MT. The phosphodiesterase inhibitor rolipram delivered after a spinal cord lesion promotes axonal regeneration and functional recovery. *Proc Natl Acad Sci USA* 2004;101(23):8786–90.

66. Neumann S, Bradke F, Tessier-Lavigne M, Basbaum AI. Regeneration of sensory axons within the injured spinal cord induced by intraganglionic cAMP elevation. *Neuron* 2002;34(6):885–93.

67. McKeon RJ, Hoke A, Silver J. Injury-induced proteoglycans inhibit the potential for laminin-mediated axon growth on astrocytic scars. *Exp Neurol* 1995;136(1):32–43.

68. Morgenstern DA, Asher RA, Fawcett JW. Chondroitin sulphate proteoglycans in the CNS injury response. *Prog Brain Res* 2002;137:313–32.

69. Lee H, McKeon RJ, Bellamkonda RV. Sustained delivery of thermostabilized chABC enhances axonal sprouting and functional recovery after spinal cord injury. *Proc Natl Acad Sci USA* 2010;107(8):3340–5.

70. Bradbury EJ, Carter LM. Manipulating the glial scar: chondroitinase ABC as a therapy for spinal cord injury. *Brain Res Bull* 2011;84(4–5):306–16.

71. Fitch MT, Silver J. CNS injury, glial scars, and inflammation: inhibitory extracellular matrices and regeneration failure. *Exp Neurol* 2008;209(2): 294–301.

72. Lu P, Jones LL, Tuszynski MH. Axon regeneration through scars and into sites of chronic spinal cord injury. *Exp Neurol* 2007;203(1):8–21.

73. Kadoya K, Tsukada S, Lu P, *et al.* Combined intrinsic and extrinsic neuronal mechanisms facilitate bridging axonal regeneration one year after spinal cord injury. *Neuron* 2009;64(2):165–72.

74. Karimi-Abdolrezaee S, Eftekharpour E, Wang J, Schut D, Fehlings MG. Synergistic effects of transplanted adult neural stem/progenitor cells, chondroitinase, and growth factors promote functional repair and plasticity of the chronically injured spinal cord. *J Neurosci* 2010;30(5):1657–76.

75. Nothias JM, Mitsui T, Shumsky JS, *et al.* Combined effects of neurotrophin secreting transplants, exercise, and serotonergic drug challenge improve function in spinal rats. *Neurorehab Neural Re* 2005;19(4): 296–312.

76. Fouad K, Schnell L, Bunge MB, *et al.* Combining Schwann cell bridges and olfactory-ensheathing glia grafts with chondroitinase promotes locomotor recovery after complete transection of the spinal cord. *J Neurosci* 2005;25(5):1169–78.

77. Pearse DD, Sanchez AR, Pereira FC, *et al.* Transplantation of Schwann cells and/or olfactory ensheathing glia into the contused spinal cord: survival, migration, axon association, and functional recovery. *Glia* 2007;55(9):976–1000.

78. Hwang DH, Kim BG, Kim EJ, *et al.* Transplantation of human neural stem cells transduced with Olig2 transcription factor improves locomotor recovery and enhances myelination in the white matter of rat spinal cord following contusive injury. *BMC Neurosci* 2009;10:117.

79. Lu P, Yang H, Jones LL, Filbin MT, Tuszynski MH. Combinatorial therapy with neurotrophins and cAMP promotes axonal regeneration beyond sites of spinal cord injury. *J Neurosci* 2004;24(28):6402–9.

80. Pearse DD, Pereira FC, Marcillo AE, *et al.* cAMP and Schwann cells promote axonal growth and functional recovery after spinal cord injury. *Nat Med* 2004;10(6):610–6.

81. Mitsui T, Shumsky JS, Lepore AC, Murray M, Fischer I. Transplantation of neuronal and glial restricted precursors into contused spinal cord improves bladder and motor functions, decreases thermal hypersensitivity, and modifies intraspinal circuitry. *J Neurosci* 2005;25(42):9624–36.

82. Sharp K, Flanagan L, Yee KM, Steward O. A re-assessment of a combinatorial treatment involving Schwann cell transplants and elevation of cyclic AMP on recovery of motor function following thoracic spinal cord injury in rats. *Exp Neurol* 2012;233(2):625–44.

83. Carvalho KA, Cunha RC, Vialle EN, *et al.* Functional outcome of bone marrow stem cells (CD45(+)/CD34(−)) after cell therapy in acute spinal cord injury: in exercise training and in sedentary rats. *Transplant Proc* 2008;40(3):847–9.

84. Yoshihara H, Shumsky JS, Neuhuber B, *et al.* Combining motor training with transplantation of rat bone marrow stromal cells does not improve repair or recovery in rats with thoracic contusion injuries. *Brain Res* 2006;1119(1):65–75.

85. Kubasak MD, Jindrich DL, Zhong H, *et al.* OEG implantation and step training enhance hindlimb-stepping ability in adult spinal transected rats. *Brain* 2008;131(Pt 1):264–76.

86. Boyce VS, Tumolo M, Fischer I, Murray M, Lemay MA. Neurotrophic factors promote and enhance locomotor recovery in untrained spinalized cats. *J Neurophysiol* 2007;98(4):1988–96.

87. Ma C, Xu J, Cheng H, *et al.* A neural repair treatment with gait training improves motor function recovery after spinal cord injury. *Conf Proc IEEE Eng Med Biol Soc* 2010;1:5553–6.

88. Lee YS, Zdunowski S, Edgerton VR, *et al.* Improvement of gait patterns in step-trained, complete spinal cord-transected rats treated with a peripheral nerve graft and acidic fibroblast growth factor. *Exp Neurol* 2010;224(2):429–37.

89. Park K, Lee Y, Park S, *et al.* Synergistic effect of melatonin on exercise-induced neuronal reconstruction and functional recovery in a spinal cord injury animal model. *J Pineal Res* 2010;48(3):270–81.

90. Sandrow-Feinberg HR, Zhukareva V, Santi L, *et al.* PEGylated interferon-beta modulates the acute inflammatory response and recovery when combined with forced exercise following cervical spinal contusion injury. *Exp Neurol* 2010;223(2):439–51.

91. Eaton MJ, Pearse DD, McBroom JS, Berrocal YA. The combination of human neuronal serotonergic cell implants and environmental enrichment after contusive SCI improves motor recovery over each individual strategy. *Behav Brain Res* 2008;194(2):236–41.

92. Liu H, Skinner RD, Arfaj A, *et al.* L-Dopa effect on frequency-dependent depression of the H-reflex in adult rats with complete spinal cord transection. *Brain Res Bull* 2010;83(5):262–5.

93. de Leon RD, Acosta CN. Effect of robotic-assisted treadmill training and chronic quipazine treatment on hindlimb stepping in spinally transected rats. *J Neurotrauma* 2006;23(7):1147–63.

94. Krisa I, Fredrick KL, Canver JC, *et al.* Amphetamine-enhanced motor training after cervical contusion injury. *J Neurotrauma* 2012;29:971–89.

第 26 章 中枢神经系统损伤患者进行运动训练的机会与限制

Volker Dietz

引言

脊髓损伤或者脑损伤的患者主要表现为行走能力的丧失[1,2]。在脑损伤后急性期内,超过三分之二的幸存者在不借助辅助器械的情况下无法行走[3]。因此,对于这些患者,康复的主要目是对运动功能的恢复性训练。过去 20 年里,经常采用的步态恢复训练是使用一种具有部分减重功能的跑步机进行的运动器官锻炼[4-7]。

像脑损伤或者脊髓损伤这样的中枢神经系统损伤后表现出来的典型不自主运动,充分证明了与二次补偿过程相关的传入通路功能缺失是存在的[8]。二次补偿过程包含痉挛性肌张力增高,而后者是在步行运动中支撑身体所必需的[9]。

选取猫(参见[4],人类参见[10,11])进行的实验表明,作为运动模式产生的基础,神经元网络在中枢或外周神经损伤后变得非常灵活多变。因此,康复步骤应该更加注重通过利用神经中枢的可塑性来改善功能,并应该尽量避免根据神经反射和肌张力等单一临床体征对康复步骤进行直接的修正。

人工辅助设备有其局限性,体重支持跑步机治疗(BWSTT)是一种取决于物理治疗师的能力和治疗有效性的训练项目,它通过步态训练车来适当辅助患者进行腿部运动。机器人装置通过使用机电整合系统能解决这个问题,该系统可以使腿部运动辅助设备自动化[12,13]。

本章综述了功能锻炼治疗的神经科学基本原理,研究结果将涵盖功能性活动的神经机制,基于中枢神经系统损伤后行为恢复的神经元可塑性机制,以及不自主运动患者通过功能锻炼获得功能改善的可行性[14]。

基本活动的神经学基础

脊髓是哺乳动物的神经通路的中继站,它主要负责运动的产生。这些脊髓神经元回路被称为中枢模式发生器(CPG[15])。通过实验可确定这些回路的存在,并证明神经活动的自稳模式独立地产生脊髓上通路和传入通路。对于 CPG 功能的基本原则的理解是基于对无脊椎动物的研究。这项研究表明,对运动的控制基本上都产生于脊髓水平,但却受控于脊髓上神经元。总之,脊髓横断动物即使没有来自大脑的传入冲动,也能够重新学会下肢行走[16,17]。

人类为了控制活动,来自于视觉系统、前庭系统、本体感觉系统的各种传入信息都可以通过 CPG 而被利用。与猫[19]类似,人类汇聚脊髓反射并向下级路径传导功能的脊髓中间神经元,可能具有整合功能[18]。适当的运动模式的产生依赖于中枢编程和传入通路,以及为适应各种运动环境发出指令的整合(图 26.1)。肌肉组织为满足多种条件下不同姿势和步态动作而相互协调的方式由这些信息决定[15,18,20-22]。

中枢与传入通路相互作用的方式是:外部环境刺激,引起中枢发出指令,通过传入通路引起肌肉或功能上一致的肌群收缩。维持身体平衡的本体感觉、前庭和视觉传入通路之间相互关联,并能够极大地影响中枢编程。通过这一机制,可以明显地限制不当行为反射的发生[22]。因此,任何一个对反射功能的评价必须考虑到实际运动程序、各种生物力学上的事件(包括他们的需求和抑制)。

神经适应性的基本机制

有确切的证据表明,脊椎动物的脊髓存在一种使用依赖适应性[17,23]。经过踏步训练的猫比没有经过踏步训练的猫能够更好地完成踏步动作[24]。任何一种运动训练任务可以提供足够且适当的刺激启动脊髓内神经网的重组,例如在脑卒中或脊髓损伤后肢体通过训练可产生自发活动。因此,当肢体运动神经反射弧不再受到刺激时,神经损伤后运动能力的丧失会更加严重,例如脑损伤后[23]。相反,如果在临床治疗和康复

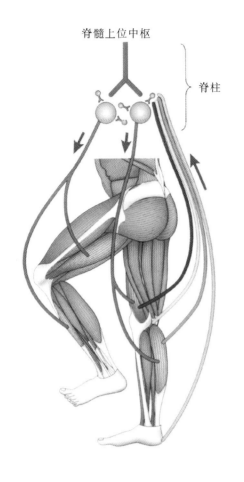

图 26.1　人类步伐的神经原理示意图。腿部肌肉的运动是通过脊髓神经元的环路形成一个程序模式，这个模式会根据多个感觉输入信号来调节，从而来适应不同的需要。程序模式和反复机制是通过脊髓上位中枢控制。另外，屈肌和伸肌的神经控制是不同的。伸肌主要通过本体感觉回馈来激活，而屈肌主要是通过脊髓上位中枢来控制（见[18]）。（见彩图）

训练过程中，应用一种依赖性功能锻炼的方法，可以明显改善患者的运动功能水平[23]。

哺乳动物脊髓损伤后，运动功能能够恢复到相当高的水平，主要归因于额外神经通路的重建[25,26]。据估算，只要有 10%~15% 的脊神经束能够建立额外通路，那么某些运动功能就能够恢复[27]。即使没有脊髓平面以上的传入冲动，脊髓平面以下损伤的神经束也能够激发并产生肢体活动[28,29]。

在对猫进行脊髓横断的实验中，即使是成年猫，通过有规律的训练，也能够改善肢体运动功能[1]。当对猫不进行刺激踏步训练时，猫会失去不自主行走的能力。在动物进行这样的运动训练过程时，动物身体是受到支撑的。让猫的前肢站在平台上的同时，通过跑步机对其后肢进行引导性运动训练。训练过程中对身体的支撑逐步减少，以利于改善肢体的运动功能。最

后，受试猫的四肢完全能够支撑身体的重量，并能够完成协调的行走动作，十分接近正常猫的运动模式[16]。

因此可得出结论，该训练是影响运动功能恢复的重要因素。脊髓横断后的猴子也能够完成踏步动作，这表明灵长类动物的脊髓也能够独立产生下肢踏步动作。

中枢神经系统损伤患者的运动训练

人类的运动方式与猫没有根本的不同，也是以四肢动物的神经协调方式为基础的[30]。人出生时就能够完成行走动作，并能够自发的或在外部环境刺激（如地面与足底的接触）后发起动作。新生儿做腿部动作时，测到的肌电活动是由中枢启动的；可是在无脑儿也观察到了同样的肌电活动[4,15]，很可能是脊神经通过某种机制产生了肌电活动。人类脊髓意外损伤后，运动功能明显丧失，表明脊神经机制发挥了主导作用[31]。然而，有迹象表明，在人类脊神经元环路中存在类似于猫的运动肌电活动带[16,32]。

中枢神经系统的适应性

人类的中枢神经系统损伤往往导致运动功能受损或完全丧失。患者起初表现为迟缓性瘫痪，之后表现为单侧或双侧下肢痉挛。针对这些患者受损的运动功能，应用辅助设备对其进行反复强化锻炼可以改善受损肢体的运动功能[4]。这种改善是以各级中枢神经系统的适应性为基础的，这种适应性可以补偿部分因脑或脊髓某些区域损伤而引起的功能缺失[11,13]。在脊髓损伤中，脊神经束中脊上神经控制回路受到损伤，而由脊髓和脊上神经中枢控制的运动功能仍然正常。通过对很多例子的观察可以找到 CPG 存在的证据，包括自发性步进样运动[34]、肌阵挛[10]和四肢瘫受试者的屈反射表现，以及让脊髓损伤患者在装有减重系统的跑步机上行走时诱发出的运动动作[5,35]。

对于完全性脊髓损伤受试者，只要有外部辅助设备帮助腿部运动，并提供一个能到达脊髓的适当传入通路，就能够诱导训练出一种运动模式[5,8,35-37]。然而，与健康受试者相比，严重感染患者的腿部肌肉肌电图表现振幅虽小，但在运动训练时明显增大[5]。一般情况下，完全性截瘫患者的肌电图振幅较小，因为下行的去甲肾上腺素能神经元至脊髓运动中枢的传入通路受损[3]。通过分析此类患者步行运动周期内腿部拮抗肌的肌电图可以发现，无论是健康受试者还是靠辅助器械运动的完全性脊髓损伤受试者，腿部肌肉的肌电活动平均分布在肌肉拉伸和收缩两个时期内。此外，

对全身无负荷的完全性截瘫患者实施运动器官的被动活动不会有效地激活腿部肌肉[38]。这表明，牵张反射在这些患者腿部肌肉肌电活动的产生中不可能发挥重要的作用，但它确实受到脊髓平面神经的调控。

基本诱因

在为脑卒中和脊髓损伤患者制定的一项完备训练计划中，轻度瘫痪部分代偿为痉挛性肌紧张[9]，同时，通过提供一种恰当的传入通路和本体感觉反馈，引起神经元适应性改变而启动 SPG[39]。人们认为给身体加减负荷对神经运动中枢诱导训练效果是至关重要的。因为在站立相期间，接触外力将刺激信号传递给传入通路的感受器(对应通过足底接触刺激触发新生儿腿部动作)，传入通路是需要激活脊髓运动神经回路的[40]。因此，人们认为要想使人[15,39]和猫[41]达到训练效果，反复加减负荷是至关重要的。总的说来，对健康受试者和截瘫患者的监测表明，在运动期间，来自于髋关节和压力感受器之间的传入神经通路需要诱导活化腿部肌肉(图 26.2)。这表明，来自于伸肌群或足底机械压力感受器的本体感觉传入通路提供了这种负荷信息[8,40]。这一传入活动的作用是形成运动模式，控制位相转换以及增强正在进行的肌电活动。机体的不规则补偿和对实际地面条件的适应可能包含短延时拉伸和皮肤反射。

功能恢复

在脊髓损伤早期阶段，脊髓严重损伤者以腿部肌电小振幅活动为特征，触发的肌力不足以支撑行走状态下的体重。因此，必须卸载部分体重，才能让步进运动更加平稳。在每日进行运动训练的过程中，在站立相，腿部伸肌的肌电图振幅是增高的，而此时胫骨前肌的肌电图振幅却是降低的[15,39]。这与腿部伸肌主要具有的负重功能有关，即可以减少在跑步机上运动期间的身体卸载。在完全性和不完全性截瘫患者身上都可以观察到这些训练产生的效应。可是，只有脊髓损伤造成不完全性截瘫的受试者在坚固的地面上学会无支撑的步进运动，才能在这种训练计划中获益。然而，完全性截瘫患者的病情对心血管和骨骼肌肉系统产生积极的影响，即他们很少发生肌痉挛。有几项研究表明，人类急性不完全性脊髓损伤后运动功能的恢复归因于运动功能训练[33,38]。另外，脊髓损伤几个月后脊髓功能会自发地恢复[25,34,42-44]。

对脊髓损伤受试者的运动能力的评分有 19 项[34]。最新研究表明，只有运动功能中等损害的患者运动评

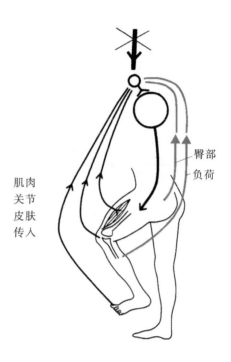

图 26.2 运动模式产生的必要传入通路。为了唤起完全性脊髓损伤患者的运动模式，压力感受和髋相关传输模式很关键。(见彩图)

分与运动能力之间才有明显相关性。运动评分较低的患者经过运动训练可以改善运动功能，不改变或很少改变反映在运动评分上的随意肌肌力[11,45]。在这些病例中，ASIA 评分相对较低的腿部随意肌肌力必须能够满足行走的需要。

机器人辅助步态训练系统

历史背景

在过去的 20 年里，为脑损伤[46]和脊髓损伤[33,36,47]患者制定神经康复计划时，越来越多的人支持运用功能训练方法。一些研究表明，与传统步态训练方法相比，通过 BWSTT 方法训练的患者，行走功能有明显的改善[46,48]；而另一些研究机构没有报道该方法具有更好的效果[45,47,49]。因为这两种方法都是以功能运动训练基础来实施的。然而，通过应用 BWSTT，支持者能够调整患者的步进能力，即瘫痪的严重程度。此外，对于病情较重的受试者，当他们体重卸载达到 80% 以上，并在开动的跑步机上进行行走训练时，此时应用 BWSTT 方法需要外加辅助设备。手工制作的辅助设备可以帮助受试者维持直立姿势，并引导其完成腿部的交替动作(图26.3A)。

使用手动的辅助器械进行跑步机训练，虽然可以

改善运动功能,但是由于操作方法繁琐复杂,使其在临床应用中受到限制;特别是由于受试者身体原因,训练时间被迫缩短。对于严重脊髓损伤受试者,往往需要两名理疗师在两侧辅助受试者进行腿部运动训练。有限的治疗资源限制了该治疗方法的应用以及治疗时间,从而影响了这种治疗方法对中枢神经系统损伤患者的治疗效果。尤其对于运动功能重度下降或伴有高度痉挛的患者而言,无法长时间提供合适的手动辅助器械。BWSTT 在临床应用方面的限制促进了相关领域机器人系统的设计和开发,这种机器人系统可以促进脑或脊髓损伤患者的行走功能康复。

机器人系统的设计

来自瑞士苏黎世 Balgrist 大学医院脊髓损伤中心的医生、理疗师和工程师组成一个跨学科研究小组。1995 年,他们开始致力于步态矫正驱动装置的研究,并期望该装置可以部分替代理疗师工作,完成对患者进行运动训练时的繁重体力劳动[12]。名为"Lokomat"的下肢步行机器人(Hocoma AG,Volketswil,瑞士)由一个计算机控制的机器人外固定支架构成,它通过带有减重系统的可调节关节来使患者腿部进行运动(图26.3B)。随后,一些国家研发了其他类型的外固定系统,包括美国 Healthsouth 股份有限公司的 Autoambulator 系统、荷兰 Twente 大学的 Lopes 系统以及美国 Delaware 大学的 ALEX 系统[42]。

名为 Gait Trainer 的商用化末端基本执行系统可以用来代替上述外固定系统[13]。Gait Trainer 工作起来就像一个椭圆形的训练师,受试者的脚绑在两个踏板内,被动地沿着正常人步态轨迹进行运动。另一个来自美国洛杉矶唐宁市研究和教育研究所的研究小组,研发了一种名叫 PAM(Pelvic Assist Manipulator,骨盆辅助机械)的系统,可以让人在跑步机上进行步态训练时辅助骨盆运动;他们还研发了名叫 POGO(Pneumatically Operated Gait Orthosis, 充气式步态矫正器)的系统,它通过一个与受试者周围框架相连的线性制动器移动受试者的腿[51]。

发展前景

优化训练方法

具有一定行走能力的患者只要通过非机器人系统辅助步态训练就可以获益。未来机器人系统的技术

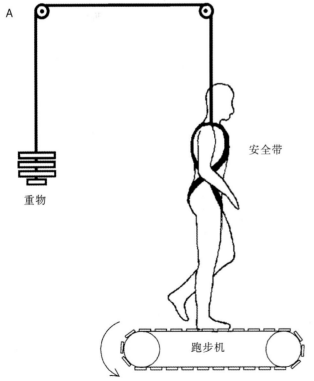

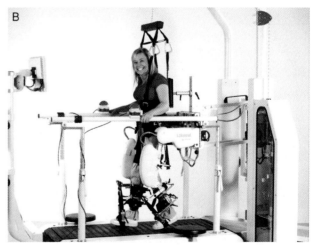

图 26.3 卒中/脊髓损伤后的运动锻炼。(A)传统的运动训练,应用体重支持和跑步机。(B)现在的运动锻炼系统(2007)。(见彩图)

研发方向应集中在具有挑战性的肢体协调和平衡能力训练方面。有研究表明，与理疗师辅助的步态训练相比，在机器人辅助的步态训练过程中，患者的肢体协调性高度不一致，并且肌电活动有所减少[52]。然而，无论采用哪种训练方法，对脊髓损伤受试者进行运动功能训练，都可以改善受试者的步进能力[53]。这些研究结果表明，将机器人辅助系统的辅助作用减少到最小的重要性，在于可以增加患者的参与度，并促进患者对平衡力和运动力的控制。

必须通过多中心临床试验，方能给患者选择最佳治疗方案和训练强度。未来临床和基础研究方向需要围绕着一系列课题展开来优化训练计划，例如训练时间和方案、客观参数指标、各种传统治疗方法的最佳组合。此外，机器人系统也应该具有诊断功能，如可用来评估肌力和肌张力。

将来，机器人系统可以用来监测包括下肢功能障碍在内的康复过程。研究小组已经开始将机器人系统作为诊断和实验工具，如通过传入通路提供相关数据，帮助人们更好地理解引起功能改善的机制。此外，机器人辅助功能训练可能增强脊上神经可塑性和小脑神经元的兴奋性[54]。机器人系统可用来进一步研究运动训练在许多方面的作用，如皮质脊髓兴奋性[55]、脊髓反射调控[56,57]、完全性和不完全性脊髓损伤受试者的肌肉活动方式[39,52]、慢性完全性脊髓损伤的脊神经功能[58]以及在心血管、新陈代谢和自主神经反射方面的变化[59]。因此，临床研究人员与基础研究人员合作可进一步改善机器人系统的功能（如本体感觉反馈、步进速率、激发数量）和个体训练方案，以获得最佳功能效果。

康复过程的监控

现代机器人系统已经可以定量评估中枢神经系统损伤受试者的运动能力。这一定量评估的优势在于可以监控康复过程。将来，这种方法不断改进，可以用来检测减少不自主运动功能的影响因素。例如，这样的分析可揭示中枢神经系统损伤后出现痉挛性肌紧张是有益的，因为它可以为患者步进运动时提供身体支撑[9]。当然，它会影响治疗和药物的应用。

对于机器人系统在康复领域的应用前景，标准化步态分析有助于选择药理上和理疗上最有效的训练方法。这不仅对患者有益，还可以节省医疗费用；因为大多数治疗方法并不以控制性研究为基础，并且从未证明这些治疗方法有确切的疗效。对于机器人系统在临床诊断方面的应用前景，步态分析有助于实现对不自主运动的早期诊断，并检测早期进行适当功能训练对不自主运动亚型分类的影响[11]。

对于受到卒中和脊髓损伤严重影响的受试者来说，腿部肌肉肌力不足，无法提供足够的肌张力来支撑身体或控制腿部运动。在他们身上寻找到增强腿部肌肉肌电活动的化学物质才是至关重要的。

尽管如此，未来最有前景的方法是诱导已经损伤的脊髓束和脑神经纤维束部分再生。最近对大鼠和猴子进行的试验表明，被神经生长抑制因子阻断后的神经突可以部分再生[60,61]。脊髓损伤大鼠运动的电生理和生物化学记录提供的信息表明，这一动物模型试验结果同样适用于人类脊髓损伤患者[62]。即使是完全性截瘫/四肢瘫受试者，这种与适当运动训练相关的方法也可以改善其运动功能。

小结

对于中枢神经系统损伤后受试者的康复来说，功能训练不失为一种明确的治疗方法[8]。在临床上及康复过程中，进行标准化评估和功能训练方面，机器人康复系统越来越受到欢迎，并发挥越来越重要的作用。这一系统可以延长训练持续时间，增加重复性动作的次数，提高患者安全性以及降低对理疗师体力上的要求。新颖的传感器、显示器、控制器以及反馈信息技术促进了训练效果和监测水平的进步。机器人已经成为神经康复系统必不可少的一部分，它可以提高患者的参与度和挑战度，也可以完善对患者临床症状和体征的评估。要想通过受试者自身和受试者间比较来监测评价康复过程并评估新方法的疗效，就必须将机器人提供的标准化评估设备和标准化治疗方法作为重要的先决条件。将来，机器人康复系统可以为先进技术的实现提供一个平台，该先进技术可以为不自主运动患者提供一种新型训练方式。随着各种协同控制技术的应用（如虚拟现实技术），不但增强了患者（特别是儿童患者）在训练持续过程中的参与度，而且能提高他们参与训练的积极性。

致谢

本项研究得到瑞士国家科学基金会神经可塑性和修复分会的国家研究中心支持，以及来自欧共体第七框架协议资助的欧盟 MIMICS 和脊髓修复工程的支持(FP7/2007–2013)。

文章来源

本文是苏黎世联邦理工学院、Balgrist 大学医学院和 Hocoma 大学医学院之间长期合作科学研究的结果。

（朱　凯　田增民译）

参考文献

1. Kelly-Hayes M, et al. The American Heart Association Stroke Outcome Classification: executive summary. *Circulation* 1998;97:2474–8.

2. Waters RL, et al. Donal Munro Lecture: functional and neurologic recovery following acute SCI. *J Spinal Cord Med* 1998;21:195–9.

3. Jorgensen HS, et al. Recovery of walking function in stroke patients: the Copenhagen Stroke Study. *Arch Phys Med Rehab* 1995;76:27–32.

4. Barbeau H, et al. Description and application of a system for locomotor rehabilitation. *Med Biol Eng Comput* 1987;25:341–4.

5. Dietz V, et al. Locomotor capacity of spinal cord in paraplegic patients. *Ann Neurol* 1995;37:574–82.

6. Teasell RW, et al. Gait retraining post stroke. *Topics in Stroke Rehab* 2003;10:34–65.

7. Wernig A, et al. Laufband (treadmill) therapy in incomplete paraplegia and tetraplegia. *J Neurotrauma* 1999;16:719–26.

8. Dietz V. Body weight supported gait training: from laboratory to clinical setting. *Brain Res Bull* 2008;76:459–63.

9. Dietz V, et al. Spastic movement disorder: impaired reflex function and altered muscle mechanics. *Lancet Neurol* 2007;6:725–33.

10. Bussel B, et al. Myoclonus in a patient with spinal cord transection. Possible involvement of the spinal stepping generator. *Brain* 1988;111(Pt 5):1235–45.

11. Martino G. How the brain repairs itself: new therapeutic strategies in inflammatory and degenerative CNS disorders. *Lancet Neurol* 1004;3:372–8.

12. Colombo G, et al. Treadmill training of paraplegic patients using a robotic orthosis. *J Rehabil Res Dev* 2000;37:693–700.

13. Hesse S, et al. A mechanized gait trainer for restoration of gait. *J Rehabil Res Dev* 2000;37:701–8.

14. Riener R, et al. Locomotor training in subjects with sensori-motor deficits: an overview of the robotic gait orthosis Lokomat. *J Healthcare Engin* 2010;1:197–216.

15. Dietz V. Human neuronal control of automatic functional movements: interaction between central programs and afferent input. *Physiol Rev* 1992;72:33–69.

16. Barbeau H, et al. Enhancement of locomotor recovery following spinal cord injury. *Curr Opin Neurol* 1994;7:517–24.

17. Pearson KG. Neural adaptation in the generation of rhythmic behavior. *Annu Rev Physiol* 2000;62:723–53.

18. Dietz V. Proprioception and locomotor disorders. *Nat Rev Neurosci* 2002;3:781–90.

19. Schomburg ED. Spinal sensorimotor systems and their supraspinal control. *Neurosci Res* 1990;7:265–340.

20. Dietz V, et al. Interlimb coordination of leg-muscle activation during perturbation of stance in humans. *J Neurophysiol* 1989;62:680–93.

21. Dietz V, et al. Human postural reflexes and gravity–an under water simulation. *Neurosci Lett* 1989;106:350–5.

22. MacKay-Lyons M. Central pattern generation of locomotion: a review of the evidence. *Phys Ther* 2002;82:69–83.

23. Edgerton VR, et al. Use-dependent plasticity in spinal stepping and standing. *Adv Neurol* 1997;72:233–47.

24. Lovely RG, et al. Weight-bearing hindlimb stepping in treadmill-exercised adult spinal cats. *Brain Res* 1990;514:206–18.

25. Curt A, et al. Functional outcome following spinal cord injury: significance of motor-evoked potentials and ASIA scores. *Arch Phys Med Rehab* 1998;79:81–6.

26. Curt A, et al. Electrophysiological recordings in patients with spinal cord injury: significance for predicting outcome. *Spinal Cord* 1999;37:157–65.

27. Metz GA, et al. Validation of the weight-drop contusion model in rats: a comparative study of human spinal cord injury. *J Neurotrauma* 2000;17:1–17.

28. De Leon RD, et al. Locomotor capacity attributable to step training versus spontaneous recovery after spinalization in adult cats. *J Neurophysiol* 1998;79:1329–40.

29. Wirz M, et al. Long term effects of locomotor training in spinal humans. *J Neurol Neurosurg Psychiatry* 2001;71:93–6.

30. Dietz V. Do human bipeds use quadrupedal coordination? *Trends Neurosci* 2002;25:462–7.

31. Kuhn RA. Functional capacity of the isolated human spinal cord. *Brain* 1950;73:1–51.

32. Calancie B, et al. Involuntary stepping after chronic spinal cord injury. Evidence for a central rhythm generator for locomotion in man. *Brain* 1994;117(Pt 5):1143–59.

33. Dietz V, et al. Locomotor activity in spinal cord-injured persons. *J Appl Physiol* 2004;96:1954–60.

34. Curt A, et al. Traumatic cervical spinal cord injury: relation between somatosensory evoked potentials, neurological deficit, and hand function. *Arch Phys Med Rehab* 1996;77:48–53.

35. Dietz V, et al. Locomotor activity in spinal man. *Lancet* 1994;344:1260–3.

36. Dobkin BH, et al. Modulation of locomotor-like EMG activity in subjects with complete and incomplete spinal cord injury. *J Neurol Rehabil* 1995;9:183–90.

37. Dietz V, et al. Changes in spinal reflex and locomotor

activity after a complete spinal cord injury: a common mechanism? *Brain* 2009;132:2196–205.

38. Wirz M, *et al.* Effectiveness of automated locomotor training in patients with chronic incomplete spinal cord injury: a multicenter trial. *Arch Phys Med Rehabil* 2005;86:672–80.

39. Dietz V, *et al.* Locomotor activity in spinal man: significance of afferent input from joint and load receptors. *Brain* 2002;125:2626–34.

40. Harkema SJ, *et al.* Human lumbosacral spinal cord interprets loading during stepping. *J Neurophysiol* 1997;77:797–811.

41. Pearson KG, *et al.* Reversal of the influence of group Ib afferents from plantaris on activity in medial gastrocnemius muscle during locomotor activity. *J Neurophysiol* 1993;70:1009–17.

42. Banala SK, *et al.* Robot assisted gait training with active leg exoskeleton (ALEX). *IEEE Trans Neural Syst Rehabil Eng* 2009;17:2–8.

43. Curt A, *et al.* Ambulatory capacity in spinal cord injury: significance of somatosensory evoked potentials and ASIA protocol in predicting outcome. *Arch Phys Med Rehabil* 1997;78:39–43.

44. Katoh S, *et al.* Neurological recovery after conservative treatment of cervical cord injuries. *J Bone Joint Surg Br* 1994;76:225–8.

45. Moseley AM, et al. Treadmill training and body weight support for walking after stroke. *Cochrane Database Syst Rev* 2003;CD002840.

46. Barbeau H, *et al.* Optimal outcomes obtained with body-weight support combined with treadmill training in stroke subjects. *Arch Phys Med Rehab* 2003;84:1458–65.

47. Wernig A, *et al.* Laufband locomotion with body weight support improved walking in persons with severe spinal cord injuries. *Paraplegia* 1992;30:229–38.

48. Visintin M, *et al.* A new approach to retrain gait in stroke patients through body weight support and treadmill stimulation. *Stroke* 1998;29:1122–8.

49. Dobkin B, *et al.* The evolution of walking-related outcomes over the first 12 weeks of rehabilitation for incomplete traumatic spinal cord injury: the multicenter randomized Spinal Cord Injury Locomotor Trial. *Neurorehab Neural Re* 2007;21:25–35.

50. Veneman JF, *et al.* Design and evaluation of the LOPES exoskeleton robot for interactive gait rehabilitation. *IEEE Trans Neural Syst Rehabil Eng* 2007;15:379–86.

51. Aoyagi D, *et al.* A robot and control algorithm that can synchronously assist in naturalistic motion during body-weight-supported gait training following neurologic injury. *IEEE Trans Neural Syst Rehabil Eng* 2007;15:387–400.

52. Israel JF, *et al.* Metabolic costs and muscle activity patterns during robotic- and therapist-assisted treadmill walking in individuals with incomplete spinal cord injury. *Phys Ther* 2006;86:1466–78.

53. Nooijen CF, *et al.* Gait quality is improved by locomotor training in individuals with SCI regardless of training approach. *J Neuroeng Rehabil* 2009;6:36.

54. Winchester P, *et al.* Changes in supraspinal activation patterns following robotic locomotor therapy in motor-incomplete spinal cord injury. *Neurorehab Neural Re* 2005;19:313–24.

55. Blicher JU, *et al.* Cortical and spinal excitability changes after robotic gait training in healthy participants. *Neurorehab Neural Re* 2009;23:143–9.

56. Dietz V, *et al.* Changes in spinal reflex and locomotor activity after a complete spinal cord injury: a common mechanism? *Brain* 2009;132:2196–205.

57. Querry RG, *et al.* Synchronous stimulation and monitoring of soleus H reflex during robotic body weight-supported ambulation in subjects with spinal cord injury. *J Rehabil Res Dev* 2008;45:175–86.

58. Dietz V, *et al.* Degradation of neuronal function following a spinal cord injury: mechanisms and countermeasures. *Brain* 2004;127:2221–31.

59. Magagnin V, *et al.* Evaluation of the autonomic response in healthy subjects during treadmill training with assistance of a robot-driven gait orthosis. *Gait Posture* 2009;29:504–8.

60. Gonzenbach RR, *et al.* Nogo-A antibodies and training reduce muscle spasms in spinal cord-injured rats. *Ann Neurol* 2010;68:48–57.

61. Huang VS, *et al.* Robotic neurorehabilitation: a computational motor learning perspective. *J Neuroeng Rehab* 2009;6:5.

62. Metz G, *et al.* Validation of the weight-drop contusion model in rats: a comparative study to human spinal cord injury. *J Neurotrauma* 2000;17:1–17.

第 27 章

脊髓损伤治疗中的体温管理和低温疗法

W. Dalton Dietrich

引言

近些年来,在科研和临床文献中,越来越强调各种神经性疾病的治疗过程中体温管理的重要性[1,2]。有报道称,在脑和脊髓损伤模型中,略微降低中枢神经系统的体温将有助于改善神经功能恢复的结果;反之,如果略微提高体温则会加重主要损伤机制的影响并恶化预后结果[3,4]。因此,在现代研究和治疗策略中,对动物模型和患者进行体温管理的关注性越来越受到重视[5-7]。在脊髓损伤治疗方面,使用不同程度的低温疗法有着悠久的历史,也有不同程度的成功病例的报道[3,8-13]。在 20 世纪 60 年代早期,就有人在手术中局部应用低温疗法来减轻急性外伤或其他脊髓损伤对伤者机体的损害[14-17]。在脊髓损伤初期,通常使用冷盐水降低脊髓温度[3]。基于对动物实验模型进行适当的全身性低体温控制数据已成功获取[18-24]。最近,有报道称对脊髓损伤患者进行全身性亚低温治疗是安全有益的[6,7,25]。对于脊髓损伤患者,与在损伤部位进行局部低温控制措施相比,进行全身性适度低温控制的优势在于:全身性降温不要求实施手术,并且确实可以限制各种危险因素对机体的损伤[3]。

与亚低温疗法相比,有研究表明,发热和其他引起中枢神经系统温度升高的因素可以使脑和脊髓损伤模型的预后恶化[1,9,26]。例如,Yu 及其同事们报道[26],将一个脊髓损伤动物实验模型的核心温度人工提升到 39℃后,其运动功能恢复水平降低并加重组织病理学损伤(图 27.1)。临床上,脑和脊髓损伤患者反复发热会使患者预后不良,并增加二次损伤事件延长急救护理管理时间[4,27]。因此,关键是在体温控制过程中,采用各种治疗策略来缩短高热反应时间或抑制高热反应。最近的研究发现,在促进脊髓损伤后复苏过程中,体温管理联合应用适度低温控制是一项重要的治疗措施。事实上,体温管理中联合应用药物进行干预

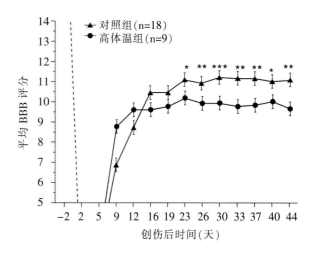

图 27.1　图表显示高体温和对照动物通过 BBB 运动评分测量的运动恢复时间。受伤后 30 分钟接受 4 小时高体温的 BBB 分数用圆形代表,对照组(正常体温落重法)用三角形代表。数据均用均值±标准差的方式来表示。$^*P<0.05$,$^{**}P<0.01$,$^{***}P<0.001$。再版已经获得 Yu 等[26]允许。

性治疗可以在很大程度上限制急性中枢神经系统损伤后的二次损伤,并可以促进其功能恢复。本章目的:第一,回顾支持脊髓损伤后应用低温疗法和体温管理的前临床数据。第二,回顾支持对严重颈髓损伤患者应用这种治疗策略的最新临床研究成果。

脊髓损伤动物实验模型的低温疗法

正如前面提到的,低温疗法的实验研究有着悠久的历史,研究人员在由缺血缺氧损伤或创伤性损伤引起的脊髓损伤模型上进行了各种不同水平的局部或全身性低温疗法的测试[3,9]。例如,因一过性腹主动脉异常闭塞引起的脊髓缺血模型中,有研究表明,降低体温可以促进组织保护和功能恢复[21,23,28,29]。在临床领域,低温疗法已经显示出能防止局部脊髓缺血的发生,进而可延长主动脉瓣重建术的手术时间[30-33]。Robertson 及其同事报道[28],应用全身性亚低温疗法(30℃)会

延长缺血持续时间,从而加重神经功能障碍。在这项研究中,对兔子模型进行电生理检测的结果表明,与正常体温相比,低温疗法引起持久的脊髓本体感觉诱发电位,并在 48 小时后仍然具有运动功能。最新使用脊髓缺血大鼠模型经主动脉短暂性阻塞、适当低温可延长动物生存时间和改善功能结果[34]。随着我们不断将亚低温疗法以及其他神经外科治疗方法应用到由不明原因引起的延迟性脊髓麻痹的外科特殊病例中,上述这些前临床研究就显得十分重要。

很多实验室对脊髓挫伤区的局部脊髓束冷却方法进行了评估[1,3,35]。例如,Dimar 及其同事[36]进行的实验表明,与正常体温(37℃)大鼠相比,对脊髓缺血病灶区进行超低温(19℃)治疗,可以提高大鼠的运动评分和神经反射电位。前述研究表明,不是所有实验室得出的结果都支持超低温疗法可以防止冲击伤。在这些研究中,采用向蛛网膜下腔或脊髓血管系统灌注冷盐水的方法来降低局部脊髓温度。在 20 世纪 60 年代,Albin 及其同事[11,14,15]发现,局部超低温(12℃)疗法有益于减少神经系统症状,并促进脊髓挫伤后的功能恢复。在其他研究中,应用更加专业的降温治疗策略,包括将热交换系统植入蛛网膜下腔中已经确定的脊髓损伤节段[36]。相关研究表明,将体温降至 27℃可以促进运动功能恢复。实验室中各种低温疗法均强调利用有创或微创的方法局部冷却脊髓损伤节段的能力。这些方法的潜在优势在于低温疗法可以在不明显降低全身温度的前提下,降低核心区特定区域的温度并起到保护作用。并且,低温疗法对心血管系统等其他组织的功能没有影响。然而,这种局部低温治疗策略的潜在缺点是在大多数病例中,大量的手术步骤都必须采用局部低温治疗法,从而会推迟开始治疗的时间。

与局部低温疗法相反的是,另外一些研究人员在脊髓损伤治疗中,侧重于应用全身性低温疗法[3,9]。这一低温疗法的基本原理是以 20 世纪 80 年代中期发表的有关脑缺血方面文献提出的实验结果为基础的。这些文献提出,相对温和地降低大脑温度可以保护神经元免受缺血性或创伤性损伤[1,2]。因此,他们认为,相对温和的全身性低温疗法对临床相关的脑和脊髓损伤模型可能具有保护作用。Yu 及其同事[24]报道,脊髓压迫性损伤模型给予亚低温(30℃)治疗 20 分钟,可以减少循环中血浆蛋白向组织间渗出。Westergren 及其同事[37]在另外一项相关研究中发现,脊髓压迫性损伤后进行亚低温治疗可以减少轴突损伤的机会。2000 年,低温疗法对运动功能和组织病理学损害的有益改

善作用首先在脊髓挫伤大鼠模型上得以验证。Yu 及其同事[18]通过对 BBB 运动模式评分[38]发现,与常温疗法的脊髓损伤大鼠相比,对脊髓胸段损伤后的大鼠采用亚低温(18℃)疗法 30 分钟,可以明显改善其行走功能,并减轻灰质和白质的病理损害(图 27.2)。这些研究清楚地表明,亚低温治疗开始不久,中度至重度脊髓损伤者在临床愈后都有相应的改善。对脊髓损伤区来说,与 37℃相比,33℃对神经保护的作用更为重要;前面已经提到,这是因为在进行全身性低温治疗时,温度过低可能会引起心律失常、凝血功能异常以及全身性低体温等严重并发症。

研究人员已经揭示出全身性亚低温疗法对脊髓损伤有益作用的机制[1],可以在脑缺血和脑外伤模型中找到类似的发现。人们认为亚低温环境产生的许多病理生理保护机制,可以减轻动物模型和临床研究中表现的二次损伤机制对机体的损害[39,40]。例如,亚低温环境可以减少自由基的产生,降低谷氨酸的神经毒性,减轻细胞凋亡和炎症级联反应。Chatzipanteli 及其同事[41]在对脊髓损伤模型的研究中发现,创伤后低体温能减轻脊髓创伤后多形核分叶细胞的积聚。这些结果与低体温可以减轻由脊髓损伤激发的许多早期炎症反应相一致,并可减轻二次损伤。目前尚不清楚脊髓局部节段低温是否也能通过减轻有害的炎症损伤反应发挥类似的有益作用。

因为临床上颈髓损伤发生率较高[42],所以近来人们重视对颈髓损伤动物模型的研究,并评估各种治疗

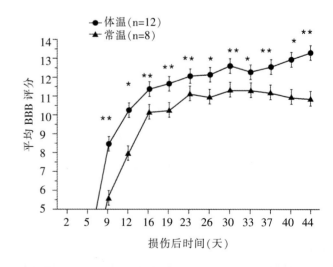

图 27.2 图表显示了低体温和对照动物通过 BBB 运动评分测量的运动恢复时间。受伤后 30 分钟接受 4 小时低温治疗(32℃~33℃)的 BBB 分数用圆形代表,对照组(仅仅落重法)用三角形代表。数据均用均值±标准差的方式来表示。$^{*}P<0.05$,$^{**}P<0.01$。再版已经获得 Yu 等[18]的允许。

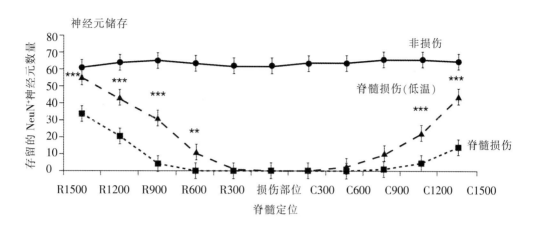

图 27.3　低温增加了残存的运动神经元和损伤处的环路。损伤节段的头（R）和尾（C）被 NeuN（一种神经元特异性标记物）标记的细胞和颈髓损伤中心的细胞，显示早期轻度低体温对比正常体温组可以在损伤中心 900μm 或者更远的距离显著增加脊髓（VII-IX 层）免疫活性神经元的数量。然而，两组脊髓损伤处几乎没有剩余的脊髓运动神经元。未损伤处也记录下来作为对照，数据均用均值±标准差的方式来表示。***P<0.001，**P<0.01 与非低温组对比。再版已经获得 Lo 等[19]的允许。

方法对该动物模型的作用。最近，Pearse 及其同事[43]对一种颈髓挫伤的大鼠模型进行了研究，使这种大鼠产生可逆性病理损伤模式以及大量与上下肢体功能相关的慢性行为异常。这种脊髓损伤模型导致大鼠完成各种与前肢功能相关的行为动作的能力显著下降。关于低温保护问题，Lo 及其同事[19]经过研究发现，在这种大鼠模型颈髓损伤后对其进行 30 分钟的亚低温处理，可以提高其爪子的运动功能以及爬行功能。通过研究组织病理学结果发现，颈髓膨大处存留运动神经元可以从整体上减少挫伤体积（图 27.3）。

综上所述，这些实验研究重点强调了全身性低温疗法在颈胸髓挫伤后，具有保留组织完整性和神经功能的有益作用。最新研究表明，对于严重脊髓损伤患者，亚低温疗法可以用来扩大对其进行外科干预的治疗窗。最近，Batchelor 及其同事[20]进行了一项研究，先将一个垫片插入脊髓对其产生压迫作用，然后在不同条件下将其取出，经过比较发现在低温条件下将垫片取出时对脊髓产生的损伤明显减轻。重要的是，将垫片取出前对实验模型进行低温处理，可以明显改善其行为表现和组织病理学结果。通过外科手术可以减轻脊髓缺血或损伤区的压力并改善血运，上述这些研究重点关注的是亚低温疗法在预防手术过程中损伤方面的作用。同时，最新的科研结果表明，在对急性卒中和心肌梗死的基因治疗和溶栓治疗过程中，同样可以应用低温疗法来扩大治疗窗，而上述数据与科研结果是一致的。事实上，现在通过某些协同作用机制，联合应用低温疗法和药物治疗方法可以明显提高个体化治疗的益处。

创伤性脊髓损伤低温治疗的临床研究

如前所述，针对脊髓损伤的临床研究和实验开始于 20 世纪 60 年代，并且已经评价出局部低温疗法的有益作用[3]。脊髓损伤患者通常采用外科手术方法来达到恢复脊髓解剖结构和解除压迫目的。因此，在椎板切除术等减压手术过程中，可以在裸露的神经根上使用冷却液来诱导出现不同程度的局部低体温。一些临床研究文献已经报道了局部低温疗法的益处[8,16,17,44]。然而，这些研究都难以得出明确的结论，因为纳入研究的研究对象数量有限并缺乏随机对照组。同时，包括类固醇的使用和脊髓减压术的应用等辅助治疗手段所产生的潜在混合效应是一个值得关注的问题。

利用全身性亚低温疗法，在改善脊髓损伤预后方面具有令人振奋的临床前研究发现，相关文献中收录了病例报道和临床研究资料[9]。其中一个病例因涉及一名国家足球联盟球员而备受关注，该病例通过早期应用低温疗法获得了非常好的疗效[25]。已经发表的病例报道中描述，通过向血管内输注冷盐水使体温下降，随后通过血管内置管途径延长全身性低体温时间。除了早期降温措施，对患者还使用了甲基泼尼松龙药物[45]并进行了急诊减压手术，然后采用了先进的急救护理监测设备和治疗措施[25]。该患者通过实验性治疗恢复到了令人惊奇的水平。尽管此个案无法解释其原因，但是很明显，过去 25 年来对脊髓损伤的研究促成了这一良好的结果。科研人员和临床医生已经制定出脊髓损伤治疗的标准化方案和程序，而且已经证明其可以减少二次损伤潜在的可能性，并最大限度地挖掘患者的恢复潜力。同时,有报道称,甲基泼尼松龙的应用可以改善某些病例的预后[45],该药物与低温疗法联用也可能获得较好的疗效。因此,关键是要通过更加广泛的临床应用研究,证明低温疗法对脊髓损伤患者的安全性和潜在益处。

最近,Levi 及其同事[6]对过去两年间的一组急性完全性脊髓损伤患者进行了回顾性分析。以神经查体和影像学检查结果为依据对患者进行基本评估,并将符合美国脊髓损伤协会制定的 AIS 评分为 A 级的患者作为 I 期安全性试验的试验对象。在这项研究中,使用无菌术将血管内冷却管插入股静脉,然后通过该管对受试者采用全身性低温疗法。将目标温度设定为33℃,并维持 48 小时,随后对受试者进行复温,直至受试者体温恢复正常,平均复温时间为 24~32 小时。该项试验的安全性监测小组评估了低体温相关并发症,包括感染、急性呼吸窘迫综合征、肺炎、心电图和电解质异常、静脉血栓形成、肺栓塞和血小板减少。

该研究总共选取了 14 名急性颈髓损伤患者。入院后置入导管开始低温冷却的平均时间为 7.4 小时,3 小时内达到目标温度(图 27.4)。所有患者均在降温过程中或在目标温度时,进行最常用的外科干预治疗。该 I 期安全性试验最重要的发现是,没有出现任何与温度相关的并发症,这些并发症包括凝血反应、术中

凝血、术后血肿。在早期的文献中,人们认为超低温对凝血系统有多种影响,因此推断即使采用缓和适度的低温疗法也可能产生类似的影响。此外,有证据表明,核心温度的降低与心输出量有明显相关性[6]。在这项研究中,低体温治疗期间必须采用积极的治疗措施,才能将动脉血压维持在 90mmHg 以上。因此,降温过程中会产生全身性低血压这一潜在的不良生理反应,如果不采取预防措施将会对低温下的脊髓损伤患者产生不良后果。

在另外一本最新出版的专著中,Levi 及其同事[7]采用 AISA 评分方法对这些患者的功能恢复情况进行了为期一年的随访。虽然该项研究中的所有 14 名患者入院时的 AIS 评分为 A 级,但有 6 名经低温治疗的患者最终从 AIS 评分的 A 级转变至其他等级,其中 3 名转变为 AIS 评分 B 级,2 名变为 AIS 评分 C 级,1 名转变为 AIS 评分 D 级(图 27.5)。重要的是,没有患者在低温治疗后出现像神经功能水平降低这样的严重后果。由这些有限的严重脊髓损伤病例获得一个重要的发现,就是所有病例均未出现深静脉血栓形成、肺栓塞、心肌梗死等危及生命的并发症。此外,在一年的随访研究基础上,将可能会对疗效进行长期的监测。

考虑到该项研究样本较小,且缺乏常温病例对照组,因此还不可能确定对这些脊髓损伤患者进行早期低体温治疗的确切疗效。因此,将来在研究中要对选定的降温和不降温患者进行随机化处理,以确定该试验性治疗的潜在疗效[46]。基于检验效能的提高和对疗效的预期,新的研究必须以大样本的急性脊髓损伤患者为研究对象,以便明确低温疗法是否有效[47]。因此,一项新的试验计划将随机选取的急性脊髓损伤患者分为治疗组和非治疗组。近来,在神经急救试验协会(NETG)的帮助下,开展了一项名为脊髓损伤急速冷却疗法(ARCTIC)的多中心试验,以测试低温疗法的疗效。美国国立神经病与卒中研究所(NINDS)已经得到了一项来自国家卫生研究所(NIH)的研究基金。只有通过采用标准化降温策略和明确有效的治疗方法来完成这一多中心试验,才能充分证明这一令人振奋的治疗方法可能具有的益处。

前景展望

研究人员获得了大量关于低温疗法治疗各种神经疾病的临床前和临床数据。许多研究人员确实发现,在治疗人类缺血和损伤性疾病方面,低温疗法对细胞具有强大的保护作用。事实已经表明,亚低温疗法对与脑缺血/缺氧、卒中、创伤性脑损伤以及脊髓损

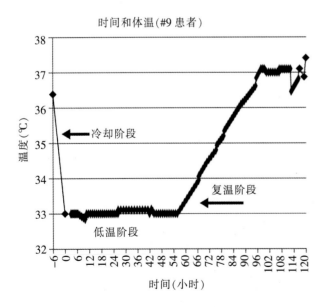

时间和体温(#9 患者)

冷却阶段

低温阶段

复温阶段

时间(小时)

图 27.4 14 名患者运用亚低温治疗后的 ASI 结果。在 50.2(9.7)周后,57.1% 的患者仍然是 ASIA A,21.4% 是 B,14.3% 是 C,7.1% 是 D。对照组,11 名患者仍然是 ASI A,一名转变成 B,一名转变成 C,一名转变成 D。与对照组(2 名患者)相比,低温组更多患者转变成 ASI B 和 C(5 名患者)。最终 ASI 分级,两组之间没有显著差异(双向变量分析)。再版已经获得 Levi 等[6]的允许。

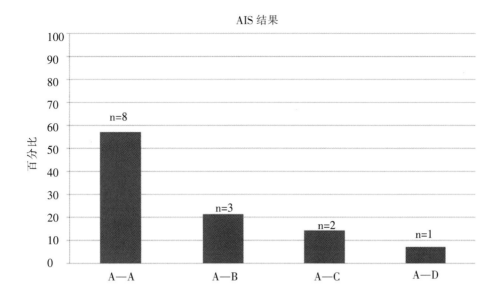

图 27.5　14 名低温治疗患者和对照组在住院期间的并发症。两组呼吸系统和感染的并发症发生率相似。ARDS：成年呼吸窘迫综合征；DVT：深静脉血栓；MI：心肌梗死；PE：肺动脉栓塞；UGI：上消化道出现；UTI：尿道感染。再版已经获得 Levi 等[7]的允许。

伤相关的各种临床前动物模型都具有保护作用。在治疗目前尚无有效处理方法的疾病方面应该重点研究这一治疗方法的潜力。因此，与低温疗法相比，其他具有潜在应用前景的治疗方法还没有通过多个动物模型在实验室进行独立模拟研究。由于之前报道的许多治疗方法在进行临床测试时均告失败，所以实验性治疗应该由独立实验室进行成功的测试才是重点[48]。在这种情况下，由于这样或那样的原因，这些治疗方法对基因高度突变的脊髓损伤患者无法提供可靠的保护。

最后，已知在脊髓损伤后，即使中枢神经系统发生轻微的体温过高，也会带来严重后果，那么在对各种治疗干预措施进行测试时，重点强调对体温过高期的控制。就此而言，体温管理对脊髓损伤患者治疗至关重要，相应的各种护理策略应该更普遍纳入标准化护理实践中。只有通过不断地研究发现，并运用低温疗法或其他实验性治疗方法完成随机化多中心试验，才能不断改进严重脊髓损伤患者的治疗和护理。

致谢

感谢 Jenissia Veloz 和 Jeremy Lytle 在编写过程中所给予的帮助。

（朱　凯　赵思源　译）

参考文献

1. Dietrich WD, Atkins CM, Bramlett HM. Protection in animal models of brain and spinal cord injury with mild to moderate hypothermia. *J Neurotrauma* 2009;26:301–12.

2. Marion D, Bullock MR. Current and future role of therapeutic hypothermia. *J Neurotrauma* 2009;26:455–67.

3. Guest JD, Dietrich WD. Spinal cord ischemia and trauma. In Tisherman SA, Sterz F, eds. *Therapeutic Hypothermia.* New York: Springer; 2005. pp. 101–18.

4. Polderman KH. Induced hypothermia and fever control for the prevention and treatment of neurological injuries. *Lancet* 2008;371:1955–69.

5. Bernard SA, Gray TW, Buist MD, *et al.* Treatment of comatose survivors of out-of-hospital cardiac arrest with induced hypothermia. *New Engl J Med* 2002;346:557–63.

6. Levi AD, Casella G, Green B, *et al.* Spinal cord injury and modest hypothermia. *J Neurotrauma* 2009;26:407–15.

7. Levi, AD, Casella G, Green BA, *et al.* Clinical outcomes using modest intravascular hypothermia after acute cervical spinal cord injury. *Neurosurgery* 2010;66:670–7.

8. Tator CH, Deecke L. Value of normothermic perfusion, hypothermic perfusion, and durotomy in

the treatment of experimental acute spinal cord trauma. *J Neurosurg* 1973;39:52–64.

9. Dietrich WD. Therapeutic hypothermia for spinal cord injury. *Crit Care Med* 2009;27:S238–42.

10. Kwon BK, Mann C, Sohn HM, *et al*. Hypothermia for spinal cord injury. *Spine* 2008;8:859–74.

11. Albin M, White R, Locke G. Treatment of spinal cord trauma by selective hypothermic perfusion. *Surg Forum* 1965;16:423–4.

12. Koons DD, Gildenberg PL, Dohn DF, Henoch M. Local hypothermia in the treatment of spinal cord injuries. Report of seven cases. *Clev Clin Q* 1972;39:109–17.

13. Wells JD, Hansebout RR. Local hypothermia in experimental spinal cord trauma. *Surg Neurol* 1978;10:200–4.

14. Albin MS, White RJ, Acosta-Rua G, Yashon D. Study of functional recovery produced by delayed localized cooling of spinal cord injury in primates. *J Neurosurg* 1968;29:113–20.

15. Albin MS, White RJ, Yashon D, Harris LS. Effects of localized cooling on spinal cord trauma. *J Trauma* 1969;9:1000–8.

16. Selker RG. Icewater irrigation of the spinal cord. *Surg Forum* 1971;22:411–13.

17. Negrin J, Jr. Spinal cord hypothermia in the neurosurgical management of the acute and chronic post-traumatic paraplegic patient. *Paraplegia* 1973;10:336–43.

18. Yu CG, Jimenez O, Marcillo AE, *et al*. Beneficial effects of modest systemic hypothermia on locomotor function and histopathological damage following contusion-induced spinal cord injury in rats. *J Neurosurg* 2000;93:85–93.

19. Lo TP, Cho K-S, Garg MS, *et al*. Systemic hypothermia improves histological and functional outcome after cervical spinal cord contusion in rats. *J Comp Neurol* 2009;514:433–48.

20. Batchelor PE, Kerr NF, Gatt AM, *et al*. Hypothermia prior to decompression: buying time for treatment of acute spinal cord injury. *J Neurotrauma* 2010;27:1357–68.

21. Kakinohana M, Taira Y, Marsala M. The effect of graded postischemic spinal cord hypothermia on neurological outcome and histopathology after transient spinal ischemia in rat. *Anesthesiology* 1999;90:789–98.

22. Marsala M, Vanicky I, Yaksh TL. Effect of graded hypothermia (27°C to 34°C) on behavioral function, histopathology, and spinal blood flow after spinal ischemia in rat. *Stroke* 1994;25:2038–46.

23. Stauch JT, Lauten A, Spielvogel D, *et al*. Mild hypothermia protects the spinal cord from ischemic injury in a chronic porcine model. *Eur J Cardiothorac* 2004;25:708–15.

24. Yu WR, Westergren H, Farooque M, *et al*. Systemic hypothermia following compression injury of the rat spinal cord: reduction of plasma protein extravasation demonstrated by immunohistochemistry. *Acta Neuropathol* 1999;98:15–21.

25. Cappuccino A, Bisson LJ, Carpenter B, *et al*. The use of systemic hypothermia for the treatment of an acute cervical spinal cord injury in a professional football player. *Spine* 2010;35:E57–62.

26. Yu CG, Jagid J, Ruenes G, *et al*. Detrimental effects of systemic hyperthermia on locomotor function and histopathological outcome after traumatic spinal cord injury in the rat. *Neurosurgery* 2001;49:152–9.

27. Bramlett HM, Dietrich DD. Hypothermia and CNS injury. *Prog Brain Res* 2007;162:201–17.

28. Robertson CS, Foltz R, Grossman RG, *et al*. Protection against experimental ischemic spinal cord injury. *J Neurosurg* 1986;64:633–42.

29. Wakamatsu H, Matsumoto M, Nakakimura K, *et al*. The effects of moderate hypothermia and intrathecal tetracaine on glutamate concentrations of intrathecal dialysate and neurologic and histopathologic outcome in transient spinal cord ischemia in rabbits. *Anesth Analg* 1999;88:56–62.

30. Black JH, Davison JK, Cambria RP. Regional hypothermia with epidural cooling for prevention of spinal cord ischemic complications after thoracoabdominal aortic surgery. *Semin Thorac Cardiovasc Surg* 2003;15:345–52.

31. Cambria RP and Davison JK. Regional hypothermia for prevention of spinal cord ischemic complications after thoracoabdominal aortic surgery: experience with epidural cooling. *Semin Thorac Cardiovasc Surg* 1998;10:61–5.

32. Cambria RP, Davison JK. Regional hypothermia with epidural cooling for prevention of spinal cord ischemic complications after thoracoabdominal aortic surgery. *Semin Thorac Cardiovasc Surg* 2000;13:315–24.

33. Fehrenbacher JW, Hart DW, Huddleston E, *et al*. Optimal end-organ protection for thoracic and thoracoabdominal aortic aneurysm repair using deep hypothermia circulatory arrest. *Ann Thorac Surg* 2007;83:1041–6.

34. Awad H, Ankeny DP, Guan Z, *et al*. A mouse model of ischemic spinal cord injury with delayed paralysis caused by aortic cross-clamping. *Anesthesiology* 2010;113:880–91.

35. Berguer R, Porto J, Fedoronko B, *et al*. Selective deep hypothermia of the spinal cord prevents paraplegia after aortic cross-clamping in the dog model. *J Vasc Surg* 1992;15:62–71.

36. Dimar JR, Shields CB, Zhang YP, *et al*. The role of directly applied hypothermia in spinal cord injury. *Spine* 2000;25:2294–302.

37. Westergren H, Yu WR, Farooque M, *et al*. Systemic

hypothermia following spinal cord compression in the rat: axonal changes by beta-APP, ubiquitin, and PGP9.5 immuno-histochemistry. *Spinal Cord* 1999;37:696–704.

38. Basso DM, Beattie MS, Bresnahan JC. Graded histological and locomotor outcomes after spinal cord contusion using the NYU weight-drop device vs. transection. *Exp Neurol* 1996;2:244–56.

39. Anderson D, Hall E. Pathophysiology of spinal cord trauma. *Ann Emerg Med* 1993;22: 987–92.

40. Tator CH. Update on the pathophysiology and pathology of acute spinal cord injury. *Brain Pathol* 1995;5:407–13.

41. Chatzipanteli K, Yanagawa Y, Marcillo AE, *et al.* Posttraumatic hypothermia reduces polymorphonuclear leukocyte accumulation following spinal cord injury in rats. *J Neurotrauma* 2000;17:321–32.

42. National Spinal Cord Injury Statistical Center. *Spinal Cord Injury Facts and Figures at a Glance.* University of Alabama, Birmingham, AL: National Spinal Cord Injury Statistical Center; 2010.

43. Pearse DD, Lo TP, Jr, Cho KS, *et al.* Histopathological and behavioral characterization of a novel cervical spinal cord displacement contusion injury in the rat. *J Neurotrauma* 2005;22:680–702.

44. Demian YK, White RJ, Yashon D, *et al.* Anaesthesia for laminectory and localized cord cooling in acute cervical spine injury. Report of three cases. *Brit J Anaesth* 1971;43:973–9.

45. Bracken MB, Shepard MJ, Collins WF, *et al.* A randomized, controlled trial of methylprednisolone or naloxone in the treatment of acute spinal-cord injury. Results of the Second National Acute Spinal Cord Injury Study. *New Engl J Med* 1990;322:1405–11.

46. Resnick D, Kaiser M, Fehlings M, McCormick P. *Hypothermia and Human Spinal Cord Injury: Position statement and evidence based recommendations. AANS/CNS Joint Section on Disorders of the Spine and the AANS/CNS Joint Section on Trauma.* http://www.spinesection.org/hypothermia.php. Accessed 10, 2009.

47. Fawcett JW, Curt A, Steeves JD, *et al.* Guidelines for the conduct of clinical trials for spinal cord injury as developed by the ICCP panel: spontaneous recovery after spinal cord injury and statistical power needed for therapeutic clinical trials. *Spinal Cord* 2007;45:190–205.

48. Geisler FH, Coleman WP, Grieco G, *et al.* The Sygen multicenter acute spinal cord injury study. *Spine* 2001;26:S87–98.

第 28 章　脊髓损伤的临床试验

Wise Young

引言

1990 年，Bracken 等[1]报道了一例脊髓损伤病例，发现如果能在损伤后 8 小时内应用大剂量甲强龙（MP）并持续 24 小时，可以显著促进其神经功能恢复。后续的试验[2]表明，在伤后 3~8 小时内持续应用药物 48 小时的效果较 24 小时好。甲强龙是第一种用于神经保护治疗的药物。1990 年，Geisler 等[3]发现，单唾液酸神经节苷脂可以改善脊髓损伤预后。这个发现促成了第一个用于评价亚急性脊髓损伤的多中心试验。

2001 年，Proneuron 生物技术公司开展了为期 10 年的将活化巨噬细胞移植到亚急性损伤脊髓上的临床试验[5]。比较人体其他器官，更多类型的细胞被移植到脊髓。这些细胞包括胎儿脊髓细胞[6]、胎儿嗅鞘神经细胞[7]、成人嗅神经黏膜细胞[8-10]、骨髓基质细胞[11]以及来源于少突神经胶质祖细胞[12]和脐血细胞[13]的人类胚胎干细胞。

一些神经修复和再生治疗药物在临床上进行了测试。这些方法包括来自诺华的抗人类抗体的免疫蛋白[14]、Rho 抑制剂 Cethrin[15]、酸性成纤维细胞生长因子[16]、红细胞生成素[17]以及锂[18]。锂能刺激脊髓轴突再生[19,20]、干细胞增殖[21,22]和神经营养因子的产生[23]。中国首先开展了针对慢性脊髓损伤再生的脐血和锂治疗的临床试验[13]。

许多试验集中在脊髓损伤的康复治疗方面。2007 年，Dobkin 等[24]进行了脊髓损伤运动试验（SCILT），发现超过 90% 的不完全性脊髓损伤（ASIA 评分为 B、C 和 D）患者在脊髓损伤后一年内恢复到可以独立完成运动。他们发现，在运动功能恢复方面，采用具有体重支撑功能的跑步机进行运动训练和在平地训练比较没有差异。

本章将回顾过去 20 年间评估关于脊髓损伤后神经保护、神经修复、神经再生和神经康复治疗的临床试验，并讨论 20 年来试验的经验和教训。

神经保护性治疗

美国国立卫生研究院资助的国家急性脊髓损伤研究（NASCIS）是一项研究急性脊髓损伤治疗方法的多中心随机临床试验。一期试验（NASCIS 1）对脊髓损伤后 24 小时内以及之后的 10 天分别采用大剂量（1000mg/d）甲强龙和小剂量（100mg/d）甲强龙的疗效进行比较[25,26]。NASCIS 1 发现，分别采用大剂量和小剂量甲强龙治疗的患者神经评分没有明显差异。之后的动物试验研究[27]表明，在损伤早期对动物模型采用大剂量（30mg/kg）甲强龙疗效显著。二期试验（NASCIS 2）对使用更大剂量甲强龙[首剂 30mg/kg，随后 5.4mg/(kg·h)，持续 23 小时]和使用阿片类受体拮抗剂纳洛酮[5.4mg/(kg·h)和 4.0mg/(kg·h)，持续 23 小时]及安慰剂进行比较；并按照损伤严重程度（完全性和不完全性）和治疗时间（中位治疗时间在 8 小时前后）对患者进行分类。如果仅在 8 小时内开始药物干预，与安慰剂组（$P<0.05$）相比，甲强龙组（$P<0.05$）的神经评分显著提高了 20%[1,28]。1997 年，三期试验（NASCIS 3）发现损伤后 3~8 小时内开始应用甲强龙，用药持续时间为 48 小时，治疗组的疗效优于 24 小时治疗组[2,29]。

NASCIS 建议，对于急性脊髓损伤患者，对在损伤后 3 小时内开始治疗者，采用 24 小时甲强龙疗法；对 3~8 小时开始者，采用 48 小时甲强龙疗法；对 8 小时后开始者，则不使用甲强龙。对于脊髓损伤患者，甲强龙疗法是首选且唯一具有神经保护作用的治疗方法。甲强龙是一种人工合成的糖皮质激素，它可以促进炎症细胞因子在脊髓中的表达。此外，它是一种强大的抗氧化剂，能中和自由基，抑制脂质过氧化。实验中，它还能促进脊髓损伤猫的血液循环，并减少大鼠脊髓损伤的受损神经组织体积。自 1990 年以来，多家实验室发表的研究文献都表明,大剂量甲强龙对动物脊髓损伤模型有明显疗效。

另外三个随机对照试验对 24 小时持续大剂量应用甲强龙(24h MP)疗法进行了评估。首先,Otani 等[30-32]将 158 名颈髓损伤患者随机分成了 24h MP 治疗组和对照组。发现 MP 治疗组患者的运动和感觉功能评分明显提高,与 NASCIS 2 结果类似。其次,Pettersson 等[33]将 40 名交通事故中颈部挥鞭样损伤的患者随机分为 24h MP 治疗组和对照组。MP 可以降低治疗组的致残率(P=0.047),减少患者伤后 6 个月内的病假天数 (P=0.01) 并优化病假分布图 (P=0.003)。第三,Pointillart 等[34]将 106 名脊髓损伤患者(其中 48 名截瘫患者,58 名四肢瘫患者) 随机分为 24h MP 组 (n=25)、尼莫地平组(n=27,起始 2 小时剂量 0.015mg/kg,随后应用 0.03mg/kg 剂量持续 7 天)、24h MP 和尼莫地平合用组(n=27)、对照组(n=27)。试验结果表明四个治疗组之间没有差别。

有几个研究小组批评 NASCIS 试验,认为该实验的结论是基于析因亚群分析得出的。Bracken[35]指出,在整体分析中,原始 NASCIS 2 报道明确表示甲强龙没有益处,而且在 NASCIS 2 和 NASCIS 3 的实验设计中,主要假设按照损伤时间的函数曲线来检测药物疗效。Coleman 等[36]指出,损伤后 8 小时内接受治疗者比 8 小时后接受治疗者恢复差。Bracken 认为,8 小时后治疗组与安慰剂组之间的比较不是随机比较,并且无法排除这些患者的相似性。

一些研究人员认为糖皮质激素疗法会引起严重并发症。长期大剂量应用糖皮质激素会导致关节缺血性坏死(AVN)、糖皮质激素性精神病、免疫功能低下、增加感染机会以及改变代谢。然而,如果仅限于伤后 24~48 小时使用甲强龙,就不会引起上述并发症[37]。Wing 等[38]对 59 名接受 24h MP 治疗方案的患者进行了为期两年的随访,没有患者发生关节缺血性坏死。NASCIS 3 [2,29]发现,48h MP 治疗组发生重症肺炎比 24h MP 治疗组高,但应用抗生素可以控制重症肺炎病情,且死亡率无差别。Matsumoto 等[39]将 23 名接受甲强龙治疗的颈髓损伤患者与 23 名未接受甲强龙治疗者进行了比较。发现,甲强龙治疗组总体并发症发生率为 56.5%,肺部并发症发生率为 34.8%;而未接受甲强龙治疗组分别为 34.8% 和 17.4%。作者认为,对老年患者使用大剂量甲强龙时要注意监测各项指标。Qian 等[40]报道,有 5 例脊髓损伤后采用甲强龙疗法的患者患增生性肌病,而 3 例未采用甲强龙疗法的患者无上述并发症。这些结果应该通过大规模随机性临床

试验进行证明。最后,据 Fung 和 Berger[41]报道,甲强龙能引起痤疮,但仅仅在 51 名接受甲强龙治疗的受试者中发现一名受试者有痤疮样病变。

大多数统计学家认为 NASCIS 试验的设计很好。例如, 最近有一篇文章发表了评价临床试验数据指南,Guyatt 等 [42] 评价了 NASCIS 2 [43]、Pointillart [34]和 Otani[30]试验的数据质量。他们得出结论:NASCIS 2 试验的缺陷在于病例分组过小,表明该试验数据质量为“非严重受限”。他们认为 Pointillart 试验不大可能隐藏病例分组,对预后进行盲法评价(不是患者也不是临床医生),106 名患者中只有 1 名患者未完成随访,从而表明该试验数据质量为“非严格受限”或者“严格受限”。对于 Otani 试验,他们指出,包含 158 个病例的试验几乎无法隐藏病例分组,未采用盲法,并且有 26% 的病例无法完成随访。和对照组相比,这些无法随访的病例更多分布在糖皮质激素组,表明该试验数据质量为“非常严重受限”。

有些研究组已经发表了关于脊髓损伤甲强龙疗法的非随机化研究的文章。其中,一些研究人员认为甲强龙有好处[44,45],而另外一些研究人员认为甲强龙不仅在神经学预后方面无效[46-48],而且会增加住院天数[49]和副作用[50],特别是对脊髓贯通伤患者更是如此[49-51]。

只有少数几个研究组将他们研究的病例按照损伤程度进行分级。Gerhart 等[52]研究了 218 例科罗拉多州的脊髓损伤病例,发现起初为不完全性脊髓损伤的患者较少会得到甲强龙治疗。这是因为,所谓的“不完全性”脊髓损伤患者比所谓的“完全性”脊髓损伤患者康复得更好。和甲强龙治疗组相比,非甲强龙治疗组中具有任何所谓的“不完全性”脊髓损伤征象的患者的数据被明显忽视了,这使得甲强龙疗法貌似疗效甚微、无效,甚至有副作用。

甲强龙使用不当可能使人们感觉其无效。2001 年,Molloy 等[53]就有关不当用法的问题调查了神经外科学会的参会人员,发现有 75% 的被调查者使用或推荐他人使用不当治疗急性脊髓损伤。2002 年,Molloy 等[54]调查了英国 100 名经过治疗的脊髓损伤患者,发现只有 25% 的患者接受了与 NASCIS 中的甲强龙不当治疗方案相同的治疗, 其中有 10 例的甲强龙治疗剂量和用药时间不正确,其余病例未接受糖皮质激素治疗。在爱尔兰,O'Connor 等[55]发现,一年中只有 14% 的脊髓损伤患者接受了甲强龙不当治疗,并且其中只有 6 例的治疗方案是正确的。Nicholas 等[56]报道,南卡罗莱纳州的一级创伤中心拟定了甲强龙不当治疗方

案,但其中只有 86%的内容正确,并且仅 32%适合采用该方案治疗的患者接受了正确的治疗。最后,据佛罗里达州的 Molano Mdel 等[57]报道,在接受 24 小时甲强龙标准化治疗后,有 73 例患者在脊髓手术期间接受了额外的甲强龙治疗,发现这些患者比那些只接受24 小时甲强龙标准化治疗的患者产生了更多的并发症。

神经修复和再生治疗

脊髓在发生损伤数周内会对损伤部位进行修复。这一修复机制包括清除死亡和即将死亡的细胞,重建血运和血脑屏障,恢复脑脊液循环。损伤后 48 小时,脊髓中充满了吞噬了死亡细胞和髓鞘的巨噬细胞。星形胶质细胞增殖并将伪足附着在毛细血管壁上形成血脑屏障。少突神经胶质前体细胞迁移到脱髓鞘区并伸出突起包绕已经脱髓鞘的轴突。

脊髓损伤初期发生炎症反应,随后产生多种神经营养因子。来自于血液和脊髓旁活化小神经胶质细胞的巨噬细胞迁移到损伤区域[58]。干细胞同样可以进入损伤区域并分化成修复所需的细胞类型。很多治疗方法可以促进这一过程的发生。首先是单唾液酸神经节苷酯类药物,可以刺激炎症因子和神经生长因子的产生;其次是包括小神经胶质细胞在内的炎症细胞,它们不仅可以清除损伤细胞,还具有分泌功能以及分泌能够刺激血管生成的其他因子。第三是干细胞,它们可以重建血脑屏障。

1990 年,Geisler 等[3,59]报道,将 34 名受试者随机分为单唾液酸神经节苷酯(GM1)组和对照组,经过研究发现 GM1 可以促进神经功能恢复。GM1 是一种天然糖脂,在脑内含量相对较高,是一种可与霍乱毒素偶联的膜分子。损伤后 24~48 小时内,在进行甲强龙治疗后开始应用 GM1,以后每天静滴 100mg,持续 4~6 周。2001 年,Geisler 等[4]就后续多中心试验发表了文章认为:尽管有迹象表明使用 GM1 对脊髓损伤后的运动和感觉功能恢复有益处,但与对照组在统计学上无显著差异。然而,许多临床医生仍然认为 GM1 可以促进功能恢复,该药物在中国和巴西仍然在使用。

动物试验研究表明,GM1 在中枢和周围神经可以拮抗甲强龙对脊髓损伤大鼠的疗效[60],调节蛋白激酶和抑制脂皮质蛋白,介导甲强龙的抗炎作用,并且GM1 可能直接促进脊髓炎症反应。炎症激活神经营养因子和其他促进脊髓修复的生长因子[61]。GM1 通过增加这些神经营养因子和生长因子的分泌而促进损伤修复。目前还未找到最佳的治疗剂量或持续时间。在

Ⅲ期试验研究之前还没有人进行过剂量探索研究。然而,GM1 的进一步临床试验不可能进行下去了,因为生产 GM1 的 Fidia 公司不再生产这种药物,也不会投资进行该药物的临床试验。2004 年,Chinnock 和Roberts[62]在他们发表的询证医学文献综述中表明,现有的证据还不足以说明神经节苷脂可以改善脊髓损伤预后或提高生活质量。

1988 年,Schwab 和 Caroni[63]发现,中枢神经系统分泌的髓鞘脂会抑制轴突生长。实验中采用一种抗体(IN-1)对抗一种未知的髓鞘脂因子,脊髓中的皮质脊髓束发生了再生[64]。2000 年,Schwab 及其同事[65]克隆出轴突过度生长抑制因子 A(Nogo-A)、髓鞘脂相关的神经突生长抑制因子和与 IN-1 抗体结合的抗原。2002 年,Strittmatter 实验室发现了 Nogo 受体[66]。McKerracher 等[67]发现 Rho(ρ)因子拮抗剂可以用来治疗脊髓损伤。ρ 因子可以介导 Nogo 受体以及其他已知生长蛋白受体的抑制效应。Nogo 协同受体阻滞剂Lingo[68]和可溶性 Nogo 受体[69]也可以使脊髓再生,为Nogo 在脊髓再生方面提供了多种治疗靶点。

Novartis 开展的临床试验正在对 Nogo 抗体在亚急性脊髓损伤中的作用进行评价。Novartis 的试验使用了一种名为 ATI355 的抗 Nogo-A 抗体[14]。目前研究是一个多中心的非盲系列研究,用来评估对急性脊髓损伤患者实施 ATI335 连续鞘内注射四个剂量方案和反复鞘内注射两个方案的可行性、急性安全性、耐受性以及药代动力学特征。第二个目的是测出已经获得抗体患者对 ATI355 的免疫力。该试验于 2006 年开始,计划在 2012 年结束。

Bioaxone 完成了一项关于 ρ 因子拮抗剂 Cethrin 的试验[15]。该试验开始于 2005 年,对一种名为 Cethrin 的重组 ρ 因子拮抗剂进行了评估,在脊髓减压术和脊椎稳定性手术中,将其应用在手术区暴露的硬脊膜表面。该试验于 2011 年完成,对颈髓损伤患者采用 3mg(最高剂量) Cethrin 治疗,得出其最高运动评分均值为27.4±13.3。在所有剂量治疗组中,胸髓损伤患者的运动评分均值较小,为 1.8±5.1,而所有颈髓损伤患者为18.6±19.3;所有颈髓损伤患者中有 31%的 ASIA 评分从 A 级变成 C 或 D 级,而采用最高剂量(3mg)的颈髓损伤病例的转换比率为 66%。

其他神经再生方面的治疗有待进一步的临床试验。例如,一些实验室已经证明治疗中单独使用[70-73]或与其他治疗方法联用[19,74,75]软骨素酶可以促进脊髓再生。软骨素酶能够降解具有抑制轴突生长作用的硫酸软骨素蛋白聚糖(CSPG),改善与皮质脊髓束再生和

功能恢复相关的感觉运动功能。单独注射软骨素酶后，注射部位数厘米范围内的 CSPG 消失，数周后又逐渐恢复。然而，单独使用软骨素酶并不能促进神经穿过损伤区再生[76]。

2004 年，Yick 等[19]对脊髓半切术大鼠模型进行相关研究发现，锂有增强软骨素酶促进再生的作用。单独使用锂和软骨素酶大鼠的红核脊髓束再生率分别为 5% 和 25%。而二者联合使用后，红核脊髓轴突的平均再生率为 45%。一直以来，锂被用来治疗狂躁抑郁症，刺激干细胞增殖[23]，提高人类灰质功能[77,78]，诱导神经干细胞增殖分化成神经元[21,22]；在试管内或脊髓内即使存在生长抑制剂，也可以刺激神经元轴突的生长[20]。一期试验最新研究结果显示，锂用来治疗慢性脊髓损伤患者是安全的[18]。

有报道称，其他细胞移植治疗包括激活巨噬细胞、骨髓基质细胞、胚胎干细胞和胚胎神经干细胞；如果将这些细胞在脊髓损伤后一周左右移植到动物脊髓，可以促进神经修复[79]。神经干细胞可以分化成多种支持细胞，例如修复轴突髓鞘的少突胶质细胞和参与重建血脑屏障的星形胶质细胞。骨髓基质细胞分化成具有清理损伤区作用的巨噬细胞和能够重建血管的内皮细胞。间充质干细胞对脊髓可能具有抗炎和抗免疫作用。最后，嗅鞘细胞和脐血单核细胞可以作为连接细胞，促进轴突再生并分泌轴突生长因子。

有关脊髓损伤细胞移植的详细论述参见第 24 章相关内容。

神经康复治疗

第二次世界大战以来，康复治疗主要目的一直是教会患者如何应对残疾。20 世纪 90 年代，国家卫生研究院正式将康复医学作为一门学科，并开始拨款支持这个领域的研究。康复医学已经成为一门循证医学学科。这一时期，"只学不动"理论风靡起来，而有些研究中心开始用强化重复性锻炼来代替"只学不动"，并利用神经可塑性促进功能恢复。过去 10 年间，一些临床试验的开展促进了脊髓损伤康复医学的理论和实践的不断进步。

20 世纪 70 年代，Edward Taub 以猴子为对象对其非传入肢体运动功能的康复进行了研究。当强迫猴子使用它们的肢体时，它们原本已经废用的非传入肢体的运动功能有了实质性恢复。1993 年，Taub 等[80]报道，通过强迫卒中 10 年的患者使用他们已经麻痹的肢体，可以诱导其运动功能康复，限制性诱导运动治疗可增加皮层可塑性[81]，并逆转大脑和脊髓损伤过程

中的神经功能缺失[82]。Sterr 等[83]进行随机化研究发现，每天进行 3 小时的限制性诱导运动治疗就可以使患者获益，如果每天进行 6 小时对功能康复则有很大的益处。

20 世纪 90 年代中期，Wernig 等[84]就已经报道，采用具有支撑体重功能的跑步机进行密集的功能训练，可以恢复不完全性脊髓损伤患者的运动功能。这一训练计划要求患者每天在体重支撑系统的帮助下，在跑步机上进行直立行走锻炼。起初，44 名患者中有 33 名不得不使用轮椅，且无法行走。经过 3~20 周的训练，其中 76% 患者可以独立行走。1998 年，Wernig 等[85]在实验中发现，35 名受试者有 31 名能够维持基本行走能力，有 15 名的行走能力进步明显。原因可能是步进训练可以增加本体感觉冲动传入到脊髓中枢的数量，从而促进运动功能的协调，并加强受体激动剂和拮抗剂之间的相互作用。

2000 年，国家卫生研究院资助了由 Bruce Dobkin 领导进行的脊髓损伤时运动试验(SCILT)，该试验目的是研究跑步机训练对不完全性脊髓损伤患者行走功能的作用[86]。试验选取 146 名不完全性脊髓损伤患者，随机分为接受带有体重支持系统跑步机运动训练组和在地面直接行走训练组。研究对象包括损伤平面为 C4-T10(上运动神经元组)和 T11-L3(下运动神经元组)脊髓损伤后 8 周内的患者，他们的 ASIA 评分为 B、C、D 级。有 6 个研究中心参与了试验的实施。分别在 6 个月和 12 个月的时候测试，受试者独立行走的水平(FIM-L 为 B 级和 C 级)以及行走 50 步的最快速度(为 C 级和 D 级)。

2006 年，SCILT 发现，接受带有体重支持系统跑步机训练组和地面行走训练组的不完全性脊髓损伤受试者，在独立行走能力(n=108)和行走速度(n=72)方面没有明显统计学差异。试验中恢复独立运动功能患者的比率很高。在上运动神经元组中，35% 的 ASIA 评分 B 级患者、92% 的 ASIA 评分 C 级患者和 100% 的 ASIA 评分 D 级患者在没有辅助器械帮助的情况可以行走。ASIA 评分 C 和 D 级患者，功能恢复非常迅速[24]。经过 12 周的训练，只有不到 10% 的 ASIA 评分 B 级的患者能够独立行走，但 92% 的 ASIA 评分 C 级和 100% 的 ASIA 评分 D 级的患者能够独立行走。

随后的研究表明不同的训练方法对运动功能恢复的作用无差别[87]。然而，Field-Fote 等[88]对不完全性脊髓损伤人群进行了一项随机临床试验，比较跑步机训练和地面训练对行走功能康复作用的不同。总共有 74 名不完全性脊髓损伤患者参与试验，将他们随机分

为带有手动辅助系统的跑步机训练组、带有仿真系统的跑步机训练组、地面辅助行走训练组和带有机器人辅助系统的跑步机训练组。有 64 名患者完成了训练，所有试验组患者的行走速度都有所提高，但四组患者的行走速度没有明显差别。接受地面训练的患者在行走距离方面得到了明显改善。

一些研究小组研究了运动功能训练对完全性脊髓损伤（ASIA 评分 A 级）患者的疗效。发现无论如何训练，完全性脊髓损伤患者很难恢复到能够独立行走的水平。2010 年，Manella 等[89]报道了一例病例，患者为 33 岁男性，两年前发生脊髓损伤，他的下肢运动评分罕见地从 0/50 恢复到 4/50，双侧臀屈肌肌力从 0/5 级恢复到 2/5 级，ASIA 评分从 A 级转变成 C 级。高强度物理治疗结合机器人辅助运动功能训练可以使患者短距离行走能力得到恢复，但行走时要佩戴下肢支具和一种轮式行走器。

Zhu 等[90]报道，对严重脊髓损伤患者行走功能恢复的研究取得了显著成果。他们对 30 例完全性脊髓损伤患者（ASIA 评分 A 级）进行了研究，对脊髓损伤后 2~60 天内的患者给予椎板切除术及硬脊膜内减压术，术后 3 个月内对患者进行强化地面运动训练，平均每天进行 6 小时，每周进行 6 天。经过 3 个月的术后康复训练，30 名患者中，5 名（17%）无法行走，12 名（40%）在负重时需要轮式体重支撑系统来帮助稳定膝关节，13 名（43%）只需要双拐、单拐或不需拐杖就可以恢复行走能力。虽然无法确定单一外科治疗是否会获得如此明显的疗效，但可以确定的是，强化行走训练有助于患者的康复。这些结果应该在对照试验中进行证明。

有几个研究小组发现，硬膜外电刺激有利于运动功能恢复。2002 年，Herman 等[91]报道，硬脊膜外电刺激可促进慢性不完全性脊髓损伤患者行走功能的恢复。起初，患者进行局部负重行走训练。在步伐训练期间电刺激硬膜外脊髓，可以显著改善步态并提高地面行走训练的疗效。经过几个月的训练，无论是否伴有硬膜外脊髓损伤，受试者在速度、耐力和新陈代谢方面的进步逐步体现在能够进行长距离行走（50~250 m）上。给予患者频率为 40~60 Hz 的单向脉冲刺激持续 800μs，患者地面行走时的感觉尽力程度评分从 8/10 下降到 3/10（Borg 评分），患者的行走速度提高了一倍，达到 0.35m/s，且步行距离达到 325m。Huang 等[92]提出，硬膜外刺激能聚合与维持步态相关肌肉的程序。

Dimitrijevic 等[93]早期研究发现，运动中枢模式发

生器位于腰髓。2004 年，Minassian 等[94]报道，给予完全性脊髓损伤患者硬膜外刺激，能够诱导出类似步进的动作。刺激起初向下肢扩展并激动分布在髋关节和踝关节伸肌群上的大量运动神经末梢[95]。电刺激通过激活位于人类腰骶髓后部结构中的神经元，使脊髓损伤患者能够以相对较少的轴突到达腰骶髓发动、聚合、控制运动程序[96]，甚至可以通过补充输入降低激活阈值和腰髓后根刺激阈值。

Harkema 等[97]近期报道，腰骶髓硬膜外刺激可以改善完全性运动功能麻痹患者的随意运动、站立和辅助性步进运动。C7–T1"完全性"脊髓损伤会引起患者完全性运动麻痹，但可以部分保留 T1 以下的感觉功能。经历超过 26 个月 170 个运动训练周期之后，将一个 16-电极芯片固定在硬脊膜（L1–S1）表面，在为期 250 分钟的周期内刺激脊髓。刺激时患者在满负重状态下坚持 4.25 分钟，并表现出类运动模式。经过 7 个月的刺激训练后，只有在硬膜外刺激的条件下，患者一些由脊髓平面以上神经中枢控制的腿部运动才能得以恢复。

为数不多的几个临床研究对其他运动形式对脊髓损伤恢复的作用进行了测试。动物研究表明，特定的运动形式只对特定动作有作用。例如，通过游泳对脊髓损伤大鼠进行强化康复训练，只能改善后肢的游泳功能，而无法改变甚至有可能延误地面行走功能的恢复[98]。Kuerzi 等[99]尝试在浅水中进行运动训练，发现这种训练方法只能改善受试者在浅水中的行走功能，而无法改善地面行走功能，这一结果表明影响训练效果的原因并不是缺乏负重，而是训练无法推广。如果地面行走训练能够达到预期的恢复效果，我们就应该重点强调这种训练方法。

20 年试验带来的启迪

虽然人们通过动物试验研究找到了许多种促进脊髓再生和功能恢复的治疗方法，但没有几种方法能通过临床随机对照试验的严格检验。中国和其他国家针对细胞移植进行的大规模非对照试验表明，外源性和自体干细胞可以安全地移植给急慢性脊髓损伤患者，并且对其功能恢复没有负面影响。其中一些试验表明，干细胞移植可以显著改善感觉功能并适当改善运动功能。然而，还没有人制定出能够通过美国食品和药品管理局（FDA）、欧洲药品局（EMA）以及中国国家食品和药品管理局（sFDA）等监管部门严格审批的标准。

要想建立疗效评定标准，随机对照临床试验是必

表 28.1　中国脊髓损伤研究协作组试验

试验	样本量	分期	描述	处方	入组	评估
CN100	500	0	观察性试验	无	C5-T10,ASIA ABC,慢性	协作组收集资料
CN101	20	Ⅰ	Ⅰ期锂剂安全性试验	锂剂	C5-T10,ASIA A,慢性	锂剂治疗 SCI 安全性
CN102A	40	Ⅱ	Ⅱ期随机锂剂试验	锂剂与安慰剂	C5-T10,ASIA A,慢性	锂剂对慢性 SCI 影响
CN102B	40	Ⅱ	扩大Ⅱ期 UCBMC 剂量试验 4,8,16μL±MP±锂剂		C5-T10,ASIA A,慢性	Ⅱ期 UCBMC 试验
CN103	400	Ⅲ	Ⅲ期 UCBMC±锂剂试验	UCBMC±锂剂	C5-T10,ASIA ABC,慢性	Ⅲ期 UCBMC 试验±锂剂试验
US102A	20	Ⅱ	Ⅱ期	UCBMC±锂剂		
US102B	20	Ⅱ	Ⅱ期	UCBMC±锂剂	R3,R6	
US102C	20	Ⅱ	Ⅱ期	UCBMC±锂剂	R3,R6	
US103	120	Ⅲ		锂剂、UCBMC、UCBMC±锂剂	R0,R3,R6	
NO103	60	Ⅲ		UCBMC±锂剂	R3	
IN103	60	Ⅲ		UCBMC±锂剂	R3	

试验名称中的 CN,代表中国脊髓损伤研究协作组进行的试验。锂剂,表示 6 周的口服锂剂后血清水平在 0.6~1.0mM 之间。UCBMC 代表在脊髓损伤部位之上和之下进行脐带血单核细胞移植。细胞剂量,取决于注射进入脊髓的细胞体积[在损伤部位的上下背根进入区(DREZ)左右侧,呈 45°角注射 100 000 细胞/μL]。C5-T10,代表患者的神经损伤平面(最低有完整神经功能节段的相邻节段)。ASIA ABC 表示美国脊髓损伤协会分级,A(完全性损伤)、B(不完全性感觉损伤)、C(不完全性运动损伤,损伤部位以下运动评分<50%)。

需的。我们已经详细地介绍了中国在这方面开展的试验。尽管数以百计的患者接受了嗅鞘神经胶质细胞移植,以及有关该方法可以显著改善感觉功能并适当改善运动功能的报道,但大多数医生仍然不相信该疗法的有效性。即使有少数几个独立的研究小组仍然在使用这种治疗方法,但大多数国家未采用该治疗方法。如果该方法有效,就意味着许多患者失去了得到一种有效治疗方法的机会。如果该方法无效,我们不应该再将时间和医疗资源浪费在该方法上。因此,不进行可信的临床试验的后果是显而易见的。

关于移植入人体细胞的功效,大多数临床试验目的过于一厢情愿。一些研究人员采用静脉注射或鞘内注射的方式将移植细胞注入脊髓损伤患者体内,没有证据表明细胞会主动聚集到损伤区。同样,对神经干细胞或者其他类型干细胞的研究表明,已经移植入人体的细胞通常不会分化成治疗所需的细胞类型。有几个试验假设同种异体细胞经过几个月的免疫功能低下期后,机体不会产生免疫排斥或免疫耐受。这些假设都是高危假设。更糟糕的是,这些试验就是这样设计的,所以当试验失败时无法找到治疗方法无效的原因。因此,我们从试验失败中学不到任何东西。

在采用细胞移植方法治疗的典型病例中,没有几个试验包含运动功能锻炼这一步骤。或许这正是这些试验中只有感觉功能改善而没有运动功能改善的原因。来自动物试验和人体试验研究的大量证据表明,强化重复性训练和特定运动训练对于改善行走等运动功能是必要的。再生疗法应使患者更"不完整",强化锻炼应该能达到改善运动功能预后的效果[100],但过去的试验在其治疗的典型病例中几乎都不包括强化运动训练这一内容。更为重要的是,没有人对加入运动功能训练的再生疗法和未加入运动功能训练的再生疗法的疗效进行过客观的比较。

2005 年创立了中国脊髓损伤研究协作组(ChinaSCINet),目的是测试慢性脊髓损伤的有效治疗方法[13]。在中国,过去 10 年急性脊髓损伤的发病率从每百万人 5 例上升到每百万人 60 例[101]。该协作组由 24 家在全中国具有领导地位的脊髓损伤中心组成,务求在进行重要的随机化临床试验确定疗效之前,通过进行前期试验确定治疗的安全性并优化治疗剂量。为了评估使用免疫匹配细胞的重要性,协作组选择测试 HLA 匹配细胞并测试 HLA 匹配程度和数量与疗效的相关性。另外,该试验还将在运动功能恢复程度方评价强化运动功能训练的效果。该试验将使用国际标准化结果计算方法,并遵循国际临床试验规范标准(GCP)。

表 28.1 列出了 ChinaSCINet 所进行的试验的基本情况。CN100 是对 500 名急慢性脊髓损伤受试者进行的观察性研究试验,观察期为 1 年,观察结果表明

协作组能够收集到随访数据。CN101 作为一期试验，是用来评价慢性脊髓损伤患者口服锂 6 周疗法的安全性[18]。CN102A 作为双盲随机化安慰剂对照研究二期试验，是用来观察单独服用锂在改善运动、感觉、疼痛以及痉挛状态评分等方面是否有效。CN102B 是关于逐级增加注射剂量的试验，以确定不断向脊髓内增加注射剂量（4μL、8μL、16μL 的剂量分别注射 4 次，100 000 个细胞/μL）的安全性，随后分别单次注射甲强龙（30mg/kg）和锂[102]。

CN103 是一项三期临床试验，该实验将脐血单个核细胞（UCBMC）逐一移植给 400 名慢性脊髓损伤患者，并将患者随机分为锂治疗组和安慰剂组。该项试验结果有三种可能性。第一种可能性是两组患者的神经功能恢复水平均未改善。该结果表明，无论是 UCBMC 单一疗法还是 UCBMC 和锂联合疗法都无法改善神经功能恢复，进而可以确定单一疗法和联合疗法都不能用来治疗慢性脊髓损伤。第二种可能性是两个治疗组的患者神经功能较治疗前有所改善。由此表明，UCBMC 单一疗法有效而锂不能提高疗效。第三种可能性是 UCBMC 和锂联合疗法比 UCBMC 单一疗法疗效明显。由此可以确定，我们推荐联合疗法。

某项治疗方法在一个国家得以验证，通常不足以让世界其他国家相信。即使遵守国际临床试验标准，许多国家对其他国家发现的治疗方法仍然采取"不是我国发明"或"不在我国测试"的原则。因此，我们计划从一开始就在全世界范围内同步进行临床试验。除在中国进行三期试验外，我们还同时在美国、印度和欧洲进行三期试验。世界性联合试验方法有助于提高试验结果的可信度和疗效的公信力，也将加速该疗法在世界范围内的推广使用。

临床试验不仅可以找到哪些疗法有效，还能发现哪些疗法无效。在未进行严格的临床试验之前，无效甚至危险的治疗方法也许已经在临床进行了数十年。在医学发展史上，有很多危险的做法已经持续了几个世纪。例如，基于"不好的血液"应该从身体上移除的理论，"沥取法"或者"放血疗法"已经使用了很多年。事实上，通常情况下，临床试验是怀疑并阻止无效危险疗法的唯一途径。如果 ChinaSCINet 试验能够证明脐血细胞无效，我们将有充足的证据叫停那些热衷脐血细胞能促进功能恢复的临床医疗活动。

如果 ChinaSCINet 试验证明脐血细胞和锂能够改善慢性脊髓损伤患者的功能，该方法将是第一个能够促进慢性脊髓损伤患者功能恢复的疗法，它将成为未来其它疗法的参照标准。通过把最有前景的实验性治疗方法与最好的标准疗法进行比较而得出的临床试验证据，能够促进医学的进步。目前，只有不到 1% 的脊髓损伤患者经过随机实验性治疗恢复了功能。脊髓损伤领域更应该像癌症领域那样，有超过 50% 的患者能够参与到将最好的实验性治疗方法与最佳标准疗法进行比较的临床试验中。

（朱　凯　赵思源 译）

参考文献

1. Bracken MB, Shepard MJ, Collins WF, et al. A randomized, controlled trial of methylprednisolone or naloxone in the treatment of acute spinal-cord injury. Results of the Second National Acute Spinal Cord Injury Study. *New Engl J Med* 1990;322(20):1405-11.

2. Bracken MB, Shepard MJ, Holford TR, et al. Administration of methylprednisolone for 24 or 48 hours or tirilazad mesylate for 48 hours in the treatment of acute spinal cord injury. Results of the Third National Acute Spinal Cord Injury Randomized Controlled Trial. National Acute Spinal Cord Injury Study. *JAMA* 1997;277(20):1597-604.

3. Geisler FH, Dorsey FC, Coleman WP. GM1 gangliosides in the treatment of spinal cord injury: report of preliminary data analysis. *Acta Neurobiol Exp* 1990;50(4-5):515-21.

4. Geisler FH, Coleman WP, Grieco G, Poonian D. The Sygen multicenter acute spinal cord injury study. *Spine* 2001;26(24 Suppl):S87-98.

5. Knoller N, Auerbach G, Fulga V, et al. Clinical experience using incubated autologous macrophages as a treatment for complete spinal cord injury: phase I study results. *J Neurosurg Spine* 2005;3(3):173-81.

6. Wirth ED, 3rd, Reier PJ, Fessler RG, et al. Feasibility and safety of neural tissue transplantation in patients with syringomyelia. *J Neurotrauma* 2001;18(9):911-29.

7. Huang H, Chen L, Xi H, et al. [Olfactory ensheathing cells transplantation for central nervous system diseases in 1,255 patients]. *Zhongguo Xiu Fu Chong Jian Wai Ke Za Zhi* 2009;23(1):14-20.

8. Lima C, Escada P, Pratas-Vital J, et al. Olfactory mucosal autografts and rehabilitation for chronic traumatic spinal cord injury. *Neurorehab Neural Re* 2010;24(1):10-22.

9. Chhabra HS, Lima C, Sachdeva S, et al. Autologous olfactory [corrected] mucosal transplant in chronic spinal cord injury: an Indian Pilot Study. *Spinal Cord* 2009;47(12):887-95.

10. Lima C, Pratas-Vital J, Escada P, et al. Olfactory mucosa autografts in human spinal cord injury: a pilot clinical study. *J Spinal Cord Med* 2006;29(3):191-203; discussion 204-6.

11. Sykova E, Homola A, Mazanec R, *et al*. Autologous bone marrow transplantation in patients with subacute and chronic spinal cord injury. *Cell Transplant* 2006;15(8–9):675–87.

12. Alper J. Geron gets green light for human trial of ES cell-derived product. *Nat Biotechnol* 2009;27(3):213–4.

13. Qiu J. China Spinal Cord Injury Network: changes from within. *Lancet Neurol* 2009;8(7):606–7.

14. Walmsley AR, Mir AK. Targeting the Nogo-A signalling pathway to promote recovery following acute CNS injury. *Curr Pharm Des* 2007;13(24):2470–84.

15. Fehlings MG, Theodore N, Harrop J, *et al*. A phase I/IIa clinical trial of a recombinant Rho protein antagonist in acute spinal cord injury. *J Neurotrauma* 2011;28(5):787–96.

16. Wu JC, Huang WC, Tsai YA, Chen YC, Cheng H. Nerve repair using acidic fibroblast growth factor in human cervical spinal cord injury: a preliminary Phase I clinical study. *J Neurosurg Spine* 2008;8(3):208–14.

17. Vitellaro-Zuccarello L, Mazzetti S, Madaschi L, *et al*. Erythropoietin-mediated preservation of the white matter in rat spinal cord injury. *Neuroscience* 2007;144(3):865–77.

18. Wong YW, Tam S, So KF, *et al*. A three-month, open-label, single-arm trial evaluating the safety and pharmacokinetics of oral lithium in patients with chronic spinal cord injury. *Spinal Cord* 2011;49(1):94–8.

19. Yick LW, So KF, Cheung PT, Wu WT. Lithium chloride reinforces the regeneration-promoting effect of chondroitinase ABC on rubrospinal neurons after spinal cord injury. *J Neurotrauma* 2004;21(7):932–43.

20. Dill J, Wang H, Zhou F, Li S. Inactivation of glycogen synthase kinase 3 promotes axonal growth and recovery in the CNS. *J Neurosci* 2008;28(36): 8914–28.

21. Su H, Chu TH, Wu W. Lithium enhances proliferation and neuronal differentiation of neural progenitor cells in vitro and after transplantation into the adult rat spinal cord. *Exp Neurol* 2007;206(2):296–307.

22. Su H, Zhang W, Guo J, Guo A, Yuan Q, Wu W. Lithium enhances the neuronal differentiation of neural progenitor cells in vitro and after transplantation into the avulsed ventral horn of adult rats through the secretion of brain-derived neurotrophic factor. *J Neurochem* 2009;108(6):1385–98.

23. Young W. Review of lithium effects on brain and blood. *Cell Transplant* 2009;18(9):951–75.

24. Dobkin B, Barbeau H, Deforge D, *et al*. The evolution of walking-related outcomes over the first 12 weeks of rehabilitation for incomplete traumatic spinal cord injury: the multicenter randomized Spinal Cord Injury Locomotor Trial. *Neurorehab Neural Re* 2007;21(1):25–35.

25. Bracken MB, Collins WF, Freeman DF, *et al*. Efficacy of methylprednisolone in acute spinal cord injury. *JAMA* 1984;251(1):45–52.

26. Bracken MB, Shepard MJ, Hellenbrand KG, *et al*. Methylprednisolone and neurological function 1 year after spinal cord injury. Results of the National Acute Spinal Cord Injury Study. *J Neurosurg* 1985;63(5):704–13.

27. Young W, DeCrescito V, Flamm ES, Blight AR, Gruner JA. Pharmacological therapy of acute spinal cord injury: studies of high dose methylprednisolone and naloxone. *Clin Neurosurg* 1988;34:675–97.

28. Bracken MB, Shepard MJ, Collins WFJ, *et al*. Methylprednisolone or naloxone treatment after acute spinal cord injury: 1-year follow-up data. Results of the second National Acute Spinal Cord Injury Study. *J Neurosurg* 1992;76(1):23–31.

29. Bracken MB, Shepard MJ, Holford TR, *et al*. Methylprednisolone or tirilazad mesylate administration after acute spinal cord injury: 1-year follow up. Results of the third National Acute Spinal Cord Injury randomized controlled trial. *J Neurosurg* 1998;89(5):699–706.

30. Otani K, Abe H, Kadoya S, *et al*. [Beneficial effect of methylprednisolone sodium succinate in the treatment of acute spinal cord injury]. *Sekitsui Sekizui J* 1994;7:633–47.

31. Otani K. [Functional recovery: focus on upper and lower limbs]. *J Jpn Paraplegia Med Assoc* 1995;8:80–1.

32. Otani K, Abe H, Kadoya S, *et al*. [Beneficial effect of methylprednisolone sodium succinate in the treatment of acute spinal cord injury]. *Sekitsui Sekuzui J* 1996;7:633–47.

33. Pettersson K, Toolanen G. High-dose methylprednisolone prevents extensive sick leave after whiplash injury. A prospective, randomized, double-blind study. *Spine* 1998;23(9):984–9.

34. Pointillart V, Petitjean ME, Wiart L, *et al*. Pharmacological therapy of spinal cord injury during the acute phase. *Spinal Cord* 2000;38(2):71–6.

35. Bracken MB. Steroids for acute spinal cord injury. *Cochrane Database Syst Rev* 2002;3:CD001046.

36. Coleman WP, Benzel D, Cahill DW, *et al*. A critical appraisal of the reporting of the National Acute Spinal Cord Injury Studies (II and III) of methylprednisolone in acute spinal cord injury. *J Spinal Disord* 2000;13(3):185–99.

37. Bracken MB, Aldrich EF, Herr DL, *et al*. Clinical measurement, statistical analysis, and risk-benefit: controversies from trials of spinal injury. *J Trauma* 2000;48(3):558–61.

38. Wing PC, Nance P, Connell DG, Gagnon F. Risk of

avascular necrosis following short term megadose methylprednisolone treatment. *Spinal Cord* 1998;36(9):633-6.

39. Matsumoto T, Tamaki T, Kawakami M, *et al.* Early complications of high-dose methylprednisolone sodium succinate treatment in the follow-up of acute cervical spinal cord injury. *Spine* 2001;26(4): 426-30.

40. Qian T, Guo X, Levi AD, *et al.* High-dose methylprednisolone may cause myopathy in acute spinal cord injury patients. *Spinal Cord* 2005;43(4):199-203.

41. Fung MA, Berger TG. A prospective study of acute-onset steroid acne associated with administration of intravenous corticosteroids. *Dermatology* 2000;200(1):43-4.

42. Guyatt GH, Oxman AD, Vist G, *et al.* GRADE guidelines: 4. Rating the quality of evidence–study limitations (risk of bias). *J Clin Epidemiol* 2011;64(4):407-15.

43. Bracken MB, Shepard MJ, Collins WF, Jr., *et al.* Methylprednisolone or naloxone treatment after acute spinal cord injury: 1-year follow-up data. Results of the second National Acute Spinal Cord Injury Study. *J Neurosurg* 1992;76(1):23-31.

44. Merry WH, Cogbill TH, Annis BL, Lambert PJ. Functional outcome after incomplete spinal cord injuries due to blunt injury. *Injury* 1996;27(1):17-20.

45. Sun T, Xu S, Huang H. [High-methylprednisolone treatment in acute cervical spinal cord injury without fracture and dislocation]. *Zhonghua Wai Ke Za Zhi* 1997;35(12):735-7.

46. Levy ML, Gans W, Wijesinghe HS, *et al.* Use of methylprednisolone as an adjunct in the management of patients with penetrating spinal cord injury: outcome analysis. *Neurosurgery* 1996;39(6):1141-8; discussion 1148-9.

47. Gerndt SJ, Rodriguez JL, Pawlik JW, *et al.* Consequences of high-dose steroid therapy for acute spinal cord injury. *J Trauma* 1997;42(2):279-84.

48. Ito Y, Sugimoto Y, Tomioka M, Kai N, Tanaka M. Does high dose methylprednisolone sodium succinate really improve neurological status in patient with acute cervical cord injury? A prospective study about neurological recovery and early complications. *Spine (Phila Pa 1976)* 2009;34(20):2121-4.

49. Galandiuk S, Raque G, Appel S, Polk HC, Jr. The two-edged sword of large-dose steroids for spinal cord trauma. *Ann Surg* 1993;218(4):419-25; discussion 425-7.

50. Prendergast MR, Saxe JM, Ledgerwood AM, Lucas CE, Lucas WF. Massive steroids do not reduce the zone of injury after penetrating spinal cord injury. *J Trauma* 1994;37(4):576-9; discussion 579-80.

51. Heary RF, Vaccaro AR, Mesa JJ, *et al.* Steroids and gunshot wounds to the spine. *Neurosurgery* 1997;41(3):576-83; discussion 583-4.

52. Gerhart KA, Johnson RL, Menconi J, Hoffman RE, Lammertse DP. Utilization and effectiveness of methylprednisolone in a population-based sample of spinal cord injured persons. *Paraplegia* 1995;33(6):316-21.

53. Molloy S, Price M, Casey AT. Questionnaire survey of the views of the delegates at the European Cervical Spine Research Society meeting on the administration of methylprednisolone for acute traumatic spinal cord injury. *Spine* 2001;26(24):E562-4.

54. Molloy S, Middleton F, Casey A. Failure to administer methylprednisolone for acute traumatic spinal cord injury-a prospective audit of 100 patients from a regional spinal injuries unit. *Injury* 2002;33(7): 575.

55. O'Connor PA, McCormack O, Gavin C, *et al.* Methylprednisolone in acute spinal cord injuries. *Ir J Med Sci* 2003;172(1):24-6.

56. Nicholas JS, Selassie AW, Lineberry LA, Pickelsimer EE, Haines SJ. Use and determinants of the methylprednisolone protocol for traumatic spinal cord injury in South Carolina acute care hospitals. *J Trauma* 2009;66(5):1446-50; discussion 1450.

57. Molano Mdel R, Broton JG, Bean JA, Calancie B. Complications associated with the prophylactic use of methylprednisolone during surgical stabilization after spinal cord injury. *J Neurosurg* 2002;96(3 Suppl): 267-72.

58. Chang HT. Subacute human spinal cord contusion: few lymphocytes and many macrophages. *Spinal Cord* 2007;45(2):174-82.

59. Geisler FH, Dorsey FC, Coleman WP. Recovery of motor function after spinal-cord injury–a randomized, placebo-controlled trial with GM-1 ganglioside. *New Engl J Med* 1991;324(26):1829-38.

60. Constantini S, Young W. The effects of methylprednisolone and the ganglioside GM1 on acute spinal cord injury in rats. *J Neurosurg* 1994;80(1):97-111.

61. Pan JZ, Ni L, Sodhi A, Aguanno A, Young W, Hart RP. Cytokine activity contributes to induction of inflammatory cytokine mRNAs in spinal cord following contusion. *J Neurosci Res* 2002;68(3): 315-22.

62. Chinnock P, Roberts I. Gangliosides for acute spinal cord injury. *Cochrane Database Syst Rev* 2005;2:CD004444.

63. Schwab ME, Caroni P. Oligodendrocytes and CNS myelin are nonpermissive substrates for neurite growth and fibroblast spreading in vitro. *J Neurosci* 1988;8(7):2381-93.

64. Schnell L, Schwab ME. Axonal regeneration in the rat spinal cord produced by an antibody against

myelin-associated neurite growth inhibitors. *Nature* 1990;343(6255):269–72.

65. Chen MS, Huber AB, van der Haar ME, *et al.* Nogo-A is a myelin-associated neurite outgrowth inhibitor and an antigen for monoclonal antibody IN-1. *Nature* 2000;403(6768):434–9.

66. Fournier AE, Gould GC, Liu BP, Strittmatter SM. Truncated soluble Nogo receptor binds Nogo-66 and blocks inhibition of axon growth by myelin. *J Neurosci* 2002;22(20):8876–83.

67. McKerracher L, Higuchi H. Targeting Rho to stimulate repair after spinal cord injury. *J Neurotrauma* 2006;23(3–4):309–17.

68. Mi S, Hu B, Hahm K, *et al.* LINGO-1 antagonist promotes spinal cord remyelination and axonal integrity in MOG-induced experimental autoimmune encephalomyelitis. *Nat Med* 2007;13(10):1228–33.

69. Peng X, Zhou Z, Hu J, Fink DJ, Mata M. Soluble Nogo receptor down-regulates expression of neuronal Nogo-A to enhance axonal regeneration. *J Biol Chem* 2010;285(4):2783–95.

70. Bradbury EJ, Moon LD, Popat RJ, *et al.* Chondroitinase ABC promotes functional recovery after spinal cord injury. *Nature* 2002;416(6881):636–40.

71. Yick LW, Cheung PT, So KF, Wu W. Axonal regeneration of Clarke's neurons beyond the spinal cord injury scar after treatment with chondroitinase ABC. *Exp Neurol* 2003;182(1):160–8.

72. Caggiano AO, Zimber MP, Ganguly A, Blight AR, Gruskin EA. Chondroitinase ABCI improves locomotion and bladder function following contusion injury of the rat spinal cord. *J Neurotrauma* 2005;22(2):226–39.

73. Barritt AW, Davies M, Marchand F, *et al.* Chondroitinase ABC promotes sprouting of intact and injured spinal systems after spinal cord injury. *J Neurosci* 2006;26(42):10856–67.

74. Fouad K, Schnell L, Bunge MB, *et al.* Combining Schwann cell bridges and olfactory-ensheathing glia grafts with chondroitinase promotes locomotor recovery after complete transection of the spinal cord. *J Neurosci* 2005;25(5):1169–78.

75. Houle JD, Tom VJ, Mayes D, *et al.* Combining an autologous peripheral nervous system "bridge" and matrix modification by chondroitinase allows robust, functional regeneration beyond a hemisection lesion of the adult rat spinal cord. *J Neurosci* 2006;26(28):7405–15.

76. Iseda T, Okuda T, Kane-Goldsmith N, *et al.* Single, high-dose intraspinal injection of chondroitinase reduces glycosaminoglycans in injured spinal cord and promotes corticospinal axonal regrowth after hemisection but not contusion. *J Neurotrauma* 2008;25(4):334–49.

77. Sassi RB, Nicoletti M, Brambilla P, *et al.* Increased gray matter volume in lithium-treated bipolar disorder patients. *Neurosci Lett* 2002;329(2):243–5.

78. Kempton MJ, Geddes JR, Ettinger U, Williams SC, Grasby PM. Meta-analysis, database, and meta-regression of 98 structural imaging studies in bipolar disorder. *Arch Gen Psychiatry* 2008;65(9):1017–32.

79. Tetzlaff W, Okon EB, Karimi-Abdolrezaee S, *et al.* A systematic review of cellular transplantation therapies for spinal cord injury. *J Neurotrauma* 2011;28(8):1611–82.

80. Taub E, Miller NE, Novack TA, *et al.* Technique to improve chronic motor deficit after stroke. *Arch Phys Med Rehab* 1993;74(4):347–54.

81. Liepert J, Miltner WH, Bauder H, *et al.* Motor cortex plasticity during constraint-induced movement therapy in stroke patients. *Neurosci Lett* 1998;250(1):5–8.

82. Taub E, Uswatte G, Elbert T. New treatments in neurorehabilitation founded on basic research. *Nat Rev Neurosci* 2002;3(3):228–36.

83. Sterr A, Elbert T, Berthold I, *et al.* Longer versus shorter daily constraint-induced movement therapy of chronic hemiparesis: an exploratory study. *Arch Phys Med Rehab* 2002;83(10):1374–7.

84. Wernig A, Muller S, Nanassy A, Cagol E. Laufband therapy based on 'rules of spinal locomotion' is effective in spinal cord injured persons. *Eur J Neurosci* 1995;7(4):823–9.

85. Wernig A, Nanassy A, Muller S. Maintenance of locomotor abilities following Laufband (treadmill) therapy in para- and tetraplegic persons: follow-up studies. *Spinal Cord* 1998;36(11):744–9.

86. Dobkin BH, Apple D, Barbeau H, *et al.* Methods for a randomized trial of weight-supported treadmill training versus conventional training for walking during inpatient rehabilitation after incomplete traumatic spinal cord injury. *Neurorehab Neural Re* 2003;17(3):153–67.

87. Field-Fote EC, Lindley SD, Sherman AL. Locomotor training approaches for individuals with spinal cord injury: a preliminary report of walking-related outcomes. *J Neurol Phys Ther* 2005;29(3):127–37.

88. Field-Fote EC, Roach KE. Influence of a locomotor training approach on walking speed and distance in people with chronic spinal cord injury: a randomized clinical trial. *Phys Ther* 2011;91(1):48–60.

89. Manella KJ, Torres J, Field-Fote EC. Restoration of walking function in an individual with chronic complete (AIS A) spinal cord injury. *J Rehabil Med* 2010;42(8):795–8.

90. Zhu H, Feng YP, Young W, *et al.* Early neurosurgical intervention of spinal cord contusion: an analysis of 30

cases. *Chin Med J (Engl)* 2008;121(24):2473–8.

91. Herman R, He J, D'Luzansky S, Willis W, Dilli S. Spinal cord stimulation facilitates functional walking in a chronic, incomplete spinal cord injured. *Spinal Cord* 2002;40(2):65–8.

92. Huang H, He J, Herman R, Carhart MR. Modulation effects of epidural spinal cord stimulation on muscle activities during walking. *IEEE Trans Neural Syst Rehabil Eng* 2006;14(1):14–23.

93. Dimitrijevic MR, Gerasimenko Y, Pinter MM. Evidence for a spinal central pattern generator in humans. *Ann N Y Acad Sci* 1998;860:360–76.

94. Minassian K, Jilge B, Rattay F, *et al*. Stepping-like movements in humans with complete spinal cord injury induced by epidural stimulation of the lumbar cord: electromyographic study of compound muscle action potentials. *Spinal Cord* 2004;42(7):401–16.

95. Jilge B, Minassian K, Rattay F, *et al*. Initiating extension of the lower limbs in subjects with complete spinal cord injury by epidural lumbar cord stimulation. *Exp Brain Res* 2004;154(3): 308–26.

96. Dimitrijevic MR, Persy I, Forstner C, Kern H, Dimitrijevic MM. Motor control in the human spinal cord. *Artif Organs* 2005;29(3):216–9.

97. Harkema S, Gerasimenko Y, Hodes J, *et al*. Effect of epidural stimulation of the lumbosacral spinal cord on voluntary movement, standing, and assisted stepping after motor complete paraplegia: a case study. *Lancet* 2011;377:1938–47.

98. Magnuson DS, Smith RR, Brown EH, *et al*. Swimming as a model of task-specific locomotor retraining after spinal cord injury in the rat. *Neurorehab Neural Re* 2009;23(6):535–45.

99. Kuerzi J, Brown EH, Shum-Siu A, *et al*. Task-specificity vs. ceiling effect: step-training in shallow water after spinal cord injury. *Exp Neurol* 2010;224(1):178–87.

100. Dobkin B, Apple D, Barbeau H, *et al*. Weight-supported treadmill vs over-ground training for walking after acute incomplete SCI. *Neurology* 2006;66(4):484–93.

101. Li J, Liu G, Zheng Y, *et al*. The epidemiological survey of acute traumatic spinal cord injury (ATSCI) of 2002 in Beijing municipality. *Spinal Cord* 2011;49(7):777–82.

102. Yang ML, Li JJ, So KF, *et al*. Efficacy and safety of lithium carbonate treatment of chronic spinal cord injuries: a double-blind, placebo-controlled clinical trial. *Spinal Cord* 2011;50(2):141–6.

索 引

A

安全带 5,17

B

白细胞介素-1 124
白细胞介素-8 122
白细胞聚集 125
白血病抑制因子 206
白质损伤 44
半胱氨酸天冬氨酸蛋白酶-3 114
苯环己哌啶 132
比较有效性研究 155
比例优势分析 153
闭合性脑损伤(CHI) 90
闭合性脑损伤模型 90
闭合性脑损伤(CTBI) 25
丙酮酸盐脱氧酶 100
步态训练 238
部署后健康评估 28

C

长时程抑制 135,139,142
长时程增强 135,139,142
超顺磁性氧化铁纳米颗粒 221
超氧化物歧化酶-1 219
成纤维细胞 226
冲击-加速损伤 91,93
穿透性脑损伤(PTBI) 25
创伤后遗忘症 34
创伤后应激障碍 24,36
创伤性脊髓损伤 166,197,211
创伤性脊髓损伤低温治疗 245

创伤性脑损伤 1,14,42,64,97,131,139
创伤性轴索损伤 42,43,99,107
磁共振波谱 30,42,97
磁共振波谱成像 46
磁共振成像 24,30,107,178
磁共振弥散成像 107
磁化系数加权成像 42
磁随机存取存储器 59
促红细胞生成素 162

D

代谢型谷氨酸受体 131
单光子发射计算机断层扫描 30
单核细胞 120
单核细胞趋化蛋白-1 125
单克隆抗体 IN-1 206
单唾液酸神经节苷脂 250
胆碱 47
蛋白标志物 83
低、中等收入国家 1,14
低温损伤 89
低温治疗 76,159
癫痫 57
淀粉样前体蛋白 90,99,111
断层二分法 153
多巴胺能神经元 97
多聚支架 223
多溶素多聚 223

E

二次脑损伤 89
二次损伤综合征 82
二分 149

F

泛素 C 末端水解酶 L1 83
防护头盔 6,17
氟马西尼 47

G

钙蛋白酶 114
干细胞 223
甘油 56
肝细胞生长因子 219
高迁移率族蛋白-1 143
高收入国家 1,14,15
高体温 243
高血糖 66
格拉斯哥昏迷评分 2,64,80,97
格拉斯哥预后分级量表 77
格拉斯哥预后评分 149
个人防护设备 31
各向异性分数 44
梗死周围去极化现象 57
功能 MRI 42
谷胱甘肽过氧化物酶 101
骨髓间充质干细胞 219,226
惯性加速损伤 93
过氧化损伤 101

H

海马 143
核苷二磷酸激酶 83
呼吸末正压 75
环加氧酶 101
寰椎骨折 181
灰质损失 200

J

基质金属蛋白酶-3 143
激光多普勒血流仪 55
即触爆炸装置 24
急性脊髓损伤外科试验 190
急性军事脑震荡评价标准 28
脊髓损伤 122,177,195,204,236
脊髓损伤的神经学分类国际标准 179
脊髓损伤动物实验模型 243

脊髓损伤模型 197
脊髓损伤综合征 195
脊髓压迫 191
计算机断层扫描 24,100,178
甲泼尼龙琥珀酸钠 188
间充质细胞 219
减压手术 187
交通事故损伤 3,14
胶质瘢痕 144
胶质纤维酸性蛋白 83
近红外光谱 52,54
颈内静脉血氧饱和度 52,54,67
静止能量消耗 72
聚腺苷二磷酸核糖聚合酶 100

K

可控皮层打击 92,97,108
可溶性细胞间黏附分子 125

L

老龄化社会 9
酪氨酸激酶 131
立法 8
临床试验 148
淋巴细胞相关抗原1 123
磷酸戊糖途径 65
流体冲击 97,108,132
流体冲击损伤 90
硫酸软骨素蛋白多糖 144,229
颅内压 52,67,92,100,158
颅内压监测 26,52

M

酶联免疫吸附试验 58
美国脊柱损伤协会 179
弥散系数 44
弥散性的脑萎缩 97
弥散性轴索损伤 30,107
弥散张量成像 24,30,42,43
免疫反应 211
免疫抑制 127

N

内固定手术 181

内皮单核细胞活化多肽 83
内嗅皮层 143
纳米技术 58
脑磁图 24
脑电图 56
脑梗死 15
脑灌注压 67,75,158
脑内炎症 126
脑皮层电图 56
脑衰蛋白反应介导蛋白 204,205
脑微透析 56,64
脑血流量 52,54,100
脑氧饱和度 100
脑氧代谢率 97
脑氧含量 52
脑氧含量监测仪 55
脑源性神经营养因子 121,135,142,219
脑震荡后症状 34
脑组织氧分压 52,54
能量消耗 72

P

胚胎干细胞 218
配本-B3 204
皮层脊髓束 144
皮层结构可塑性 144
皮层内微电流刺激技术 140
葡萄糖管理 74

Q

强制性运动疗法 141
轻度创伤性脑损伤 34
趋化因子 127
趋化因子受体 123
去极化 65
全球疾病负担 14

R

热扩散流探针 55
认知功能 97
认知行为疗法 38
乳酸/丙酮酸 56
乳酸/肌酸比值 100
乳酸盐/丙酮酸 65,74

乳酸-乙醇酸 223

S

少突胶质细胞 206
神经干细胞 218
神经疾病和卒中国家研究所 154
神经胶质纤维酸蛋白 29
神经胶质原纤维酸性蛋白 121
神经前体细胞 226
神经生长因子 121,143,219
神经损伤 132
神经微丝致密化 99
神经炎症 211
神经营养因子-3 219
神经营养因子 230
神经元特异性烯醇化酶 29
神经重症监护中心 52
神经祖细胞 227
生长相关蛋白 142
生物标记物 58,80,85
生物相容性植入物 223
施万细胞 226
士兵回顾性危险评估工具 28
视神经损伤模型 89
树突 141
随机对照试验 148
髓磷脂葡萄糖蛋白 204
髓磷脂相关抑制因子 204
髓鞘碱性蛋白 83
髓鞘相关抑制因子 204
髓鞘再生 197

T

糖酵解 65
特异性神经元烯醇化酶 83
体育运动及娱乐损伤 7
瞳孔计 56
突触 144
突触后致密蛋白 142
脱髓鞘 197
脱氧血红蛋白 55

W

微透析 52,54

X

吸入氧气分值 75

细胞生长因子 143

细胞移植 226

细胞因子信号传导抑制因子-3 214

相对回收率 67

小胶质细胞 42,120

信号素 4D 204

兴奋性氨基酸 56

兴奋性突触后电位 142

星形细胞 42

胸腰椎损伤分级系统 180

嗅鞘神经胶质细胞 226

血管内皮生长因子 219

血脑屏障 42,65,120

Y

烟酸金刚烷胺 97

烟酰胺腺嘌呤二核苷酸 59,100

氧合血红蛋白 55

液体衰减反转恢复序列 30

液相质谱 68

液压冲击 97,108,132

液压冲击伤 142

胰岛素严格控制 74

胰岛素样生长因子 206

胰岛素治疗 74

乙烯乙醇 223

意识丧失 24

婴幼儿脑损伤 97

诱导多潜能干细胞 221

诱发电位 56

运动前皮层 140

运动训练 237

Z

正电子发射断层扫描 30,42,46,65,97

质谱分析 68

中枢神经系统 120,204,211

肿瘤坏死因子 α 124,206

周围神经系统 212

轴索损伤 90

轴突抑制因子 A 204

蛛网膜下隙出血 26,65

主要组织相容性分子 120

转化生长因子 121

综合损伤评分 2

卒中 139

其他

5-羟色胺 229

Basso-Beattie-Bresnahan 运动功能评定量表 138,243

Ca^{2+}-ATP 酶 111

CCI 92

CCL2 125

CX3CR1 123,125

CXCL8 122,125

CXC 趋化因子 122

DECRA 试验 158

D-环丝氨酸 133,135

Fas 配体 217

G-蛋白偶联受体 131

Haddon 模型 21

Hangman 骨折 180

IL-10 125

IL-1β 124

IL-6 125

IMPACT 研究组 152

Na/K-ATP 酶 56

Nogo-A 204

Nogo 受体信号复合体 205

N-甲基-D-天冬氨酸 131

N-甲基-D-天冬氨酸谷氨酸受体 83

N-甲基-D-天冬氨酸受体 217

N-乙酰天门氨酸 30

$PtiO_2$ 54

Rho 鸟苷三磷酸酶 205

Rho 鸟嘌呤核苷 204

S100β 蛋白 29

SPIO 纳米粒子 231

Tau 蛋白 83

TNF 124

Wnts 204